Britta-Juliane Kruse

Verborgene Heilkünste

Quellen und Forschungen
zur Literatur- und Kulturgeschichte

Begründet als

Quellen und Forschungen
zur Sprach- und Kulturgeschichte
der germanischen Völker

von

Bernhard Ten Brink und
Wilhelm Scherer

Herausgegeben von

Ernst Osterkamp und
Werner Röcke

5 (239)

Walter de Gruyter · Berlin · New York
1996

Verborgene Heilkünste

Geschichte der Frauenmedizin im Spätmittelalter

von

Britta-Juliane Kruse

Walter de Gruyter · Berlin · New York

1996

♾ Gedruckt auf säurefreiem Papier,
das die US-ANSI-Norm über Haltbarkeit erfüllt.

Die Deutsche Bibliothek – CIP-Einheitsaufnahme

Kruse, Britta-Juliane:
Verborgene Heilkünste: Geschichte der Frauenmedizin im Spätmittelalter / von Britta-Juliane Kruse. – Berlin ; New York : de Gruyter, 1996
(Quellen und Forschungen zur Literatur- und Kulturgeschichte ; 5 = (239)
Zugl.: Berlin, Freie Univ., Diss., 1994
ISBN 3-11-014704-1
NE: GT

ISSN 0946-9419

Printed in Germany
Schutzumschlag: Rainer F. Engel, Berlin
Einbandgestaltung: Sigurd Wendland, Berlin
Druck: Werner Hildebrand, Berlin
Buchbinderische Verarbeitung: Lüderitz & Bauer-GmbH, Berlin

Vorwort

Dieses Buch wurde im Frühjahr 1994 am Fachbereich Germanistik der Freien Universität Berlin als Dissertation angenommen. Für die Drucklegung habe ich das Manuskript geringfügig überarbeitet. Prof. Dr. Volker Mertens betreute den literaturwissenschaftlichen Teil der Arbeit, Prof. Dr. Dr. Gundolf Keil beriet mich in medizinhistorischen Fragen. Beiden Gutachtern möchte ich meinen Dank für ihr Interesse aussprechen. Dank gebührt auch Prof. Dr. Erika Kartschoke für ihre Anregungen und ihre herzliche Anteilnahme.

Für Gedankenaustausch und Unterstützung danke ich den Mitarbeiterinnen und Mitarbeitern der Forschungsprojekte "Repertorium deutschsprachiger Ehelehren der Frühen Neuzeit" und "Repertorium der deutschen Predigt des Mittelalters" am Fachbereich Germanistik der Freien Universität Berlin.

Herzlich möchte ich mich bei meiner Familie und meinen Freundinnen und Freunden bedanken, die mich während der Entstehungsgeschichte dieses Buches begleitet und beraten haben. Besondere Hilfe bei der Fertigstellung der Druckvorlage ließen mir Uwe-Carsten Clausen, Béatrice Gérard, Dr. Stefan Heidemann, Ulrich Mohn, Christian Müller, Silko-Matthias Kruse, Anne-Beate Riecke und Petra Strzymecki zuteil werden. Dr. Brigitte Schöning und Andreas Vollmer danke ich für die Betreuung des Buchprojekts.

Die Realisierung dieses Buches ermöglichten ein Promotionsstipendium aufgrund des Nachwuchsförderungsgesetzes (NaFöG) und ein Kurzstipendium der Senatsverwaltung für Arbeit und Frauen Berlin, Förderprogramm Frauenforschung.

Berlin, im August 1995 — Britta-Juliane Kruse

Inhaltsverzeichnis

0. Einleitung 1

1. Die Vermittlungsformen frauenheilkundlichen Wissens 8

1.1 Quellenlage und Forschungssituation 8
1.1.1 Pseudo-Trotula: 'De passionibus mulierum' 13
1.1.2 Pseudo-Albertus Magnus: 'Secreta mulierum' 18
1.1.3 Auszüge aus dem 'Arzneibuch' Ortolfs von Baierland 22
1.1.4 Die Beitexte zum Situsbild einer Schwangeren aus dem 'Fasciculus medicinae' in deutscher Übersetzung und Auszüge aus den 'Problemata' des Pseudo-Aristoteles 23
1.1.4.1 Exkurs: Die Beitexte zum Situsbild einer Schwangeren in deutschsprachigen Drucken und deren Vergleich mit der Überlieferung in der Nürnberger Handschrift Cent. VI,1 30
1.2. Rezeptsammlungen 34
1.3 Traktate 42
1.4 Segen 48
1.5 Zaubersprüche 67

2. Überlieferungskontext, Rezeptionszeugnisse und Gebrauchsspuren 70

2.1 Überlieferungskontext 70
2.2 Rezeptionszeugnisse und Gebrauchsspuren 73
2.2.1 Nachträglich eingefügte Rezepte und Randglossen 73
2.2.2 Tilgungen 74

3. Aufbau, Inhalt und Anwendung der Rezepte 77

3.1 Aufbau der Rezepte 77
3.2 Inhalt der Rezepte 78
3.2.1 Maße, Gewichte und verwendete Geräte 79
3.2.2 Inhaltsstoffe 80

3.3 Anwendungsformen 81
3.3.1 Äußere Anwendungen 81
3.3.2 Innere Anwendungen 84
3.4 Behandlung exemplarischer Frauenkrankheiten 88
3.4.1 Einleitung 88
3.4.2 Menstruationsstörungen und Gebärmuttererkrankungen 91
3.4.3 Brusterkrankungen und Brustkrebs 94
3.4.3.1 Kosmetische Rezepte zur Brustverkleinerung 95
3.4.4 Geburtsfolgen 96
3.5 Zur Lebenserwartung von Frauen im Spätmittelalter 97

4. Entstehung und Funktion der gynäkologisch-obstetrischen Texte 100

4.1 Hinweise auf die Kompilationstechnik 100
4.2 Entschuldigungsfloskeln 101
4.3 Geschlecht, Motivation und Einstellung der Verfasser/innen 104
4.4 Rekurse auf empirische Erfahrungen 106
4.5 Verweise, Erklärungen, Prognosen 108
4.6 Angesprochene Adressatinnen und Adressaten 109
4.7 Schlüsse aus der Auswertung der Quellen 112

5. Die Funktion von Hebammen und Ärzten in Frauenheilkunde und Geburtshilfe 113

5.1 Anteil der Frauen an der medizinischen Versorgung im Mittelalter 113
5.2 Betätigung von Männern in der mittelalterlichen Frauenheilkunde 121
5.3 Teilnahme von Männern an Geburten 126
5.4 Berufspraxis und Lebensumstände der Hebammen 132

6. Zur Darstellung des weiblichen und männlichen Geschlechtslebens 143

6.1 Jungfrau 143
6.2 Zur Beziehung von Männern und Frauen 146

6.3 Sexualität 148
6.4 Unfruchtbarkeit 155
6.5 Impotenz 162
6.6 Geburtenbeschränkung 168
6.6.1 Empfängnisverhütung 169
6.6.2 Abtreibung 173
6.6.2.1 Exkurs: Beleg über die Kenntnis eines Abtreibungsmittels in der Bevölkerung des 16. Jahrhunderts 179
6.7 Schwangerschaft 182
6.8 Geburtsverlauf 185
6.8.1 Exkurs: Bericht über eine Geburt aus dem Jahre 1486 197
6.8.2 Extraktion von Totgeburten und Kaiserschnitt 199
6.9 Uneheliche Schwangerschaft und Geburt 203
6.10 Betreuung der Kindbetterin 208
6.11 Pflege von Säugling und Kleinkind 212
6.11.1 Literatur zur Kinderheilkunde 214
6.12 Kirchgang, Taufe und Kindsfeste 217

7. Wissenschaftshistorische Aspekte 219

7.1 Die Funktion der Menstruation 219
7.2 Zeugungstheorien und Vererbung 226
7.3 Die "Rechts-Links-Theorie" 229
7.4 Modelle vom Aufbau des Uterus 232
7.4.1 'Uterus simplex' und 'Uterus duplex' 232
7.4.2 Der 'siebenkammerige Uterus' 233
7.5 Hermaphroditismus 240
7.6 Zwillingsbildung 242
7.7 Schwangerschaftszeichen und Bestimmung des Kindsgeschlechts 244
7.8 Kindsbildung im Mutterleib 246
7.9 Fehlgeburten 250
7.10 Besondere körperliche Merkmale und Mißbildungen 251
7.11 Sieben- und Achtmonatskind 253
7.12 Plazenta 255

8. Schlußwort 257

9. Edition 260

9.1 Von der Natur der Frauen und ihren Krankheiten und andere frauenheilkundliche Texte 261
9.1.1 Staatsbibliothek zu Berlin, Haus 2, Ms. germ. fol. 1069: 261
9.1.2 Parallelüberlieferungen 264
9.1.3 Frauenheilkundliche Rezepte 267
9.1.4 Sieben Erklärungen zur weiblichen Sexualität und zur Reproduktion 268
9.1.5 Von der Natur der Frauen und ihren Krankheiten 272

9.2 Die handschriftliche Vorstufe des 'Frauenbüchleins' von Pseudo-Ortolf und Auszüge aus den 'Problemata' des Pseudo-Aristoteles 298
9.2.1 Österreichische Nationalbibliothek Wien, Cod. 2967 298
9.2.2 Vergleich von Handschriften- und Druckversion des 'Frauenbüchleins' 299
9.2.3 Pseudo-Aristoteles: Auszüge aus den 'Problemata', dt. 304
9.2.4 Handschriftliche Vorstufe des 'Frauenbüchleins' von Pseudo-Ortolf 307

9.3 Traktat von Empfängnis und Geburt und frauenheilkundliche Rezepte 314
9.3.1 Bayerische Staatsbibliothek München, Cgm 728 314
9.3.2 Parallelüberlieferungen 315
9.3.3 Frauenheilkundliche Rezepte 316
9.3.4 Traktat von Empfängnis und Geburt 323
9.3.5 Gynäkologische Rezepte von griechischen Medizinern in deutscher Übersetzung 330
9.3.6 Weitere frauenheilkundliche Rezepte 334

9.4 Beitexte zum Situsbild einer Schwangeren aus dem 'Fasciculus medicinae' und Auszüge aus den 'Problemata' des Pseudo-Aristoteles 337
9.4.1 Stadtbibliothek Nürnberg, Cent. VI,1 337
9.4.2 Parallelüberlieferungen 338
9.4.3 Beitexte zum Situsbild einer Schwangeren aus dem 'Fasciculus medicinae' in deutscher Übersetzung 339
9.4.4 Auszüge aus den 'Problemata' des Pseudo-Aristoteles 348

9.5 Traktat über die Menstruation - Auszug aus Pseudo-Trotula: 'De passionibus mulierum' 370

9.5.1 Württembergische Landesbibliothek Stuttgart, Cod. med. 4°24 370
9.5.2 Parallelüberlieferungen 370
9.5.3 'Traktat über die Menstruation' - Auszug aus Pseudo-Trotula: 'De passionibus mulierum': 373

9.6. Frauenheilkundliche Rezepte 379
9.6.1 Staatsbibliothek zu Berlin, Preußischer Kulturbesitz, Haus 2, Ms. germ. oct. 121 379
9.6.2 Parallelüberlieferung 381
9.6.3 Frauenheilkundliche Rezepte 381

10. Glossar der im Editionsteil genannten Arzneimittel und Ernährungshinweise 385

Anhang 418

11. Verschiedene Verzeichnisse 429

11.1 Handschriften- und Initienverzeichnis 429
11.2 Verzeichnis der Autoritäten und literarischen Quellen 441
11.2.1 Verzeichnis der im Editonsteil zitierten Autoritäten 441
11.2.2 Verzeichnis der im Editionsteil zitierten literarischen Quellen 441
11.3 Abkürzungsverzeichnis 442
11.4 Abbildungsverzeichnis 443

12. Bibliographie 445

12.1 Primärliteratur 445
12.2 Sekundärliteratur 446
12.3 Zitierte Handschriften 481

Namenregister 484
Ortsregister 488
Sachregister 490

0. Einleitung

> Dis bůch haysset die gehaim der frowen dis bůch sol och niemen lessen noch heren lessen dan er sy vernüfftig dan vil gehaimer not gott an die frowen geschaffet hantt Das es nit gůt wer das es die vnvernyfftigeñ soltent wissen dar vmb ist es zů hietteñ[1]

In Gynäkologie und Geburtshilfe waren bis ins Spätmittelalter fast ausschließlich Frauen tätig. Das medizinische Wissen zur Behandlung gynäkologischer Leiden und zur Erleichterung des Geburtsverlaufs wurde ursprünglich mündlich von Frau zu Frau weitergegeben. Im Laufe des Mittelalters gingen theoretische Erklärungsmodelle und praktische Rezepte aus der antiken und arabischen Medizin in das allgemeinere Bildungsgut ein und wurden zuerst in Handschriften, später auch in Drucken weiterverbreitet.

Unter Berücksichtigung dieser Form mittelalterlicher Wissenstradierung aus älteren Quellen liegt die These nahe, frauenheilkundliche Kenntnisse müßten in dieser Zeit, wie in den nachfolgenden Jahrhunderten auch, systematisch zusammengefaßt und in eigenständigen Texten verbreitet worden sein. Der Medizinhistoriker Gundolf Keil betont in seinem Aufsatz über die Rolle der Frau als Ärztin und Patientin in der Fachprosa des deutschen Mittelalters die Vielfältigkeit des Bildes, das die bis 1984 bekannten und edierten Quellen vermittelten. Diese reichten allerdings nicht für eine umfassende Analyse aus und konnten auch nicht "im Sinne historischer Demographie statistisch ausgewertet" werden.[2] Die Lektüre seiner Darstellung veranlaßte mich zu der Überlegung, daß sich auf der

---

[1] WL Stuttgart, Cod. med. et phys. 2°5, Bl. 147v. Am Ende des Zitats verweist der lateinische Begriff "vlterius" (weiter, darüber hinaus) auf die folgenden Rezepte.

[2] Gundolf Keil: Die Frau als Ärztin und Patientin in der medizinischen Fachprosa des deutschen Mittelalters. In: *Frau und spätmittelalterlicher Alltag*. Internationaler Kongreß Krems an der Donau 2. bis 5. Oktober 1984 (= Österreichische Akademie der Wissenschaften, Phil.-Hist. Klasse, Sitzungsberichte, Bd. 473, Veröffentlichungen des Instituts für mittelalterliche Realienkunde Österreichs, Nr. 9). Wien 1986, S. 157-211, hier S. 210.

Basis weiterer, bisher unedierter frauenheilkundlich-geburtshilflicher Texte die Aspekte des Alltags von Frauen im Spätmittelalter detaillierter beschreiben lassen würden als bisher. Es stellte sich die Frage, ob in diesen medizinischen Texten Themen wie Partnerwahl, Frauenbild[3] und Eheall-tag,[4] anders thematisiert würden als in didaktischen Texten, wie Ehepredigten, lehrhaften Traktaten oder Gesprächen.[5] Außerdem hielt ich die positive oder negative Charakterisierung der Arbeit von medizinischen Praktikerinnen in diesen Texten für interessant, weil gegen Ende des 15. Jahrhunderts die systematischen Hexenverfolgungen begannen: Bemerkungen innerhalb der frauenheilkundlichen Texte könnten Ansätze zu einer beginnenden misogynen Haltung gegenüber Hebammen zeigen, die zu dieser Zeit schnell in den Ruf gerieten, Hexen zu sein. Da "ein Text Teil einer Gesellschaftskonstitution ist, indem er gesellschaftliche Realitäten, wie Normen oder Wertvorstellungen, bestätigen, problematisieren, negieren oder auch konstituieren kann",[6] versprach die Klärung der genannten Überlegungen aufschlußreich zu sein.

Angeregt von der oben zitierten Einschätzung Gundolf Keils, ausgestattet mit einer Reihe von Fragen und mit der Kenntnis, daß der Inhalt einer größeren Zahl medizinischer Handschriften aus dem 15. Jahrhundert nicht

[3] Brigitte Kusche: *Das Frauenbild in Gebrauchsprosatexten aus dem 15. Jahrhundert. Drei mittelniederländische Handschriften gynäkologisch-obstetrischen Inhaltes*. Information über ein Forschungsvorhaben. Überarbeitete Fassung eines Vortrags am 2.9.1982 im Doktorandenseminar am Germanistischen Institut der Universität Stockholm.

[4] Vgl. zur Alltagsgeschichte Hans-Werner Goetz: Geschichte des mittelalterlichen Alltags. Theorie - Methoden - Bilanz der Forschung. In: *Mensch und Objekt im Mittelalter und in der frühen Neuzeit. Leben - Alltag - Kultur*. Internationaler Kongreß Krems an der Donau vom 27. bis 30. September 1988 (= Österreichische Akademie der Wissenschaften, Phil-Hist. Klasse, Sitzungsberichte, Bd. 568, Veröffentlichungen des Instituts für Realienkunde des Mittelalters und der frühen Neuzeit Nr. 13). Wien 1990, S. 67-101.

[5] Vgl. Maria E. Müller (Hrsg.): *Eheglück und Liebesjoch. Bilder von Liebe, Ehe und Familie in der Literatur des 15. und 16. Jahrhunderts*. Berlin/Weinheim/Basel 1988 (= Ergebnisse der Frauenforschung, hrsg. an der Freien Universität Berlin; Bd. 14; Hans-Jürgen Bachorski (Hrsg.): *Ordnung und Lust. Bilder von Liebe, Ehe und Sexualität in Spätmittelalter und Früher Neuzeit*. Trier 1991 (= Literatur - Imagination - Realität; Bd. 1); Karin Hausen/Heide Wunder (Hrsg.): *Frauengeschichte - Geschlechtergeschichte*. Frankfurt a. M./New York 1992 (= Geschichte und Geschlechter; Bd. 1); Erika Kartschoke (Hrsg.): Repertorium deutschsprachiger Ehelehren der Frühen Neuzeit. Berlin 1995.

[6] Brigitte Kusche (Hrsg.): *Frauenaufklärung im Spätmittelalter. Eine philologisch-medizinhistorische Untersuchung und Edition des gynäkologisch-obstetrischen GKS. 1657 Kopenhagen*. Stockholm 1990, S. 31 (= Acta Universitatis Umensis; Bd. 94).

komplett erschlossen ist,[7] machte ich mich auf die Suche nach unentdeckten frauenheilkundlich-geburtshilflichen Rezeptsammlungen in medizinischen Sammelhandschriften aus dieser Zeit. Die Recherchen begannen mit der systematischen Durchsicht der Handschriftenkataloge des deutschsprachigen Raumes. Wenn die Bestände von Bibliotheken nur unzureichend über veraltete oder noch nicht abgeschlossene Kataloge zugänglich waren, bot sich die Durchsicht von Kodizes aus dem 15. Jahrhundert an, die in den Verzeichnissen als *Arzneibuch* bezeichnet werden. Einige dieser *Arzneibücher* enthielten bisher unbekannte, durch Überschriften vom übrigen Kontext klar abgegrenzte frauenheilkundliche und geburtshilfliche Texte, die teilweise von Rezepten zur Kinderheilkunde ergänzt werden. Eine breitgefächerte Auswahl bisher unpublizierter Rezeptsammlungen und Traktate bildete die Grundlage der Untersuchung.

Das vorliegende Ergebnis der Recherchen und Überlegungen umfaßt einen Darstellungsteil und die Edition von sechs Traktaten und Rezeptgruppen, an denen sich der spätmittelalterliche gynäkologische und obstetrische (geburtshilfliche) Kenntnisstand und die zeitgenössischen Therapieformen exemplarisch zeigen lassen. Der Inhalt weiterer Texte, die nicht im Editionsteil abgedruckt wurden, ging teilweise in die Ausführungen des Darstellungsteils ein.

Ein generelles Problem bei der Auswertung des vorhandenen Textmaterials sollte nicht unerwähnt bleiben: Vor dem Hintergrund der mittelalterlichen Wissenschaftsgeschichte, die, wie oben erwähnt, stark von der antiken und arabischen Tradition geprägt war, stellt sich die Frage nach dem traditionellen bzw. innovativen Gehalt, den Schriften aus dem 15. Jahrhundert aufweisen. Volkssprachliche Texte aus dieser Zeit können möglicherweise auf lateinischen Vorlagen basieren. Eine angemessene Kommentierung gynäkologisch-obstetrischer Rezeptsammlungen und Traktate in Handschriften und Drucken des 15. und beginnenden 16. Jahrhunderts ohne die Einbeziehung vorher entstandener einschlägiger Texte ist deshalb nicht sinnvoll. Inhalt und Überlieferungsgeschichte einiger lateinischer und landessprachlicher gynäkologischer Texte sind zwar recht gut erforscht, aber kommentierte Editionen fehlen bisher.

Deshalb wird zu Beginn des ersten Kapitels in knapper Form der Forschungsstand zu den Texten zusammengefaßt, aus denen die Kompilatoren des 15. Jahrhunderts gegebenenfalls geschöpft bzw. die sie übersetzt haben. Es handelt sich um die *Secreta mulierum* des Pseudo-Albertus

---

[7] Auch viele Drucke aus dem 15. und 16. Jahrhundert sind nicht durch moderne Ausgaben zugänglich.

Magnus bzw. anonyme Fassungen der "Frauengeheimnisse" und um die *Passionibus mulierum* von Pseudo-Trotula. In diesem Zusammenhang sind auch einige Kapitel aus dem *Arzneibuch* des Würzburger Wundarztes Ortolf von Baierland zu erwähnen, die von der Behandlung von Menstruationsstörungen bis zur Wahl einer Amme Informationen bieten und weit verbreitet waren. Da der bisher bekannte, umfangreichste gynäkologische Text der mittelhochdeutschen Literatur,[8] das *Speyrer Frauenbüchlein,*[9] bereits ediert ist, genügt im ersten Kapitel ein Verweis auf die Textausgabe. Aus dem mittelniederländischen Sprachbereich liegen zwei weitere edierte Texte vor: ein gynäkologischer Traktat[10] und ein Text gynäkologisch-obstetrischen Inhalts.[11] Eine Untersuchung der Wortgeschichte französischer frauenheilkundlicher Texte des 13. und 14. Jahrhunderts wurde ebenfalls vorgenommen.[12]

Soviel zum bisherigen Forschungsstand. Ausführungen zur deutschsprachigen Übersetzung der beiden frauenheilkundlichen Teile des *Fasciculus medicinae* von Pseudo-Johannes Kirchheimer/de Ketham schließen sich an. Sie liegen in deutscher Übersetzung seit dem Beginn des 16. Jahrhunderts in Handschriften und Drucken vor. Da diese beiden Texte, die im deutschsprachigen Raum weit verbreitet gewesen sein müssen,

---

[8] Gundolf Keil: *Der Hausvater als Arzt*. In: Haushalt und Familie in Mittelalter und früher Neuzeit. Vorträge eines interdisziplinären Symposions vom 6.-9. Juni 1990 an der Rheinischen-Friedrich-Wilhelms-Universität Bonn. Hrsg. von Trude Ehlert. Sigmaringen 1991, S. 219-243, hier S. 236.

[9] Vgl. Roland Siegmund: *Das Speyrer Frauenbüchlein*. Med. Diss. Würzburg 1990.

[10] Vgl. Anna Delva: *Vrouwengeneeskunde in Vlaanderen tijdens de late middeleeuwen met uitgave van het Brugse Liber Trotula*. Brugge 1983 (= Vlaamse Historische Studies; Bd. 2).

[11] Vgl. Brigitte Kusche: *Frauenaufklärung im Spätmittelalter*. Eine philologisch-medizinhistorische Untersuchung und Edition des gynäkologisch-obstetrischen GKS 1657 Kopenhagen. Stockholm 1990 (= Acta Universitatis Umensis. Umeå Studies in the Humanities; Bd. 94). Kurze Hinweise auf gynäkologische Texte aus dem mittelniederländischen Sprachbereich bei: Ria Jansen-Sieben: Middelnederlandse Vakliteratuur. In: *Fachprosaforschung. Acht Vorträge über mittelalterliche Artesliteratur*. Hrsg. von Gundolf Keil und Peter Assion. Berlin 1973, S. 24-69, hier S. 48f; weitere mittelniederländische Handschriften mit frauenheilkundlichen Texten nennt Ria Jansen-Sieben: *Repertorium van de Middelnederlandse Artes-Literatuur*. Utrecht 1989, S. 63.

[12] Chris E. Paschold: *Die Frau und ihr Körper im medizinischen und didaktischen Schrifttum des französischen Mittelalters*. Wortgeschichtliche Untersuchung zu Texten des 14. Jahrhunderts. Mit kritischer Ausgabe der gynäkologischen Kapitel aus dem "Amphorismus Ypocras" des Martin von Saint-Gilles. Pattensen/Han. 1989 (= Würzburger medizinhistorische Forschungen; Bd. 47).

bisher nicht in den Blickpunkt der Forschung gerückt sind, wurde ihnen ein weiterer Teil des ersten Kapitels gewidmet.

In welchen unterschiedlichen Formen das frauenheilkundliche Wissen die Rezipient/inn/en erreichte, vermittelt die nachfolgende Beschreibung der untersuchten Rezeptsammlungen, Traktate, Segen und Zaubersprüche. Der Inhalt aller von mir berücksichtigten Rezeptsammlungen und Traktate wird in diesem Teil des ersten Kapitels systematisch zusammengefaßt und kommentiert. Segen und Zaubersprüche, die in der Frauenheilkunde und Geburtshilfe ebenfalls Verwendung fanden, werden in einer Auswahl im kulturhistorischen Zusammenhang vorgestellt.

Das zweite Kapitel befaßt sich mit dem Kontext, in dem die gynäkologisch-obstetrischen Traktate und Rezeptsammlungen überliefert sind. Beschrieben werden außerdem Rezeptionszeugnisse, die sich an den Handschriften ablesen lassen, d. h. Benutzerspuren, wie Rezeptnachträge, Randglossen oder Tilgungen mißliebiger Passagen.

Im dritten Kapitel werden Aufbau, Inhalt und Anwendung der Rezepte erklärt, um einen Einblick in die vielfältigen Behandlungsformen der kranken oder schwangeren Frauen im Spätmittelalter zu geben. Ein Überblick über die wichtigsten Frauenkrankheiten, die zu dieser Zeit therapiert wurden, schließt sich an. Ihm folgen Forschungsergebnisse zur Lebenserwartung von Frauen im Spätmittelalter.

Im Mittelpunkt des vierten Kapitels steht die Untersuchung der gynäkologisch-obstetrischen Rezeptgruppen und Trakate im Hinblick auf implizite Informationen über ihre männlichen und weiblichen Verfasser oder Kompilatoren und deren Schreibmotivationen. Allen einbezogenen Texten ist ihre anonyme Überlieferung gemeinsam. Deshalb ist ein hermeneutischer Ansatz nach meiner Ansicht geeignet, differenziertere Aussagen über den Wirkungsradius dieser Textgattung zu machen. Es stellt sich außerdem die Frage nach der Zielgruppe: An wen sind die Texte gerichtet, und in welchen Formen wird Wissen vermittelt? Zur Klärung der Überlegungen wurden alle in den erfaßten Texten enthaltenen Autorkommentare herangezogen, um sie anschließend mit einigen bisher vorliegenden Forschungsergebnissen zu vergleichen.

Das fünfte Kapitel ist der Frage gewidmet, ob Frauenheilkunde und Geburtshilfe, wie oft angenommen, im Spätmittelalter ein ausschließlicher Tätigkeitsbereich von Frauen waren oder ob es auch Hinweise auf männliche medizinische Praktiker gibt, die Frauenleiden therapierten und an Entbindungen teilnahmen. Der bedeutende Anteil von Frauen an der medizinischen Versorgung im Mittelalter wird hier dargestellt und ein Schwerpunkt auf die Lebensumstände und die praktische Berufsausübung der Hebammen gelegt.

Die Abfassung des sechsten und siebten Kapitels ist von dem Leitgedanken geprägt, "die Erfahrungen anderer Leute im Kontext ihrer eigenen Ideen" zu beschreiben.[13] Im sechsten Kapitel steht die Darstellung unterschiedlicher Lebensphasen und Lebensalter von Frauen sowie das weibliche und männliche Geschlechtsleben im Mittelpunkt. Bisher orientierten sich mentalitätsgeschichtliche Untersuchungen zum Frauen- und Männerbild, zu den Paarbeziehungen und zur Darstellung des Familienlebens meistens an den überlieferten Drucken des 16. und 17. Jahrhunderts,[14] so daß die nun vorliegenden kommentierten Texte zur zukünftigen Forschungsdiskussion beitragen können. Im abschließenden siebten Kapitel werden die wichtigsten naturwissenschaftlichen Modelle und Auffassungen vorgestellt, die aus der antiken und arabischen Fachliteratur in die mittelalterliche Medizin eingingen und das Bild von der weiblichen Natur und den Funktionen des Frauenkörpers prägten. Erst vor dem Hintergrund dieser Theorien wird der Inhalt vieler erhaltener Rezepte zur Frauenheilkunde nachvollziehbar.

Die Ausführungen des Kommentarteils werden durch bisher größtenteils unpublizierte bildliche Darstellungen aus der zweiten Hälfte des 15. Jahrhunderts illustriert, so daß unterschiedliche Aspekte des weiblichen und männlichen Alltags in dieser Zeit in Wort und Bild vorgestellt werden können. Die meisten Abbildungen stammen aus einer Historienbibel, der Handschrift Georg. 7b der Stadtbibliothek Dessau.[15] Dieser Kodex vom Ende des 15. Jahrhunderts ist mit 516 aquarellierten Federzeichnungen reichhaltig geschmückt. Die in Thüringer Mundart geschriebene Handschrift stammt wahrscheinlich aus der Gegend um Halberstadt, Köthen und Magdeburg. Weitere Arbeiten des Illustrators sind nicht bekannt. Die Illustrationen aus der Zeit um 1475 wurden in den fertig geschriebenen Text eingefügt, denn der Schriftduktus der roten Bildüberschriften erweist,

---

[13] Clifford Geertz: *Dichte Beschreibung. Beiträge zum Verstehen kultureller Systeme*. Frankfurt a. M. 1983, S. 294.

[14] Den Frauenkörper als Symbolträger im Spätmittelalter, die Anatomie der "Hausmutter" und den Stellenwert des Hausmutterideals im Entwicklungsprozeß des bürgerlichen Frauenideals untersucht Manuel Simon: *Heilige-Hexe-Mutter. Der Wandel des Frauenbildes durch die Medizin im 16. Jahrhundert*. Berlin 1993 (= Reihe Historische Anthropologie; Bd. 20.).

[15] Vgl. Ute von Bloh: *Die illustrierten Historienbibeln. Text und Bild in Prolog und Schöpfungsgeschichte der deutschsprachigen Historienbibeln des Spätmittelalters*. Bern/Berlin/Frankfurt a.M. u.a. 1993 (= Vestigia Bibliae Bd. 13/14, 1991/1992); hier wird die Handschrift Georg. 7b mehrfach erwähnt. Die Beschreibung der Handschrift vgl. bei Franzjosef Pensel: *Verzeichnis der altdeutschen Handschriften in der Stadtbibliothek Dessau*. Berlin 1977, S. 12-14 (= Deutsche Texte des Mittelalters; Bd. LXX).

daß diese von der Hand des Schreibers oder der Schreiberin stammen.[16] Geburtsszenen, die in der Historienbibel die Entstehung der Stämme Israel bildlich umsetzen, sind in dieser Handschrift auffallend häufig und bieten einen anschaulichen Eindruck von den Verhältnissen, in denen in der 2. Hälfte des 15. Jahrhunderts Entbindungen stattfanden. Den bildlichen Darstellungen zufolge nahmen an den Geburten nur Frauen teil.

Die sechs im zweiten Teil der Untersuchung publizierten Handschriftentexte geben einen ausführlichen Einblick in das frauenheilkundliche Wissen und die Behandlungsmethoden des Spätmittelalters. Jedem Editionstext ist eine Handschriftenbeschreibung vorangestellt. Parallelüberlieferungen, die sich nach der Texterfassung feststellen ließen, werden hier ebenfalls dokumentiert. Die Edition der sechs Texte gibt den Inhalt der Vorlage textgetreu wieder.

Die heutigen deutschen und lateinischen Bezeichnungen der in den Editionstexten genannten Arzneimittel (Heilpflanzen, Bestandteile von Tierkörpern und Gesteine) und Ernährungshinweise können anhand des Glossars in Kapitel 10 identifiziert werden. Daß in diesem häufig variierende Bezeichnungen derselben Pflanze enthalten sind, läßt sich mit der Niederschrift der edierten Texte in unterschiedlichen Dialekten erklären, die zu einer "Synonymenhäufung" führte. Obwohl nach Willem F. Daems der "Versuch einer Entflechtung dieses Namenwirrwars von vornherein zum Scheitern verurteilt scheint"[17] und die Bedeutung weniger Begriffe nicht eindeutig zu ermitteln war, erleichtert das Glossar das Verständnis der Rezepte erheblich.

Das Handschriftenverzeichnis in Kapitel 11 faßt alle von mir ermittelten unpublizierten gynäkologisch-obstetrischen Texte zusammen. Das damit kombinierte Initienregister ermöglicht es, in Zukunft bekannt werdende frauenheilkundliche Schriften mit dem nun vorliegenden Material zu vergleichen und mögliche Parallelüberlieferungen zu erkennen. Ein Verzeichnis der in den Traktaten und Rezeptsammlungen zitierten medizinischen Autoritäten und literarischen Quellen bietet weitere Informationen.

---

[16] Zu den Illustrationen vgl. Harald Busch: Die Illustrationen der Coethener Historienbibel. In: *Bibel und deutsche Kultur*. Bd. 11: Festschrift für Hans Vollmer. Potsdam 1941, S. 37-57. Die Hs. Georg. 7b der Stadtbibliothek Dessau befand sich früher in der Schloßbibliothek Köthen.

[17] Willem F. Daems: Synonymenvielfalt und Deutungstechnik bei den nomina plantarum medievalia. In: *Perspektiven der Medizingeschichte*. Festschrift für Rudolf Schmitz. Hrsg. von Peter Dilg u. a., Graz 1983, S. 29-37, hier S. 29. Vgl. auch Bernhard Schnell: Mittelalterliche Vokabularien als Quelle der Medizingeschichte. Zu den 'Synonima apotecariorum'. In: *Würzburger medizinhistorische Mitteilungen* 10 (1992), S. 81-92.

1. Die Vermittlungsformen frauenheilkundlichen Wissens

1.1 Quellenlage und Forschungssituation

"Zu Beginn des 15. Jahrhunderts lag die medizinische Versorgung der Bevölkerung noch in vielen Händen: Sie reichte von Gesundbetern, Quacksalbern, Kräuterfrauen, Kurpfuschern, Badern, Schröpfern, Hebammen bis hin zum Wundarzt, dem nicht studierten Praktiker, und schließlich zum *physikus*, dem Arzt mit Universitätsstudium. Der Physikus - unser Dr. med. - nimmt rein zahlenmäßig im 15. Jahrhundert schlagartig zu. Dies hängt vor allem damit zusammen, daß im 15. Jahrhundert eine gewaltige Bildungsoffensive stattfindet, die nur mit der des ausgehenden 12. Jahrhunderts vergleichbar ist."[1] Im Laufe des 15. Jahrhunderts findet eine beschleunigte Verschiebung von der lateinischen Gelehrtensprache zu Übersetzungen in europäische Landessprachen statt.[2] Im Zuge einer sich ausweitenden Laienbildung werden wesentlich mehr deutschsprachige Handschriften als zuvor geschrieben. Gleichzeitig kommt es mit Gutenbergs Erfindung des Buchdrucks (um 1440) zur Einführung eines ökonomischeren Vervielfältigungsverfahrens, das es erlaubt, Texte in wesentlich größerem Rahmen zu vertreiben und zu rezipieren.[3] Gynäkologisches und

---

1 Bernhard Schnell: Arzt und Literat. Zum Anteil der Ärzte am spätmittelalterlichen Literaturbetrieb. In: *Sudhoffs Archiv* 75 (1991), S. 44-57, hier S. 56.

2 "... dem Gebrauch lateinisch überlieferter Wissensbestände verdankten Advokaten, Räte und Schreiber wie auch akademisch gebildete Ärzte und neulateinisch dichtende Humanisten ihr materielles Auskommen. Die Übersetzung lateinischen Heils-, Herrschafts- und Berufswissens in die Volkssprache gefährdete überkommene Standes- und Berufsrollen. Lateinische Sprachkenntnisse waren nicht nur Zeichen höherer Bildung, sie erwiesen sich auch als Mittel sozialer Selbstbehauptung." Klaus Schreiner: Volkssprache als Element gesellschaftlicher Integration und Ursache sozialer Konflikte. Formen und Funktionen volkssprachlicher Wissensverbreitung um 1500. In: *Europa 1500. Integrationsprozesse im Widerstreit: Staaten, Regionen, Personenverbände, Christenheit*. Hrsg. von Ferdinand Seibt und Winfried Eberhard. Stuttgart 1987, S. 468-495, hier S. 468.

3 Hugo Kuhn: Versuch über das fünfzehnte Jahrhundert in der deutschen Literatur. In: *Literatur in der Gesellschaft des Spätmittelalters*. Hrsg. von Hans Ulrich Gumbrecht. Heidelberg 1980, S. 19-38; Tilo Brandis: Handschriften- und Buchproduktion im 15.

obstetrisches (geburtshilfliches) Wissen wird im 15. und beginnenden 16. Jahrhundert in unterschiedlichen Formen weitergegeben, die von Rezeptsammlungen über Kurztraktate bis zu Traktaten mit theoretischen Einleitungen reichen. Anweisungen für die geburtshilfliche Praxis werden nicht separat überliefert, sondern sind an theoretische Ausführungen gekoppelt (z. B. zu den Themen Zeugung, Menstruation und Schwangerschaft),[4] die teilweise kinderheilkundliche Rezepte erweitern. Die Zusammenschau der in diesem Buch berücksichtigten Texte läßt erkennen, daß es seit dem Anfang des 15. Jahrhunderts Tendenzen zur Zusammenfassung des frauenheilkundlichen Wissens in Rezeptsammlungen und in deutschsprachigen Traktaten größeren Umfangs gibt. Die Vermittlungsformen frauenheilkundlich-geburtshilflicher Rezepte sind nach formalen Kriterien folgendermaßen zu differenzieren: Erstens werden einzelne gynäkologische Rezepte im Zusammenhang mit medizinischen Rezepten anderen Inhalts tradiert. Zweitens liegen gynäkologische Rezepte und theoretische Beschreibungen der Funktionen des weiblichen Körpers zu gleichen Themen vor, die, in Gruppen zusammengefaßt, als Kurztraktate den Abschnitt eines Arzneibuchs oder einer Enzyklopädie bilden. Drittens sind Traktate überliefert, deren theoretische Einleitungen und Rezeptkompilationen umfassende Informationen zu Frauenheilkunde und Geburtshilfe bieten.

Das Augenmerk meines Buches liegt auf Rezeptsammlungen, Kurztraktaten und Traktaten. Einzelüberlieferungen gynäkologisch-obstetrischer Rezepte konnten, um den Umfang der Darstellung zu begrenzen, nur in Ausnahmefällen berücksichtigt werden. Alle genannten Texte sind Belege für die Tendenz der medizinischen Wissensvermittlung des 15. Jahrhunderts, das durch Unwissenheit in der laikalen Krankenbetreuung entstehende Leid abzuwenden und Personen eine Betreuung zukommen zu lassen, die infolge geographischer oder wirtschaftlicher Gründe von der Behandlung durch akademisch gebildete Ärzte oder Apotheker ausgeschlossen waren.[5] Seit der zweiten Hälfte des 15. und dem Beginn des 16.

---

und 16. Jahrhundert. In: *Literatur und Laienbildung im Spätmittelalter und in der Reformation*. Symposion Wolfenbüttel 1981. Hrsg. von Ludger Grenzmann und Karl Stackmann. Stuttgart 1984, S. 176-189.

4 Renate Blumenfeld-Kosinski: *Not of Woman Born. Representations of Caesarean Birth in Medieval and Renaissance Culture*. Ithaca/New York 1990, S. 15.

5 Vgl. Joachim Telle: Arzneikunst und der "gemeine Mann". Zum deutsch-lateinischen Sprachenstreit in der frühneuzeitlichen Medizin. In: *Pharmazie und der gemeine Mann. Hausarznei und Apotheke in der frühen Neuzeit*. Erläutert anhand deutscher Fachschriften der Herzog-August-Bibliothek Wolfenbüttel und pharmazeutischer

Jahrhunderts wurde der Prozeß einer verstärkten Popularisierung des Wissens durch das Erscheinen der ersten Drucke gynäkologisch-obstetrischen Inhalts noch beschleunigt. Als erstes erschien im Jahre 1495 das *Frauenbüchlein*[6] Pseudo-Ortolfs, welches ein wichtiges Zeugnis der Frauenheilkunde des 15. Jahrhunderts ist. Eine bisher unbekannte, handschriftlich überlieferte Textfassung des *Frauenbüchleins* liegt in der Handschrift 2967 der ÖNB Wien vor. Sie wird im Editionsteil wiedergegeben (vgl. Kapitel 9.2.3) und belegt, daß der Text des *Frauenbüchleins* nicht für die Drucklegung verfaßt wurde, sondern vorher entstand. Als zweiter gedruckter frauenheilkundlich-geburtshilflicher Text mit großer Breitenwirkung ist das unter dem Namen von Eucharius Rößlin tradierte Hebammenlehrbuch *Der schwangeren Frauen und Hebammen Rosengarten* (Erstdruck 1513)[7] zu erwähnen, das ebenfalls auf eine ältere handschriftliche Fassung zurückgeht. Sie ist ohne originalen Titel in der Hamburger Handschrift Cod. med. 801 überliefert.[8] Den Vorreden läßt sich entnehmen, daß sich der handschriftlich überlieferte Text an den "gemeinen man", also die All-

---

Geräte des Deutschen Apotheken-Museums Heidelberg. Hrsg. von Joachim Telle. Weinheim/New York ²1982, S. 43-48.

6 Vgl. den kommentierten Text des *Frauenbüchleins* in der neuen Edition: Ortrun Riha: Ortolfus pseudoepigraphus. In: *"ein teutsch puech machen"*. Untersuchungen zur landessprachlichen Vermittlung medizinischen Wissens. Ortolf-Studien I. Hrsg. von Gundolf Keil. Redaktion von Johannes G. Mayer und Christian Naser. Wiesbaden 1993, S. 70-111, hier S. 95-110. Die Faksimile-Ausgabe wurde herausgegeben von Gustav Klein (Hrsg.): *Das Frauenbüchlein des Ortolff von Bayerland, gedruckt vor 1500.* München 1910 (= Alte Meister der Medizin in Facsimileausgaben und Neudrucken; Bd. 1). Vgl. außerdem: Gundolf Keil: Art. *Ps.-Ortolfisches Frauenbüchlein*. In: VL², Bd. 7, Berlin/New York 1987, Sp. 82-84; Oswald Feis: Ortolff und Rößlin, ihre Bedeutung für die ärztliche Entbindungskunst. In: *Monatsschrift für Geburtshilfe und Gynäkologie* 57 (1922), S. 171-178.

7 Gustav Klein (Hrsg.): *Eucharius Rösslin's Rosengarten, gedruckt im Jahre 1513.* München 1910 (= Alte Meister der Medizin und Naturkunde in Faksimileausgaben und Neudrucken; Bd. 2); vgl. Gundolf Keil: Art. *Rößlin, Eucharius, d. Ä.* In: VL², Bd. 8, Berlin/New York 1990, Sp. 244-248; Joachim Telle: Art. *Rösslin d. Ä., Eucharius*. In: Literaturlexikon. Autoren und Werke in deutscher Sprache. Hrsg. von Walter Killy. Bd. 9, Gütersloh/München 1991, S. 502f.; Steven Ozment: *When Fathers Ruled. Family Life in Reformation Europe.* Cambridge (Mass.)/London 1983, S. 101-112.

8 Ein Vorbesitzer des Cod. med. 801, wahrscheinlich der Jurist und Bibliophile Zacharias Conrad von Uffenbach (1638-1734) schrieb über den Text den Titel: *No.i. Von Krankheiten, Siechtagen und zu val der Swangern und geberenden frowen und ihrer neugebornen Kinder*. Vgl. Britta-Juliane Kruse: Neufund einer handschriftlichen Vorstufe von Eucharius Rößlins Hebammenlehrbuch *Der schwangeren Frauen und Hebammen Rosengarten* und des *Frauenbüchleins* Ps.-Ortolfs. In: *Sudhoffs Archiv* 78 (1994), S. 220-236.

gemeinbevölkerung richtet. Die Druckfassung des *Rosengartens* wendet sich hingegen direkt an die schwangeren Frauen und Hebammen.[9] Sie wurde durch ein Glossar und erklärende Zusätze erweitert, die das Verständnis des Textes erhöhen sollten, der nun als Hebammenlehrbuch Verbreitung fand.

Ein Phänomen, das bei der Lektüre der hier erstmals publizierten Texte schnell auffällt, ist die parallele Tradierung einzelner Rezepte oder ganzer Textpassagen in verschiedenen Überlieferungszusammenhängen. Inhaltlich gleiche oder ähnliche Rezepte erscheinen in Traktaten, Rezeptsammlungen oder in Einzelüberlieferung. Dieser Befund läßt sich mit der mittelalterlichen Übersetzungs- und Kompilationstechnik erklären. Ursprünglich antike griechische Texte gingen infolge der Rezeption und Weitervermittlung durch arabische Gelehrte und die anschließende Übersetzung ins Lateinische[10] in den Bildungskanon der mittelalterlichen Universitäten ein. Gleichzeitig wurde dieses Wissen in Enzyklopädien und Lehrbüchern festgehalten. Sie dienten anschließend wiederum als Grundlage für die Erstellung neuer Texte. Als wichtigster deutschsprachiger Vertreter dieser enzyklopädischen Literatur ist das *Buch von den natürlichen Dingen* Konrads von Megenberg[11] zu nennen. In diesem sind frauenheilkundliche Rezepte ebenso wie in allgemeinmedizinischen Werken,

---

[9] In der Handschrift heißt es: Jtem hie jn disem cleinen buchlin do stend vil latinischer wortter vnd dorumb das man dasselb latin nit auszlegen nach zu gutem tutzsch machen vnd bringen mag das es dem gemeinen man verstentlich sie Dorumb ab die so dan disz buchlin lesen es nit gantz verstanden sollent sie gedult haben vnd die gelerten der artznie auch die appotecker dorumb fragen die wissen jnen ein gut gnugsame auszrichtung vnd ein volkomen entscheid doruber zu geben (S. 129f.). Im Druck heißt es dagegen: Jtem hie in disem cleinen büchlin stand vil latinischer wörter / vnd darumb das man das selbig latin nit zů gůttem tütsch bringen mag / das es den frawen verstendig sy / Sollent sy zůflucht haben zü den doctores vnnd apoteckern / die werden inen gnůgsamen bescheid vber yedes geben (Niij^{v}).

[10] Als erster wichtiger Übersetzer gilt Constantinus Africanus (gest. 1047), der eine Vielzahl arabischer Texte ins Lateinische übertrug. Im 11. Jahrhundert setzte die Rezeption antiken Wissens an der Medizinschule von Salerno und an der Universität von Montpellier ein. Fortgeführt wurde der Übersetzungs- und Assimilationsprozeß von der Übersetzerschule in Toledo, deren wichtigster Vertreter Gerhard von Cremona (gest. 1187) war. Vgl. Dieter Jetter: *Das europäische Hospital. Von der Spätantike bis 1800*. Köln ^{2}1987, S. 41; Peter Assion: *Altdeutsche Fachliteratur*. Berlin 1973, S. 133f.

[11] Vgl. Georg Steer: Art. *Konrad von Megenberg*. In: VL^{2}, Bd. 5, Berlin/New York 1985, Sp. 221-236, hier 231-234; Konrad von Megenberg: *Das Buch der Natur*. Hrsg. von Franz Pfeiffer. Stuttgart 1861.

z. B. dem *Bartholomäus,*[12] überliefert. Daß auch die einmal niedergeschriebenen Rezepte nicht als abgeschlossener Wissensbestand angesehen wurden, läßt die in einigen Handschriften feststellbare Fülle von Randglossen oder nachträglich in den Text eingefügten Rezepten erkennen (vgl. Kapitel 4.1). Die permanente Weitergabe autorisierten Wissens führte außerdem dazu, daß in frauenheilkundlichen Texten bis weit ins 16. Jahrhundert Auffassungen antiker, arabischer[13] oder lateinischer frühmittelalterlicher Autoren tradiert wurden. Noch zu dieser Zeit basierten die anatomischen und physiologischen Bilder und Vorstellungen vom weiblichen Körper auf den hippokratisch-galenischen Theorien. Diese Feststellung läßt sich anhand des Kodex Mgo 121 der SBBPK Berlin verdeutlichen, der in der 2. Hälfte des 15. Jahrhunderts entstand (vgl. Kapitel 9.6.3): Über einem Rezept erscheint häufig der Name einer medizinischen Autorität, auf die sein Inhalt zurückgehen soll. Genannt werden die griechischen Ärzte Hippokrates (um 400 v. Chr.) und Galen (129 - um 200 n. Chr.), der arabische Arzt Ibn Sina (980 - 1037), hier in der lateinischen Schreibweise "Avicenna", der jüdische Arzt Isaak ben Soleiman (gest. 932), die im 11. Jahrhundert an der Medizinschule von Salerno tätige Ärztin Trotula sowie der lombardische Wundarzt Roger Frugardi[14] (vor 1140 - um 1195). Um diese Traditionslinien deutlicher hervortreten zu lassen, habe ich die in den Texten genannten Autoritätennamen in einem Verzeichnis erfaßt (vgl. 11.2.1).

Welche Bezüge herrschen zwischen den Quellen, und in welchen anderen Formen wurde einschlägiges Wissen tradiert? Zur Klärung dieser Fragen wurden die gynäkologisch-obstetrischen Texte mit großem Bekannheitsgrad und breiter Überlieferung herangezogen, die größtenteils bereits durch Editionen zugänglich sind und deren Inhalt eingehenderen Untersuchungen unterzogen wurde. Deshalb kann eine komprimierte Vorstellung mit Verweisen auf die einschlägige Forschungsliteratur genügen. Es handelt sich um die Texte *De passionibus mulierum* von Pseudo-Trotula,

---

[12] Vgl. Gundolf Keil: Art. *Bartholomäus*. In: VL², Bd. 1, Berlin/New York 1978, Sp. 609-615. In der Übersicht von Haupt sind insgesamt 27 frauenheilkundliche Rezepte wiedergegeben, vgl. Joseph Haupt: *Ueber das md. Arzneibuch des Meisters Bartholomaeus*. In: Österreichische Akademie der Wissenschaften, Phil.-hist. Klasse, Sitzungsberichte, Bd. 71, Wien 1872, S. 451-566, hier S. 482-487; vgl. Diepgen (1963), S. 98.

[13] Vgl. Gerhard Baader: Medizinisches Reformdenken und Arabismus im Deutschland des 16. Jahrhunderts. In: *Sudhoffs Archiv* 63 (1979), S. 261-296.

[14] Vgl. Gundolf Keil: Art. *Roger Frugardi*. In: VL², Bd. 8, Berlin/New York 1990, Sp. 140-153.

De secretis mulierum von Pseudo-Albertus Magnus und die frauenheilkundlichen Rezepte aus dem *Arzneibuch* Ortolfs von Baierland. Erstmals werden unten die frauenheilkundlichen Texte aus dem *Fasciculus medicinae* untersucht, die fälschlich Johannes de Ketham zugeschrieben werden (vgl. Kapitel 1.1.4). Daß sie im 16. Jahrhundert einen großen Verbreitungsgrad in deutschsprachigen Handschriften und Drucken hatten, wurde bisher nicht in dem ihnen gebührenden Maße wahrgenommen.

1.1.1 Pseudo-Trotula: *De passionibus mulierum*

In der Literatur werden seit dem Ende des 10. Jahrhunderts Ärzte aus Salerno in Unteritalien erwähnt. Vom 10.-13. Jahrhundert war die Schule von Salerno das bedeutendste Zentrum medizinischer Ausbildung und Praxis. Hier konnten neben männlichen Angehörigen verschiedener Konfessionen auch weltliche Frauen studieren. Die Ärztinnen der Medizinschule von Salerno, die Mulieres Salernitanae, sind teilweise namentlich überliefert: Trotula, Sigelgaita, Abella, Mercurias, Rebecca Guarna, Francesca Romano, Constanza Calenda. Sie verfaßten eine größere Zahl medizinischer Werke, die sich nicht ausschließlich auf frauenheilkundliche Darlegungen beschränkten, sondern die Wundheilung, den Harn, die Embryonalentwicklung etc. zum Thema hatten.[15] Die populärsten gynäkologischen Traktate des Hoch- und Spätmittelalters, welche die wichtigsten Quellen salernitanischer Vorstellungen über die Physiologie der Frau und ihre Krankheiten darlegen, weisen eine komplizierte Überlieferungsgeschichte auf. Es handelt sich um zwei Traktate, die nach den Einleitungsworten als *Ut de curis* und *Cum auctor* bezeichnet werden. Sie wurden ursprünglich anonym und unabhängig voneinander überliefert.[16] Erst seit der Mitte des 13. Jahrhunderts werden sie in den Handschriften unter dem Namen einer Verfasserin namens Trota/Trotta oder als Diminutiv

---

[15] Vgl. Walther Schönfeld: *Frauen in der Geschichte der abendländischen Heilkunde vom klassischen Altertum bis zum Ausgang des 19. Jahrhunderts*. Stuttgart 1947, S. 63-70. Ein von den Frauen von Salerno verfaßtes frauenheilkundliches Rezept wurde ediert; vgl. Heinrich Marzell: Ein magisches Rezept der "Mulieres Salernitanae". In: *Forschungen und Fortschritte* 29 (1955), S. 113-115; vgl. auch Paul Oskar Kristeller: *Studi sulla Scuola medica salernitana*. Neapel 1986 (= Instituto italiano per gli studi filosofici "Hippocratica civitas". Collana; Bd. 1), S. 26.

[16] Monica Helen Green: *The Transmission of Ancient Theories of Female Physiology and Disease through the Early Middle Ages*. Phil. Diss. Princeton 1985, S. 270 [unveröffentlichtes Manuskript].

Trotula tradiert.[17] Das erste erhaltene Manuskript stammt vom Ende des 13. Jahrhunderts. In diesem sind *Ut de curis* und *Cum auctor* zusammen mit einem dritten Traktat kosmetischen Inhalts unter dem Titel *De ornatu mulierum*[18] überliefert.[19] Trotula war eine Ärztin des 12. Jahrhunderts aus Salerno in Süditalien. Ein medizinisches Werk unter dem Titel *Practica* kann ihr sicher zugeschrieben werden. Es fand geringe Verbreitung und ist heute nur noch in einem um 1200 entstandenen Manuskript in Madrid überliefert.[20] Die *Practica* hat unterschiedliche medizinische Themen zum Inhalt. Ungefähr ein Viertel behandelt die Gynäkologie und Geburtshilfe.[21] Der Text ist, nach Keil, "als empirisch geprägter Vertreter salernitanischer Kompendienliteratur"[22] zu klassifizieren. Die Beschreibung einer Behandlung, die von einer Ärztin namens *Trota* vorgenommen wurde und in zwei Manuskripten aus dem zweiten und dritten Viertel des 13. Jahrhunderts überliefert ist, gilt als weiterer Hinweis auf die Existenz einer medizinischen Autorität dieses Namens.[23]

Der oben bereits erwähnte Traktat *Ut de curis* ist wahrscheinlich der ältere der beiden frauenheilkundlichen Texte. Er ist stärker von prakti-

---

[17] Vgl. die Forschungsliteratur zu den *Trotula*-Texten und zur Klärung der Verfasserinnenfrage: Edward F. Tuttle: The *Trotula* and old Dame Trot: A Note on the Lady of Salerno. In: *Bulletin of the History of Medicine* 50 (1976), S. 61-72; John F. Benton: Trotula, Women's Problems and the Professionalization of Medicine in the Middle Ages. In: *Bulletin of the History of Medicine* 59 (1985), S. 30-53; Laura Mancinelli: Medicina, cosmesi e magia. In: *Insegnare* 4 (1988), S. 51-55; Ferruccio Bertini: Trotula, die Ärztin. In: *Heloise und ihre Schwestern. Acht Frauenporträts aus dem Mittelalter*. Hrsg. von Ferruccio Bertini. München 1991, S. 139-163 (= dt. Übersetzung von: Medioevo al femminile, Rom/Bari 1989).

[18] Der Traktat *De ornatu mulierum* wird teilweise ebenfalls Trotula zugeschrieben und umfaßt Rezepte zur Pflege der weiblichen Schönheit. Der im Text genannte Name *Persius* deutet allerdings auf einen männlichen Verfasser des kosmetischen Traktats hin. Vgl. Benton (1985), S. 34. Nicht näher benannte *Frauen von Salerno* und *Sarazeninnen* werden in diesem Traktat als Autoritäten zitiert.

[19] Das Manuskript befindet sich in der Universitätsbibliothek Basel unter der Signatur ms. D.II.17, vgl. Green (1985), S. 303, Fußnote 49.

[20] Madrid, Biblioteca de la Universidad, Complutense 119 [ex 116-Z-31]; vgl. Bertini (1991), S. 151.

[21] Green (1985), S. 269.

[22] Keil (1986), S. 207.

[23] Der Name Trotula bedeutet "Forellchen". Insgesamt sind in den Verzeichnissen der Kathedralschule von Salerno vom 11. bis zum 13. Jahrhundert Verweise auf 70 unterschiedliche Frauen mit dem Namen *Trota* oder *Trocta* feststellbar, so daß die Verfasserin der *Practica* und die in den Handschriften erwähnte Ärztin auch zwei verschiedene Frauen gewesen sein können. Benton (1985), S. 39f.

schen Erfahrungen geprägt als der Traktat *Cum auctor*, enthält keine theoretischen Ausführungen und nur wenige Entlehnungen aus arabischen Quellen.[24] Die Hälfte der in ihm überlieferten Rezepte ist gynäkologisch-obstetrischen Inhalts. Ungefähr ein Drittel umfaßt kosmetische Rezepte, der Rest ist allgemeinmedizinisch.[25] Namentlich genannt werden keine antiken Autoritäten, sondern Copho von Salerno, Magister Ferrarius (der Name einer salernitanischen Ärztefamilie des 12. Jahrhunderts), die Frauen (Ärztinnen/Hebammen) von Salerno und Trotula selbst.[26]

Der längere Traktat *Cum auctor* führt hingegen die männlichen Autoritäten Galen, Hippokrates, Oribasios, Dioskurides, Paulus von Ägina und Justinian an.[27] Er bewegt sich auf wesentlich höherem theoretischen Niveau als *Ut de curis*. Schon den Prolog prägt die galenische Interpretation der weiblichen Natur, nach der die Frau dem Mann physiologisch unterlegen ist.[28] In mehreren Handschriften erscheinen *Ut de curis* und *De ornatu mulierum* gemeinsam unter dem Titel *Trotula minor*, während andere Kodizes alle drei Traktate als zusammenhängendes, undifferenziertes Werk unter dem Titel *Trotula major* überliefern.[29] Textkritische Editionen der lateinischen Überlieferungszeugen aller drei Traktate fehlen bisher. Die Angaben zu ihrem Inhalt können sich also nur auf Beschreibungen in der Sekundärliteratur stützen. Nach der Beurteilung des Schreibgestus herrscht in der Forschung Konsens darüber, daß es sich bei den drei Trotula zugeschriebenen Traktaten um Werke verschiedener männlicher Verfasser handelt,[30] die um 1200 in Salerno oder in dessen Umfeld entstanden.[31] Eine der beiden ältesten Handschriften aus Südfrankreich, die unter dem Titel *Liber de sinthomatibus mulierum* vorliegt, enthält *Cum auctor* und *De ornatu mulierum*, ohne die Nennung des Verfasserinnennamens Trotula.[32] *Cum auctor* und *Ut de curis* weichen stilistisch so stark voneinander ab, daß sie nicht von einem gemeinsamen Verfasser stammen können. Für die spätere Tradierung des Werks unter dem Namen Trotulas spricht, daß der Verfasser glaubte, der Inhalt werde eher

---

24 Green (1985), S. 270, 278.

25 A.a.O., S. 304, Anm. 52. Vgl. zum Inhalt die Ausführungen auf S. 270-278.

26 A.a.O., S. 32f.

27 Benton (1985), S. 32.

28 Green (1985), S. 278ff.

29 Benton (1985), S. 33.

30 A.a.O., S. 46.

31 Keil (1986), S. 207.

32 Es handelt sich um die Handschrift n.a.l. 603 der BN Paris. Sie ist aufgrund paläographischer Hinweise in das frühe 13. Jahrhundert zu datieren. Weitere Fakten zur Analyse der ältesten Handschriften vgl. bei Benton (1985), S. 33.

akzeptiert, wenn er mit dem Namen einer bekannten Ärztin in Verbindung gebracht würde. *Cum auctor* und *Ut de curis* richten sich an männliche Ärzte, während *De ornatu mulierum* für Frauen geschrieben wurde. Bentons Darstellung zufolge muß das Informationsbedürfnis männlicher Ärzte, die normalerweise von der praktischen Gynäkologie und Geburtshilfe ausgeschlossen waren, hoch gewesen sein.[33]

Trotula-Texte waren im 13., 14. und 15. Jahrhundert die frauenheilkundlichen Traktate mit der größten Verbreitung.[34] Sie werden von etwa 100 Manuskripten einzeln oder zusammen überliefert.[35] Es gibt keine Belege dafür, daß sie an einer Universität als Schultexte benutzt worden sind,[36] was verständlich ist, da Frauenheilkunde und Geburtshilfe in dieser Zeit noch von Frauen dominiert waren, die ihr Wissen in außeruniversitären Zusammenhängen weitergaben (vgl. Kapitel 5.1). Eine deutschsprachige Übersetzung der drei Trotula-Texte wurde unter dem Titel *Buch Trotula* von Johannes Hartlieb (vor 1410-1468)[37] verfaßt. Sie liegt bisher nicht in edierter Fassung vor. Um dennoch einen kurzen Überblick über den Inhalt des Textes zu ermöglichen, habe ich das Inhaltsverzeichnis des *Buchs Trotula* im Ms. 93 der UB Marburg herangezogen.[38] Das *Buch Trotula* in Hartliebs Version umfaßt demnach 26 Kapitel zu folgenden Themen: Die Kapitel 1-10 behandeln unterschiedliche Arten von Menstruationsstörungen und Gebärmuttererkrankungen (einschließlich des Krankheitsbildes der "Hysterie"). In einem eigenen Kapitel wird erörtert, ob Männer oder Frauen ein größeres sexuelles Verlangen haben. Die Kapitel 11-17 thematisieren im weitesten Sinne die Themen "Schwangerschaft und Geburt". Kapitel 18 lehrt "Stücke, die vor unvernünftigen Leuten verborgen gehalten werden sollen". Kapitel 19 behandelt die Säuglingspflege. Die Kapitel 20-27 stammen aus dem Traktat *De ornatu mulierum* und sind der Schönheitspflege gewidmet. Landessprachliche Texte, besonders aus dem mittelniederländischen Sprachbereich, die unter

---

[33] A.a.O., S. 47f. und 50f.

[34] Vgl. die Übersicht über Editionen lateinischer und landessprachlicher Fassungen a.a.O., S. 35, Fußnote 12.

[35] A.a.O., S. 35, 49.

[36] A.a.O., S. 49.

[37] Vgl. Klaus Grubmüller: Art. *Hartlieb, Johannes*. In: VL^2, Bd. 3, Berlin/New York 1981, Sp. 480-496.

[38] Dieses Manuskript gehört der sogenannten "Herzog-Version" von Hartliebs Übersetzung an, die im Auftrag Herzog Siegmunds von Bayern entstand und mehrere Überlieferungsträger umfaßt. Eine zweite Übersetzung Hartliebs, die sogenannte "Kaiser-Version" des *Buchs Trotula* ist unvollständig und nur in einem Manuskript überliefert, der Handschrift Mgf 928 der SBBPK Berlin, Haus 2.

dem Namen *Trotula* firmieren und bei denen es sich um Auszüge aus den drei o. g. Textversionen handelt, wurden inzwischen veröffentlicht.[39] In einem anderen Text, dem mittelniederländischen *Boec van medicinen in Dietsche*, das spätestens im 14. Jahrhundert entstand, überliefern die Kapitel 141-145 Auszüge aus *Trotula major*.[40] Inhaltlich stehen hier Erklärungen der physiologischen Abläufe im weiblichen Körper im Vordergrund sowie Ausführungen zu Beginn und Dauer der Menstruation. Einige wenige Rezepte werden im *Boec van medicinen in Dietsche* ebenfalls tradiert. Auch die *Düdesche Arstedie*, der erste Teil des *Gothaer Arzneibuchs*, das kurz vor 1400 entstand, enthält Auszüge aus Pseudo-Trotula-Texten.[41] Beim *Trakat über die Menstruation* (vgl. Kapitel 9.5.3) handelt es sich um einen weiteren Auszug. Eine übersetzte und kommentierte mittelenglische Trotula-Version liegt ebenfalls vor;[42] desgleichen eine Übertragung ins Italienische.[43] Zwischen dem 14. und 15. Jahrhundert entstand eine Vielzahl weiterer Trotula-Übersetzungen, z. B. ins Irische und Katalanische. Diese Texte werden auch unter der Überschrift *De secretis mulierum* überliefert. Die Namensgleichheit mit der Schrift des Pseudo-Albertus Magnus (vgl. Kapitel 1.1.2) kann zu Mißverständnissen führen.[44]

Mit dem Erscheinen des deutschsprachigen Erstdrucks des Textes im 16. Jahrhundert erreicht die komplizierte Werksituation ihren Höhepunkt. Der Arzt Georg Kraut aus Hagenau übertrug die drei Traktate und kreierte aus diesen ein neues Werk, welches, mit dem Verfasserinnennamen

---

39 Delva (1983); nach einer besseren Handschriftenüberlieferung Kusche (1990); vgl. Bernhard D. Haage/Hans Jeske: Rezension von Kusche, Frauenaufklärung... In: *Würzburger medizinhistorische Mitteilungen* 9 (1991), S. 449-459.

40 Vgl. Margaret Schleissner: Art. *Secreta mulierum*. In: VL^2, Bd. 8, Berlin/New York 1992, Sp. 986-993, hier Sp. 992. Die einzelnen Rezepte tragen die Titel: Van heymeliken medicinen in vrouwen <141>, Wat dat menstruum is <142>, Van den ouderdom der vrouwen <143>, Die teyken van toecomende menstruum <144>, Teghen alte groet vloyt <145>. Vgl. W. F. Daems: *Boec van Medicinen in Dietsche. Een Middelnederlandse Compilatie van medisch-farmaceutische Literatuur*. Leiden 1967, S. 48-52 und 179-181 (= *Janus*, Beiheft 7). Ergänzungen in der Rezension von Gundolf Keil: *Niederdeutsche Mitteilungen* 24 (1968), S. 141-148.

41 Vgl. Jan Frederiksen: Art. *Düdesche Arstedie*. In: VL^2, Bd. 2, Berlin/New York 1980, Sp. 238f.

42 Vgl. Beryl Rowland: *Medieval Women's Guide to Health. The first English Gynecological Handbook*. Kent (Ohio)/London 1981.

43 G. Manuzzi (Hrsg.): *Il Libro delle Segrete cose delle Donne*. Florenz 1863; vgl. Dinora Corsi: "Les Secrés des Dames": Tradition, Traductions. In: *Médiévales* 14 (1988), S. 47-57, hier S. 54f.

44 Bertini (1991), S. 149.

"Trotula" versehen, unter dem Titel *De passionibus mulierum* im Jahre 1544 bei Johannes Schott in Straßburg erschien.[45] Dieser Druck wurde die Grundlage der meisten nachfolgend erschienenen Editionen des Werkes.[46] Elizabeth Mason-Hohl übersetzte nach einer Druckausgabe (Paulus Manutius: Venedig 1547) den Traktat *Passionibus mulierum curandorum* ins Englische. In dieser Ausgabe umfaßt der Text 63 Abschnitte, die neben vielen Anweisungen zur Behandlung von Erkrankungen der Gebärmutter, Menstruationsstörungen und Geburtsfolgen auch zwei kinderheilkundliche Rezepte, allgemeinmedizinische Therapievorschläge gegen Krebs, Erkrankungen der Sinnesorgane, Schwellungen und Hautkrankheiten sowie kosmetische Rezepte enthält.[47]

1.1.2 Pseudo-Albertus Magnus: *Secreta mulierum*

> Von den frawen wann sie wollen wissen von allen iren sachen sie seint heimlich oder nit[48]

Bei einer Zusammenschau der wichtigsten frauenheilkundlichen Texte des Mittelalters sind an zweiter Stelle die *Secreta mulierum* (Frauengeheimnisse) zu nennen, die seit Ende des 13. oder Beginn des 14. Jahrhunderts in über 70 lateinischen Handschriftentexten und einer Vielzahl volkssprachlicher Übersetzungen oder Bearbeitungen überliefert wurden.[49] Als Verfasser dieses Werkes galt lange Zeit der Theologe, Naturforscher und

---

[45] Vgl. Trotula in: EXPERIMEN‖TARIVS ME‖DICINAE.‖ CONTINENS ‖ TROTVLAE curandarum AEgritudinum Muliebrium, an-‖te, in, & post partum LIB. unicum, nusquàm antea editum. ‖ [...] Anno Christi M.D.XLIIII. ‖ (VD 16 Nr. T 2091).

[46] Den Inhalt des Erstdrucks von Johannes Schott, der in 60 Unterabschnitte gegliedert ist, beschreibt Hermann Rudolf Spitzner: *Die salernitanische Gynäkologie und Geburtshilfe unter dem Namen der "Trotula"*. Med. Diss. Leipzig 1923.

[47] Vgl. Elizabeth Mason-Hohl: *The Diseases of Women by Trotula von Salerno. A Translation of Passionibus Mulierum Curandorum*. Hollywood 1940.

[48] Zentralbibliothek Zürich, Handschrift B 245, Bl. 67va.

[49] Einen Überblick über den bisherigen Stand der Forschung zu den lateinischen Schriften und landessprachlichen Übersetzungen geben Kristian Bosselmann-Cyran: *"Secreta mulierum" mit Glosse in der deutschen Bearbeitung von Johann Hartlieb. Text und Untersuchungen*. Pattensen/Han. 1985, S. 9-19 (= Würzburger medizinhistorische Forschungen; Bd. 36); Corsi (1988), S. 51-54; Schleissner (1992), Sp. 986-992.

Philosoph Albertus Magnus[50] (um 1200-1280). Noch in den seit dem Ende des 15. Jahrhunderts kursierenden Druckversionen des Textes wird er namentlich genannt.[51] Ein Vergleich der *Secreta mulierum* mit anderen Werken des Albertus Magnus läßt starke inhaltliche und stilistische Unterschiede hervortreten. Außerdem wird er in dem frauenheilkundlichen Text selbst als wissenschaftliche Autorität zitiert.[52] Die These, der Text könne auch von Thomas von Cantimpré oder Heinrich von Sachsen verfaßt worden sein, ist inzwischen ebenfalls widerlegt worden.[53] Mittlerweile nimmt man an, die *Secreta mulierum* seien im klösterlichen oder universitären Bereich entstanden,[54] und benennt als Autor "Pseudo-Albertus Magnus". Der Trakat war Unterrichtsstoff an den Universitäten und hat in erster Linie zeitgenössische Auffassungen von der Natur der Frau zum Inhalt. Außerdem erklärt er ausführlich die Embryonalentwicklung. Er war kein Nachschlagewerk für medizinische Praktikerinnen, die den schnellen Zugriff auf Rezepte benötigten.[55] Zu unterscheiden sind zwei lateinische pseudoalbertinische Textversionen: Erstens eine unkommentierte, die am Ende des 13. oder zu Anfang des 14. Jahrhunderts entstand,[56] zweitens eine kommentierte, deren älteste bekannte Überlieferung aus dem Jahr 1353 stammt. Darüber hinaus lassen sich bisher anhand der jeweils differierenden Textanfänge fünf verschiedene Versionen des Kommentars

---

[50] Corsi (1988), S. 51; vgl. Albert Fries/Kurt Illing: Art. *Albertus Magnus*. In: VL², Bd. 1, Berlin/New York 1972, Sp. 124-139.

[51] Die Bedeutung des Albertus Magnus zugeschriebenen Textes läßt sich noch in der zweiten Hälfte des 16. Jahrhunderts erkennen. Der Titel eines Arzneibuchs für Frauen lautet: Ein Newer Albertus Magnus / Von Weybern vnd Geburten der Kinder / sampt jhren Artzneyen. Auch von Tugenden etlicher fürnemer Kreüter / vnd von krafft der Edlen Gestein. Von art [!] vnd Natur etlicher Thier. Mit sampt einem bewerten Regiment für die Pestilentz. Hrsg. von Quintus Apollinaris. Augsburg: M. Manger 1579. Exemplar in der Herzog-August-Bibliothek Wolfenbüttel, Sign.: 50.4 Medica; zit. n. Telle (1988), S. 105.

[52] Christoph Ferckel: Die Secreta mulierum und ihr Verfasser. In: *Sudhoffs Archiv* 38 (1954), S. 267-274, hier S. 269f.

[53] A.a.O., S. 273.

[54] Schleissner (1992), Sp. 986.

[55] Helen Rodnite-Lemay: Some Thirteenth and Fourteenth Century Lectures on Female Sexuality. In: *International Journal of Women's Studies* 1 (1978), S. 391-400, hier S. 391f.

[56] Vgl. die paläographische Untersuchung der beiden wahrscheinlich ältesten Textzeugen: Brigitte Kusche: Zur "Secreta mulierum"- Forschung. In: *Janus* 62 (1975), S. 103-123, hier S. 104-106.

unterscheiden.[57] Normalerweise sind die *Secreta mulierum*-Texte in 12 oder 13 Kapitel gegliedert.[58] Abweichende Versionen behandeln den Stoff in vier Kapiteln. Anstelle des Titels *Secreta mulierum* wurden dem Text auch andere Titel vorangestellt: *Liber de generatione, De generatione hominis, Epistola de generatione animalium, Mystica herarum in occulta dominarum, Secreta secretorum: Summa Alberti secreti secretorum*.[59] Außerdem sind eine ganze Reihe von Übersetzungen der kommentierten und unkommentierten Textversionen der *Secreta mulierum* in verschiedene Landessprachen bekannt.[60] Deutsche *Secreta mulierum*-Versionen sind seit dem frühen 14. Jahrhundert nachweisbar.[61] Innerhalb des deutschen Sprachbereichs sind zwei Übersetzungen aus der Mitte und dem dritten Viertel des 15. Jahrhunderts von besonderer Bedeutung. Johannes Hartliebs Übersetzung der *Secreta mulierum* entstand zwischen 1460 und 1465 zusammen mit der oben erwähnten Glosse Trotulas (vgl. Kapitel 1.1.1), im Auftrag Herzog Siegmunds von Bayern.[62] Eine zweite, davon abweichende anonyme Übersetzung wurde im dritten Viertel des 15. Jahrhunderts in Süddeutschland verfaßt.[63] Die süddeutsche Version folgt dem Aufbau, der

---

[57] Zu den verschiedenen Versionen des Kommentars und der ältesten bekannten Handschrift vgl. Lynn Thorndike: Further Consideration of the *Experimenta, Speculum astronomiae* and *De secretis mulierum* ascribed to Albertus Magnus. In: *Speculum* 30 (1955), S. 413-443, hier S. 427-429.

[58] Kapitelgliederung: 1. *De generatione embrionis*, 2. *De successiva formatione fetus sub influentia superiorum*, 3. *De influentia planetarum*, 4. *De generatione animalium sine semine*, 5. *De formatione embryonis*, 6. *De formatione animalium monstrorum*, 7. *De signis corruptionis*, 8. *De signis castitatis*, 9. *De debilitate matricis et suffocatione*, 10. *De impedimentis conceptionis*, 11. *De iuvamentis impregnationis*, 12. *De generatione spermatis*; zit. n. Kusche (1975), S. 109.

[59] A.a.O., S. 107-109.

[60] Vgl. kurze Hinweise auf eine altfranzösische Prosafassung und eine mittelniederländische Reimversion bei: Chr. Ferckel: Zur Bibliographie der Secreta mulierum. In: *Archiv für Geschichte der Medizin* 7 (1914), S. 47f.

[61] Schleissner (1992), Sp. 989.

[62] Bosselmann-Cyran (1985), S. 24f; Schleissner (1992), Sp. 991; Margaret Schleissner: A Fifteenth-Century Physician's Attitude Toward Sexuality: Dr. Johann Hartlieb's 'Secreta-mulierum' Translation. In: *Sex in the Middle Ages*. Hrsg. von J. E. Salisbury. New York 1991, S. 110-125. Zu Johannes Hartlieb vgl. außerdem: Frank Fürbeth: *Johannes Hartlieb. Untersuchungen zu Leben und Werk*. Tübingen 1992 (= Hermaea, NF; Bd. 64); Schnell (1991), S. 45-50.

[63] Vgl. die Textausgabe von Margaret Rose Schleissner: *Pseudo-Albertus Magnus: Secreta mulierum cum commento, deutsch. Critical Text and Commentary*. Phil. Diss. Princeton 1987 [unveröffentlichtes Manuskript]. Die Publikation ist angekündigt, vgl. Schleissner (1992), Sp. 990.

in den meisten Überlieferungen des lateinischen Originals vorgegeben ist. Während sich die Übersetzung selbst geringfügig von den lateinischen Versionen unterscheidet, indem an einzelnen Stellen sorgfältig ausgeführt oder paraphrasiert wird, ist die mitüberlieferte deutsche Glosse eine eigenständige Komposition des anonymen Übersetzers, die auf verschiedenen lateinischen Kommentaren basiert. Die bisher in 15 Handschriftenfassungen[64] vorliegende süddeutsche Übersetzung ist in 12 oder 13 Kapitel gegliedert; in drei Traktaten findet sich eine zusätzliche Gliederung der Kapitel in vier Unterpunkte. Der Inhalt[65] umfaßt die theoretische Erörterung der "Natur der Frau" und ihrer Reproduktionsfähigkeit. Er enthält außerdem Passagen zu den Themen Menstruation, Konzeption, Embryologie, letztere besonders unter astrologischen Gesichtspunkten, Fruchtbarkeits- und Sterilitätsproben sowie Erklärungen für die Entstehung von Mißbildungen. Im Text fehlen praktisch orientierte Anweisungen für Hebammen ebenso wie Ratschläge zur Kinderpflege. Die Herausgeberin der anonymen süddeutschen Übersetzung, Margaret Schleissner, hebt die männliche Sichtweise des Inhalts hervor und betont, daß alle Versionen der *Secreta mulierum* von Männern für Männer verfaßt worden seien.[66] Die Adressaten der von ihr edierten Textversion sind zum gebildeten städtischen Bürgertum zu zählen,[67] im Gegensatz zu dem von Hartlieb avisierten Adel. Neben den beiden zuletzt genannten Übersetzungen sind weitere hochdeutsche, niederdeutsche und mittelniederländische Versionen der *Secreta mulierum* ermittelt worden.[68]

Eine Beschreibung der komplizierten Forschungslage der frauenheilkundlichen Texte wird zusätzlich dadurch erschwert, daß nicht alle Texte, die unter der Bezeichnung *Secreta mulierum* oder *De secretis mulierum* kursieren, einen ähnlichen Inhalt aufweisen.[69] Brigitte Kusche faßt den Forschungsstand zum Thema *Secreta mulierum* zusammen und stellt fest, daß mit diesem Neugier erregenden Titel Texte unterschiedlichen Inhalts versehen worden sind, sofern in ihnen Gynäkologisches oder Obstetrisches thematisiert wurde. Sie erklärt die häufige Verwendung der etwas "Ge-

---

[64] Schleissner (1992), Sp. 990.
[65] Schleissner (1991), S. 115-124.
[66] Schleissner (1987), S. 2.
[67] A.a.O., S. iv.
[68] Vgl. die Zusammenstellung weiterer *Secreta mulierum*-Fassungen bei Bosselmann-Cyran (1985), S. 17 und Schleissner (1987), S. 47f.
[69] Kusche (1975), S. 104.

heimes" kennzeichnenden Umschreibung aus der Entstehungszeit, in der gynäkologische Phänomene einem Tabu unterlagen.[70]

Nach diesem Resumée muß darauf hingewiesen werden, daß bezüglich der Verfasserfrage und der Zusammenhänge der überlieferten lateinischen und landessprachlichen Texte weiterhin Fragen offen bleiben. Eine englische Übersetzung, die auf dem lateinischen Druck basiert, der im Jahre 1580 in Lyon erschien, ist vor kurzem erschienen.[71]

1.1.3 Auszüge aus dem *Arzneibuch* Ortolfs von Baierland

Ein häufiger Bestandteil der von mir untersuchten gynäkologisch-obstetrischen Kompilationen sind einige Kapitel aus dem *Arzneibuch* Ortolfs von Baierland. Das *Arzneibuch* enthält Ausführungen zu den Themen "Mutter, Amme und Kind" sowie "Frauenkrankheiten".[72] Dieses in der Volkssprache geschriebene medizinische Lehrbuch vermittelt den Inhalt lateinischer Fachschriften an Wundärzte, deutschsprachige medizinische Praktiker, deren Berufsstand sich seit dem Ende des 13. Jahrhunderts herausbildete.[73] Außer einer Vielzahl anderer Quellentexte[74] scheint der Würzburger Wundarzt Ortolf von Baierland für die relevanten Kapitelgruppen eine der drei *Trotula*-Gynäkologien "gelesen und planmäßig ausgeschöpft zu haben".[75] Insgesamt sind ca. 400 Textzeugen des *Arzneibuchs* bekannt (über 200 Handschriften, ansonsten Drucke); neben 80 Vollüberlieferungen größtenteils Teil- und Streuüberlieferungen.[76] Streuüberlieferungen lassen

---

[70] A.a.O., S. 111, ähnlich auch S. 116.

[71] Helen Rodnite Lemay ergänzte ihre Textausgabe mit zwei Kommentaren unbekannter Verfasser nach den Ausgaben Lyon 1580 und Venedig 1508. Sie umfaßt nach einer kurzen Einleitung dreizehn Abschnitte: 1. On the Generation of the Embryo; 2. On the Formation of the Fetus; 3. Concerning the Influence of the Planets; 4. On the Generation of Imperfect Animals; 5. On the Exit of the Fetus from the Uterus; 6. Concerning Monsters in Nature; 7. On the Signs of Conception; 8. On the Signs of Whether a Male or Female is in the Uterus; 9. On the Signs of Corruption of Virginity; 10. On the Signs of Chastity; 11. Concerning a Defect of the Womb; 12. Concerning Impediments to Conception; 13. On the Generation of the Sperm. Vgl. Helen Rodnite Lemay: *Women's Secrets*. A Translation of Pseudo-Albertus Magnus *De Secretis Mulierum* with Commentaries. Albany 1992.

[72] Vgl. Gundolf Keil: Art. *Ortolf von Baierland (von Würzburg)*. In: VL^2, Bd. 7, Berlin/New York 1987, Sp. 67-82, hier Sp. 71.

[73] A.a.O., Sp. 69.

[74] A.a.O., Sp. 72-74.

[75] A.a.O., Sp. 73.

[76] A.a.O., Sp. 75.

sich in vielen medizinischen Rezeptsammlungen nachweisen: Meistens wurden einzelne oder wenige Kapitel in medizinische Kompendien integriert. Der Kompilator des *Speyrer Frauenbüchleins*[77] hat in sein frauenheilkundliches Kompendium gynäkologische Kapitel aus Ortolfs *Arzneibuch* aufgenommen. Auch in der Gruppe von Handschriften, auf denen die vorliegende Untersuchung basiert, ließen sich nach Durchsicht der Texteditionen[78] Streuüberlieferungen von Passagen aus Ortolfs *Arzneibuch* nachweisen. Sie befinden sich in folgenden Handschriften: 1. Cpg 260 der UB Heidelberg,[79] 2. Mgq 17 der UB Frankfurt a. M.,[80] 3. Hs. B 245 der ZB Zürich[81] und 4. Cgm 723 der BS München.[82] Nur in der zuletzt genannten Handschrift sind alle hier thematisch relevanten Abschnitte aus Ortolfs *Arzneibuch* überliefert. Sie werden in dieser Handschrift zusammen mit den *Sieben Erklärungen zur weiblichen Sexualität und zur Reproduktion* und weiteren gynäkologischen Rezepten tradiert.

1.1.4 Die Beitexte zum Situsbild einer Schwangeren aus dem *Fasciculus medicinae* in deutscher Übersetzung und Auszüge aus den Problemata des Pseudo-Aristoteles

Die Bedeutung zweier Texte, die zusammen in den Drucken des *Fasciculus medicinae*, einem ärztlichen Vademecum, überliefert sind, muß zukünf-

---

77 Es ist überliefert im Salzburger Sammelkodex M III,3, Bl. 217ra-229vb und wurde um 1460 im südlichen Rheinfranken geschrieben, vgl. Siegmund (1990), S. 1.

78 James Follan (Hrsg.): *Das Arzneibuch Ortolfs von Baierland*. Nach der ältesten Handschrift (14. Jhdt.: Stadtarchiv Köln W 4° 24*). Stuttgart 1963 (= Veröffentlichungen der Internationalen Gesellschaft für Geschichte der Pharmazie, NF.; Bd. 23); Ders.: *Manuscripts of Ortolfs von Bayerlant's "Arzneibuch"*. In: Fachliteratur des Mittelalters. Festschrift für Gerhard Eis. Hrsg. von Gundolf Keil, Rainer Rudolf, Wolfram Schmitt und Hans J. Vermeer. Stuttgart 1968, S. 31-52; Gundolf Keil: Ortolfs Arzneibuch. Ergänzungen zu James Follans Ausgabe. In: *Sudhoffs Archiv* 53 (1969), S. 119-152.

79 Die frauenheilkundlichen Rezepte aus Ortolfs *Arzneibuch* befinden sich auf Bl. 34vb, 35^{rab}, 35^{vab}, 36^{rab}, 36va.

80 Die frauenheilkundlichen Rezepte aus Ortolfs *Arzneibuch* befinden sich auf Bl. 282^{vab}, 289va, 290ra, 292ra, 293vb.

81 Die frauenheilkundlichen Rezepte aus Ortolfs *Arzneibuch* befinden sich auf Bl. 49rb, 49^{vab}, 50ra ff., 67^{vab}. Von dieser Handschrift lag mir kein vollständiger Film vor.

82 Die frauenheilkundlichen Rezepte aus Ortolfs *Arzneibuch* befinden sich auf Bl. 219^{r}, 221^{r}, 223^{v}, 224^{r}, 226^{v}, 227^{rv}.

tig in ein neues Licht gerückt werden.[83] Es handelt sich erstens um eine Illustration mit Beitexten, die eine sitzende Frau ungefähr im fünften Schwangerschaftsmonat zeigt ("Situsbild"). Das Situsbild (vgl. Abb. 1), welches die Lage der Organe im Körper abbildet, wird in einzelnen lateinischen und landessprachlichen Überlieferungen des Werkes in abweichender Form und Qualität wiedergegeben. Die Beitexte sind durch übergestellte Buchstaben gegliedert. Sie umfassen gynäkologische Rezepte und sind aus den *Secreta mulierum* und den *Trotula*-Traktaten entlehnt.[84] Im Anschluß an das Situsbild mit seinen Beitexten sind im *Fasciculus medicinae* zweitens Auszüge aus den *Problemata*[85] des Pseudo-Aristoteles überliefert.[86] Es handelt sich um gut hundert Fragen, die beantwortet werden und sich in erster Linie mit den Themen Sexualität und Fortpflanzung auseinandersetzen. In einem weit gespannten Bogen werden beispielsweise der Grund für die Unfruchtbarkeit der Maultiere, die Entstehung von Hermaphroditen oder die Ursache der körperlichen Ähnlichkeit von Eltern und Kindern erklärt. Der Herausgeber eines deutschsprachigen Drucks der Beitexte des Situsbildes einer Schwangeren, C. Ferckel, überzeugt mit dem Argument, daß die *Problemata* wahrscheinlich ursprünglich unabhängig vom Situsbild entstanden und beide Texte, weil sie inhaltlich ähnliche Themen behandeln, erst bei der Kompilation des *Fasciculus medicinae* kombiniert wurden.[87]

---

[83] Vgl. Johannes de Ketham Alemannus: *Der Fasciculus medicinae*. Faksimile des Venetianer Erstdruckes von 1491. Hrsg. von Karl Sudhoff. Mailand 1923; (= Monumenta medica; Bd. 1); Johannes de Ketham: *The Fasciculus Medicinae of Johannes de Ketham Alemannnus*: Facsimile of the First (Venetian) Edition of 1491. With english translation by Luke Demaitre; commentary by Karl Sudhoff; translated and adapted by Charles Singer. Special Edition Birmingham, Alabama (= The Classics of Medicine Library, 1988).

[84] Vgl. Chr[istoph] Ferckel: Zur Gynäkologie und Generationslehre im Fasciculus medicinae des Johannes de Ketham. In: *Archiv für Geschichte der Medizin* 6 (1913), S. 205-222, hier S. 212ff.

[85] Hinsichtlich der komplizierten Überlieferungssituation der als *Secreta mulierum* bezeichneten Texte soll hier nicht unerwähnt bleiben, daß der in einer Kopenhagener Handschrift des 15. Jahrhunderts überlieferte *Problemata*-Text mit folgendem Titel überschrieben ist: *Secuntur probleumata* [!] *magni alberti excerpta de secretis mulierum et primo de membris generacionis videlicet de matrice et testiculis...*, zit. n. Ferckel (1913), S. 221, Fußnote 2.

[86] Meine Ausführungen stützen sich auf das lateinische Exemplar des *Fasciculus medicinae* in der SBBPK Berlin, Haus 2 (Signatur Jc 2005 R). Der lateinische Text ist in 12 Kapitel gegliedert. Kapitel vier umfaßt die Beitexte zum Situsbild einer Schwangeren; Kapitel 5 die Auszüge aus den *Problemata* des Pseudo-Aristoteles.

[87] Ferckel (1913), S. 221.

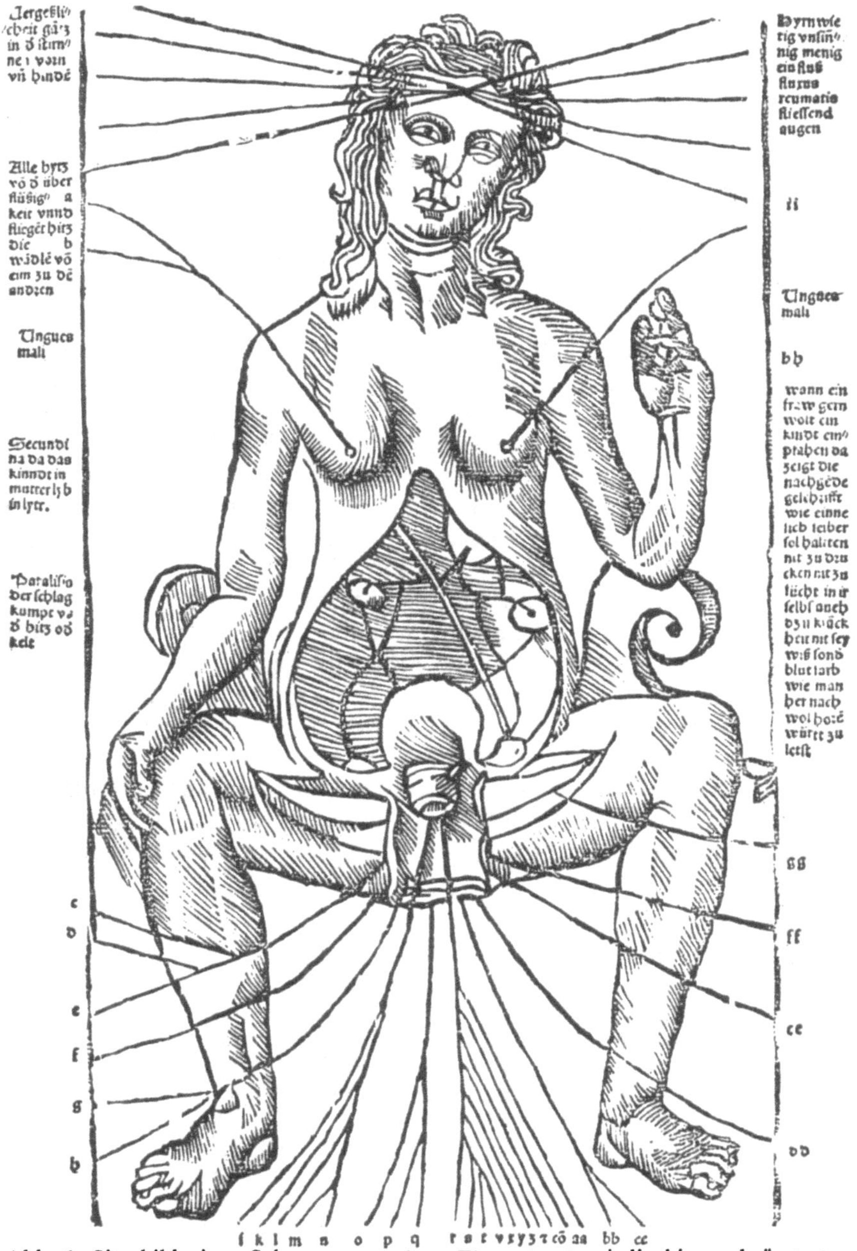

Abb. 1: Situsbild einer Schwangeren. Aus: Ein gut artznei die hie nach ‖ steet ... (Straßburg: Johann Prüß d. Ä. um 1510). Exemplar der Zentralbibliothek Zürich, Signatur: Ink K 355_2.

Seit dem Ende des 14. Jahrhundert tradieren lateinische Handschriften die Texte des später unter dem Titel *Fasciculus medicinae* erschienenen ärztlichen Vademecums anonym und ohne Titel zusammen. Erst der lateinische Erstdruck, der im Jahre 1491 in der Venetianer Offizin der Gebrüder Giovanni und Gregorio de Gregoriis produziert wurde, erhielt den Namen *Fasciculus medicinae*. Die beiden Drucker publizierten die Inkunabel allerdings ohne den Verfassernamen zu nennen. Erst im Explizit auf der Rückseite von b_5 heißt es: "Finis fasciculi medicine Johannis de ketham".[88] Aufgrund dieses Eintrages wurde das Kompilat unterschiedlicher medizinischer Schriften in der Folgezeit zum Werk von Johannes de Ketham Alemannus gezählt. Dieser ist der deutsche Arzt Johannes Kirchheimer. Dieser hatte das Kompilat aber lediglich im Unterricht benutzt.[89] Handschriftlich überlieferte deutschsprachige Übersetzungen der Beitexte zum Situsbild einer Schwangeren und der Auszüge aus den *Problemata* des Pseudo-Aristoteles, wie sie in den lateinischen Drucken des *Fasciculus medicinae* überliefert sind, waren bisher nicht bekannt. Eine Edition der Beitexte zum Situsbild einer Schwangeren, die in einem deutschsprachigen Druck überliefert ist, gab Henry E. Sigerist heraus.[90]

Meine Recherchen führten zur Identifikation mehrerer unbekannter deutscher Übersetzungen der oben genannten Texte in Handschriften des 16. Jahrhunderts. Das Situsbild einer Schwangeren fehlt allerdings in allen mir bekannt gewordenen Handschriftenfassungen, die lediglich den dazugehörigen Text tradieren. Vielleicht wurde es erst für die Druckausgabe des *Fasciculus medicinae* mit dem Text kombiniert. Der Inhalt der Beitexte, die in den Drucken das Situsbild einer Schwangeren erklären, und der Auszüge aus den *Problemata* des Pseudo-Aristoteles nach der ältesten mir bekannt gewordenen deutschsprachigen Überlieferung in einer Hand-

---

[88] Sudhoff (1923), S. 39, 43f.

[89] Gundolf Keil: Art. *Kirchheimer, Johannes* (J. Kellner von Kirchheim, J. de Ketham Alemannus). In: VL², Bd. 4, Berlin/New York 1983, Sp. 1150-1154, hier Sp. 1152; ders.: Ortolfs chirurgischer Traktat und das Aufkommen der medizinischen Demonstrationszeichnung. In: *Text und Bild, Bild und Text*. DFG-Symposium 1988. Hrsg. von Wolfgang Harms. Stuttgart 1990 (= Germanistische Symposien, Berichtsband 11), S. 117, 120f., 134, 137-149, 216-221, 237f. Abb. 41-52; Erltraut Auer/Bernhard Schnell: 'Der Wundenmann'. Ein traumatologisches Schema in der Tradition der 'Wundarznei' des Ortolf von Baierland. Untersuchung und Edition. In: *ein teutsch puech machen*. Untersuchungen zur landessprachlichen Vermittlung medizinischen Wissens. Ortolf-Studien 1. Hrsg. von Gundolf Keil. Redaktion Johannes G. Mayer und Christian Naser. Wiesbaden 1993, S. 349-401 (= Wissensliteratur im Mittelalter; Bd. 11).

[90] Zu diesem und weiteren deutschen Drucken des Textes vgl. Exkurs 1.1.4.1.

schrift ist in den Kapiteln 9.4.3 und 9.4.4 abgedruckt. Die Texte sind im Nürnberger Kodex Cent. VI,1 aus dem Jahre 1509 enthalten, der im 16. Jahrhundert aus dem Nachlaß des Nürnberger Arztes Dr. Georg Palma in den Bestand der Stadtbibliothek überging. Ein Blick auf die Mitüberlieferung in der Nürnberger Handschrift ist aufschlußreich. Beiden Texten vorangestellt ist eine Fassung der oben beschriebenen süddeutschen *Secreta mulierum*-Übersetzung.[91] Die Beitexte zum Situsbild einer Schwangeren und die *Problemata* des Pseudo-Aristoteles sind darüber hinaus zusammen mit einer deutschen Übersetzung des oben erwähnten kosmetischen Traktats *De ornatu mulierum* von Pseudo-Trotula (vgl. 1.1.1) überliefert. Eine deutsche Übersetzung von *De ornatu mulierum* war bisher nicht bekannt.[92] Der Kodex Cent. VI,1 diente seinem Vorbesitzer, wie es die in ihm überlieferten Texte nahelegen, u. a. zum Studium der Themen Frauenheilkunde, Sexualität, Reproduktion und Kosmetik.

Im Katalog der Stadtbibliothek Nürnberg werden der kosmetische Traktat *De ornatu mulierum*, der ursprüngliche Beitext zum Situsbild einer Schwangeren und die *Problemata* des Pseudo-Aristoteles aus dem *Fasciculus medicinae*, die voneinander völlig unabhängig sind, zusammengenommen als *Kosmetische und gynäkologische Ratschläge* (Bl. 116ᵛ-144ᵛ) betitelt. Diese Bezeichnung resultiert aus dem Umstand, daß die drei Texte in der Handschrift ohne Zäsur direkt aufeinanderfolgen. Eine Identifizierung des Textes in Cent. VI,1 als deutsche Übersetzung der Beitexte zum Situsbild einer Schwangeren über das Initium ist unmöglich. Die Handschriftenfassung beginnt mit dem kosmetischen Rezept "Das die prüst nit wachsen", welches im Text des bereits von Christoph Ferckel herausgegebenen ältesten deutschsprachigen Drucks unter den Buchstaben "JJ" als letztes Rezept "Wann eine will das ir die brüst nit sollen wachszen" erscheint (vgl. Exkurs 1.1.4.1 und Anhang 1).

Die deutschsprachigen Übersetzungen des Beitextes zum Situsbild und der *Problemata* des Pseudo-Aristoteles sind in der Nürnberger Handschrift folgendermaßen wiedergegeben: Bl. 116ᵛ-125ᵛ gibt den Beitext zum Situsbild der Schwangeren wieder. Von Bl. 125ᵛ-144ᵛ folgen Auszüge aus den *Problemata* des Pseudo-Aristoteles in deutscher Übersetzung. Während in der lateinischen Druckfassung des *Fasciculus medicinae* 106 Fragen erörtert werden, umfaßt die deutschsprachige Übersetzung in der Handschrift Cent. VI,1 lediglich 90 Fragen und Antworten. Die *Problemata* des Pseu-

---

91 Entspricht Textversion "D" bei Schleissner (1987).

92 Ich werde eine kommentierte Edition von *De ornatu mulierum* in der deutschen Übersetzung publizieren.

do-Aristoteles, aus denen diese Auszüge stammen, liegen in moderner deutscher Übersetzung in einer Textausgabe vor.[93] Übersetzungen der *Problemata* sind in mehreren deutschsprachigen Handschriftenversionen und in sechs Drucken bekannt.[94] Ein von mir durchgeführter Vergleich der Auszüge aus den *Problemata* in der Nürnberger Handschrift Cent. VI,1, die in erster Linie Ausführungen zum Thema "Fortpflanzung" und "Natur der Frau" zum Inhalt haben, mit der vollständigen Überlieferung der *Problemata* in der Münchener Handschrift Cgm 4876 (Bl. 230r-337r) ergab, daß in Cent. VI,1 ungefähr die Hälfte der Fragen überliefert sind, die der Text in Cgm 4876 bietet. Dieser würde sich als Grundlage für eine bisher fehlende Edition einer deutschen Übersetzung der *Problemata* aus dem Spätmittelalter besonders eignen.[95]

Weitere Handschriften, die die bisher unerkannten Beitexte zum Situsbild einer Schwangeren und Auszüge aus den *Problemata* des Pseudo-Aristoteles vereinen, stammen ebenfalls aus dem 16. Jahrhundert. Ihre Entstehungszeiten liegen nahe beieinander. Es handelt sich um die Handschriften Cpg 480 (Süddeutschland, 1570) und Cpg 488 (Süddeutschland, 1566) der UB Heidelberg, die Handschrift Ms. 93 (Süddeutschland, Mitte des 16. Jahrhunderts) der UB Marburg, den Cod. Vindob. 11 168 (Med. 99; Süddeutschland, 2. Hälfte des 16. Jahrhunderts) der ÖNB Wien, das Ms. 3 (38066; Süddeutschland, spätes 16. Jahrhundert) der Library of the John Hopkins University, Baltimore/Maryland, den Cod. Guelf. 69.8 Aug.

---

93 Vgl. Aristoteles: Werke in deutscher Übersetzung. Bd. 19: *Problemata Physica*. Übersetzt von Hellmut Flashar. Hrsg. von Ernst Grumach. Berlin 1962. Zu einem anderen Auszug aus den *Problemata* des Pseudo-Aristoteles im *Lorscher Arzneibuch*, der 75 Fragen umfaßt, vgl. Gundolf Keil (Hrsg.): *Das Lorscher Arzneibuch*. Bd. 1: Faksimile der Handschrift Msc. Med. 1 der Stadtbibliothek Bamberg, Bd. 2: Übersetzung von Ulrich Stoll und Gundolf Keil unter Mitwirkung von Albert Ohlmeyer OSB. Stuttgart 1989, Bd. 1: Bl. 6v-7v; Bd. 2: S. 9f. sowie 28a-30b; Ulrich Stoll (Hrsg.): *Das Lorscher Arzneibuch. Ein medizinisches Kompendium des 8. Jahrhunderts (Codex Bambergensis medicinalis 1)*. Stuttgart 1992, S. 28-31, 68-75 (= Sudhoffs Archiv, Beihefte; Bd. 28); vgl. außerdem Nancy G. Siraisi: The *Expositio Problematum Aristotelis* of Peter of Abano. In: *Isis* 61 (1970), S. 321-338.

94 Vgl. Volker Honemann: Art. *Aristoteles*. In: VL², Bd. 1, Berlin/New York 1978, Sp. 436-450, hier Sp. 440.

95 Die Handschrift stammt aus dem Jahre 1508, weist nordbairische Mundart auf und wurde wahrscheinlich in einem Nürnberger Scriptorium geschrieben. Vorbesitzer war das Kloster St. Emmeram, Regensburg. Die *Problemata* des Pseudo-Aristoteles sind in dieser Handschrift zusammen mit der anonymen süddeutschen *Secreta mulierum* - Übersetzung überliefert, die von Margaret Rose Schleissner untersucht und ediert wurde (vgl. Kapitel 1.1.2). Vgl. die Beschreibung von Cgm 4876 bei Schleissner (1987), S. 53-56.

fol. 2° (Süddeutschland, 1. Drittel des 16. Jahrhunderts) der Herzog-August-Bibliothek Wolfenbüttel[96] und Handschrift Nr. 120 der Dombibliothek Breslau (1573).[97]

Besonders hervorzuheben ist, daß jede dieser Versionen zusammen mit einer der beiden o. g. Übersetzungen der *Secreta mulierum* und des *Buchs Trotula* überliefert ist. Offenbar wurden die Handschriften für Adressatinnen und Adressaten geschrieben, die sich umfassend über das Thema "Frauenheilkunde" informieren wollten. Der Herausgeber von Hartliebs Übersetzung der *Secreta mulierum* beschreibt, unter Ausnahme des Breslauer Kodex, alle oben genannten Handschriften detailliert. Bei ihm firmieren die Auszüge aus dem *Fasciculus medicinae* unerkannt als *Medizinisch-gynäkologisches Fragenkompendium.*[98] Inhaltlich entsprechen die vier von mir eingesehen Handschriftentexte[99] im großen und ganzen der Version in der Nürnberger Handschrift Cent. VI,1. Lediglich kleinere Auslassungen oder Umstellungen sind zu verzeichnen.[100] Darauf, daß die Auszüge aus den *Problemata* des Pseudo-Aristoteles als eigenständiger Text betrachtet wurden, dessen Quelle vielleicht nicht in jedem Falle bekannt war, deutet ein weiterer bemerkenswerter Umstand hin. In den Handschriften Cpg 488 der UB Heidelberg und dem Cod. Vindob. 11 168 (Med. 99) der ÖNB Wien sind zusammen mit den unbetitelten Auszügen aus den *Problemata* des Pseudo-Aristoteles die gesamten Fragen der

---

96 Die beiden zuletzt genannten Handschriften habe ich nicht eingesehen, vgl. die Beschreibung bei Bosselmann-Cyran (1985), S. 46-48 und 49-51.

97 Auf diesen Kodex machte mich Anne-Beate Riecke aufmerksam. Er wurde im Jahre 1918 von M. Haertwig für das Handschriftenarchiv der Preußischen Akademie der Wissenschaften beschrieben. Er konnte von mir nicht eingesehen werden.

98 Vgl. die Handschriftenbeschreibungen a.a.O., S. 52-58.

99 Es handelt sich um die Texte in den Heidelberger Handschriften sowie im Marburger und im Wiener Kodex.

100 In Ms. 93 der UB Marburg fehlen folgende Abschnitte: 1. "Ob eine Frau mit einem Knaben oder Mädchen schwanger ist", es heißt hier: "Jtem volgt zw sagen von zaichen ob ain fraw ain kneblein oder ain maidlein trag / vnd demnach so das jn dem lix capitl gemelt worden ist / will ichs vnterlassen zw sagen" (Bl. 108^r); 2. die Rezepte zur "Vertreibung" der Menstruation und 3. gegen zu große unkeusche Begierde. Über dem letzten Rezept der ursprünglichen Beitexte zum Situsbild, das hier wie in der Nürnberger Handschrift vor den *Problemata* erscheint, steht: "das Letzt". Der Abschnitt über das Maultier fehlt, ebenso die Theorien über die Bildung von Zwillingen und Hermaphroditen - der Schreiber verweist auf die entsprechenden Abschnitte in den *Secreta mulierum*, die in der gleichen Handschrift überliefert sind. Am Ende des Textes gibt es Auslassungen, Umstellungen und Ergänzungen.

Problemata Aristotelis überliefert.[101] Neben diesen umfangreichen Auszügen aus den *Problemata* des Pseudo-Aristoteles konnte ich zwei Traktate ermitteln, die bereits aus dem 15. Jahrhundert stammen und deutschsprachige Kompilationen weniger Fragen aus den *Problemata* enthalten. In der Handschrift M I 36 der UB Salzburg[102] aus dem Jahre 1425, deren größter Teil von dem Arzt Konrad von Butzbach geschrieben wurde, sind auf Bl. 105^r-106^v unter dem Titel *Secreta mulierum* 19 Fragen und Erklärungen aus den *Problemata* überliefert. Im Kodex 2967 der ÖNB Wien aus der zweiten Hälfte des 15. Jahrhunderts werden vor der handschriftlichen Vorstufe von Pseudo-Ortolfs *Frauenbüchlein* ebenfalls einige Fragen aus den *Problemata* des Pseudo-Aristoteles tradiert (vgl. 9.2.3).

1.1.4.1 Exkurs: Die Beitexte zum Situsbild einer Schwangeren in deutschsprachigen Drucken und deren Vergleich mit der Überlieferung in der Nürnberger Handschrift Cent. VI,1

Neben der nun bekannten handschriftlichen Tradierung werden die Beitexte zum Situsbild einer Schwangeren ohne die *Problemata* des Pseudo-Aristoteles in vier verschiedenen deutschsprachigen Drucken überliefert, die ich in acht Exemplaren bibliographisch nachweisen konnte.[103] Außer-

---

101 In Cpg 488 der UB Heidelberg auf Bl. 143^v-174^r; in Cod. Vindob. 11168 der ÖNB Wien auf Bl. 167^r-201^v; vgl. die Beschreibung der Handschriften bei Bosselmann-Cyran, S. 55-58.

102 Vgl. die detaillierte Beschreibung der Handschrift in Anna Jungreithmayr: Die deutschen Handschriften des Mittelalters in der Universitätsbibliothek Salzburg. Wien 1988, S. 8-19 (= Verzeichnisse der deutschen Handschriften Österreichischer Bibliotheken. Reihe III, Bd. 2. Hrsg. von Ingo Reiffenstein).

103 Folgende, voneinander abweichende deutschsprachige Druckversionen des ursprünglichen Beitextes zum Situsbildes aus dem *Fasciculus medicinae* von Johannes von Ketham sind bibliographisch nachweisbar:
1. *Ain gut artznei die hie nach stet...* [Augsburg: Hans Froschauer um 1502]:
Exemplare in:
- BS München (4° A.obst. 1f), VD 16 Nr. J 619
- GN Nürnberg (1 an: 8° Nw. 1117), VD 16, Nr. J 619
- GN Nürnberg (1 an: 8° Nw 403 n)
- UB Göttingen (nach Sigerist, Faksimile von 1927, Fußnote 101, ohne Signatur)
2. *Eyn gut artzney // die hie nach steet...* [Straßburg: o. Dr. um 1510]:
- o. O. u. J. Exemplar in Nürnberg, ohne Signatur (laut Emil Weller: Repertorium Typographicum. Die deutsche Literatur im ersten Viertel des sechzehnten Jahrhunderts. Nachdruck Hildesheim 1961, S. 7, Nr. 52), VD 16 Nr. J 620.
3. *Ein gut artznei die hie nach // steet...* [Straßburg: Johann Prüß d. Ä. um 1510]:

dem liegt eine Textausgabe vor, die allerdings nicht auf dem damals unbekannten Erstdruck basiert (vgl. die Wiedergabe des Erstdrucks im Anhang).[104] Da die deutschsprachigen Drucke bisher in der Sekundärliteratur kaum Beachtung fanden, sollen sie hier erstmals ausführlicher vorgestellt werden. Der erste und älteste bekannte Druck erschien unter dem Titel *Ain gut arznei die hie nach stet* (Augsburg: Hans Froschauer um 1502). Auf seinem Titelblatt befindet sich neben einer kurzen Vorrede ein Holzschnitt mit der Darstellung eines Arztes, der in ein Uringlas schaut. Auf dem zweiten Blatt des Druckes gibt ein weiterer Holzschnitt ein sogenanntes "Aderlaßmännlein" wieder, auf dessen nacktem Körper die einzelnen Aderlaßpunkte markiert sind. Diese Illustration ist nach Sigerist identisch mit einem Bild im *Arzneibüchlein* des Johann Tallat von Vochenburg (Augsburg: Hans Froschauer 1502).[105] Der Drucker benutzte also die Druckstöcke zur Illustration beider Texte. Der Beitext zum Situsbild einer Schwangeren (das in diesem Druck im Gegensatz zu den lateinischen Druckausgaben des *Fasciculus medicinae* allerdings nicht abgebildet

---

Exemplare in:
- ZB Zürich (Ink K 355_2), VD 16 Nr. J 621
- UB Basel (Josef Benzing, Bibliographie Strasbourgeoise, Baden-Baden 1981, S. 355, ohne Signatur)

4. o. T.; o. O.; o. Dr.; o.J.
- ZB Zürich (3. 143_2), Hinweis von Herrn Manfred Vischer, Zürich

Das von Sigerist im Nachwort des Faksimiles von 1927 (vgl. Fußnote 101) erwähnte Exemplar des Erstdrucks in der Stadtbibliothek Nürnberg, Signatur Med. 80.4°, ist dort laut eines Schreibens von Elisabeth Beare vom 17.12.1993 nicht vorhanden.

104 Der Text wurde nach dem Exemplar der ZB Zürich, Straßburg: Johann Prüß d. Ä. um 1510 (Signatur: Ink. K 355_2) herausgegeben. Vgl. Henry E. Sigerist: Eine deutsche Übersetzung der Kethamschen Gynäkologie. In: *Archiv für Geschichte der Medizin* 14 (1923), S. 169-178. Sigerist spricht in dieser Veröffentlichung noch vom "einzigen Beispiel eines deutschen Kethamtextes", a.a.O., S. 169. Einige Jahre später wurde den Teilnehmern des 6. Internationalen Kongresses für Geschichte der Medizin in Leiden und Amsterdam vom 18. bis 23. Juli 1927 im Auftrag des Instituts für Geschichte der Medizin in Leipzig ein Leseexemplar dieses Druckes ausgehändigt, das nie im Buchhandel erschien, vgl. Johannes de Ketham: Ein gut artznei die hie nach ‖ steet: das frawen vnnd mann an geet: Findest du ‖ vil sachen mit wenig wortē ertzalt.... ‖ Leipzig 1927. Ein Exemplar dieses Faksimiles befindet sich heute in der Deutschen Bibliothek Leipzig (Signatur 1927 B 3237).

105 Sigerist, Nachwort zum Faksimile (1927). Gemeint ist folgender Druck: Johannes Tallat: Ein gut Ertzney buchlin ‖ Getruckt zů Aug= ‖ spurg von Hannsen Froschauer Anno dñi ‖ M. ccccc. vnd ij. jar ‖ (VD 16 Nr. T 77). Vgl. Helmut Walther: Johann Tallat von Vochenburg. In: Sudhoffs Archiv 54 (1970), S. 277-293; Gundolf Keil: Art. *Johann Tallat von Vochenburg*. In: VL^2, Bd. 2, Berlin/New York 1980, Sp. 1089.

ist), setzt sich aus einer Reihe von Abschnitten zusammen, die durch übergestellte Buchstaben alphabetisch geordnet sind. Ein Vergleich mit der lateinischen Druckversion des *Fasciculus medicinae* erweist, daß aus nicht ersichtlichen Gründen die Abschnitte *C* und *L* fehlen. Unter dem Gliederungspunkt "FF" befindet sich ein moralischer Exkurs, der eine Ergänzung der lateinischen Textversion bildet. Der Text endet mit der Schlußformel: "Alle ding stond in gottes hend / in seinem namen hat dises bůchlin ain end". Ein Exemplar des dritten Drucks unter dem Titel *Ein gut artznei die hie nach* ‖ *steet* (Straßburg: Johann Prüß d. Ä. um 1510)[106] zählt zum Bestand der ZB Zürich. Es enthält die gleiche Vorrede wie das Nürnberger Exemplar des Erstdrucks. Der oben erwähnte Holzschnitt, der den Arzt bei der Urinschau abbildet, fehlt allerdings. Auf dem zweiten Blatt ist das Situsbild einer Schwangeren wiedergegeben, an dessen Rand sich Erklärungen zu einzelnen Krankheiten, Bezeichnungen weiblicher Körperteile und die Buchstaben befinden, die den Abschnitten des Beitextes vorangestellt sind. Die Leser/innen des Drucks wurden also, wenn sie sich beispielsweise für ein Rezept interessierten, das die weiblichen Brüste betrifft, von der Abbildung auf den Abschnitt *ii* des Beitextes verwiesen, hier heißt es dann: "¶ Wañ eine will das ir die brüst nit sollen wachßen...". Das Situsbild der Schwangeren kommt nach Sigerist "der lateinischen Vorlage sehr nahe": Offenbar wurde auf dem Druckstock der lateinische Randtext durch einen deutschen ersetzt. Es wurde auch als Einblattdruck vertrieben.[107] Der Text entspricht, abgesehen von dialektalen Unterschieden, dem des Erstdrucks von 1502, und auch die Schlußformel ist in beiden Drucken nahezu identisch. Ein erhaltenes Exemplar des vierten Drucks befindet sich ebenfalls in der ZB Zürich. Es trägt die Signatur 3.143[2] und ist nur fragmentarisch erhalten.[108] Das Titelblatt fehlt, Drucker, Druckjahr und -ort sind unbekannt. Auf dem ersten erhaltenen Blatt befindet sich ein Holzschnitt mit der Darstellung eines von Hieb- und Stichwaffen malträtierten Mannes, der ursprünglich einem Chirurgietraktat beigeordnet gewesen sein muß. Eine ähnliche Illustration ist dem

---

106 Signatur Ink K 355_2. Der Druck ist zusammengebunden mit drei Drucken aus der Johannes Grüningerschen Offizin in Straßburg: 1. Brunschwigs *Destillierbuch* (1501); 2. Brunschwigs *Destillierbuch* (1500); 3. Marsilio Ficinos Buch *Vom langen Leben* (1508).

107 Vgl. J. G. de Lind: Une planche anatomique inconnue. In: *Bulletin de la Société française d'Histoire de la Médecine* 17 (1923), S. 11-16.

108 Die ersten beiden Blätter (A_{1-2}) und vermutlich der ganze Bogen E fehlen. Für die Angaben zu den Textverlusten danke ich Herrn Manfred Vischer, Zürich.

chirurgischen Teil der lateinischen Fassung des *Fasciculus medicinae* vorangestellt. Der Textverlauf bis zum Bogen B_6 entspricht den beiden oben beschriebenen Drucken. Direkt im Anschluß an das letzte frauenheilkundliche Rezept folgt eine größere Zahl von allgemeinmedizinischen Rezepten bis D_8. Der ganze Bogen E fehlt. Auf den Blättern F_{1-7} ist ein lateinisch-deutsches Pflanzennamenglossar wiedergegeben, welches folgendermaßen eingeleitet wird: "¶ Hie nach volget ein vocabularius der krutter vnd würtzelñ / also wo eyner jn dem oder jn eynē andern buch fyndt dieselbigen zů latin / so mag er da sehen wie sie zů tüsch genant werden." Der Text schließt mit der gleichen Schlußformel: "Alle ding stond ī gottes hend in seinem namen hat diß büchlein ein end", wie die beiden anderec Drucke. In diesem Druck deuten eine Reihe von "Nota bene"-Einträgen auf einen eifrigen Vorbesitzer hin.

Folgende Ergebnisse lassen sich also zusammenfassen: Der ursprüngliche Beitext zum Situsbild einer Schwangeren ist in allen drei Drucken identisch. Die jeweiligen Illustrationen unterscheiden sich. Nur der Druck aus dem Jahre 1510 verfügt über das Situsbild, für das die erklärenden Beitexte in allen drei Drucken eigentlich gedacht waren. Die Holzschnitte in den beiden anderen Drucken sollten ursprünglich einen Aderlaß- bzw. einen Chirurgietraktat illustrieren. Das undatierte Exemplar aus der ZB Zürich ist wegen der Mitüberlieferung weiterer medizinischer Rezepte und eines Glossars umfangreicher als die beiden anderen Drucke.

Ein Vergleich des Erstdrucks mit der Überlieferung der Beitexte in der Nürnberger Handschrift Cent. VI,1 (vgl. den Anhang und 9.4.3) führt zu dem Ergebnis, daß beide Texte ungefähr den gleichen Rezeptbestand aufweisen. Die Reihenfolge der einzelnen Abschnitte differiert allerdings völlig. In Cent. IV,1 fehlt außerdem jeglicher Kommentar sowie ein eingeschobener moralischer Exkurs (vgl. das Zitat in Kapitel 6.2 und 6.9). Da die oben vorgestellten unterschiedlichen Drucke die Gliederung der Beitexte in lateinischen Textfassungen wiedergeben, ist als Ergebnis festzuhalten, daß die Vorlage der Nürnberger Handschriftenfassung sowohl von den lateinischen als auch von den deutschen Druckfassungen abweicht.

Die Beitexte zum Situsbild einer Schwangeren wurden neben der Einzelüberlieferung in den oben genannten Drucken im 16. Jahrhundert auch zusammen mit dem geburtshilflichen Kapitel aus dem schon erwähnten *Rosengarten*, der von Eucharius Rößlin herausgegeben wurde, zu einem weiteren frauenheilkundlichen Leitfaden kombiniert. Dieser wurde unter dem verwirrenden Titel *Albertus Magnus / Daraus man alle Heimligkeiten deß Weiblichen geschlechts erkennen kan...* veröffentlicht. Aufgrund der irreführenden Nennung von Albertus Magnus als Verfasser, die wohl zur

Umsatzsteigerung beitragen sollte, erscheint dieser Druck wie eine Ausgabe der *Secreta mulierum*.[109]

1.2 Rezeptsammlungen

Den größten Teil der Handschriftentexte, auf denen diese Untersuchung basiert, bilden Rezeptsammlungen,[110] die Erklärungen für wissenschaftshistorisch relevante Phänomene vermitteln, aber ohne theoretischen Rahmen überliefert sind. Sie variieren relativ stark nach Umfang und Auswahl der behandelten Themen. Folgende Unterschiede lassen sich anhand formaler Kriterien zwischen den untersuchten gynäkologisch-obstetrischen Texten feststellen: Erstens sind Kompilationen überliefert, die sich aus einer ungeordneten Gruppe von frauenheilkundlich-geburtshilflichen Rezepten zusammensetzen. Zweitens umfangreichere Kompilate, die zu jedem einzelnen Thema eine Reihe von Einzelrezepten und damit mehrere alternative Behandlungsmöglichkeiten bieten. Drittens sind Kompilationen zu einem Thema, beispielsweise Menstruationsstörungen, oder zu wenigen Schwerpunktthemen überliefert, die wiederum Alternativvorschläge durch verschiedene Rezepte vermitteln.

Ein knapp gehaltener Vertreter der zuerst genannten Gruppe, der sich aus einer ungeordneten Gruppe von gynäkologisch-obstetrischen Rezepten zusammensetzt, befindet sich in der ZB des Benediktinerordens in Pannonhalma/Ungarn, Bl. 88^r-89^v: Die Vielfältigkeit der Themen auch bei kurzen Rezeptsammlungen kann anhand dieses Textes beispielhaft vor-

---

109 Vgl. die Edition der Druckausgabe von Sigmund Feyerabend: Frankfurt 1581: Albertus Magnus / Daraus man alle Heimligkeit deß Weiblichen geschlechts erkennen kan ... Hrsg. von Peter Amelung, Stuttgart 1966. - Die frauenheilkundlichen Teile dieses Drucks beschreibt schon Christoph Ferckel: "Denn das darin eingefügte geburtshilfliche Kapitel stammt [...] aus dem Rosengarten; übrigens sind auch die vorhergehenden durchaus nicht eine Übersetzung von dem Liber de secretis mulierum, wie fälschlich immer angenommen wurde, sondern gehen auf einen Text zurück, der lateinisch auch unter dem Namen des Johannes de Ketham gedruckt vorliegt." Christ[oph] Ferckel: *Die Gynäkologie des Thomas von Brabant. Ein Beitrag zur Kenntnis der mittelalterlichen Gynäkologie und ihrer Quellen*. München 1912, S. 10.

110 Eine frauenheilkundliche Rezeptsammlung, die im 16. Jahrhundert zu Papier gebracht wurde, aber eine Auswahl von Therapievorschlägen umfaßt, die sich auch in den unten beschriebenen Kompilaten befinden, veröffentlichte Josef Werlin: Rezepte zur Frauenheilkunde aus dem 16. Jahrhundert. In: *Medizinische Monatsschrift* 20 (1966), S. 263-266.

geführt werden.[111] Sein Titel verweist auf die Tradition der *Secreta mulierum*:

Von frawen vnd irr haÿmlikait

Wen den weiben wee ist jn des [!] matricem oder vmb den nabel[112] so gewingen sy das getzwang vnd gedunck sy wye sye niden zw samen sey gepunden daz puesz alzo Nym hirssen marck[113] vnd ein gepratten ays totteren stös dy zway zu samen tempar daz mit rosenoll bys es dick wirt als ein hönig vnd legs daz pflaster dar uber oder an dy taugen stat <Bl. 88v>

Magstu des nit haben so nym mirren zertreib dy jn ainem gesoten wein trinck daz alzo warme

Wildw ainem weib uil gespün machen[114] hayssz sy nemen grunen venchel seud den in weyn trinck daz also warme drew morgen oder seuds jn millich

Czu der frawen gepurt[115] nym weyszwurtz dy do wechst vnter den stainen stos sye vnd legs uber dy gemacht der frawen sÿ gepurdt zu handt

Wiltu dy menstrua uerstellen[116] so prenn eyns geyren hirne zu puluer vnd yssz das in girsten prot zw handt uerstend sye

So dem weib die menstrua zu ser fliessend[117] so nym prunnen krebsz müll den vnd werme jn jn ainem haffen nym dar zw den menstruum leg daz dem weib auf den nabel

Dye jre recht zu uil hat dy leg wein <Bl. 89r> essig vnd heffen uber den magen vnd uber dy scham

Oder prenn pon jn scheffen [!][118] vnd yssz dÿ offt

So aber ainer frawen ire recht nicht komen[119] dy nem girsten spruer syed dye vnd sicz dar uber auf ain lochroten stuel ettwan lang doch czwo stund es kümt ir

---

111 Signatur 118 J. 42.

112 Rezept gegen Schmerzen im Unterleib oder in der Gebärmutter.

113 Zu diesem und anderen Inhaltsstoffen, die hier nicht in den Fußnoten erklärt werden vgl. das Glossar zu den im Editionsteil abgedruckten Texten.

114 Rezept, mit dessen Hilfe die Frau die Menge der Muttermilch vergrößern sollte.

115 Rezept zur Einleitung der Geburt.

116 Rezept zur Beendigung der Menstruation.

117 Rezept gegen eine zu starke Menstruation.

118 Auslassung.

119 Rezepte zur Einleitung der Menstruation.

Jtem nym spyszkraut[120] kundlin auch hart prennot nessel wobel dy mit girsten mell leg daz gewermet uber dy scham

Oder nym yspan[121] vnd wild papelen in wassz[er] gesoten las daz weib dar ob siczen

Oder es Rautten vnd ysoppen

Oder leg eyns geyren hirne jn wein vnd trincks

Jtem gruen essig seud daz jn altem roten wein stös den vnd mach ein pflaster dar aus leg es der frawen warmes auf den leib <Bl. 89v>

So ein fraw dy menstrua nit mueg gehaben so sol sy nyessen gayssen fleysch vnd speck seud das vast in wein múl jmber clayn temper es vnter ein ander vnd yssz des nuchterñ so gen dy menstrua gerne

Adstringendum menstruum ∝ Jtem sanguinem draconis et de mani in vino aut in sera facta bona digestione

Wan sy zu ser flyessend[122] nym ein craut wechst bey der erdt vnd ist zindlat[123] als millefol[i]um doch wechst es uil pey ein ander vnd ist gelb uarb daz grab mit der wurcz vnd wachs [!] es vnd legs jn eyn tranke welsch wein vnd seczt jn ein kessel las den jn syedenten wasszer ein syeden den dryttayl dar nach so er erkalt gib der frawen des morgens ein trunck auch des nachtes

Gerade eine relativ kurz gehaltene Rezeptsammlung[124] dieser Art, die Anweisungen zur Behandlung von Menstruationsstörungen oder mit einer Geburt verbundener Probleme bietet (gegen Schmerzen im Unterleib, eine zu lange andauernde, zu starke oder ausbleibende Menstruation und

---

120 Der Name "Spießkraut" war für drei Pflanzen gebräuchlich: 1. Spring-Wolfmilch (Euphorbia lathyris L.), vgl. Marzell, Bd. 2 (1972), Sp. 382-388; 2. Dt. Enzian (Gentiana germanica Willd.), a.a.O., Sp. 625; 3. Spitz-Wegerich (Plantago lanceolata L.), vgl. Marzell, Bd. 3 (1977), Sp. 805-815.

121 Der Name "Yspan" bezeichnet wahrscheinlich die Pflanze "Ysop" (Hyssopus officinalis L.), die auch "Ispen" genannt wurde, vgl. Marzell, Bd. 2 (1972), Sp. 966-970.

122 Rezept gegen eine zu starke Menstruation.

123 Das Adjektiv "zindelecht" bezeichnet das zerschnittene, gezackte Aussehen von Pflanzenblättern, vgl. Grimm, Bd. 15, Sp. 1388.

124 Die lange Tradition solcher knappen gynäkologisch-geburtshilflichen Rezeptsammlungen belegt eine vergleichbare lateinische Kompilation aus dem 9. Jahrhundert. Vgl. dazu Peter Köpp: *Vademecum eines frühmittelalterlichen Arztes*. Die gefaltete lateinische Handschrift medizinischen Inhalts im Codex 217 und der Fragmentsammlung 1396 der Stiftsbibliothek in St. Gallen. Aarau/Frankfurt a. M./Salzburg 1980, S. 28-31.

für eine "leichte Geburt" sowie für eine ausreichende Menge an Muttermilch), ist unter Anleitung, für den "Hausgebrauch" denkbar. Dafür sprechen auch Hinweise wie: "Wildw ainem weib uil gespun machen hayss sy nemen grunen venchel" (Bl. 88^{v}).

Vergleichbar mit dieser kurzen Rezeptsammlung sind die fünf frauenheilkundlich-geburtshilflichen Anweisungen in der Handschrift Cgm 725 der BS München: Es handelt sich um Rezepte zur Beeinflussung der Menstruation, zur Anregung der Empfängnisfähigkeit und zur Geburtseinleitung. Außerdem ist eine Probe mitüberliefert, die erweisen soll, ob eine Frau körperliches Interesse an Männern hat und deshalb wohl für männliche Leser relevant war.

Von ähnlichem Umfang ist eine Rezeptgruppe in Cgm 729 der BS München. Sie umfaßt eine Probe zur Geschlechtsbestimmung des Kindes im Mutterleib, eine Anweisung zur Austreibung einer Totgeburt und eine zur Überwindung der Sterilität.[125] In einem anderen Teil der gleichen Handschrift folgen Rezepte zur Behandlung von Brust- und Gebärmuttererkrankungen, zur Anregung der Menstruation und Therapie von Geburtsfolgen. Außerdem sind eine Sterilitätsprobe und zwei weitere Proben zur Geschlechtsbestimmung des Kindes im Mutterleib enthalten.

Neben kürzere Rezeptsammlungen der vorgestellten Art treten zweitens umfangreichere Kompilate, die zu jedem einzelnen Thema eine Reihe von Einzelrezepten zur Verfügung stellen. Ihnen liegen systematischere Sammlungsbestrebungen zugrunde, und sie bieten umfassendere Informationen. Ihr Inhalt setzt sich meistens folgendermaßen zusammen: Er enthält Rezepte zur Behandlung von Brust- und Gebärmuttererkrankungen, gegen Schmerzen im Unterleib oder Menstruationsstörungen (zu starke oder schwache Blutungen, ausbleibende Menses), gegen Sterilität, zur Erleichterung einer Geburt, zur Austreibung einer Totgeburt oder der Plazenta, gegen Erkrankungen, die infolge einer Geburt auftreten können und verweist auf Methoden zur Anregung der Milchsekretion. Auch Rezepte zur Säuglingspflege sind teilweise mitüberliefert. Dazu kommen die häufig enthaltenen Jungfrauen-, Schwangerschafts- und Sterilitätsproben sowie Proben zur Geschlechtsbestimmung des Kindes im Mutterleib. Teilweise werden zusammen mit den frauenheilkundlichen Rezepten auch Anweisungen zur Behandlung männlicher Impotenz überliefert. Vielfältige Rezeptkompilationen der beschriebenen Art sind in den meisten der untersuchten Kodizes überliefert. Sie boten den Benutzerinnen Alternativen, indem sie unterschiedliche Behandlungsmöglichkeiten aufzeigten.

---

125 Diese Rezepte sind in Cgm 729 auf Bl. 38^{rv} überliefert.

Damit wurde dem Umstand Rechnung getragen, daß eine Pflanze möglicherweise nicht zur Verfügung stand, weil sie nur zu einer bestimmten Jahreszeit wuchs und in getrockneter Form vielleicht nicht erhältlich war, oder weil ein Arzneimittel zu teuer war. Unter dem Titel *Von den frawen ist zw merckhen jr khrankhaÿt* tradiert die Handschrift B.V.3 der Erzdiözesanbibliothek Eger eine vergleichbare Rezeptsammlung.[126] Sie umfaßt Anweisungen gegen Blasenentzündungen, Geschwülste und Schmerzen in der Gebärmutter sowie zur Behandlung eines Gebärmuttervorfalls. Therapeutische Maßnahmen gegen Geschwüre an den Brüsten bzw. Schwellungen während der Stillperiode, zur Brustverkleinerung, um die Menstruation einzuleiten oder zu beenden und gegen Krankheiten an der Vagina sind darüber hinaus enthalten.

Die umfangreichere Rezeptkompilation in der Handschrift Mgq 17 der UB Frankfurt umfaßt die einschlägigen Kapitel des *Arzneibuchs* Ortolfs von Baierland und enthält viele Rezepte aus dem oben erwähnten *Bartholomäus*. Die Rezepte aus dem *Arzneibuch* Ortolfs von Baierland sind nicht hintereinander tradiert, sondern erscheinen im Zusammenhang mit anderen, inhaltlich passenden Anweisungen. Mitüberliefert sind Rezepte gegen Geschwüre an den Brüsten, zur Anregung der Milchproduktion und gegen zuviel Muttermilch. Neben Therapievorschlägen zur Behandlung von Unterleibsbeschwerden werden 15 Schwangerschaftszeichen beschrieben, die auf Avicenna zurückgehen. Außerdem sind "Proben" überliefert, um festzustellen, ob eine Frau mit einem Sohn oder einer Tochter schwanger geht, Erklärungen zur Kindsbildung im Mutterleib sowie Beschreibungen der Kindslagen. Anschließend folgen die ersten Rezepte aus Ortolfs *Arzneibuch* und Anweisungen zur Pflege von Mutter und Kind nach der Geburt. Einer umfangreichen Gruppe von 17 Rezepten zur Steigerung der Empfängnisbereitschaft sind Fruchtbarkeits- und Jungfrauenproben angeschlossen sowie zwei Proben, um festzustellen, ob eine Frau sexuell an Männern interessiert ist. Ernährungshinweise für die Schwangerschaft, mehrere Anweisungen gegen unkeusche Begierden der

[126] Vgl. die Edition der gynäkologischen Rezepte von Marion Ónodi (unter Mitwirkung von Johannes G. Mayer und Ruth Spranger): Die deutschen medizinischen Texte in der Handschrift B. V. 3 der Erzdiözesanbibliothek Erlau (Eger). Zur Überlieferung von Ortolfs Pulstraktat. In: *"ein teutsch puech machen"*. Untersuchungen zur landessprachlichen Vermittlung medizinischen Wissens. Hrsg. von Gundolf Keil. Redaktion Johannes G. Mayer und Christian Naser. Wiesbaden 1993, S. 402-442, hier S. 438-442.

Frauen und über 20 Rezepte zur Geburtserleichterung schließen sich an. Weitere beschriebene Methoden dienen zur Austreibung von Totgeburten, zur Pflege im Kindbett und zur Behandlung von Geburtsfolgen. Darüber hinaus sind Rezepte gegen eine ausbleibende bzw. eine zu starke Menstruation und gegen Gebärmuttererkrankungen wiederum im Zusammenhang mit den einschlägigen Passagen aus Ortolfs *Arzneibuch* überliefert. Passagen aus dem *Arzneibuch* Ortolfs von Baierland tradiert ebenfalls die Handschrift Cpg 260 der UB Heidelberg. Hier erscheinen sie zusammen mit einer Erläuterung der Kindsbildung im Mutterleib, Erklärungen für die weibliche Unfruchtbarkeit, Rezepten gegen eine ausbleibende Menstruation, Gebärmutterschmerzen und Blasenentzündungen. Außerdem werden Therapievorschläge für Krankheiten infolge einer Geburt, gegen Ohnmacht und Gebärmuttervorfall sowie zur Anregung der Milchproduktion und Austreibung einer Totgeburt erteilt.

In einer weiteren Handschrift der UB Heidelberg, Cpg 545, sind zu Beginn Rezepte zur Steigerung der Empfängnisbereitschaft überliefert. Dann folgen Anweisungen zur Behandlung von Feigwarzen und Gebärmutterschmerzen. Drei Proben zur Geschlechtsbestimmung eines Kindes im Mutterleib schließen sich an; später folgt eine weitere. Außerdem werden in diesem Kodex Rezepte gegen eine zu lange andauernde Menstruation tradiert, gegen Weißfluß, zur Geburtserleichterung, zur Anregung und Beendigung der Menstruation bzw. zur Reinigung nach dem Monatsfluß und gegen Gebärmutterschmerzen. Es folgen eine Anweisung gegen Impotenz und eine Fruchtbarkeitsprobe, außerdem ein Rezept zur Austreibung einer Totgeburt, zur Anregung der Milchproduktion und gegen Brusterkrankungen.

Die Handschrift Cpg 583, ebenfalls in der UB Heidelberg, ist durch ein vorangestelltes Register gegliedert. Dieses erleichtert und beschleunigt den selektiven Zugriff auf Rezepte. Folgende Rezeptgruppen sind aufgelistet: Anweisungen zur Verengung der Scham, zur Anregung der Fruchtbarkeit und Sicherung einer Empfängnis, zur Einleitung bzw. Beendigung der Menstruation. Maßnahmen zur Geburtserleichterung und Behandlung von Geburtsfolgen, gegen Brusterkrankungen sowie zur Brustverkleinerung werden abschließend erwähnt.

Die gynäkologisch-obstetrische Rezeptgruppe in der Handschrift 1609 der UB Graz beginnt mit Hinweisen zur Erleichterung einer Geburt, an die sich therapeutische Maßnahmen zur Behandlung von Brusterkrankungen anschließen. Es folgen eine Jungfrauen- und Schwangerschaftsprobe sowie eine Probe zur Feststellung des Geschlechts eines Kindes im Mutterleib, die zusammen mit Rezepten zur Steigerung der Empfängnisfähigkeit, gegen Schmerzen im Schambereich und der Gebärmutter, zur Beendigung der Menstruation sowie zur Anregung der Monatsblutung und zur Vermehrung der Muttermilch erscheinen.

Zum Bestand der BS München zählt eine Gruppe von Handschriften, in denen Rezepte zu den hier relevanten Themen tradiert werden. Cgm 592 überliefert Rezepte gegen Geschwüre an den Brüsten, zur Anregung der Milchproduktion und der Menstruation sowie zur Geburtserleichterung, Austreibung einer Totgeburt und Hilfe gegen Geburtsfolgen. Außerdem werden Schwangerschaftszeichen aufgelistet und Schwangerschaftsproben beschrieben. Auch Proben zur Geschlechtsbestimmung eines Kindes im Mutterleib und Sterilitätsproben sind überliefert. An letztere schließt sich die Beschreibung einer Vielzahl von Maßnahmen zur Erhöhung der Empfängnisbereitschaft an.

Cgm 720 überliefert Anweisungen zur Beeinflussung der Menstruation, gegen Gebärmuttererkrankungen, zur Austreibung einer Totgeburt und gegen Sterilität, außerdem eine Schwangerschaftsprobe und eine Anweisung zur Geschlechtsdeterminierung des Kindes im Mutterleib. Anschließend folgen weitere Rezepte zur Anregung bzw. Beendigung der Menstruation, gegen geschwollene und schmerzende Brüste sowie zur Anregung ausbleibender Muttermilch. Abschließend sind ein Rezept und ein Zauberspruch zur Kinderheilkunde überliefert.

Im gynäkologischen Teil der Handschrift Cgm 723 sind unterschiedliche Texte miteinander kombiniert worden: Am Anfang stehen die Erklärungen zum Ablauf der menschlichen Reproduktion, eine Parallelüberlieferung zu dem in Kapitel 9.1.4. abgedruckten Text. Außerdem sind die einschlägigen Passagen aus dem *Arzneibuch* Ortolfs von Baierland enthalten. Daneben werden Rezepte zu folgenden Behandlungen überliefert: Geschwüre an den Brüsten, Brustverkleinerung, Geburtseinleitung und -erleichterung, Behandlung von Geburtsfolgen. Damit kombiniert sind Sterilitätsproben und ein Gebärmuttersegen.

Die einschlägigen Passagen in Cgm 823 beginnen mit einer Fruchtbarkeitsprobe und Rezepten zur Steigerung der Empfängnisfähigkeit. Anschließend werden Anweisungen zur Erleichterung einer Geburt, Austreibung einer Totgeburt und Behandlung von Geburtsfolgen erteilt. Wiederum im Zusammenhang mit Rezepten gegen Brusterkrankungen ist ein kosmetisches Rezept zur Brustverkleinerung überliefert. Außerdem befindet sich hier eine Anweisung, um Frieden zwischen einem verzauberten Paar zu stiften. Weiterhin enthält die Rezeptgruppe Vorschläge zur Therapie von Gebärmuttererkrankungen und Menstruationsstörungen.

In Cgm 976 sind mehrere Rezepte gegen eine ausbleibende Menstruation, Weißfluß und Hysterie, für eine leichte Geburt, gegen zuviel oder zuwenig Muttermilch überliefert.

Das Arzneibuch Cgm 3969 enthält zwei gynäkologische Fragen zu Menstruation und Blutfluß.

In der Handschrift 15 586 des GN Nürnberg aus dem späten 14. Jahrhundert liegen Parallelüberlieferungen von Rezepten vor, die auch in Kodizes des 15. Jahrhunderts tradiert werden. Einleitend wird hier eine Fruchtbarkeitsprobe überliefert, auf die eine Anweisung zur Erhöhung der Fruchtbarkeit und eine Verhaltensregel für die Schwangerschaft folgen. Anschließend ist ein "Geburtsbrief" enthalten. Im weiteren folgen ein Rezept gegen die Unkeuschheit der Frauen, zwei Therapievorschläge gegen Impotenz und eine Jungfrauenprobe. Dann werden Anweisungen zur Therapie von Gebärmutterschmerzen und Geburtsfolgen, zur Anregung der Menstruation und gegen Unfruchtbarkeit gegeben. Anschließend ist erneut eine Probe zur Feststellung des Geschlechts eines Kindes im Mutterleib überliefert, außerdem Rezepte gegen Geschwüre an den Brüsten und zur Brustverkleinerung. Weiterhin werden Erklärungen zur Entstehung und Maßnahmen zur Verhütung von Fehlgeburten und Anweisungen zur Anregung der Menstruation ausgeführt. Die insgesamt ungeordnete Kompilation umfaßt darüber hinaus ein Rezept zur Geburtseinleitung, gegen geschwollene Brüste, zur Anregung der Milchproduktion, gegen übermäßige Gewichtszunahme und weibliche Unkeuschheit sowie mehrere Rezepte zur Anregung bzw. Beendigung der Monatsblutung.

Die Handschrift HB II 58 der WL Stuttgart umfaßt folgende frauenheilkundlich-geburtshilfliche Rezepte: Einleitend werden eine Reihe von Anweisungen zur Therapie von Brusterkrankungen tradiert, an die sich die Beschreibungen von Möglichkeiten zur Behandlung einer ausbleibenden Menstruation anschließen. Eine Gruppe von Rezepten dient zur Beendigung einer zu lange andauernden Monatsblutung, wiederum zur Anregung der Menstruation und gegen Gebärmuttererkrankungen. Abschließend folgt die Beschreibung von Maßnahmen, um die Muttermilch zu vermehren, ein Rezept, um einen schreienden Säugling zu beruhigen, sowie Schwangerschaftsproben und Proben zur Geschlechtsbestimmung. Die Rezeptgruppe endet mit einem Therapievorschlag zur Behebung männlicher Impotenz.

Die frauenheilkundlich-geburtshilfliche Kompilation im Cod. 2898 der ÖNB Wien bietet unter Überschriften, die den Text gliedern, jeweils eine ganze Gruppe von alternativen Rezepten zur Einleitung einer ausbleibenden Menstruation, gegen Gebärmuttererkrankungen, zur Erleichterung einer Geburt, für die Behandlung von Geburtsfolgen, gegen Geschwüre an den Brüsten und außerdem Anweisungen zur kosmetischen Verkleinerung der Brüste.

Im Zusammenhang mit den hier kurz beschriebenen Rezeptsammlungen ist das bereits edierte *Speyrer Frauenbüchlein* zu erwähnen, das in sechs größere Abschnitte gegliedert und inhaltlich vergleichbar ist.[127] Neben den bereits beschriebenen frauenheilkundlich-geburtshilflichen Rezeptsammlungen sind drittens Kompilationen zu einem Thema, z. B. Menstruationsstörungen, oder zu wenigen Schwerpunktthemen überliefert. Hierzu gehören unedierte Texte in mehreren Handschriften, die nachfolgend vorgestellt werden.

Der Berliner Kodex Mgo 121 tradiert Rezepte zur Anregung und Beendigung der Menstruation sowie zur Erhöhung der Empfängnisbereitschaft (vgl. Kapitel 9.6.3). Die Münchener Handschrift Cgm 249 enthält unter dem Titel *De mulieribus* therapeutische Anweisungen zur Behandlung von Brustenzündungen und -geschwüren, zur Anregung der Milchproduktion nach einer Geburt und zur Geburtserleichterung. Im Codex S 414 der ZB Solothurn sind neben elf Rezepten zur Beendigung der zu lange andauernden Menstrution drei Rezepte gegen geschwollene Brüste tradiert. In der ÖNB Wien befindet sich der Cod. 3007, der sechs Zeichen auflistet, die auf eine eingetretene Schwangerschaft hindeuten. Anschließend enthält er einige Einzelrezepte gegen weibliche Unkeuschheit, zur Einleitung einer Geburt und zur Feststellung einer Totgeburt. Der Stuttgarter Cod. med. 4° 24 und seine Parallelüberlieferungen bieten den *Traktat über die Menstruation*, der sich als Auszug aus Pseudo-Trotula erwies (vgl. Kapitel 9.5.3).

Allen hier beschriebenen Kompilationen ist gemeinsam, daß in ihnen die gleichen Rezepte oftmals parallel überliefert sind. Dieser Befund läßt sich mit den mittelalterlichen Übersetzungs- und Kompilationspraktiken erklären. In den meisten Fällen unterscheiden sich die Rezeptsammlungen hinsichtlich der Kombinationsprinzipien. Dazu kommt die Streuüberlieferung von Rezepten, die nur einmal oder sehr selten tradiert werden.

1.3 Traktate

Die einzigen ermittelten Vertreter dieser Gruppe sind die nachfolgend edierten Texte *Von der Natur der Frauen und ihren Krankheiten* (vgl.

[127] 1. "Ein ander capittel von der fraüwen brüstel", 2. "Von ordenüngen der fraüwen die mit kinden gent vnd wie man die kinde halten sol vnd von den ammen der kinde", 3. "Von der bermůter", 4. "Von der kinde enpfengnisse", 5. "Von hindernisse der enpfengnisse der kinde", 6. "Ein capitel von den menstrůům, der fraůwen kranckeyt", Siegmund (1990), S. 3.

Kapitel 9.1.5) sowie der *Traktat von Empfängnis und Geburt* (vgl. Kapitel 9.3.3). Editionen vergleichbarer Texte liegen bisher nicht vor.

Der Traktat *Von der Natur der Frauen und ihren Krankheiten* ist als erster Teil eines medizinischen Faszikels innerhalb der Handschrift Mgf 1069 konzipiert worden, der mit Rezepten zur Wundbehandlung, zur Herstellung von Salben, Pflastern, Ölen und gebrannten Wässern etc. fortgesetzt wird (vgl. Kapitel 9.1.1). Darauf verweist die rote Blattzählung: Sie beginnt auf Bl. 1 des Traktats und ist bis zum Ende der Handschrift ausgeführt. Der Traktat ist außerdem als erster Teil einer frauenheilkundlichen Textgruppe in der Handschrift geschrieben worden: Der Kurztraktat *Sieben Erklärungen zur weiblichen Sexualität und zur Reproduktion* (Bl. 196va-197vb) ist ebenso wie die frauenheilkundlichen Rezepte, die ihm vorangestellt sind (Bl. 196^{rab}), ein Nachtrag auf den Blättern 193-195. Diese waren freigelassen worden, weil das Glossar lateinischer und deutscher Pflanzennamen nicht vollendet wurde. Ursprünglich wäre direkt auf das vollständig ausgeführte Glossar der Traktat *Von der Natur der Frauen und ihren Krankheiten* gefolgt. Die Blätter 196 und 197 (neben einigen weiteren, vgl. Kapitel 9.1.1) wurden von einer anderen Hand als der Haupthand geschrieben. Sie könnten von einem Vorbesitzer oder einer Vorbesitzerin in dem Bestreben zu Papier gebracht worden sein, den gynäkologisch-obstetrischen Traktat durch zusätzliche, inhaltlich passende Texte zu ergänzen. Der Traktat *Von der Natur der Frauen und ihren Krankheiten* ist das Kompilat eines anonymen Verfassers. Er beginnt mit einer Einleitung, in der die Themen Sexualität, Empfängnis, Schwangerschaft und Geburt, Frauenkrankheiten und die menschlichen Temperamente behandelt werden (Bl. 198^{r}-200^{v}). Als medizinische Autoritäten werden hier Galen, Trotula und Albertus Magnus genannt. Daneben erscheint als zusätzliche Quelle ein Text namens *Matrix Constantino*. Die Adressaten des Traktats sind Eheleute. Der Einleitung zufolge sollte ihnen ein besseres Verständnis der biologischen Vorgänge im weiblichen Körper vermittelt werden, um ihren Umgang miteinander zu erleichtern. Der Text zielt auf die Zeugung von gesunden Nachkommen in der Ehe.

Die Ausführungen beginnen mit einer Erklärung der "Zweisamentheorie" (vgl. Kapitel 7.2) und erwähnen die Rückenlage der Frau als optimale Zeugungsposition. Anschließend werden Merkmale am weiblichen Körper, die auf die Empfängnis einer Tochter bzw. eines Sohnes hindeuten, und Schwangerschaftszeichen beschrieben. Eine Erklärung des Aufbaus der Gebärmutter ('siebenkammeriger Uterus', vgl. Kapitel 7.4.2) schließt sich an. Theorien zur weiblichen Menstruation werden nachfolgend referiert: Der Einfluß der vier menschlichen Temperamente verursacht den unterschiedlichen Beginn der Monatsblutung bei Frauen. Es folgen zwei abweichende Darstellungen der Kindsentwicklung im Mutterleib bis zur Geburt und einige Theorien zur Entstehung von Mehrlingsschwangerschaften. Neben einer Theorie zur Bildung der Muttermilch und Anweisungen zur Wendung von Kindslagen im Mutterleib werden Gründe für Totgeburten genannt. Unter dem Titel "Die gebresten der kinden" schließen sich Erklärungen körperlicher Mißbildungen des Neugeborenen an. Verhaltensregeln für den Umgang mit einer Schwangeren richten sich an Männer, um deren mögliches Fehlverhalten zu verhindern. In einer Gruppe sind vier unterschiedliche "Zeichen" zusammengefaßt, die auf eine Schwangerschaft hindeuten. Darauf folgt eine Schwangerschaftsprobe. Auf den Theorien von Hippokrates (hier: Yppocras) basiert die Darstellung von Gründen für die Unfruchtbarkeit von Ehepartnern. Die Darstellung beschließt eine Fruchtbarkeitsprobe zur Ermittlung des sterilen Partners. Nun folgen Anweisungen zur Behandlung der Hysterie (vgl. Kapitel 3.4.1) und des Gebärmutterprolapses (Vorfall des Uterus durch die Scheide). Eine Gruppe von 13 Rezepten dient zur Anregung der weiblichen Empfängnisfähigkeit. Auf diese folgen 19 Rezepte zur Therapie von Brusterkrankungen und Brustkrebs. Anschließend werden unterschiedliche Proben beschrieben: Erstens fünf Proben zur Feststellung des Geschlechts eines Kindes im Mutterleib; zweitens eine Probe, die darauf hinweisen soll, ob eine Frau sexuell an Männern interessiert ist; drittens zwei Sterilitätsproben. Eine große Gruppe von Rezepten ist der Beeinflussung der Menstruation gewidmet: 28 Rezepte sollen eine ausbleibende Monatsblutung einleiten; zur Beendigung einer zu lange andauernden Menstruation werden 18 Rezepte aufgelistet. Anschließend folgen zwei Vorschläge zur Therapie des Weißflusses. Neben einem "Geburtsbrief" (vgl. Kapitel 1.2.3) werden außerdem medizinische und magische Rezepte zur Erleichterung einer Geburt sowie Anweisungen zur Austreibung einer Totgeburt und zur Behandlung von Geburtsfolgen zu einer Gruppe von 13 Rezepten zusammengefaßt. Im Mittelpunkt der folgenden Darlegungen steht die Behandlung einer Kindbetterin: Es werden neun Rezepte zur Selbstmedikation und zur Behandlung durch eine Hebamme referiert. Nun folgen erneut zwei Anweisungen zur Austreibung von Totgeburten. Die weiteren Rezepte behandeln eine Vielzahl von Themen: Sie umfassen Verhaltensregeln für die Schwangerschaft, Ausführungen über die "kalte" und "heiße" Natur der Frauen, Rezepte gegen Schwellungen und Schmerzen im Bereich von Brust und Bauch, gegen unkeusche Begierden, wiederum zur Behandlung von Schmerzen und Schwellungen im Uterus, gegen Begleiterscheinungen der Schwangerschaft und zur Anregung der Milchsekretion. Es folgen eine Schwangerschaftsprobe, eine Jungfrauenprobe und die Beschreibung eines Amuletts zur Empfängnisverhütung. Darüber hinaus sind therapeutische Maßnahmen zur Kräftigung eines Kindes im Mutterleib enthalten, um die Brüste einer Frau hart zu machen, gegen Ermüdungserscheinungen nach dem Beischlaf und gegen Körpergeruch enthalten. Die letzten sieben Rezepte dienen der Behandlung von Kinderkrankheiten.

Wie diese Kurzbeschreibung des Inhalts des Traktats *Von der Natur der Frauen und ihren Krankheiten* erwiesen hat, bietet der Inhalt eine Vielzahl therapeutischer Maßnahmen zur Behandlung von Frauenkrankheiten sowie für die Schwangerschaft und Geburt. Dabei werden Rezepte zu einem Thema zu Gruppen zusammengefaßt. Die Therapeutin oder, im Falle einer Eigenmedikation, die Frau selbst konnte zwischen mehreren Rezepten wählen, falls z. B. ein Arzneigrundstoff nicht vorhanden war.

Insgesamt wirkt der Aufbau des Traktats sehr handlungsorientiert. Nach meiner Ansicht ist deshalb zu erwägen, ob ein Text dieser Art wirklich in erster Linie dem Verständnis von Eheleuten dienen sollte, wie es die Einleitung nahelegt, oder ob er wegen seines verständnis- und praxisorientierten Inhalts nicht darüber hinaus besonders für Hebammen bzw. zur Eigenbehandlung von Frauen von Bedeutung war. Für den Eindruck der Praxisnähe dieses Traktats spricht auch die Kombination mit den in Mgf 1069 mitüberlieferten Texten, die Behandlungsmethoden für eine Vielzahl von Erkrankungen bieten und von hohem Gebrauchswert gewesen sein müssen. Er hätte sich, ähnlich wie das bereits erwähnte *Frauenbüchlein* Pseudo-Ortolfs, das auf eine anonyme handschriftliche Textfassung zurückgeht (vgl. 9.2.2), für eine Drucklegung geeignet.

Auch im Falle des *Traktats von Empfängnis und Geburt* (vgl. Kapitel 9.3.4) ist der Überlieferungskontext von Relevanz, denn dieser Traktat wird ebenfalls zusammen mit anderen Texten und Rezeptgruppen gynäkologisch-obstetrischen Inhalts überliefert. Vorangestellt sind ihm Therapievorschläge zu folgenden Themen (vgl. Kapitel 9.3.3): Auf ein Rezept, das die Milchsekretion in der Stillperiode anregen soll, folgen eine Sterilitätsprobe und die Beschreibung von Maßnahmen zur Steigerung der Empfängnisbereitschaft. Weitere Rezepte sollen die übermäßige sexuelle Lust dämpfen, körperliche Erschöpfungszustände nach dem Beischlaf kurieren und die Impotenz beheben. Andere dienen zur Behandlung von Unterleibsbeschwerden (Koliken) bei Frauen und Männern, weitere zur Erhöhung der Fruchtbarkeit, zur Anregung bzw. Beendigung der Menstruation und zur Reinigung der Gebärmutter. Im Anschluß daran sind mehrere Rezepte für die Erleichterung einer Geburt überliefert. Nun folgen zwei Rezepte, die nicht der Therapie von Frauenleiden gewidmet sind: Das erste soll die Gedächtnisfähigkeit von Kindern steigern, das zweite ein Kind zum Nachahmen von Vogelstimmen befähigen. Den Abschluß dieser Textgruppe bildet ein Gebärmuttersegen (vgl. Kapitel 1.2.3).

In der Vorrede des im Anschluß daran überlieferten *Traktats von Empfängnis und Geburt* werden als Quellen das Buch Genesis der Bibel und naturwissenschaftliche Schriften genannt. Einleitend werden sieben Gründe aufgezählt, die die Empfängnis eines Kindes verhindern können: die Krankheit von Mann oder Frau, das jugendliche Alter der Partner, übermäßiges Essen und Trinken, Zorn und Traurigkeit, schlechte Ernährung, übermäßige Unkeuschheit, Frauenkrankheiten und "Verwahrlosung" im Kindbett. Kurze Ausführungen, die im Anschluß daran folgen, warnen vor dem Beischlaf mit einer Frischentbundenen, da diese dadurch der Empfängnisfähigkeit beraubt werden könne. Verwerflich sei außerdem der Geschlechtsverkehr mit Toten, denn er schädige Leib und Seele.

Eine Passage nach diesen mahnenden Hinweisen gibt unter dem Titel "Da peÿ vindet man war von ein mensch kümpt" Beschreibungen zur Entstehung des Menschen: erstens die Geburt Adams aus Lehm, zweitens die Geburt Evas aus Adams Rippe, drittens die jungfräuliche Geburt Jesu Christi und viertens die Geburt, die allen Menschen gemeinsam ist. Diese entstehe aus der Zeugung durch Vater und Mutter. Das Leben des Menschen wird den Ausführungen zufolge durch die vier Elemente sowie durch die Einwirkung der Planeten, Sterne und Tierkreiszeichen und den Geburtstermin beeinflußt. Im weiteren werden die Stadien der Kindsbildung im Mutterleib beschrieben (vgl. Kapitel 7.8); Rezepte zur Kinderheilkunde schließen sich an. Weitere Erklärungen stellen dar, in welchen Körperteilen charakterliche und physische Eigenschaften des Menschen lokalisiert sind.

Auf diese Ausführungen folgen gynäkologisch-obstetrische Rezepte: Nach einer Sterilitätsprobe werden Rezepte zur Erhöhung der Empfängnisbereitschaft, zur Einleitung einer Geburt und zur Wendung von Kindslagen im Mutterleib und Therapievorschläge zur Behandlung von Ohnmachten überliefert. Außerdem werden Ernährungsregeln für Säugling und Kindbetterin sowie Therapievorschläge zur Behandlung von Koliken, von Geburtsfolgen, von Brustkrebs und Geschwüren in oder an den Brüsten gegeben. Der Inhalt des Traktats ist allerdings nicht systematisch aufgebaut, was den Zugriff auf die Rezepte erleichtert hätte: Nach Anweisungen für den Geburtsverlauf werden Ratschläge für die Zeit vor der Geburt erteilt. Der *Traktat von Empfängnis und Geburt* will als Lehrschrift verstanden werden, die sich direkt an Hebammen wendet.[128]

---

[128] Vgl. 9.3.4, Bl. 150^{r}.

Eine weitere gynäkologisch-obstetrische Rezeptsammlung mit einleitender Vorrede schließt sich an (vgl. 9.3.5). Dieser zufolge stammen die nachfolgenden Rezepte aus griechischen medizinischen Schriften. Sie wurden ins Lateinische übersetzt und schließlich in die Landessprache übertragen. In der Vorrede heißt es, der Fortbestand der Menschheit sei auf die Gebärfähigkeit der Frauen zurückzuführen: Durch die mangelnde Einsicht in die Funktionen des weiblichen Organismus und die körperliche Überlastung der Frauen könnten Krankheiten entstehen. Auch überschätzten Frauen ihre schwache und anfällige Konstitution, oder sie hätten "grobe" Ehemänner, die sie nicht schonen würden. Die Rezepte dienen zur Behandlung folgender Leiden: Hysterie (vgl. Kapitel 3.4.2), Gebärmutterschmerzen, ausbleibender Menstruation, zerrissener Gebärmutter als Geburtsfolge. Andere Rezepte sind der Therapie von Menstruationsstörungen gewidmet, sie sollen Kopf- und Gebärmutterschmerzen beheben und die Empfängnisbereitschaft erhöhen. Weitere frauenheilkundliche Rezepte folgen (vgl. Kapitel 9.3.6).

Ein Vergleich des *Traktats von Empfängnis und Geburt* mit dem Traktat *Von der Natur der Frauen und ihren Krankheiten* und ihres Überlieferungskontextes läßt folgende Gemeinsamkeiten und Unterschiede hervortreten: Beide Texte werden zusammen mit ergänzenden Kompilationen gynäkologisch-obstetrischer Rezepte tradiert, die das Bestreben der Kompilatoren bzw. der Vorbesitzer erkennen lassen, möglichst umfassendes Wissen in Rezeptform zusammenzustellen. Im *Traktat von Empfängnis und Geburt* werden die antiken Theorien zur Erklärung der Reproduktion, zum Aufbau des Uterus, zur Entstehung der Menstruation etc. nicht genauer ausgeführt. Der Traktat *Von der Natur der Frauen und ihren Krankheiten* bietet dagegen eine Einführung in die Theorien, die zum Verständnis des zeitgenössischen Kenntnisstandes im Bereich Frauenheilkunde und Geburtshilfe beitrugen. Die theoretischen Passagen des Traktats *Von Empfängnis und Geburt* beschränken sich neben knappen Verweisen auf das Buch Genesis und die Geburt Adams, Evas und Jesu Christi auf die Erwähnung astronomischer Einflüsse. Theorien zur Kindsentwicklung im Mutterleib werden ausführlich dargestellt. Die Vielfalt der mitüberlieferten gynäkologisch-obstetrischen Rezepte macht im Vergleich mit dem Textbestand des Traktats *Von der Natur der Frauen und ihren Krankheiten* ebenfalls einen praxisbezogenen und handlungsorientierten Eindruck. Beide Traktate sind Vertreter der Kompendienliteratur, d. h., sie wurden nicht insgesamt aus einer älteren lateinischen Quelle übernommen, sondern, wie es auch die Vorreden belegen, aus unterschiedlichen Texten kompiliert. Sie sind somit vergleichbar mit dem mittelniederländischen gynäkologisch-obstetrischen Kodex GKS. 1657 der Königlichen Bibliothek

Kopenhagen, den Brigitte Kusche als eigenständigen Text charakterisiert, der für den praktischen Gebrauch bestimmt war.[129]

1.4 Segen

Sowohl innerhalb der frauenheilkundlichen Traktate als auch in den Rezeptsammlungen finden sich kleinere Textformen, wie Segen und Zaubersprüche, die besonders in der Geburtspraxis und zur Behandlung von Unterleibserkrankungen angewendet wurden. Die überlieferten Beispiele, die unten in einer repräsentativen Auswahl vorgestellt werden, verweisen darauf, daß es in der mittelalterlichen Geburtshilfe Strukturen mentaler und sozialer Art gab, die sich stark von heutigen Gepflogenheiten unterschieden.[130] Auch religiöse Faktoren spielten eine wichtige Rolle.[131] In einer Handschrift des 15. Jahrhunderts ist eine Anweisung überliefert, nach der Frauen zur Beendigung einer zu lange dauernden Menstruation ein Stück Papier auf den Scheitel gelegt werden sollte, auf welchem die aus der christlichen Liturgie stammenden Worte "durch Christus, mit Christus, in Christus" notiert waren. Sie sollten den gewünschten Heilerfolg bringen:

> Ein andrew chunst + per christum + cum christo + in christo +
> die wort leg auff die schaidel des haubts so verstelstw es pald.[132]

---

[129] Kusche (1990), S. 14, 18.

[130] Claudia Opitz: *Evatöchter und Bräute Christi. Weiblicher Lebenszusammenhang und Frauenkultur im Mittelalter*. Weinheim 1990, S. 205, Anm. 28.

[131] "Een belangrijk verschil tussen beide is dat door de opkomst van het christendom in de middeleeuwse geneeskunde hoe langer hoe meer religieuze factoren een rol gaan spelen, en dan vooral in de gynaecologie." Ria Jansen-Sieben: De vrouw in de medische literatuur. In: *Middeleeuwers over vrouwen*. Hrsg. von R. E. V. Stuip und C. Vellekoop. Bd. 2, Utrecht 1985, S. 160-178, 205f., hier S. 160f.

[132] BS München, Cgm 723, Bl. 222^r. In der Wolfsthurner Handschrift ist der Segen ähnlich überliefert: "Willtu vorstellen der frawenn ir plummen, so schreyb die wort an ein zetel vnd lege es der frawenn auff das haupt: + per ipsum + et cum ipso + et in ipso"; Zit. n. Oswald Zingerle: Segen und Heilmittel aus einer Wolfsthurner Handschrift des XV. Jahrhunderts. In: *Zeitschrift des Vereins für Volkskunde* 1 (1891), S. 172-177, hier S. 177.

Der Glaube an die Wirksamkeit von Segen[133] gegen Gebärmuttererkrankungen und zur Erleichterung einer Geburt war, wie es eine große Zahl von erhaltenen Vertretern der Textgattung belegt, weit verbreitet.[134] Christliche Heilige wurden in den Segen als Fürsprecher angerufen. Eine herausgehobene Stellung nahm die Jungfrau Maria ein, die im Laufe des Mittelalters zur wichtigsten Fürsprecherin der Schwangeren und Kranken avancierte.[135] Ihre Geburt und Mutterschaft weist in der religiösen Ikonographie idealtypische Züge auf.[136] Hier verschwimmen die Grenzen zwischen Volksmagie und Gebet, denn "wo der Segen durch seine Worte einen magischen Zwang ausüben will, da gilt dieser weit weniger einem eigentlichen Objekt, dem Menschen, als vielmehr der höheren Macht, die dazu gebracht werden soll, Hilfe zu spenden".[137] Medizinische Behandlungsformen dieser Art zählen - nach heutiger Klassifikation - zur sogenannten "Naturmagie", die während des 14. und 15. Jahrhunderts in der europäischen Kultur fest etabliert war.[138] Sie wurde nicht von einer be-

---

133 Den Überlieferungskontext einer Reihe von mittelalterlichen Segen untersuchen Heather Stuart/F. Walla: Die Überlieferung der mittelalterlichen Segen. In: *Zeitschrift für deutsches Altertum und deutsche Literatur* 116 (1987), S. 53-79.

134 Im *Corpus der deutschen Segen und Beschwörungsformeln* im Institut für deutsche Volkskunde der Deutschen Akademie der Wissenschaften Berlin sind 28 000 Segen erfaßt. 128 von diesen sind Gebärmuttersegen, deren deutliche Mehrzahl von 71,5% magische Typen repräsentiert, im Gegensatz zu 28,5% Segen mit religiöser Ausrichtung; vgl. Johanna Jaenecke-Nickel: Religiöse und magische Elemente in den deutschen Segen und Beschwörungsformeln. In: *Deutsches Jahrbuch für Volkskunde* 11 (1965), S. 83-91, hier S. 88.

135 Francis Rapp: Wallfahrten der ländlichen Bevölkerung im Elsaß. In: *Laienfrömmigkeit im späten Mittelalter.* Hrsg. von Klaus Schreiner. München 1992, S. 127-136, hier S. 133 (= Schriften des Historischen Kollegs, Kolloquium 20).

136 Vgl. die bildlichen Darstellungen der Geburt Mariens in: Robert Müllerheim: *Die Wochenstube in der Kunst.* Eine kulturhistorische Studie. Stuttgart 1904; Anton Max Pachinger: *Die Mutterschaft in der Malerei und Graphik.* München/Leipzig 1906; Volker Lehmann: *Die Geburt in der Kunst.* Braunschweig 1978; Friedrich von Zglinicki: *Geburt. Eine Kulturgeschichte in Bildern.* Braunschweig 1983.

137 Irmgard Hampp: *Beschwörung, Segen, Gebet. Untersuchungen zum Zauberspruch aus dem Bereich der Volksheilkunde.* Stuttgart 1961, S. 137 (= Veröffentlichungen des staatlichen Amtes für Denkmalpflege Stuttgart, Reihe C, Volkskunde; Bd. 1).

138 "Naturmagie" und "schwarze oder dämonistische Magie" sind folgendermaßen voneinander abzugrenzen: "Etwas vereinfachend kann man sagen, daß die Intellektuellen im europäischen Mittelalter zwei Formen der Magie unterschieden: die eine ging mit natürlichen, die andere mit dämonischen Kräften um. Naturmagie war Teil der Wissenschaft, und nicht etwas ihr Entgegengesetztes. Sie war jener Zweig der Wissenschaft, der sich mit den 'okkulten', den verborgenen Kräften ('virtutes') in der Natur beschäftigte. Die dämonistische Magie war nicht prinzipiell vom

stimmten Bevölkerungsgruppe, also speziellen "Magiern" praktiziert, sondern von Mönchen und Priestern, von Akademikerärzten, Wundärzten und Hebammen, genauso wie von Heilkundigen ohne spezielle Ausbildung und von Wahrsagern.[139]

Zwei Arten von Segen, die in der Frauenheilkunde und Geburtshilfe des Mittelalters angewendet wurden, werden nachfolgend vorgestellt: Gebärmuttersegen und Segen zur Erleichterung einer Geburt. Sie sind einzeln in medizinischen Handschriften überliefert oder in ein frauenheilkundliches Textgefüge eingebunden. Da bisher eine zusammenfassende Untersuchung zu den Überlieferungsträgern dieser Textgattung fehlt, werden sie in den Handschriftenkatalogen und in wenigen publizierten Beispielen mit verschiedenen Bezeichnungen wie "Geburtsbrief", "Geburtsformel", "Gebärmuttersegen", "Spruch gegen Unfruchtbarkeit", "Marien-Geburtsamulett" oder "Geburtszauber" umschrieben.

Der älteste edierte Text aus dem 10. Jahrhundert ist in der medizinischen Pergamenthandschrift 752 der Stiftsbibliothek St. Gallen überliefert.[140] In einem anderen, bisher unedierten Text heißt es, der Segen sei gut für die Gebärmutter und habe sich oft bewährt. Er solle nüchtern dreimal im Beisein der kranken Frau gesprochen werden und ebensooft fünf Vaterunser. Außerdem müsse dem hl. Erasin[141] ein Opfer dargebracht werden. Diesen Gebärmuttersegen charakterisiert die häufige Wiederholung des Namens der Gebärmutter (lat. "matrix"), ein Effekt, der eine Verstärkung des Appells bewirken sollte:

Bereich des Religiösen abgegrenzt, sie galt vielmehr als pervertierte Religion, die sich von Gott abgewandt hatte und von den bösen Geistern Hilfe für alle menschlichen Nöte erhoffte." Richard Kieckhefer: *Magie im Mittelalter*. München 1992, S. 18. Die beiden Arten der Magie wurden seit dem 13. Jahrhundert voneinander unterschieden. Seit dieser Zeit wurde es darüber hinaus üblich, zur "Magie" neben unterschiedlichen Arten der Weissagung auch Praktiken mit materieller Wirkung, also beispielsweise Heilverfahren, zu zählen. A.a.O., S. 21.

139 A.a.O., S. 70.

140 Vgl. die Edition dieses Segens bei Werner Bernfeld: Eine Beschwörung der Gebärmutter aus dem frühen Mittelalter. In: *Kyklos*. Jahrbuch des Instituts für Geschichte der Medizin an der Universität Leipzig. Bd. 2, Leipzig 1929, S. 272-274. Ein ähnlicher Segen, der neben lateinischen auch deutsche Passagen umfaßt, ist abgedruckt bei Zingerle (1891), S. 176. Vgl. außerdem Kapitel 9.3.3, Bl. 141^{rv}. Weitere unedierte Gebärmuttersegen befinden sich in der ZB Zürich, Ms. C 101, Bl. 167^{v} und in der Herzog-August-Bibliothek Wolfenbüttel, Hs. 146.2 Extravagantes, Zusätze im Kalender, Bl. 2^{r}.

141 Gemeint ist wahrscheinlich der hl. Erasmus, ein Märtyrer, der als Helfer gegen Unterleibsleiden angesehen wurde. Vgl. Lexikon für Theologie und Kirche 3 (1959), Sp. 955.

Der hernach geschriben segen ist guet fúr die permueter vnd ist oft pewärt man sol in dreistund núechter sprechen ob der frawen vnd alls oft fünf pater noster vnd Sand erasin gib ain opfer das ist pewärt

Jn nomine patris et filÿ et Spiritus sancti domine deus pater medice celestis cui assistunt angeli cum magno tremore futturre mihi famule tue .N. Amen + matrix + matrix + matrix + matrix + matrix + Ruffa matrix Vermosa matrix Capitoma matrix pulmosa matrix Sanguinea matrix Splenetica matrix frenetica matrix demoniaca matrix materne que habes CCC^os^ Sexaginta quinque notas que habes Sexaginta horas coniuro te matrix per dominum meum Jhesum Christum per Sanctam Mariam virginem matrem eius vt colicos tronos et reuertaris in locum tuum vbi te deus condidit et creauit sine molestia corporis .N. et non monearis cum iracundia coniuro te + per deum verum + per deum vivum + per deum sanctum + qui Seculi constituit dies qui dignatus facere arenam maris .qui. fundauit terram. de limo terre .qui. formauit hominez ad ÿmaginem et similitudinem suam et non collum non oculos non aures non dentes non viscera non scapulos non pectus non dorsum non stomachum non cor non gecur[142] non intestina non gibias non talos non vngues non ullum membrum obrumpas + coniuro te matrix per nomen dei terribile quod nemo stit usoz in hodiernum diem vt te non moueas cum iracundia vt eas in locum vbi te deus condidit sine molestia famule tue .N. corpus istius vt famule dei .N. sit sana per verba omnipotencie tue + dominē deus qui condi[di]sti gion qui creasti phison[143] toÿ et chirani flumen vrdani sana et salua famulam tuum amen .v. pater noster tantum Aue Maria trina vice *ꝛc*.[144]

Schon in der Antike wird die Gebärmutter mit einem Tier verglichen. Platon nennt sie ein lebendiges Gebilde, das sich im weiblichen Körper hin und her bewege.[145] Im Mittelalter und bis in die Neuzeit wurde der Ute-

---

142 Verschreibung: gemeint ist "iecur" (Leber).

143 Gn 2,13.

144 BS München, Cgm 723, Bl. 225^v^/226^rv^. Der Anfang dieses Gebärmuttersegens wird, nach der oben erwähnten medizinischen Handschrift 752 der Stiftsbibliothek St. Gallen (10. Jahrhundert), von Werner Bernfeld zitiert. Hier ist der Text nur noch fragmentarisch erhalten und weicht inhaltlich ab. Nach Bernfeld (der von einer "Gebärmutterbeschwörung" spricht) diente er nicht zur Behandlung hysterischer Störungen, sondern beschreibt "Zustandsbilder des erkrankten Organs selbst". Dieser Meinung schließe ich mich nicht an, da ich der Auffassung bin, daß es sich hier um einen Gebärmuttersegen handelt: "Ad matris dolorem. In nomine patris et filii et spiritus sancti. Domine deus miliciae angelorum, ante quem stant angeli cum magno tremore. Amen, amen, amen. Matrix, matrix, matrix, scrinia matrix, rufa matrix, alba matrix, pulposa matrix, sanguinaria matrix, capitanea matrix, neufredica matrix, explenetica matrix, demoniaca." Zit. n. Bernfeld (1929), S. 274.

145 Alexander Berg: *Der Krankheitskomplex der Kolik- und Gebärmutterleiden in Volksmedizin und Medizingeschichte, unter besonderer Berücksichtigung der Volksmedizin in Ostpreußen*. Berlin 1935, S. 129, 167 (= Abhandlungen zur Geschichte der Medizin und der Naturwissenschaften; Bd. 9).

rus als Kröte imaginiert.[146] Es herrschte die Auffassung, die Gebärmutter sei wie eine Kröte in einer dunklen feuchten Grotte in der weiblichen Körperhöhle situiert, könne sich von ihrem Platz bewegen oder im Körper aufsteigen und so Schmerzen hervorrufen. Zur möglichen Erklärung dieser Analogie von Tier und Organ des weiblichen Körpers kann auf die Fähigkeit der Kröten, sich aufzublähen, verwiesen werden, was sich mit den Eigenschaften der Gebärmutter während der Schwangerschaft deckt. Außerdem ist das feuchte "Biotop" der Gebärmutter und der Lebensraum der Kröten vergleichbar. Die von den Wanderungen des Uterus im weiblichen Körper ausgelösten Störungen werden schon in den hippokratischen Schriften mit dem Krankheitsbild der Hysterie umschrieben (vgl. Kapitel 3.4.2).[147]

Ein zweiter, bisher unedierter Gebärmuttersegen in einer Handschrift aus der 2. Hälfte des 15. Jahrhunderts weist Elemente einer Beschwörung auf. Der Sprecher oder die Sprecherin führt die eigene Person in der Benutzung der "Ich-Formel" nach dem Muster "Ich beschwöre dich" oder "Ich gebiete dir" als Autorität gegenüber dem Objekt des Spruchs ein und versucht dieser als böse angesehenen Macht den eigenen Willen aufzuzwingen.[148] Der Gebärmutter wird, unter Verweis auf die Macht und Kraft, Gottes geboten, sich an ihren Platz zu begeben und sich nicht mehr von dort fortzubewegen. Wenn sie sich rege, würde das den Tod der Frau hervorrufen, der sie innewohne (an dieser Stelle ist der Name der Frau einzufügen). Beide würden in ein Grab gebettet, das sie bis zum Jüngsten Tag nicht mehr verlassen könnten. Auch die Anwendung der Beschwörungsformel ist nachfolgend beschrieben. Der Unterbauch der Kranken[149] solle fest in die Hand genommen und der Segensspruch und das Vaterunser dreimal nacheinander gesprochen werden:

> Fur die mueter
> "Ich peut dir, permueter, bey der macht vnd bey der heyligen gottes kraft, das du dich legest vnd nit mer regest, dan regest du dich, so stirbt N., so legt man euch pede in ain grab, da müst ir in ligen bis an den jungsten tag".

---

[146] Bargheer: Art. *Gebärmutter*. In: HWDA 3, Berlin/Leipzig 1930/31, Sp. 338-344, hier Sp. 339.

[147] Vgl. Ilza Veith: *Hysteria. The History of a Disease*. Chicago/London 1965; Barbara Duden/Isabelle Schatten: Die Gebärmutter - das hungrige Tier. Zur Geschichte der Hysterie. In: *Courage* 3 (1978), S. 19-23.

[148] Hampp (1961), S. 122.

[149] Der Bauch der Frau wird in den Handschriftentexten häufig mit dem Terminus "Nabel" umschrieben.

Du solt der frawen nabel stargk in die hant nemen vnd den segen drey malen daruber sprechen vnd als oft i pater noster.[150]

Durch die kräftige Berührung der Außenseite des Körpers an der Stelle, an der sich die Gebärmutter befindet, wird der Beschwörung zusätzlicher Nachdruck verliehen, ebenso wie durch die dreimalige Wiederholung des Segens und des Vaterunsers.

Da die Kröte im Volksglauben als dämonisches Tier mit zauberhafter Kraft angesehen wurde,[151] konnte die Vorstellung von ihrer Existenz im weiblichen Körper als Erklärung für Schmerzen jeglicher Art im Unterleib, beispielsweise auch Koliken, instrumentalisiert werden.[152] In medizinischen Texten des 15. Jahrhunderts wird die Vorstellung erwähnt, eine Gebärmutter könne sowohl bei Frauen als auch bei Männern Schmerzen im Unterleib auslösen. Auch ein vermeintlich eigenständiges männliches Organ, der sogenannte "Bärvater", "ein Seitenstück zur (Ge-) Bärmutter - von welchem die Kolik ausgehen soll",[153] diente als Erklärung für Unterleibsbeschwerden, die aus mangelnden anatomischen Kenntnissen resultierte. So verwundert es nicht, wenn es in einer Handschrift heißt, das Rezept diene zur Behandlung der Gebärmutter bei Frauen und Männern: "Für die můter frawen vnd mannen".[154] Seit dem 16. Jahrhundert sind in den Wallfahrtskirchen von Kärnten, der Steiermark und Nordtirol, Ober- und Niederbayern, Württemberg, der Schweiz und dem Elsaß sogenannte "Bärmutterkröten" aus Holz, Wachs und Metall geopfert worden - und zwar von Frauen und Männern.[155] Daß auch Männer Votivkröten spendeten, läßt sich an Eintragungen in den Mirakelbüchern der Wallfahrtsorte ablesen. Sie wurden bei Unterleibserkrankungen bestimmten Heiligen wie Maria oder dem hl. Leonhard geopfert, um mit ihrer Hilfe die körperlichen Leiden zu heilen. Wie verbreitet die Vorstellung von einem dem Menschen innewohnenden, krankheitsauslösenden Tier war und wie lange

---

150 Zit. n. Zingerle (1891), S. 176.

151 Bächtold-Stäubli: Artikel *Kröte*. In: HWDA 5, Berlin/Leipzig (1932/33), Sp. 608-635.

152 Rudolf Kriss: *Das Gebärmuttervotiv. Ein Beitrag zur Volkskunde nebst einer Einleitung über Arten und Bedeutung der deutschen Opfergebräuche der Gegenwart*. Augsburg 1929, S. 85f.

153 M. Kronfeld: Volksthümliche Abortiva und Aphrodisiaca in Oesterreich. In: *Wiener Medizinische Wochenschrift* 44 (1889), Sp. 1697-1700 und 1731-1735, hier Sp. 1700.

154 9.3.3, Bl. 137^v.

155 Erwin Richter: Einwirkung medico-astrologischen Volksdenkens auf Entstehung und Formung des Bärmutterkrötenopfers der Männer im geistlichen Heilbrauch. In: *Sudhoffs Archiv* 42 (1958), S. 326-349, hier S. 327f.

diese nachwirkte, belegt eine Aussage aus dem 17. Jahrhundert: Ein im Jahre 1628 als Zeuge vor Gericht vernommener Fuhrmann aus Köln, der die merkwürdigen Schmerzen seiner Dienstmagd beschreiben sollte, gab zu Protokoll, "daß sie fünf Tage vor Schmerzen gekreischt habe, 'als wan ihre ein lebendiges thier im leib were'."[156] Es galt also, dieses Tier zu besänftigen und auf seinen Platz zu verweisen.

Neben den Gebärmuttersegen, in denen antike Vorstellungen mit christlichen Glaubensinhalten verbunden sind und die der Schmerzlinderung dienen sollten, gibt es andere Segenssprüche, die zum Schutz und zur Erleichterung einer Geburt Anwendung fanden. Sie wurden auf einen Zettel o. ä. geschrieben oder vor der Geburt gesprochen. Inhaltlich ähnliche oder identische Segen wurden in beiden Formen benutzt, doch gibt die Indikation in den unterschiedlichen Überlieferungen jeweils nur eine Anwendungsmöglichkeit an.[157]

In schriftlicher Form liegen die sogenannten "Geburtsbriefe" (lat. "litterae") vor: Der Segensspruch wurde auf ein Stück Papier oder Pergament geschrieben und am Körper der Gebärenden befestigt. Auf diese Weise konnte er auch von Analphabetinnen zur Unterstützung der Geburt herangezogen werden. Lateinische oder deutsche Einleitungen der Texte, die über das Medium "Geburtsbrief" Wirkung zeigen sollten, geben an, auf welchen Teil des Körpers er gelegt werden solle und daß er nach Beendigung der Geburt wieder entfernt werden müsse. Der hl. Leonhard[158] und die Märtyrerinnen Agatha und Barbara werden als Fürsprecher/innen angerufen, damit das Kind das Licht der Welt erblicken und die Geburt ohne große Schmerzen ("wetage") vonstatten gehen könne:

> Jtem ain anders wann ain fraw arbait zü ainem kind ꝛc
> So schreib ain brief den sol den das weib vmb den leib gürten oder jnderhalben des knies vmb das pain vnd zü hand wenn si gepert So soll man jn wider von dan thuen Elisabett gepor Johannem Anna Mariam dÿ Junckfraw Maria gepor Jhesum Chri-

---

[156] Zit. n. Robert Jütte: *Ärzte, Heiler und Patienten. Medizinischer Alltag in der frühen Neuzeit*. München/Zürich 1991, S. 125 und S. 258, Anm. 99.

[157] Die denkbare Variante, daß als Anwendungshinweis vermerkt ist, ein Segen könne in geschriebener **oder** gesprochener Form dienlich sein, konnte nicht nachgewiesen werden.

[158] Der hl. Leonhard galt als Helfer von unfruchtbaren Frauen und Beistand bei Geburten, vgl. M. Hoefler: Die Kalender-Heiligen als Krankheits-Patrone beim bayerischen Volk. In: *Zeitschrift des Vereins für Volkskunde* 1 (1891), S. 292-306, hier S. 302f. Weitere Heilige, die bei Unfruchtbarkeit und Schwangerschaft angerufen wurden, waren die hl. Anna Maria und die drei Jungfrauen aus dem Gefolge der hl. Ursula, Einbet, Warbet, Wilbet, vgl. Hoefler, S. 300f.

stum an allen schmertzen jo mensch dw seist ain knabl oder ain dierndl wer dw pist durch den namen Jhesu Christi vnsers herrn vnd durch das verdienn der ewigen vnd wirdigen junckfraw gottes gepererin Maria vnd durch dÿ hilf des lieben herrn sand Lienhart des heiligen peichtigers vnd durch des gepets sand Agatha der junchfraw vnd deiner martrarjn vnd sand Warbara der junckfraw vnd martrarin dw kind ge herfur auf das das dw magst gesehen das liecht des lebens / da got geporen wart da waich aller wetagen.[159]

Dieser Segen geht in seinen Grundzügen auf eine ursprünglich lateinische Form zurück, die sich, wie auch weiter unten edierte Beispiele zeigen, in vielen Segen wiederholt:

De uiro uir, uirgo de virgine. vicit leo de tribu Iuda, radix David.[160] Maria peperit Christum,[161] Elisabet sterilis Iohannem Baptistam. Adiuro te infans per patrem et filium et spiritum sanctum. siue sis masculus an femina, ut exeas de uulua ista. Exinanite. Exinanite.[162]

Auch dem Text der folgenden Anweisung liegt eine Bibelstelle (Mt 9,20-21) zugrunde:

Jtem also do vnser herre Jhesus Christus betwang den flus des blůttes des siechen wibs also betwinge ich den flus des wibes vnd sin blůt vnser her Jhesus Christus spricht + o crux admirabilis + generacio mulieris + restitucio sanitatis et sÿ tetigero fimbriam vestimenti eius salua esse potero abinfirmitate mea.[163]

Schriftlich angewendet erhält der Segen die schützende Funktion eines Talismans oder Amuletts, die sich auf das Nicht-Materielle, d. h. Seele und Geist eines Menschen, bezieht und apotropäisch wirkt.[164] Bei der

---

159 UB Graz, Handschrift 1609, Bl. 211^{v}/212^{r}.

160 Off 5,5.

161 Zit. n. Ohrt: Art. *Gebärsegen.* In: HWDA 3, Sp. 344-346, hier 345; dieser Gebärsegen ist seinen Angaben zufolge lateinisch seit dem 10. Jh. überliefert.

162 Psalm 136,7; dt. 137,7; ebd. Diesen lateinischen Segen überliefert fehlerhaft der in Kapitel 9.1.5, Bl. 205ra edierte Text; außerdem GN Nürnberg, Hs. 15 586, Bl. 2va; UB Heidelberg Pal. lat. 1216, Bl. 47^{r}; Pal. lat. 1293, Bl. 117^{v}. Er ist sogar auf einem norwegischen Runenstab erhalten, der wahrscheinlich am Körper einer Gebärenden befestigt wurde. Grethe Jacobsen: Pregnancy and Childbirth in the Medieval North: A Topology of Sources and a Preliminary Study. In: Scandinavian Journal of History 9 (1984), S. 91-111, hier S. 105.

163 9.1.5, Bl. 204va.

164 Vgl. Liselotte Hansmann/Lenz Kriss-Rettenbeck: *Amulett und Talisman. Erscheinungsform und Geschichte*. München 1966. In der Literatur sind die Bezeichnungen Amulett und Talisman nicht genau definiert und werden häufig synonym ver-

"Ligatur", einer Heilungsform mit Amuletten und Talismanen, werden magische Objekte, wie Pflanzenteile, das Stück eines Tierkörpers oder ein Stein, offen oder verborgen am menschlichen Körper getragen.[165] Handelte es sich um Schriftstücke, war es wichtig, die vorgegebene Wortfolge des Segens genau einzuhalten, damit er seine Wirkung entfalten konnte.[166] Ein einprägsamer lateinischer Segensspruch lautet: "Ad partem + Christus + pax + Christus+ pax + Christus + pax + Christus in utero +".[167] Bibelzitate wurden von allen Bevölkerungsschichten als Texte auf Talismanen zur Abwendung von Krankheiten und allen negativen Einflüssen verwendet.[168] Im Traktat *Von der Natur der Frauen und ihren Krankheiten* ist beispielsweise ein Bibelzitat als Segensspruch überliefert.[169] Benutzte Originalamulette und Talismane aus dem Mittelalter sind äußerst selten erhalten.[170] Ein altfranzösisches, um 1300 entstandenes Beispiel lautet:

Quant fame enfantera metes ces brief sou lui;
Celle escapera vive, et ses frus autresi.
Li papes fu de Roume ki le traita et fist;
Jhesu Cris [!] en ait l'ame en son saint paradis.
Et nos pechies pardoinst et nos doint boinne fin.

Unten auf dem Blatt heißt es:

Jaspart fert mirram, thus Melvio [Melchior], Batasar aurum.
Hec tria qui secun portabit nomina regum,

---

wendet. Nach manchen Definitionen zeichnet sich der Talisman durch das geschriebene Wort aus, während Amulette in vielfältiger Form erscheinen können. Kieckhefer (1992), S. 91f.

165 Kieckhefer (1992), S. 20.

166 Françoise Loux: *Das Kind und sein Körper. Volksmedizin - Hausmittel - Bräuche*. Frankfurt a. M./Berlin/Wien 1983 (= Le jeune enfant et son corps dans la médecine traditionelle 1978, dt.).

167 Zit. n. Franz, Bd. 2 (1909), S. 202.

168 Klaus Schreiner: Laienfrömmigkeit - Frömmigkeit von Eliten oder Frömmigkeit des Volkes? In: *Laienfrömmigkeit im späten Mittelalter*. Hrsg. von Klaus Schreiner. München 1992, S. 1-78, hier S. 40.

169 Vgl. 9.1.5, Bl. 204va. Das Zitat bezieht sich auf Mc par 5,25-29.

170 L. B. Pinto erwähnt bei der Beschreibung des lateinischen Codex 803 (Rotulus) der Bürgerbibliothek Bern, daß in diesem 28 magische Texte in Form von Zaubersprüchen und Amuletten enthalten seien. Vgl. Lucille B. Pinto: The Folk Practice of Gynecology and Obstetrics in the Middle Ages. In: *Bulletin of the History of Medicine* 47 (1973), S. 513-522, hier S. 514. und S. 518f.

solvi secundum pie cate [!] caduco.[171]

In der Geburtshilfe verwendeten die Frauen bis in die Neuzeit hinein nicht nur "Geburtsbriefe", sondern auch "Gebärgürtel",[172] die der Kreißenden unmittelbar vor dem Beginn der Geburt umgelegt und dann wieder entfernt wurden.[173] Es konnte sich dabei um den Gürtel des Ehemannes oder einen anderen Gürtel handeln. Schon Plinius vertritt die Auffassung, der Fortgang einer Geburt könne durch das symbolische Umbinden und Lösen eines Gürtels beeinflußt werden. In Frankreich und Spanien umwanden die Geburtshelferinnen den Körper der Gebärenden mit einem Gürtel oder Band, an dem eine kleine Glocke befestigt war und schlugen diese dreimal an.[174] Dreimaliges Glockenläuten galt als Zeichen zum Gebet für Frauen in Geburtsnöten.[175] Besonders in Frankreich waren die Gebärgürtel an die Verehrung der hl. Margareta gebunden, die als Schutzheilige der Gebärenden galt. Es herrschte die Auffassung, sie besäße den "lösenden" Gürtel.[176] Andere Heilige, die wegen des Besitzes

---

171 Französische Nationalbibliothek Paris, Nouv.acquis.fr.4267. Zit. n. Karl Sudhoff: Ein Amulett für Schwangere. In: *Archiv für Geschichte der Medizin* 2 (1908/09), S. 300; Karl Sudhoff: Zum Amulett für Schwangere. In: *Archiv für Geschichte der Medizin* 3 (1909/10), S. 352. Die Übersetzung lautet sinngemäß:
Wenn die Frau gebiert, lege dieses Schreiben unter sie;
Diese wird heil davonkommen und ihr Kind ebenso.
Der Papst aus Rom machte es;
Habe Jesus Christus seine Seele in seinem hl. Paradies.
Und vergebe er uns die Sünden und gebe uns ein gutes Ende.

172 Vgl. Walter J. Dilling: Girdles, their Origin and Development, Particulary with Regard to their Use as Charms in Medicine, Marriage and Midwifery. In: *The Caledonian Medical Journal*, Bd. 9 (1912-14), S. 337-357, 403-425.

173 Aus den Beschreibungen geht nicht hervor, ob der Gürtel während der Geburt getragen oder der Schwangeren nur vor der Entbindung umgelegt wurde.

174 Adolph Franz: *Die kirchlichen Benediktionen im Mittelalter*. Bd. 2. Unveränderter Nachdruck der Ausgabe Freiburg i. Br. 1909, Graz 1960, S. 206f.

175 A.a.O., S. 205.

176 Die hl. Margareta, eine Jungfrau aus Antiochia, die sich weigerte, dem christlichen Glauben zu entsagen, betete vor ihrer Enthauptung für ihre Peiniger und für alle, "die ihr Gedächtnis anrufen würden, und fügte hinzu, welche Frau sie während einer gefährlichen Geburt anrufe, gebäre ein gesundes Kind. Daraufhin ertönte eine himmlische Stimme, die ihr verkündete, daß ihre Gebete erhört worden seien. Von da an galt sie als Schutzheilige der Gebärenden. Franz, Bd. 2 (1923), S. 193f.; vgl. ergänzend Hiltgart L. Keller: *Reclams Lexikon der Heiligen und der biblischen Gestalten*. Legende und Darstellung in der bildenden Kunst. Stuttgart ^{5}1984, S. 395f.

eines solchen Gürtels von Frauen in Kindsnöten angerufen wurden, waren die hl. Hildegundis, der hl. Licinius und die hl. Luitgard.[177] Teilweise waren die "Gebärgürtel" Heiligenreliquien, die in Klöstern aufbewahrt und für Geburten ausgeliehen wurden. Andere befanden sich im Besitz einzelner Familien, die sie von Generation zu Generation weitervererbten.[178]

Die zweite Variante eines "Gebärgürtels" konnte ein Gegenstand wie ein Stoff-, Papier- bzw. Pergamentstreifen sein, der ähnlich wie ein normaler Gürtel um den Leib der Schwangeren geschlungen wurde und wegen eines daraufstehenden Textes vielleicht zusätzlichen Schutz bieten sollte. Das Londoner Wellcome Ms. 632 scheint ein "Gebärgürtel" gewesen zu sein. Es ist ein Rotulus, d. h. ein aufgerollter Pergamentstreifen, der mit Rezepten beschrieben ist und starke Benutzungsspuren in Form von Abreibungen aufweist.[179] Sein Inhalt umfaßt Gebete und Anrufungen der hl. Julitta und ihres Sohnes Kyriakos[180] sowie weitere Bittgebete, z. B. für eine sichere Entbindung. Andere Texte auf Gebärgürteln wenden sich an Maria, Elisabeth, Verena und Margareta.[181]

In Mittel- und Südfrankreich wurden während der Geburten außerdem sogenannte "Geburtssäckchen" aus feinem Batist verwendet, in denen sich

---

Nach E. Richter bietet sich ein weiteres Deutungsmuster zur Erklärung der Verehrung der hl. Margareta an: Während ihrer Gefangenschaft im Kerker erschien ihr mehrmals der Versucher als riesiger Drache, der sie verschlang. Sie konnte den Leib des Untiers öffnen, indem sie ein Kreuzzeichen schlug. Eine Analogie zum Verlassen des mütterlichen Körpers während der Geburt ist augenfällig. Vgl. Erwin Richter: Die Opferung eiserner Bärmutterkrötenvotive im schwäbischen Sonderkult des heiligen Rochus als himmlischer Gynäkologe. Ein volksmedizingeschichtlicher Beitrag zur Württembergischen Wallfahrtskunde. In: *Württembergisches Jahrbuch für Volkskunde* (1959/69), S. 72-92, hier S. 82; ähnlich Sartori: Art. *Margarete, hl.* In: HWDA 5, Sp. 1634-1638, hier Sp. 1634f.

177 O[swald] Feis: Beitrag zum Aberglauben in der Geburtshilfe. In: *Archiv für Geschichte der Medizin* 14 (1923), S. 63f.; Loux (1983), S. 85.

178 Shulamith Shahar: *Kindheit im Mittelalter.* München/Zürich 1991, S. 47.

179 Vgl. Pinto (1973), S. 521; S. A. J. Moorat: *Catalogue of Western Manuscripts on Medicine and Science in the Wellcome Historical Medical Library.* Bd. 1: Mss. written before 1650 a. d. London 1962, S. 491-493; Curt F. Bühler: Prayers and Charms in Certain Middle English Scrolls. In: *Speculum* 34 (1964), S. 270-278, hier besonders S. 273f.

180 Nach der Heiligenlegende floh Julitta während der Diokletianischen Verfolgung mit ihrem dreijährigen Sohn Kyriakos nach Tarsos, wo sie enthauptet, ihr Kind auf dem Pflaster zerschmettert wurde. Vgl. B. Kötting, Art. *Julitta und Kyriakos (Kerikos, Cyricus).* In: Lexikon für Theologie und Kirche 5 (1960), Sp. 1203.

181 Vgl. zum Thema "Gürtel" Oswald A. Erich Beitl/Richard Beitl: *Wörterbuch der deutschen Volkskunde.* Neu bearbeitet von Richard Beitl unter Mitarbeit von Klaus Beitl. Stuttgart [3]1974, S. 311f.

Zettel mit Bitten an Schutzheilige, vornehmlich an die hl. Margareta, befanden. Einem Geburtssäckchen aus der Gegend von Aurillac wurden vom 13. bis 18. Jahrhundert immer neue Gegenstände (neben Zetteln mit Segenssprüchen, Medaillons mit dem Bild der hl. Margareta, Rosenkranzperlen, Bänder, Wachsstückchen etc.) hinzugefügt.[182]

Ein kurzer Segen wurde auf besondere Art angewendet, für die ich nur diesen einen Beleg finden konnte. Jemand schrieb den Text mit Kreide in eine hölzerne Schüssel, aus der die Gebärende anschließend klares Wasser trinken sollte:

> [W]iss wer nimpt ain núw vngebruchtt schússel von holcz vnd mit ainer krÿden ain crúcz dar jn machtt von aim ortt bis an das ander vnd dar jn schribt mit der kriden die wortt Maria peperit et non doluit vnd jn die schússel gússet ain rain lutter wasser vnd welhe fraw das wasser trinckt an der zit so ir aller wirsest ist mit der geburtt der misslingt nümmer das ist dick bewert vnd als bald sÿ das wasser trincket sÿ genist des kindes on grossen schmerczen Man sol jn die schússel schriben ain söllich figur mit aim krúcz als hie nach geschriben statt.[183]

Die nach der Anweisung zu zeichnende "Figur" stellt ein Quadrat dar, das durch ein Kreuz in vier Bereiche gegliedert ist, in denen einzelne Wörter des Spruchs "Maria gebar und litt keine Schmerzen" stehen. In die vier Ecken des Quadrates sind drei Kreuze und eine Glocke gezeichnet (vgl. Abb. 2). Die Berührung des Segensspruchs mit dem Wasser, das anschließend getrunken werden sollte, ist besonders bemerkenswert, weil im Mittelalter die Auffassung bestand, Amulette und Segen seien besonders wirksam, wenn sie als Medizin eingenommen würden.[184]

Die Art der Anwendung erinnert an eine andere Quelle des 15. Jahrhunderts. In einem Brief aus dem Jahre 1474 bat Kurfürstin Anna von Brandenburg die Herzogin Katharina von Sachsen um die Übersendung einiger Reliquien, die sich in ihrem Besitz befanden: Becher (hier "Kopf"), Gürtel und Löffel der hl. Elisabeth von Thüringen. Anna von Brandenburg benötigte diese für ihre zu Ostern erwartete Entbindung:

> Was wir liebs und guts vermogen, allezit zuvor. Hochgebornne furstin, liebe swiger. Nachdem wir umb diese kunfftige Ostern warttend sein der gnaden gottes, unns gnediglich und barmhertziglich zu entbinden, unns wie verganges jares mit anlehen der heiligen frauen sannd Elssbethen kopf, gurteln und loffel durch euer

---

182 Jacques Gélis: *Die Geburt. Volksglaube, Rituale und Praktiken von 1500-1900.* München 1989, S. 226f.

183 ZB Solothurn, Codex S 386, Bl. 165r.

184 Hanns Löhr: *Aberglauben und Medizin.* Leipzig 1942, S. 17.

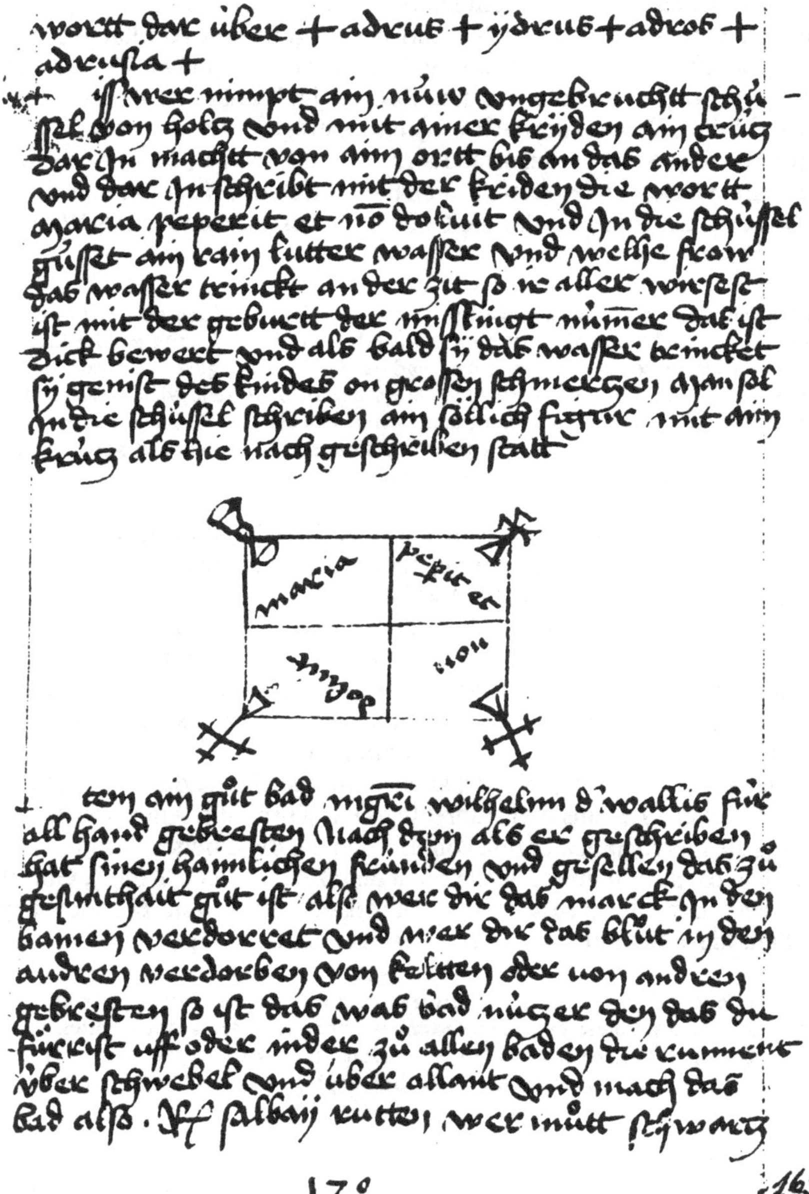
wortt dar über + adeus + ÿdeus + adeos +
adeusla +
Item wer nimpt ain nüw ungebrucht schü-
ssel von holtz und mit ainer kryden ain crüg
dar in machet von ain ort bis an das ander
und dar in schribt mit der kriden die wort
maria peperit et non doluit und in die schüssel
güsst ain kain kalter wasser und welhe fraw
das wasser trinckt an der zit so ir aller wirsest
ist mit der geburt der misslingt nimer das ist
dick bewert und als bald sy das wasser trincket
sy genist des kindes on grossen schmertzen, man sol
in die schüssel schriben ain sölich figur mit ain
krütz als hie nach geschriben statt

Item ain güt bad magister wilhelm de wallis für
all hand gebresten nach dem als er geschriben
hat sinen haimlichen fründen und gesellen das zü
gesuntthait güt ist als wer dir das marck in den
banen verdorret und wer dir das blüt in den
andren verdorben von kalten oder von andren
gebresten so ist das was bad nützer den das du
fürest uff oder nider zü allen baden die kument
über schwebel und über allaut und mach das
bad also. It salbaij kutten, wer mütt schwartz

170
165

Abb. 2: Zentralbibliothek Solothurn, Codex S 386, Bl. 165r: Formel für gute Geburt mit Zeichnung

liebe zu besunder danckbarer fruntschaft getrostet sind, des wir auch dieser Zeit begird und naygung haben von uch zu emphahen, bitten wir mit vleis fruntlich, euer liebe wolle unns dieselben kopf, gurttel und loffel abermals leyhen und schikken, das wir die zu ostern haben...[185]

Nachdem die Reliquien eingetroffen waren, schrieb Kurfürst Albrecht von Brandenburg in einem Brief vom 11. April 1474, man habe den Becher der hl. Elisabeth oftmals mit Wein gefüllt, der in andere Gefäße gegossen worden sei, um ihn Frauen zukommen zu lassen, die sich in "Kindsnöten" befanden.[186] Der Becher wirkte als "Kontaktreliqiue",[187] deren immanente Kräfte auf den Wein (eines der Sakramente) übergehen sollten. Zwischen 1469 und 1482 wurde die Reliquie auch mehrere Male bei Geburten im sächsischen Königshause verwendet und außerdem an Freunde und Verwandte ausgeliehen. Der Becher der hl. Elisabeth, der sich heute in Coburg befindet, wurde um 1500 in der Schloßkirche in Wittenberg aufbewahrt und soll sich, einem Bericht des Pfarrers Johannes Mathesius (1504-56) zufolge, 1541 im Besitz Martin Luthers befunden haben. Es handelt sich um ein dickwandiges Schliffglas mit der Tönung eines Rauchtopases, dessen ornamentale Verzierung inzwischen als "Lebensbaummotiv" gedeutet wird. Kunsthistoriker zählen das Glas zur Gruppe der sogenannten "Hedwigsgläser", da zwei andere Gläser dieser Art der hl. Hedwig (gest. 1243), Herzogin von Schlesien und Tante der hl. Elisabeth von Thüringen, gehört haben sollen. Zu seiner Provenienz werden unterschiedliche Theorien vertreten: Es wird u. a. auf Ähnlichkeiten mit Bergkristallarbeiten aus dem fatimidischen Ägypten verwiesen oder die Annahme geäußert, die Gläser könnten um 970 in Byzanz entstanden und Teile des Brautschatzes der Prinzessin Theophanu, der späteren Frau Kaiser Ottos II, gewesen sein. Auch der Gürtel der hl. Elisabeth wurde mehrmals verliehen; es ist anzunehmen, daß er als "Gebärgürtel" diente.[188]

---

185 Ansbach, 21. März 1474. Zit. n. Feis (1923), S. 63.

186 Ebd.

187 Vgl. Peter-Michael Spangenberg: *Maria ist immer und überall. Alltagswelten des spätmittelalterlichen Mirakels*. Frankfurt a. M. 1987, S. 59-78, hier S. 67; zur "Berührungs-Magie" vgl. G. Lanczkowski, Art. *Magie* I. Religionswissenschaftlich. In: Lexikon für Theologie und Kirche Bd. 6, Freiburg 1961, Sp. 1274-1277, hier Sp. 1276.

188 Vgl. Robert Koch: Der Glasbecher der heiligen Elisabeth in Coburg. In: *Sankt Elisabeth. Fürstin - Dienerin - Heilige*. Hrsg. von der Philipps-Universität Marburg in Verbindung mit dem Hessischen Landesamt für geschichtliche Landeskunde. Sigmaringen 1981, S. 272-284, hier S. 281f. Die einzelnen Belege für die Versendung von Becher, Tasche und Gürtel der hl. Elisabeth sind zusammengefaßt bei C.

Nach diesem kurzen Blick auf Transaktionen fürstlicher Familien zum Schutz der Erbfolge werden nun die gesprochenen Segen behandelt.

Arnald von Villanova (gest. 1331) kritisiert die Gewohnheit der Hebammen von Salerno, die vor dem Beginn der Geburt drei Pfefferkörner in der Hand hielten, über jedes den Segen: "Befreie, o Herr, diese Frau von den Schmerzen der Entbindung" murmelten und sie der Schwangeren in einem Getränk reichten. Anschließend sei von ihnen, neben dem Vaterunser, auch die magische Formel "Bizomie lamion lamium azerai vachina deus deus sabaoth / Benedictus qui venit in nomine Domine, osanna in excelsis" gesprochen worden.[189] Im Hinblick auf die Vielzahl der überlieferten lateinischen Segen ist es durchaus möglich, daß sie von Klerikern, die in erster Linie lateinkundig waren, vor dem Beginn einer Geburt im Beisein der Schwangeren gelesen wurden. In einem Segen, dessen Worte eine "sanfte Geburt" bewirken sollten, wird das Kind, egal ob Junge oder Mädchen, ob lebendig oder tot, bei Vater, Sohn und Heiligem Geist angerufen, so wie Lazarus sein Grab den Mutterleib zu verlassen, um das Licht des Himmels zu sehen. Nach dem Gebet des Vaterunsers und des Ave Marias wird die Gottesmutter gebeten, als Fürsprecherin für die Schwangere einzutreten, damit diese ohne große Schmerzen gebären könne:

Von der gebort der frawenñ

WEnne eyne frawe geberñ sal So sal man deze wort sprechnñ sy gebert diste senffter Elizabet hot gebert Johannem den towffer Anna hot gebert Mariam dy mutter gotis des heren Maria hot gebert Jhesum cristum ane wetagen Alzo beswere ich dich kint bey deme + vater vnde bey deme + sone vnd bey dem heiligen + geste du sist eyn knecht adir megeteyn du sist lebendig adir tot das du her vz geest vnd sist an das licht des hymmels Llazare [!] Lazare kum her vz got tete dy grube off vnd grup en dor vz[190] vnd sprich eyn pater noster vnd Aue maria vnd eynen globen Dor noch sprich Maria hette Jesum geberet ane alle smercze Lazare kum her vz Cristus heysset dich Eyn newes geslechte wirt vom hymmel gesant vnd wart geoffenbart deme ertreiche adir wirt geoffenbart deme artreiche Maria mutter vnde

---

Burkhardt: Über Kopf und Becher, Gürtel und Tasche der heiligen Elisabeth. In: *Zeitschrift des Vereins für thüringische Geschichte und Alterthumskunde* 4 (1861), S. 228-230, hier S. 229, Anm. 1; vgl. J. Philippe: Art. *Hedwigsgläser*. In: Lexikon des Mittelalters, Bd. 4, München/Zürich 1989, Sp. 1986f.

189 Zit. n. Bertini (1991), S. 143.

190 Jo 2,43: "Lazare, veni foras", war als Bestandteil von Gebärsegen üblich; vgl. HWDA 3, Sp. 345.

mayth hymmel konigynne bitte vor disse .N. deyne dynerynne das sy senfte ane groze wetage gebere Amenn ※.[191]

In einem ähnlichen Segen für eine "sanfte Niederkunft" wird Jesus Christus selbst als Helfer angerufen. Auch hier wird die "Frucht", egal ob es sich um Junge oder Mädchen ("degen" oder "dirn") handelt, zum Verlassen des Mutterleibs aufgefordert,[192] damit es den Schein des Himmels und die göttliche Schöpfung sehen könne. Die Art der Ansprache und der Überlieferungskontext dieses Segens, der zusammen mit einem Rezept zur Geburtserleichterung tradiert ist, deuten darauf hin, daß er von der Hebamme gesprochen werden sollte:

Wiltu der frawen helffen das sie schir vnd sanft nyder kumpt So sprich die wort Jtem So du einer frawen wilt bej gestenn So siehe zu der gepurd sol arbeitten So du gest yn ir gemach So spriche das sie es hore
Anna gepar Mariam Maria gepar Jhesum Cristum Elisabet Gepar Johannem den tauffer Cristi Cilina gepar sanctum Remigium[193]. also gepirt die fraw ir kint on serr mit der hilff seyner guett der geparn ward on sere von der reÿnen junckfrawen Maria vnßer lieben frawen Bei ÿm so beswere ich dich du frucht jn dem leib der

---

[191] ÖNB Wien, Handschrift 14 545, Bl. 12v. Die bisher älteste bekannte Fassung dieses Segens in einer Bonner Handschrift aus dem 11. Jahrhundert und weitere Überlieferungen vgl. bei E. Hälsig: *Der Zauberspruch bei den Germanen bis um die Mitte des 16. Jahrhunderts*. Diss. Leipzig 1910, S. 96; eine kürzere lateinische Fassung dieses Segens vgl. in 9.1.5, Bl. 205ra; eine weitere Überlieferung ist ediert bei Follan (1968), S. 51f. Den Text überliefert außerdem eine Budapester Handschrift, die im Katalog als "Lat. Spruch gegen Unfruchtbarkeit" bezeichnet wird; vgl. András Vizkelety: *Beschreibendes Verzeichnis der altdeutschen Handschriften in ungarischen Bibliotheken*. Bd. 2, Wiesbaden 1973, S. 66; als "Marien-Geburtsamulett" in: Karin Schneider: Deutsche mittelalterliche Handschriften der Universitätsbibliothek Augsburg. Die Signaturengruppen Cod. I.3 und Cod. III.1. Wiesbaden 1988, S. 245; Karin Schneider nennt hier zwei weitere Überlieferungen in der BS München, Cgm 822, Bl. 22v; Cgm 824, Bl. 2r; vgl. außerdem Zingerle (1891), S. 177; darüber hinaus gibt es eine Überlieferung auf einem Pergamentbruchstück (14. Jh.) des Fürstlich Ysenburgschen Archiv in Büdingen, vgl. Richard Ernst Bader: Sator arepo: Magie in der Volksmedizin. In: *Medizinhistorisches Journal* 22 (1987), S. 115-134, hier S. 117f.; außerdem in der Münchener Pergamenths. Clm 54, vgl. Anton Schönbach: Segen. In: *Zeitschrift für deutsches Altertum* 24 (1880), S. 65-82, hier S. 70; eine englischsprachige Version vgl. bei Bader (1987), S. 117; zur doppelten Überlieferung des Segens im *Speyrer Frauenbüchlein* vgl. Siegmund (1990), S. 47, 60; eine weitere Überlieferung aus dem 14. Jahrhundert im GN Nürnberg, Handschrift 15586, Bl. 2rb.

[192] Obwohl es sich, nach den Strukturmerkmalen zu urteilen, um einen "Segen" handelt, wird das Kind im Mutterleib "beschworen", diesen zu verlassen.

[193] Schreib- oder Lesefehler, im Text steht: "benigaum".

frawen du seist degen oder dirn Das du herauß kumpst vnd sehest den schein vnd schopfung die got gemacht hat Des helffe dir got der almechtig vnsser herre Jhesus Cristus Amen Aue Maria.[194]

Anhand der hier wiedergegebenen Textbeispiele läßt sich ersehen, daß es sich bei den Segen zum Schutz und zur Erleichterung einer Geburt um eine Textgattung handelt, die sich durch ähnliche Strukturmerkmale von Aufbau und Inhalt auszeichnet, ursprünglich lateinisch überliefert war und später in die Volkssprachen übersetzt wurde. Gemeinsames Element aller in den Handschriften tradierten Texte ist, daß sie aus einem christlich geprägten Kontext stammen und Bezüge zur Geburt Jesu durch die Jungfrau Maria sowie die Geburt Marias durch Anna herstellen. Oft tritt daneben ein Verweis auf die Geburt Johannes des Täufers. Als Schutzpatrone des zukünftigen Erdenbewohners fungieren neben Jesus Christus und Maria unterschiedliche Heilige, vornehmlich Märtyrer. Meistens wird das Kind direkt zum Verlassen des Mutterleibs aufgefordert.

Die überlieferten Segen vermitteln ein eindringliches Bild von den Ritualen zu Beginn einer Geburt: Sie wurden im Beisein der Gebärenden gesprochen oder in Form eines Amuletts an ihrem Körper befestigt und suggerierten ihr den Schutz höherer Mächte. Damit wird ein fiktiver Bogen gespannt, der bei der Zeugung eines von Gott gewollten Kindes beginnt, im Idealfall innerhalb einer nach christlichem Ritus vollzogenen Ehe. Dem Kind haucht Gott die Seele ein. Während der Geburt wird es von ihm und den heiligen Fürsprechern beschützt und anschließend durch die Taufe Teil der christlichen Gemeinde.

Der häufig lateinische Text der Gebärmuttersegen und der Segen zur Geburtserleichterung sowie die biblischen Bezüge ihres Inhalts deuten darauf hin, daß sie ursprünglich von Klerikern verfaßt und verbreitet wurden. Seit dem Ende des 13. Jahrhunderts werden sie allerdings nicht mehr in liturgischen, sondern nur noch in profanen Handschriften tradiert.[195] Es gibt Hinweise darauf, daß die Verwendung von "Geburtsbriefen", "Geburtssäckchen", Talismanen und Amuletten im Spätmittelalter vom Klerus abgelehnt wurde. Während einer Geburt sollten nur Gebete gesprochen werden, die Aufstellung eines Kreuzes und geweihter Kerzen

---

[194] UB Heidelberg, Cpg 545, Bl. 60rv. Eine lateinische Fassung dieses Segens ist ediert bei Franz, Bd. 2 (1960), S. 201. Die im Text genannt "Cilina" war die Mutter des hl. Remigius von Reims, a.a.O., Fußnote 4.

[195] Franz, Bd. 2 (1923), S. 198f.

war erlaubt und die Verwendung von Weihrauch erwünscht.[196] Es ist denkbar, daß sich die Kritik der Kleriker an den "abergläubischen" geburtshilflichen Praktiken erst im Laufe des Spätmittelalters verfestigte. Jakob Sprenger und Heinrich Institoris,[197] die Verfasser des *Malleus maleficarum* ('Hexenhammers') von 1487 stützen ihre Verurteilung dieser Alltagspraxis auf den Vorwurf, die Segen enthielten gefälschte Bibelzitate. Nach Richard Kieckhefer sind damit wahrscheinlich apokryphe Texte gemeint. Die Verfasser des 'Hexenhammers' vertreten die Auffassung, daß allein Gottvertrauen in der Not helfe: "Wenn aber jemand echte Stellen aus der Bibel abschreibe, so müsse er sich davor hüten [...], eitle Hoffnungen auf die mechanische Handlung oder auf bestimmte rein äußerliche Charakteristika und Begleitumstände zu gründen, denn es hieße ja, daß er *in den Worten und Zeichen* Macht vermute; er solle aber seine Aufmerksamkeit auf die *Bedeutung* des Texts richten, nicht auf materielle Dinge". Kieckhefer nennt Johannes von Frankfurt als weiteren Autor, der seine Ablehnung des Gebrauchs von Segen schriftlich darlegte. Er bestritt, daß diesen, anders als Kräutern oder Steinen, verborgene göttliche Kräfte innewohnten. Weder die Bibel, noch die Heiligen hätten ihren Gebrauch empfohlen, so daß sie nur von Dämonen verfaßt worden sein könnten oder wertloses Menschenwerk darstellten. Seiner Beobachtung zufolge wendeten die Leute unterschiedliche Segen zum gleichen Zweck an, obwohl immer wieder betont würde, daß erst die Wiedergabe des genauen Wortlauts den Erfolg eines Segensspruchs garantiere.[198] Unter Berücksichtigung der zitierten kritischen Stimmen bekommen die Tilgungen der Segen und Zaubersprüche in der Handschrift Mgf 1069 der SBBPK Berlin, Haus 2, eine besondere Bedeutung. Offensichtlich mißfielen sie einem Besitzer des 16. Jahrhunderts, der die Auffassungen der Inquisitoren teilte und alle einschlägigen Passagen unleserlich zu machen versuchte. Einige Textstellen entgingen ihm allerdings.[199]

Auch in den *Trostbüchern* für schwangere und gebärende Frauen wird die Auffassung vertreten, die Gebärenden sollten sich allein Gottes Schutz

---

[196] A.a.O., S. 207f. Nach Françoise Loux fanden Hausentbindungen in Frankreich bis ins 20. Jahrhundert in einer "religiösen Atmosphäre statt: Man zündet Lichtmeßkerzen an und spricht Gebete"; vgl. Loux (1983), S. 85.

[197] André Schnyder: Art. *Sprenger, Jakob OP*. In: VL^2, Bd. 9, Berlin/New York 1993, Sp. 149-157; André Schnyder/F.J. Worstbrock: Art. *Institoris, Heinrich OP*. In: VL^2, Bd. 4, Berlin/New York 1983, Sp. 408-415.

[198] Zit. n. Kieckhefer (1992), S. 213.

[199] Vgl. die edierten Texte aus dieser Handschrift in Kapitel 9.1.3-9.1.5 sowie Kapitel 2.2.2.

anvertrauen und ihren möglichen Tod bei der Geburt akzeptieren, da sie dadurch mit den Märtyrern im Himmel gleichgestellt würden. In einer um 1525 entstandenen Predigt äußert der Kölner Geistliche Nikolaus Simonis die Meinung, was könne es für eine Frau Köstlicheres geben, als bei der Geburt eines von Gott gewollten Kindes Not zu leiden und zu sterben:

> ¶ Also sal mann auch ein weyb trôsten / vnd wan sie ligen in kindes nôten / nit mit sant Margareten legenden / vnd andern nerrischen weiber werck vmbgeen / sunder ien also sagen. Gedenck liebe N. dastu ein weib bist / dis werck got an dir gefellet / trôste dich seines willens frôlich / vnnd laß jm sein recht an dir. Gib das kindt here / vnd thu dartzu mit aller macht / stirbestu drüber / so far hin wol dir. Denn du stirbest eygentlich im edeln werck / vnd gehorsam gottes. Ja wan du nit ein weyb werst / so solttestu ietzunt allein vmb diesses wercks willen wünschen / das du ein weyb werest / vnd so kôstlich in gottes werck vnd willen not leiden vnd sterben. Dan hie ist gottes wort / das dich also hat geschaffen / solche not in dir gepflanzet hatt.[200]

Daß "närrisches Weiber-Werk" wie Margaretenlegenden und mit Segenssprüchen beschriebene Gürtel diesem Kölner Kritiker zum Trotz noch im 17. Jahrhundert gebräuchlich waren, belegt ein Eintrag aus dem Jahre 1628, der im Historischen Archiv der Stadt Köln erhalten ist. Robert Jütte schreibt dazu: "Als Feyen Deckers, die man später als Hexe zu Melaten verbrannte, gefragt wurde, ob sie Krankheiten nicht nur heilen, sondern auch den Menschen zufügen könne, antwortete diese dadurch implizit der Zauberei beschuldigte Frau, *sie konne es keinen anthuen, sondern durch gottes gnade mit dem gurtel helfen*."[201] In der Hebammenordnung von St. Gallen aus dem Jahre 1757 wird nachdrücklich das "Besprechen" der Gebärenden mit Segen verboten; ein Hinweis darauf, daß diese Praxis auch noch im 18. Jahrhundert gebräuchlich war.[202]

---

200 Nikolaus Simonis: *Ein Brautstück allen, die den Ehestand lieben*. [Speyer: Jakob Schmidt, um 1525], Cij^r. Exemplar SBBPK Berlin, Haus 2 (Signatur: Cu 5985 R). Edition: Gustav Freytag Flugschr. Slg. Microfiche Nr. 3385. Die Nasalstriche im Text wurden für die Wiedergabe aufgelöst. Am Rand dieser Textpassage stehen die Glossen "Weemůter. Obstetrices". In den gängigen biographischen Nachschlagewerken wird Nikolaus Simonis nicht erwähnt. Aus Angaben im Druck läßt sich erschließen, daß er den Magistergrad hatte, als Geistlicher in Köln lebte und aufgrund seiner Eheschließung (die er im *Brautstück* verteidigt) Repressalien ausgesetzt war. Zu weiteren Werken des Autors vgl. VD 16 Nr. 6562-65.

201 Jütte (1991), S. 153 und 261, Anm. 71.

202 Marianne Degginger: *Zur Geschichte der Hebammen im alten St. Gallen*. Hrsg. vom Historischen Verein des Kantons St. Gallen. 128. Neujahrsblatt (1988), S. 34.

1.5 Zaubersprüche

Mit der Anwendung von Zaubersprüchen wird versucht, unmittelbaren Einfluß auf eine "höhere Macht" durch eine bezwingende Formel auszuüben, d. h., es werden keine heiligen Fürsprecher angerufen.[203] Zaubersprüche gehen häufig, wie man an den Formulierungen der nachfolgend zitierten Beispiele ablesen kann, auf antike Überlieferungen zurück. Die in den gynäkologisch-obstetrischen Texten nur in geringer Zahl überlieferten Beispiele sollten Fruchtbarkeit bewirken, Aborte hervorrufen, eine zu starke Menstruation beenden oder Gebärmutterkoliken bekämpfen.[204] Sie wurden außerdem von Hebammen zur Erleichterung einer Geburt angewendet.[205] Ein Zauberspruch aus dem 15. Jahrhundert diente zur Austreibung einer Totgeburt:

> Den frawen. So ain fraw ain totes kint trait, so sol sy trincken ains ander weibes spünne vnd hab die kriechischen namen Vrium, Burium, Pliaten, so wirt si erloset. So sy dan erlost wirt, so prenn man die namen in dem fewr.[206]

Der erste Teil dieser Formel, der empfiehlt, eine Frau solle die Milch einer anderen Frau ("weibes spünne") trinken, ist häufig als therapeutische Maßnahme in medizinischen Rezeptsammlungen überliefert. Für den eigentlichen Zauberspruch konnte in den vorliegenden Handschriften keine Parallelüberlieferung nachgewiesen werden. Ebensowenig für den folgenden Zauberspruch gegen eine schmerzende Gebärmutter, der auf

---

203 Beitl (1974), S. 990-992. Vgl. Manfred Geier: Die magische Kraft der Poesie. Zur Geschichte, Struktur und Funktion des Zauberspruchs. In: *Deutsche Vierteljahresschrift für Literaturwissenschaft und Geistesgeschichte*. Bd. 56 (1982), S. 359-385.

204 Hälsig (1910), S. 20, 42f. Der schon erwähnte Codex 803 der Bürgerbibliothek Bern überliefert Textbeispiele, die allerdings in der Sekundärliteratur nicht zitiert werden, vgl. Pinto (1973), S. 514.

205 Erwin H. Ackerknecht: Zur Geschichte der Hebammen. In: *Gesnerus* 30 (1973), S. 181-191, hier S. 181.

206 Zit. n. Zingerle (1891), S. 177.

ein Jungfernpergament[207] geschrieben und von der Frau ständig bei sich getragen werden sollte:

> Fuer den wetagen der muter. Schreib den nammenn an ein junckfraw perment vnd las die frawenn alltzeyt pey ir tragenn: + el + eloy + eloe[208] + anexi + andriary + N. von + compunctary + ammenn.[209]

Einen weiteren Zauberspruch gegen zu starke und lange andauernde Monatsblutungen soll Ovid seine Tochter gelehrt haben, und auch Plinius zitiert ihn in seinem Buch zur Frauenheilkunde. Nachdem die zauberische Formel auf ein Stück Brot geschrieben worden war, sollte es die Frau an drei aufeinanderfolgenden Tagen auf nüchternen Magen essen. Getreide, Brot, Kuchen und anderes Gebäck gelten in der Volkskunde als Symbol des Lebens und der Fruchtbarkeit sowie von Ehe und Familie:[210]

> Jtem Maister Ovidius hat sein dochter gelernnett vnd Maister Plinius schreibt auch dar von in dem beibspůch So die weib zw vill plüettenntt vnd man in das nit verstellenn mag so schreib dise namen auf ain prott vnd gib jrs zw essenn on on on inclus milůs das tůe nüchter dreÿ ferr dreÿ morgenn ꝛc.[211]

Die Anweisung ist in einer weiteren Handschrift überliefert. Hier lautet sie, der Spruch solle mit Blut geschrieben werden. Ob dieses auf einem Stück Brot zu geschehen habe, wird nicht ausgeführt, und auch Ovid und Plinius werden nicht als Autoritäten zitiert:

---

207 "Das feinste Pergament gaben die Häute ungeborener Lämmer; es ist sehr dünn, weiss und glatt, konnte aber immer nur zu ganz kleinen Handschriften dienen. [...] Die *charta non nata* und *virginea* wurde zu Zaubermitteln benutzt. Schon in der spätrömischen Medicina Plinii kommt es vor: *In charta virgine scribis quod in dextro brachio ligatum portet ille qui patitur.* Und in einem Zaubermittel des 14. Jahrhunderts: *scribe nomina in pergamenum virgineum*. In Siena war es daher verboten, *charta non nata* zu machen. Anthoninus von Florenz im 15. Jahrhundert schreibt in seiner Schrift de instructione confessorum die Frage vor: *Si super se portavit cartam scriptam quae dicitur S. Cipriani, vel cartam non natam, vel virgineam, vel aliquod simile ob spem sanitatis vel alterius cujuscunque superstitionis*." Zit. n. W. Wattenbach: *Das Schriftwesen im Mittelalter*. Graz [4]1958, S. 119f.

208 Sicherlich abgeleitet von hebräisch 'el, 'elohim, d. h. Gott.

209 Zingerle (1891), S. 176f.

210 Vgl. F. Eckstein, Art. *Brot*. In: HWDA 1 (1927), Sp. 1590-1659; ders.: Art. *Gebäck*, HWDA 3 (1930/31), Sp. 321; H. Marzell: Art. *Getreide*, HWDA 3 (1930/31), Sp. 787f.; F. Eckstein: Art. *Kuchen*, HWDA 5 (1932/33), 645ff.

211 9.3.5, Bl. 175^{r}. Der Zauberspruch ist auch überliefert in 9.1.5, Bl. 204va.

Jtem welchi fro jren blůmen zelang hat die schrib disen namen mit dem blůte : on: on: on: inclitus milus dz ist bewert.[212]

Die Worte der Zauberformel, die für die mittelalterliche Benutzerin wohl unverständlich waren, mußten in der Originalsprache überliefert werden, "da jede Übersetzung die Wirksamkeit, die Bedeutsamkeit der Formel nicht hätte freisetzen können."[213] Nicht das Verständnis des Zauberspruchs wurde also intendiert, wichtig waren wie bei den Segen die korrekte Reihenfolge der Wörter und ihre Aussprache.

Der oben schon erwähnte "Zensor", dem die Ausübung magischer Praktiken mißfiel, tilgte zwei Zaubersprüche in Mgf 1069, so daß der Text auch unter der Quarzlampe nur rudimentär zu entschlüsseln ist (vgl. Abb. 3):

Jtem oder schreib dis namen vnd bind sÿ einer vff die scham [getilgt] Oder schreib dis namen mit des selben [getilgt] vnd bint es vf den nabel [getilgt].[214]

In der Handschrift Mgf 1069 ist auch eine Reihe von Buchstaben getilgt worden, die wahrscheinlich ebenfalls zu einem Zauberspruch gehörte.[215] Die Abfolge, soweit sie noch erkennbar ist, erinnert an eine Überlieferung in der Wolfsthurner Handschrift, aus der Zingerle zitiert und in der eine Anweisung zur Beendigung der Menstruation mit folgendem Wortlaut tradiert ist:

Den frawen. Wen ain frawe ir weibplichait zu uil hat, so nym hirssein horn geschabt, mit wein temperiert vnd trinck des vnd nem dise puchstaben an ain prieflein geschrieben vnd leg ez auf die huffe: P.N.B.C.P.X.A.O.P.I.L. in nomine patris et fily et spiritus sancti.[216]

Bei diesem Beispiel verschwimmen durch den christlichen Bezug die Grenzen zum Segen. Allen hier zitierten Textbeispielen ist gemeinsam, daß mit ihnen kein Schadenzauber geübt werden konnte, so daß sie zur weißen statt zur schwarzen Magie zu zählen sind.[217]

---

212 9.1.5, Bl. 204va.
213 Spangenberg (1987), S. 76.
214 9.1.3, Bl. 196ra.
215 9.1.5, Bl. 204rb.
216 Zit. n. Zingerle (1891), S. 177.
217 Vgl. zum Thema "Zauberei" Kieckhefer (1992), S. 96-102.

2. Überlieferungskontext, Rezeptionszeugnisse und Gebrauchsspuren

2.1 Überlieferungskontext

Die gynäkologisch-obstetrisch-pädiatrischen Rezepte, die im Editionsteil dieser Arbeit wiedergegeben werden, haben ihre Wurzeln in antiken und arabischen Schriften und sind in der medizinischen Gebrauchsprosa bis ins 17. Jahrhundert überliefert. Sie befinden sich in ähnlicher Form beispielsweise noch im *Arzneibüchlein* Anna von Diesbachs in der Erlacher Fassung Daniel von Werdts (1658).[1] Alle in diese Untersuchung einbezogenen Texte weisen im Hinblick auf ihren Überlieferungszusammenhang ein übereinstimmendes Kriterium auf: Sie befinden sich in Sammelhandschriften. Erstens erscheinen sie in Kodizes, die in den Handschriftenkatalogen wegen ihres medizinischen Inhalts als *Arzneibücher* bezeichnet werden. Zweitens werden sie von Manuskripten tradiert, deren Inhalt in der medizinhistorischen Forschung als "Buch vom Menschen, Tier und Garten"[2] charakterisiert ist. Diese Handschriften enthalten praktische Handlungsanweisungen zur medizinischen Therapie von Menschen und Tieren, zur Veredelung von Obstbäumen und zum Weinbau und bieten darüber hinaus oftmals enzyklopädisches Wissen. Drittens sind sie in iatromathematischen Kompendien[3] enthalten, die durch die Überlieferung astrologisch astronomisch-medizinischer Texte gekennzeichnet sind.[4] Sammel-

---

[1] Vgl. Günther Jaeschke: *Anna von Diesbachs Berner 'Arzneibüchlein' in der Erlacher Fassung Daniel von Werdts (1658)*. Teil 1: Text. Med. Diss. Würzburg 1978. Pattensen/Han. [o.J.] (= Würzburger medizinhistorische Forschungen; Bd. 16).

[2] Vgl. Volker Zimmermann: *Rezeption und Rolle der Heilkunde in landessprachigen handschriftlichen Kompendien des Spätmittelalters*. Stuttgart 1986 (= Ars medica: Abt. 4, Landessprachige und mittelalterliche Medizin; Bd. 2).

[3] Vgl. Lorenz Welker: *Das "Iatromathematische Corpus"*. Untersuchungen zu einem alemannischen astrologisch-medizinischen Kompendium des Spätmittelalters mit Textausgabe und einem Anhang: Michael Puffs von Schrick Traktat "Von den ausgebrannten Wässern" in der handschriftlichen Fasssung des Codex Zürich, Zentralbibliothek, C 102 b. Med. Diss. Zürich 1988 (= Zürcher medizingeschichtliche Abhandlungen; Bd. 196).

[4] Zu den Begriffen 'Arzneibuch', 'medizinische Sammelhandschrift', 'Buch von der Medizin', 'Medizinalbuch', 'Buch vom Menschen, Tier und Garten', 'Hausbuch' und 'Textkorpus' vgl. Gundolf Keil: Einleitung zu: Das Lorscher Arzneibuch und die

handschriften der genannten Arten waren Hausbücher für medizinische Laien, konnten als Nachschlagewerk für medizinische Praktiker wie Hebammen, Chirurgen und Akademikerärzte dienen und innerhalb des Bestands einer Klosterbibliothek von Nutzen und Interesse sein.

Wie die Übersicht über die in dieser Untersuchung einbezogenen Handschriften zeigt (vgl. Kapitel 11.1), sind nicht in jedem Kodex Vorbesitzereinträge überliefert, die möglicherweise Rückschlüsse auf seine Provenienz zulassen. Die Einträge stammen darüber hinaus häufig erst aus dem 17. und 18. Jahrhundert. Folgende Namen und Berufe medizinischer Laien, die Handschriften mit frauenheilkundlichen Texten besaßen, sind in den untersuchten Manuskripten überliefert: 1. Paul Hector Mair, Augsburger Ratsdiener und Verwalter der Stadtkasse, verfügte über den Münchener Kodex Cgm 407; 2. Osias Schrader, Glaser und Glasmaler in Regensburg, hinterließ seinen Namenszug im Kodex 118.J.42 der Zentralbibliothek des Benediktinerordens St. Martinsberg, Pannonhalma; 3. Ulrich Schwarz (gest. 1478), Augsburger Bürgermeister, zählte die Wolfenbütteler Handschrift 226 Extravagantes zu seinen Büchern, 4. Hans Bereiczgelt die Handschrift Ms.germ.oct. 121, die sich heute in Berlin befindet; 5. Erhardt Truchseß von Warthausen besaß die Stuttgarter Handschrift Cod. med. 4° 24. Angehörige medizinischer Berufe waren im Besitz von sechs Kodizes: 1. Michael Gscheyd, der als Bader in Rietz (wohl Westtirol) arbeitete, gehörte neben weiteren Vorbesitzern (Friedrich Pantail und dem Schulmeister Anselmus Gfässer) der Münchener Kodex Cgm 728; 2. Hans Seyff,[5] Wundarzt, schrieb und besaß Cod. med. et Phys. 2° 5 der WL Stuttgart; 3. Dr. Georg Palma, Nürnberger Arzt, hinterließ im 16. Jahrhundert die Handschrift Cent VI,1; 4. Dr. Nikolaus Poll, Innsbrucker Hofarzt, schrieb 1494 seinen Namen in die Handschrift 3227a des GN Nürnberg;

---

frühmittelalterliche Medizin. In: *Verhandlungen des medizinhistorischen Symposiums* im September 1989 in Lorsch. Hrsg. von Gundolf Keil und Paul Schnitzer. Lorsch 1991, S. 7f. und 17-19 mit Anm. 1-6 sowie 15 und Ortrun Riha: *Wissensorganisation in medizinischen Sammelhandschriften: Klassifikationskriterien und Kombinationsprinzipien bei Texten ohne Werkcharakter*. Wiesbaden 1992, S. 11-14 (= Wissensliteratur im Mittelalter; Bd. 9); Johannes G. Mayer: Das 'Arzneibuch' Ortolfs von Baierland in medizinischen Kompendien des 15. Jahrhunderts. Beobachtungen und Überlegungen zur Werktypologie medizinischer Kompendien und Kompilationen. In: *ein teutsch puech machen*. Untersuchungen zur landessprachlichen Vermittlung medizinischen Wissens. Ortolf-Studien 1. Hrsg. von Gundolf Keil. Redaktion Johannes G. Mayer und Christian Naser. Wiesbaden 1993, S. 39-61 (= Wissensliteratur im Mittelalter; Bd. 11).

[5] Vgl. Manfred Gröber/Gundolf Keil: Art. *Seyff (Seiff, Siff, Syf, Syfer, irrtümlich: Suff), Hans*. In: VL^2, Bd. 8, Berlin/New York 1992, Sp. 1130-1133.

5. ein Exlibris des Vorbesitzers Dr. med. et phil. Johannes Laurentius Löelius von 1681 befindet sich im oben bereits erwähnten Kodex Ms. germ. oct. 121; 6. ein Vorbesitzereintrag und medizinische Rezepte von "Hans Schilig vß Wallis" sind im Berliner Kodex Ms. germ. fol. 1069 überliefert. Nur eine Frau ist namentlich als Vorbesitzerin feststellbar, ohne daß wir Hinweise auf ihren möglichen Beruf erhalten: Barbara Hollåndersche besaß im 15. Jahrhundert die Handschrift 11 168 der ÖNB Wien. Wie die Zusammenstellung der Vorbesitzereinträge zeigt, sind Einträge selten, aus denen sich Hinweise auf das Geschlecht oder den Beruf der spätmittelalterlichen Handschriftenbesitzer ableiten lassen. Die Mehrheit der oben gekennzeichneten Sammelhandschriften ist ohne Vorbesitzereinträge des 15. Jahrhunderts geblieben. Im vierten Kapitel wird dieser Aspekt im Hinblick auf Funktion und Benutzerkreise der gynäkologisch-obstetrischen Texte ausführlicher berücksichtigt werden.

Frauenheilkundlich-geburtshilfliche Rezeptsammlungen oder Traktate, die teilweise durch Rezepte zur Kinderheilkunde erweitert wurden, bilden in den oben beschriebenen Handschriftentypen entweder den durch eine Überschrift klar abgegrenzten Faszikel eines *Arzneibuchs*[6] oder sind Teil einer allgemeinmedizinischen Rezeptkompilation. Rezeptsammlungen sind häufig nach dem Schema "a capite ad calcem" zur Behandlung von Krankheiten "vom Scheitel bis zur Sohle" gegliedert.

Einzeltexte weisen deutliche Spuren aufeinanderfolgender Überlieferungsstufen auf: Die erste Textstufe bildet die Kompilation des ursprünglichen Textes aus unterschiedlichen älteren medizinischen Quellen. Auf die Abschrift eines Textes von der Hand eines medizinischen Laien können Verballhornungen von Fachtermini zur Bezeichnung einzelner Körperteile oder lateinischer Pflanzennamen etc. hindeuten. Dieser ursprüngliche Textbestand wurde in manchen Fällen von einem oder mehreren Vorbesitzern durch thematisch passende Kapitel aus anderen Werken oder Einzelrezepte erweitert. Sie konnten auf frei gebliebenen Seiten nachgetragen oder als Marginalien an den Rand des urspünglichen Textbestands geschrieben werden (vgl. Kapitel 2.2.1).[7]

---

[6] Mit dem Begriff *Arzneibuch* werden "Sammelhandschriften als Ganzes oder in Teilen sowie Lehrbücher der Heilkunde" bezeichnet. Riha (1992), S. 8.

[7] Kusche (1990), S. 6f.

2.2 Rezeptionszeugnisse und Gebrauchsspuren

Rezeptionszeugnisse und Gebrauchsspuren lassen sich in den Handschriften in unterschiedlicher Form nachweisen: Im vorderen oder hinteren Buchdeckel sind teilweise weitere Rezepte oder persönliche Notizen vermerkt. Einzelne Rezepte sind eventuell durch Unterstreichungen hervorgehoben. In Mgf 1069 finden sich außerdem kleine Zettel oder Blätter (Pflanzenteile), die als Lesezeichen eingelegt wurden.

2.2.1 Nachträglich eingefügte Rezepte und Randglossen

Einige Handschriftentexte wurden nicht fortlaufend abgeschrieben. Es blieb Platz frei, um Erweiterungen einfügen zu können. Nach diesem Verfahren ist das *Speyrer Frauenbüchlein* angelegt worden: Es ist in sechs größere Abschnitte gegliedert. Der Schreiber oder die Schreiberin führte den Text nicht in einem Zug aus, sondern ließ Platz für Nachträge frei und schrieb Rezepte an den Rand bereits festgehaltener Teile. Vergleichbar mit der Anlage des *Speyrer Frauenbüchleins* ist der Aufbau einiger Handschriftentexte, die in der vorliegenden Untersuchung herangezogen wurden. An erster Stelle ist der gynäkologische Teil der Handschrift Mgq 17 der UB Frankfurt zu nennen: Hier sind halbe Seiten und ganze Spalten für spätere Rezeptnachträge freigeblieben. Auch die drei unterschiedlichen frauenheilkundlichen Teile in Mgf 1069 sind wahrscheinlich nacheinander eingetragen worden. Auf Bl. 196^{rab} sind gynäkologische Rezepte notiert; die rechte Spalte blieb frei, es wäre also Platz für weitere Nachträge vorhanden gewesen. Anschließend folgt der Kurztraktat *Sieben Erklärungen zur weiblichen Sexualität und zur Reproduktion*, Bl. 196^{v}-197^{v}. Der außerdem überlieferte Traktat *Von der Natur der Frauen und ihren Krankheiten*, Bl. 198^{r}-207^{r}, wurde zuerst in das Manuskript geschrieben. Die frauenheilkundlichen Rezepte und der Kurztraktat sind Nachträge von einer anderen als der Haupthand und zwar auf Blättern, die ursprünglich durch ein Glossar von lateinischen und deutschen Pflanzennamen gefüllt werden sollten. Auch die frauenheilkundlichen Rezepte, die vor dem *Traktat von Empfängnis und Geburt* in die Handschrift Cgm 728 der BS München eingetragen wurden, ergänzte eine Hand des 16. Jahrhunderts, allerdings mit allgemeinmedizinischen Rezepten. Ähnlich sieht es im Falle der Handschrift B 245 der ZB Zürich aus: Der ursprüngliche Textbestand ist durch eine Vielzahl thematisch passender Rezepte erweitert worden. Sie befinden sich in kleinerer Schrift am jeweiligen Blattrand. Auf den meisten Blättern stehen drei Textspalten, zwei ursprüngliche und eine

Nachtragsspalte, nebeneinander.

Randglossen können den ursprünglichen Text ebenfalls erweitern. Neben einem Rezept in der Handschrift Mgf 1069 unter dem Titel "ist gůt zů hand siechtagen" steht ein Benutzereintrag: "ein heist hentsucht"[8] - eine Erkrankung der Hand wurde durch den Namen "Handsucht" gekennzeichnet. Bei einer Beschreibung der "Gartenkresse" im selben Kodex findet sich der kurze Hinweis: "der den samen tert vnd isset ist gůt wider die minne"[9] - der gedörrte Samen dieser Pflanze sollte als Mittel gegen die Lust erfolgreich sein. Ergänzungen oder Berichtigungen von Schreibfehlern erscheinen in den Handschriften ebenfalls als Randglossen. Auch kritische Bemerkungen zum vorliegenden Inhalt sind auf diese Weise über die Jahrhunderte erhalten geblieben. In einer edierten Handschrift der Bibliothek in Wolfsthurn hat ein kritischer Leser an den Rand von Rezepten gegen Menstruationsstörungen geschrieben: "Das ist ganz verkehrt, abergläubisch und praktisch Ketzerei". Blätter aus dem Buchblock dieser Handschrift wurden herausgetrennt. Ob auch hier der "Kritiker" am Werke war, läßt sich heute nicht mehr entscheiden. Wegen dieses Eingriffs bleibt den neuzeitlichen Leserinnen und Lesern nun ein Rezept verborgen, welches, wie dem Fragment zu entnehmen ist, eine Anweisung enthalten hatte, mit deren Hilfe man sich unsichtbar machen konnte.[10]

2.2.2 Tilgungen

Neben herausgerissenen Seiten sind in der Berliner Handschrift Mgf 1069 Passagen so gründlich durchgestrichen, daß sie heute nicht mehr zu entziffern sind (vgl. Abb. 3). Beim Durchblättern des Kodex stößt man auf eine größere Zahl von Tilgungen: Teilweise sind ganze Textpassagen geschwärzt, einzelne Sätze oder Wörter wurden durch kräftige Durchstreichungen unleserlich, große Kreuze verunstalten die Blätter und aus einem Blatt hat jemand kurzerhand die störende Passage fein säuberlich nach der Überschrift herausgetrennt. Getilgt wurden Segen,[11] Beschwörungs-

---

[8] SBBPK Berlin, Haus 2, Mgf 1069, Bl. 56^{v}. "Hantsucht" meint die Handgicht, vgl. Max Höfler: *Deutsches Krankheitsnamen-Buch*. Reprographischer Nachdruck der Ausgabe München 1899, Hildesheim/New York 1970, S. 707.

[9] A.a.O., Bl. 60^{r}.

[10] Kieckhefer (1992), S. 13f.

[11] SBBPK Berlin, Haus 2, Mgf 1069, Bl. 130^{v} und 131^{r}.

formeln und Zaubersprüche,[12] Planetenlehren,[13] Teile einer Darstellung der "verworfenen Tage",[14] Genesungsproben[15] und eine Anweisung, mit deren Hilfe einer Frau Geheimnisse zu entlocken waren. Dem verbleibenden Textrest läßt sich entnehmen, daß dazu einer Schlafenden ein getrocknetes Taubenherz und ein Krötenkopf auf die Brust gelegt werden sollten.[16]

In der deutschen Übersetzung des *Buchs Trotula* von Johannes Hartlieb sind Teile des Textes schon bei der Abschrift ausgelassen worden, was im Inhaltsverzeichnis und am Rand beispielsweise mit den Worten: "daz capitel ist als her aus geschniten das nit sund dar durch geschecht" angezeigt wird.[17] Viele Handschriften, in denen Zeugnisse volksmagischer Praktiken überliefert waren, sind im Zuge der Inquisition verbrannt worden, so daß heute nur noch ein ausschnitthafter Wissensbestand erhalten geblieben ist.[18]

---

12 A.a.O., Bl. 196^{r}.
13 A.a.O., Bl. 11^{v}.
14 A.a.O., Bl. 5^{r}.
15 A.a.O., Bl. 132^{r}, 168^{v}.
16 A.a.O., Bl. 183^{r}.
17 SBBPK Berlin, Haus 2, Mgf 928, Bl. 131^{v}.
18 Kieckhefer (1992), S. 16.

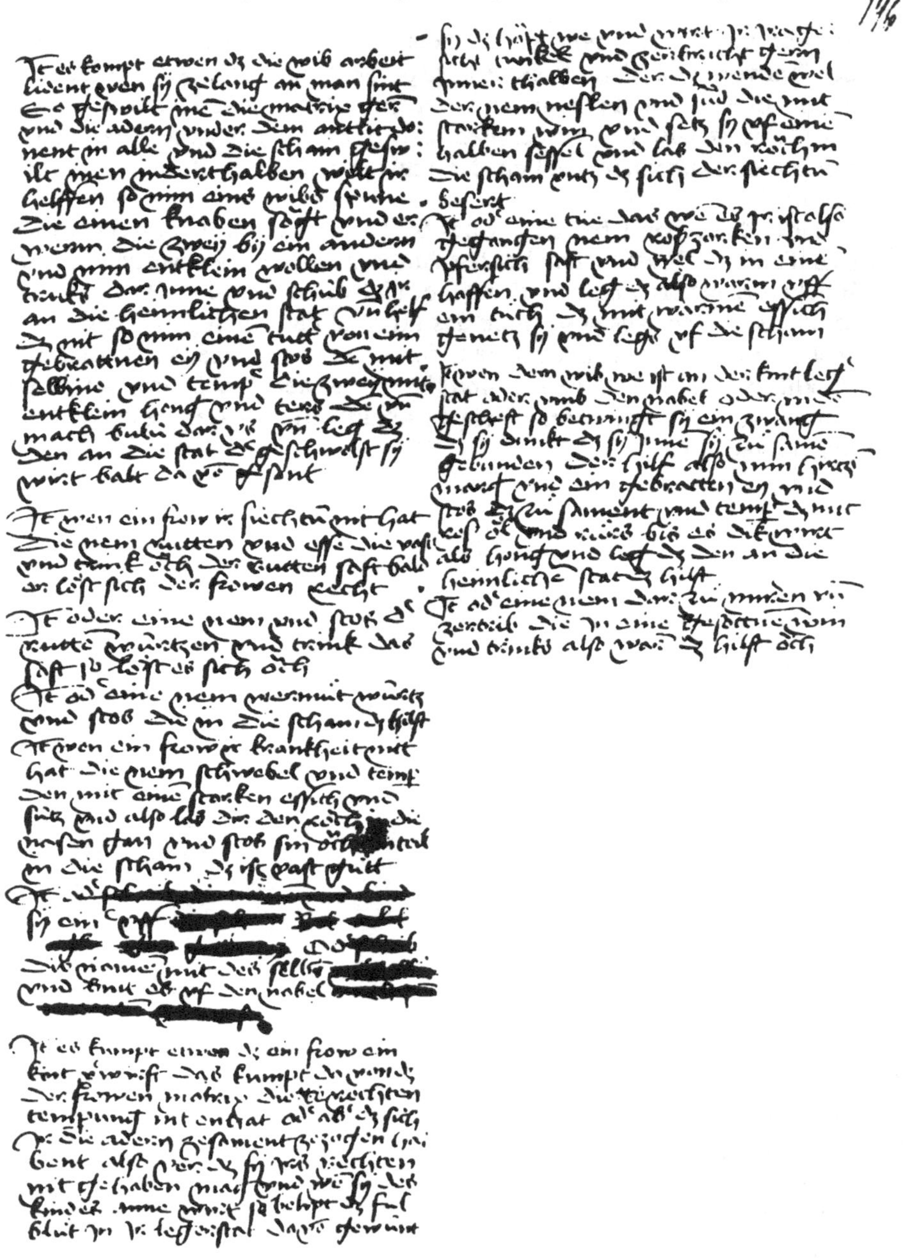

Abb. 3: Staatsbibliothek zu Berlin, Preußischer Kulturbesitz, Haus 2, Ms. germ. fol. 1069, Bl. 196[r]: Tilgung innerhalb der frauenheilkundlichen Rezepte (vgl. Kapitel 9.1.3).

3. Aufbau, Inhalt und Anwendung der Rezepte

3.1 Aufbau der Rezepte

Ein Kennzeichen mittelalterlicher Rezepte ist ihre Dreigliedrigkeit: Nach dem zuerst genannten Titel und der Indikation folgt zweitens die Komposition, an die sich drittens Applikationsvorschriften sowie gegebenenfalls zusätzlich eine Schlußfloskel anschließen. Auch die frauenheilkundlichen Rezepte folgen diesem Muster: Nach der Angabe von Symptom und Indikation, eventuell auch nur der Bezeichnung des zu behandelnden Körperteils, markiert das Wörtchen "item" bzw. "so" den Beginn des Rezepttextes, der wie auch die anderen Teile in Prosa gehalten ist und dessen Medikationsanweisungen häufig imperativisch mit Wörtern wie "nym" oder "man sol" eingeleitet werden. Ätyologisch-diagnostische Angaben sind, wenn sie überhaupt erscheinen, der Viersäftelehre (vgl. Kapitel 3.4.1) verpflichtet. Die Arzneistoffe werden einzeln als "Simplicia", meistens jedoch in Form von zusammengesetzten Rezepturen "Composita" genannt. Zu den Bestandteilen der Arzneien zählen Mineralien, tierische Drogen oder Heilpflanzen. Teilweise wird die lateinische oder dialektale Benennung des Pharmakons mit Hilfe eines volkssprachigen Synonyms erklärt, z. B. "nÿm millefolium das ist gars kraut".[1] Die Pflanzen tragen manchmal die Namen von Heiligen,[2] z. B. "St. Johans krut",[3] antiker Göttinnen und Götter, z. B. "artemisia",[4] oder mythischer Gestalten, z. B. "zentaur".[5]

Hinweise auf optische Unterscheidungskriterien von morphologisch ähnlichen Pflanzen sind zu verzeichnen, z. B. "so nÿm der wůrczen von der arthamessia die die prawnnen stingell hatt".[6] Erklärungen der Zuberei-

---

[1] UB Heidelberg, Cpg 545, Bl. 59^{r}. Vgl. Werner Besch: Zweigliedriger Ausdruck in der deutschen Prosa des 15. Jahrhunderts. In: *Neuphilologische Mitteilungen* 65 (1964), S. 200-211.

[2] Guido Jüttner: Therapeutische Konzepte und soziales Anliegen in der frühen Heilkräuterliteratur. In: *Der Mensch und sein Körper*. Hrsg. von Arthur E. Imhof. München 1983, S. 118-130, hier S. 121.

[3] 9.1.5, Bl. 203vb.

[4] 9.3.3, Bl. 139^{v}.

[5] 9.3.4, Bl. 149^{r}.

[6] 9.3.3, Bl. 139^{v}.

tungsform, der Anwendung (Hinweise auf Körperteil bzw. Zeitangaben) sowie der Wirksamkeit einer Arznei schließen sich an:

> Wenn ainer frawn wee ist an der muetter ꝛc So nim gamillen pluemen vnd wolgemuet vnd wermutt vnd peibos vnd wildn saluay vnd weiß velber pletter vnd wild papel vnd schneid es klain vnd sewd das vnd pad dy frawn darinen vnd leg dy krutter vnd matery als haissist dw magst auf den pauch vnd thue das oft vnd das vertreibt all wetagen der mutter.[7]

Sind unter einem thematischen Schwerpunkt wie beispielsweise der Behandlung von Menstruationsstörungen mehrere Rezepte subsumiert, so erscheinen diese nach der Überschrift als zusammengehörige Gruppe von Texten. Die einzelnen Rezepte werden über das schon genannte "item" hinaus durch Formulierungen wie "ain anders" bzw. "aliud" voneinander abgegrenzt. Die Mehrzahl der Texte ist, wie an den unten edierten Beispielen abgelesen werden kann, nach diesem einfachen Gliederungsschema aufgebaut.

3.2 Inhalt der Rezepte

Im 15. und 16. Jahrhundert sind die verwendeten Grundstoffe der Arzneimittel noch "nahezu ausschließlich" von der antiken und arabischen Tradition geprägt.[8] In der medizinischen Therapie gehen Komponenten aus sehr unterschiedlichen Wissensbereichen ineinander über: Empirisches Wissen ist mit volksmedizinischen Anschauungen, christlichen Ritualen und astrologischer Weltsicht verbunden. Die Behandlungsmethoden sind nur vor einem Bild des Universums als Makrokosmos zu verstehen, in dem alles aufeinander bezogen ist.[9] In der Pflanzenheilkunde[10] (Phytotherapie) wirkte die antike Signaturenlehre fort, die auf der Theorie

---

[7] UB Graz, Hs. 1609, Bl. 215^{rv}.

[8] Larissa Leibrock-Plehn: *Hexenkräuter oder Arznei. Die Abtreibungsmittel im 16. und 17. Jahrhundert*. Stuttgart 1992, S. 32.

[9] Loux (1983), S. 25.

[10] Vgl. folgende moderne Ratgeber zur Pflanzenheilkunde in der Gynäkologie, in denen die Wirkung vieler Pflanzen, die schon in den mittelalterlichen Rezepten Verwendung fanden, erklärt wird: Rina Nissim: *Naturheilkunde in der Gynäkologie*. Ein Handbuch für Frauen. Berlin ^{7}1991; Susun S. Weed: *Naturheilkunde für schwangere Frauen und Säuglinge*. Ein Handbuch. Berlin ^{3}1994; Irmgard Niestroj: *Natürliche Medizin speziell für Frauen*. Die häufigsten Krankheiten der Frau und die besten Gegenmittel. München 1994.

basierte, "daß jede Pflanze durch Gestalt, Farbe und andere Merkmale anzeigt, gegen welche Leiden sie hilft."[11] Die Verwendung tierischer Drogen ging einerseits von direkten Analogiebeziehungen aus; so wurde beispielsweise der Hirsch als Synonym für Lebenskraft angesehen: Der Verzehr innerer Organe des Hirschen, beispielsweise seiner Leber als Ort, in dem das Blut als grundlegender Lebensstoff gebildet wurde, kam einer Einverleibung seiner Vitalität gleich.[12] Bei der Therapie von Frauenleiden wurden häufig Organe weiblicher Tiere verwendet. Andererseits sind auch konträre Analogiebeziehungen anzutreffen: Hasengalle galt als probates Schlafmittel, weil der Hase besonders wachsam ist.[13]

3.2.1 Maße, Gewichte und verwendete Geräte

Alle in den frauenheilkundlichen Rezepten enthaltenen Angaben sind als Handlungsanweisungen formuliert. Zur Ermittlung der richtigen Mengenverhältnisse enthalten sie anschauliche Vorgaben:[14] "zwei Eierschalen voll"[15] oder "so schwer wie ein Gerstenkorn".[16] Auch Hinweise auf die Tageszeit, zu der das Medikament angewendet werden sollte oder auf Ort und Dauer der Behandlung werden erteilt.[17] Die zur Herstellung der

---

11 Dieter Wild: Heilkraft aus der Pflanze - Mythos und Wirklichkeit. In: *Würzburger medizinhistorische Mitteilungen* 10 (1992), S. 239-249, hier S. 241.

12 Birgit Zimmermann: *Das Hausarzneibuch*. Ein Beitrag zur Untersuchung laienmedizinischer Fachliteratur des 16. Jahrhunderts unter besonderer Berücksichtigung ihres humanmedizinischen-pharmazeutischen Inhalts. Med. Diss. Marburg/Lahn 1975, S. 153.

13 A.a.O., S. 154.

14 In den hier edierten Handschriftentexten sind folgende Maßangaben enthalten: "so groß wie eine mittelgroße Nuß", 9.3.3, Bl. 140^{v}; "so groß wie eine Bohne", 9.3.3, Bl. 137^{r}; "drei Büchsen voll", 9.4.3, Bl. 122^{v}; "drei Körner", 9.1.5, Bl. 204va; "wie harte Eier", als Maßeinheit, um festzulegen, wie lange etwas kochen muß, 9.3.4, Bl. 150^{r}; "ein Körnchen", 9.6.3, Bl. 100^{r}; "ein Löffel voll", 9.3.4, Bl. 150^{r}; "zwei oder drei Löffel voll", 9.3.3, Bl. 137^{r}; "ein Lot, acht Lot", 9.1.5, Bl. 205vb, 206rb; "eine Nußschale voll", 9.2.4, Bl. 136^{r}; "ein halbes quintlein", 9.2.4, Bl. 138^{v}; "sechsmal soviel", 9.1.5, Bl. 203vb, 205va; Angabe einer Stückzahl, 9.3.6, Bl. 181^{r}; 9.4.3, Bl. 117^{r}, 118^{v}, 119^{v}; 9.1.5, Bl. 203ra, 203va, 205va, 205vb; "soviele Blätter, wie sie von den Kräutern ißt, solange ist sie von der Krankheit befreit (hat sie kein Not)", 9.1.5, Bl. 205va.

15 9.2.4, Bl. 137^{v}.

16 9.2.4, Bl. 137^{r}.

17 In den hier edierten Handschriftentexten sind folgende Angaben enthalten: "Morgens und abends", 9.1.5, Bl. 202ra, 203rb, 206vb; 9.3.3, Bl. 138^{r}, 139^{v}; um Vesperzeit, 9.2.4. Bl. 138^{v}; "drei Tage lang", 9.1.5, Bl. 202ra, 203ra, 206rb, 206vb, 9.6.3, Bl. 101^{v}; "drei

Arzneimittel benötigten Geräte, Töpfe, Pfannen und ähnliches, die in den Rezepten genannt werden, entstammen in erster Linie dem häuslichen Bereich.[18] Lediglich ein Gebärstuhl und ein spezieller Topf mit Röhrchen, der für Räucherungen gebraucht wurde, sind spezifische Arbeitsgeräte, die wohl selten zum häuslichen Inventar zählten.[19]

3.2.2 Inhaltsstoffe

Bei den Bestandteilen der Arzneien handelt es sich in erster Linie um Pflanzen, die selbst gesammelt werden konnten, möglicherweise im heimischen Kräutergarten wuchsen oder auf dem Markt von Kräuterfrauen verkauft wurden. Daneben fanden Körperbestandteile von Tieren Verwendung, die von Haustieren oder aus der Jagdbeute stammten. Drogen animalischer Herkunft sind in vielfältiger Form belegt: Fett, Fleisch, Mark, innere Organe, Hoden und Haare. Außerdem Exkremente, Labferment aus Hasenmägen[20] und sonstige Bestandteile der sogenannten "Dreckapotheke" von Hasen, Igeln, Ziegen, Bären, Ebern, Hunden, Hühnern, Schafen und Pferden.[21]

Tage und Nächte lang", 9.1.5, Bl. 206vb; "über drei oder vier Tage", 9.1.5, Bl. 199va; "drei oder vier Morgen lang", 9.1.4, 197va; "am St. Johannistag", 9.1.5, Bl. 204vb; "nach Mitternacht", 9.1.5, 198ra; "zu Beginn des Tages", 9.1.5, Bl. 198rb; "morgens", 9.1.5, Bl. 202ra; "nachts", 9.1.5, Bl. 201vb, 203rb, 203vb, 206ra; "morgens und nachts", 9.4.3, Bl. 122^{v}; ; "(jeden) Tag", 9.1.5, Bl. 201vb, 204vb; "zweimal täglich", 9.1.5, Bl. 202rb; "eine ganze Woche lang", 9.4.3, Bl. 122^{v}; "Angabe von Stunden", 9.1.5, Bl. 206va, 9.4.3, Bl. 118^{r}; "bei einem Feuer", 9.1.5, Bl. 203va, 203vb.

18 Folgende Geräte sind zur Herstellung und Anwendung der Arzneimittel und zur Geburtserleichterung in den hier edierten Texten vermerkt: Badezuber, 9.3.3, Bl. 138^{v}; Holzfaß, 9.1.5, Bl. 205va, 9.3.3, Bl. 138^{v}; 9.3.5, Bl. 173^{v}; Kessel, 9.5.3, Bl. 90^{r}; Messingpfännchen, 9.3.5, Bl. 175^{r}; Nadel, 9.1.5, Bl. 202vb; Pfanne, 9.3.5, Bl. 179^{r}; neue Schüssel, 9.1.5, Bl. 202vb; Topf (Hafen), 9.1.4, Bl. 197va; 9.1.5, Bl. 201va, 203va; 9.4.3, Bl. 117^{r}, 118^{r}; 9.5.3, Bl. 93^{v}; neuer Topf (Hafen), 9.3.5, Bl. 174^{v}, 175^{r}; 9.1.5, Bl. 203va, 204vb; Tuch, 9.1.5, Bl. 205vb, 9.3.3, Bl. 139^{r}.

19 Hohler Stuhl (wohl Gebärstuhl), 9.1.5, Bl. 205vb; glasierter Topf (verglaster Hafen), 9.1.5, Bl. 205vb; 9.3.3, Bl. 140^{v}; 9.3.5, Bl. 175^{r}, 9.3.6, Bl. 179^{r}; Topf mit Röhre im Deckel (für Räucherung), 9.5.3, Bl. 93^{v}.

20 9.1.5, Bl. 201vb, 205va. Labferment ist ein Enzym, welches das Casein der Frischmilch zur Gerinnung bringt. Vgl. Art. *Labferment*. In: Brockhaus-Enzyklopädie. Bd. 11, Wiesbaden 1970, S. 8.

21 Vgl. ergänzend dazu Johannes Jühling: *Die Tiere in der deutschen Volksmedizin alter und neuer Zeit. Mit einem Anhange von Segen ꝛc.* Nach den in der Kgl. öffentl. Bibliothek zu Dresden vorhandenen gedruckten und ungedruckten Quellen. Mittweida

Manche Rezepte basieren auf exotischen Inhaltsstoffen: Neben Myrrhe und Weihrauch werden geschabtes Elfenbein,[22] die Schale von Granatäpfeln (hier: "Magramäpfel"),[23] Ingwer[24] und Zimt[25] sowie Zypressenholz[26] und Korallen genannt.[27] Bei weniger leicht zugänglichen Arzneistoffen, wie Mineralien oder Pflanzen aus dem Mittelmeerraum, finden sich Hinweise, daß diese in einer Apotheke erworben werden konnten, z. B. "nym Bechstein vnd drachenblutt von Atramentt das fint man in den Apoteken"[28] oder: ein "puluer das die apotecker woll kennen vnd haist stamonee".[29]

Verwendung fanden auch Öl, Butter und Schmalz.[30] Als Grundlage für Heiltränke dienten in erster Linie Wein und Wasser, aber auch Bier und Milch. Zucker und Honig waren Grundbestandteile von "Trochisci", "Zeltlein" und "Küchlein", kleinteiligen, bohnenförmigen Vorformen von Pillen und Tabletten.

3.3 Anwendungsformen

In der mittelalterlichen Frauenheilkunde wurden vielfältige Anwendungsformen praktiziert, die anschließend in einem Überblick vorgestellt werden.

3.3.1 Äußere Anwendungen

Die in den Texten beschriebenen Arzneimittel wurden äußerlich auf vielfältige Weise angewandt. An erster Stelle sind *Heilbäder*[31] zu nennen,

---

[1900]; Wolfgang Schneider: *Sachwörterbuch zur Arzneimittelgeschichte*. Bd. 1: *Tierische Drogen*. Frankfurt a. M. 1968.

22 9.1.5, Bl. 202ra; auch in UB Heidelberg, Cpg 545, Bl. 59[r] überliefert.

23 9.4.3, Bl. 124[r].

24 9.1.5, Bl. 204ra.

25 9.1.5, Bl. 204ra, 205vb.

26 9.3.5, Bl. 174[v].

27 9.1.5, Bl. 204ra; 9.5.3, Bl. 94[r]; 9.6.3; Bl. 100[r].

28 9.6.3, Bl. 100[v].

29 9.5.3, Bl. 92[v].

30 In den Apotheken wurden bis zum 19. Jahrhundert Fette von bis zu dreißig Tieren als Grundlage volksmedizinischer Rezepte angeboten; vgl. Löhr (1942), S. 16.

31 Die edierten frauenheilkundlichen Handschriftentexte enthalten folgende Hinweise auf Heilbäder: *Bad*, 9.2.3, Bl. 133[r]; 9.3.3, Bl. 136[v], 138[v]; 9.3.6, Bl. 179[v]; Hand- und Fußbad, 9.3.3, Bl. 139[r]; Schwitzbad, 9.2.4, Bl. 133[r]; 9.3.3, Bl. 138[r]; Bad mit Kräuter-

z. B. Schwitzbäder oder Wannenbäder mit Kräuterauszügen. Auch *Einreibungen* des Körpers mit Kräuterauszügen,[32] Waschungen gegen Körpergeruch, z. B. mit Minzeauszügen in Wasser,[33] oder ein Schwitzbad im Bett[34] werden erwähnt. Bei Einreibungen[35] verwendeten die Frauen Salben,[36] Kräuterauszüge in Öl oder alkoholische Lösungen. Eine Salbe konnte sich aus einfach zu beschaffenden Komponenten zusammensetzen: Mit einer Mischung aus Kümmel und Gänseschmalz salbte die Frau ihre "heimliche stat", die Scham. Dadurch sollte die zu lange andauernde Menstruation versiegen.[37] Hebammen statteten sich zur Geburtshilfe mit einer Hebammensalbe aus, mit der sie die Geburtswege geschmeidig machten, damit das Kind leichter geboren werden konnte: "dar vmb haben etlich hebammen aÿn salben do mit sy salben die stat der purt So kumpt dan daß kint leichter her fur".[38] Im zitierten Beispiel wird die Zusammensetzung der Hebammensalbe nicht beschrieben; in anderen Texten finden sich Hinweise auf die Verwendung von Lilienöl.[39] Auf eine Verstärkung der Wirksamkeit von Salben durch die Körperwärme zielen Anweisungen mit der Empfehlung, die eingeriebene Haut mit einem Tuch zu bedekken.[40] Ähnlich wirken *Umschläge*:[41] Die Frauen tränkten ein Tuch mit einer Flüssigkeit und wickelten es um ein Körperteil. Neben Leintüchern werden in den Rezepten kleine Wollbäusche genannt.[42] Auch ein Umschlag unter Verwendung einer Socke[43] war für den Hausgebrauch geeignet. In den Texten erwähnte *Kataplasmen*[44] setzen sich aus einem Brei oder einer Paste zusammen, die auf eine Unterlage aus Wachs, Stoff oder ähnliches gestrichen und auf der Haut befestigt wurden. Kleine Stoff-

auszügen, 9.1.5, Bl. 201vb; 9.3.4, Bl. 149^{r}, 172^{r}; Bad mit Rosen, 9.1.5, Bl. 207rb; Bad mit Salbei, 9.1.5; Bl. 205rb; Bad mit Schlehenwurzeln, 9.3.5, Bl. 175^{v}, 176^{r}.

32 In 9.1.5, Bl. 203rb, wird empfohlen, bei ausbleibender Menstruation den Unterleib in einem Bad mit in Wein, Bier oder Honig ausgekochtem Beifuß einzureiben.

33 9.1.5, Bl. 207ra.

34 9.3.4, Bl. 140^{v}.

35 9.1.4, Bl. 197va; 9.1.5, Bl. 206va, 207ra; 9.3.4, Bl. 175^{r}.

36 Salben werden in den edierten Handschriften an folgenden Stellen genannt: 9.1.3, Bl. 196rb; 9.1.5, Bl. 204vb, 205vb, 207rb; 9.2.4, Bl. 133^{r}; 9.3.5, Bl. 173^{r}.

37 9.1.4, Bl. 197vb.

38 9.4.3, Bl. 121^{v}.

39 9.6.3, Bl. 99^{v}.

40 9.3.5, Bl. 174^{r}.

41 Vgl. 9.1.3, Bl. 196rb; 9.1.5, Bl. 201$^{va/vb}$, 202rb, 203$^{rab/vb}$, 206$^{ra/b}$; 9.3.4, Bl. 151^{r}, 172^{r}; 9.3.5, Bl. 174^{v}, 175^{r}, 178^{v}, 9.3.6, 179^{r}; 9.4.3, Bl. 116^{v}, 118^{r}; 9.5.3, Bl. 92^{v}.

42 9.1.5, Bl. 205vb.

43 9.1.5, Bl. 202rb.

44 9.1.5, Bl. 202$^{ra/rb/va}$, 205va; 9.3.5, Bl. 173^{v}; 9.4.3, Bl. 118^{r}.

beutel, die mit Arzneimitteln gefüllt waren, legte man der Frau auf den Leib.[45] Zum Warmhalten dienten zusammengefaltete Tücher oder Lammfelle.[46] Die genannten *Verbände* bestanden aus einem Handtuch, einem Schleier[47] oder einer Natterhaut.[48] Pulverisierte Arzneigrundstoffe benutzten die Frauen als Puder.[49]

Einige Anweisungen umschreiben den genauen Ort, an dem ein Arzneimittel oder Gegenstand anzuwenden war. Sie sind zum Teil der sogenannten "Rechts-Links-Theorie" verpflichtet (vgl. Kapitel 7.3): Bilsenkraut sollte zur Geburtseinleitung auf die rechte Hüfte gebunden werden.[50] Wollte die Frau das Ende einer zu lange andauernden Menstruation herbeiführen, sollte sie Hirtentäschchen bzw. Christophskraut in der rechten Hand halten[51] oder einen grünen Frosch zu Pulver brennen und in einem Säckchen bei sich tragen. Es wird angemerkt, um die Wirksamkeit der letztgenannten Behandlungsmethode zu testen, könne die Frau das Säckchen mit dem pulverisierten Frosch einer Henne an den Hals binden. Werde diese am darauffolgenden Tag getötet, flösse kein Tropfen Blut.[52] Neben den genannten Methoden sind als weitere äußere Behandlungsformen das *Schröpfen* und der *Aderlaß* zu erwähnen.[53] Frauen wurden bei ausbleibender Menstruation an der "Saphena magna" zur Ader gelassen, die auch "vrouwen-âder" oder "rosen-âder"[54] genannt wurde und sich an der Innenseite des Fußes beim Knöchel befand:

> Wie man ÿn zw hilff sol kumen
> ZV dem ersten mal sullen die frawen die des also enpfinden wann es sie dúnckt das es schÿer an ir zeÿt seÿ dreÿ tag oder vier dar vor So spricht der maister das sie sullen laßen an dem fuß zw der röß ader wann das plut vbet den naturlichen fluß vnd macht ÿn fertig vnd raÿnigt die muter das ist die kindtlege vnd offent die verstopffung der egeschriben überflussigkeit ich habs gesehen von rechten maistern das sie eß hießen tün das es woll halff.[55]

---

45 9.3.6, Bl. 179ʳ.
46 9.2.4, Bl. 133ʳ, 136ᵛ.
47 9.3.4, Bl. 151ʳ.
48 9.3.4, Bl. 172ʳ.
49 9.1.3, Bl. 196ʳᵃ; 9.1.5, Bl. 201ᵛᵇ, 204ᵛᵃ; 9.4.3, Bl. 118ᵛ, 119ʳ; 9.3.5, Bl. 173ʳ, 176ʳ.
50 9.4.3, Bl. 122ʳ.
51 9.3.5, Bl. 175ʳ.
52 9.4.3, Bl. 118ᵛ, 119ʳ.
53 9.3.5, Bl. 175ᵛ; 9.5.3, Bl. 89ᵛ, 90ʳ.
54 Zimmermann (1975), S. 130; Keil (1986), S. 185.
55 9.5.3, Bl. 90ʳ. Vgl. die Edition einer "Schwangeren-Blutschau" aus dem 15. Jahrhundert: Barbara Fehringer/Gundolf Keil: Die "Schwangeren-Blutschau". Eine gynäkologische Bearbeitung des "A-Katalogs" aus der deutschen Rezeption der

3.3.2 Innere Anwendungen

Neben äußeren Anwendungsformen praktizierten Frauen auch unterschiedliche Formen der Einverleibung von Heilmitteln. Über die *Nase* konnte der Geruch von Heilpflanzen aufgenommen werden: "Täschelkraut" (Bursa pastoris), das zur Behandlung von zu starker Menstruation diente, wurde "an den Wegen" gefunden. Nachdem die Frau das Kraut gepflückt und in die rechte Hand genommen hatte, entfaltete es seine Wirkung, wenn sie seinen Geruch über die Nase einsog: Der Blutfluß versiegte.[56] Der Geruch der Steinraute (Asplenium ruta-muraria L.) sollte Schmerzen in der Gebärmutter lindern,[57] während das Aroma der Blume "Serpentin" (Schlangenknöterich, Polygonum bistorta L.) nach damaliger Auffassung die Austreibung einer Totgeburt bewirkte.[58] Ein wenig in die Nase eingeatmete "wiswurtz", weiße Nieswurz, ein Hahnenfußgewächs, sollte hingegen als Niespulver[59] die Menstruation anregen. Starkes Niesen, das durch ein verabreichtes Mittel ausgelöst wurde und zur Kontraktion der Unterleibsmuskeln führte, galt auch als probate Methode, um die Plazenta nach der Geburt auszutreiben:

> vnd ob die nach pürd nit von stat wolt geen / nach dem so das kind geporn ist / so sol man die frauen niessent machen mit ainem nießstůpp vnd sol iren můnd vnd nasen verhalten so lang sy můg erleÿden.[60]

Eine weitere Behandlungsmöglichkeit war die *Inhalation*: Der Dampf von in Essig gekochtem Schwefel sollte die Reinigung einer mit "bösem Blut verstopften Gebärmutter"[61] bewirken (vgl. Kapitel 3.4.1). Über den Mund konnten Heilmittel auch in Form von *Tränken*[62] aufgenommen werden.

"Physica" Hildegards von Bingen (Berlin, mgf 817). In: *"ein teutsch puech machen"*. Untersuchungen zur landessprachlichen Vermittlung medizinischen Wissens. Ortolf-Studien I. Hrsg. von Gundolf Keil. Redaktion Johannes G. Mayer und Christian Naser. Wiesbaden 1993, S. 158-165.

56 9.3.5, Bl. 174^{v}.

57 9.1.5, Bl. 206va.

58 9.1.5, Bl. 206ra.

59 9.1.5, Bl. 205rb.

60 9.2.4, Bl. 136^{r}.

61 9.1.3, Bl. 196ra.

62 *Tränke* sind in den edierten Handschriftentexten in folgenden Passagen erwähnt: 9.1.5, Bl. 203rb, 203va, 204ra, 204rb, 204va, 204vb, 205rb, 205ra, 206ra, 206rb, 206va; 9.2.4, Bl. 138^{v}; 9.3.4, Bl. 150^{r}, 150^{v}; 9.3.5, Bl. 174^{r}, 174^{v}, 175^{r}, 176^{r}; 9.3.6, Bl. 179^{r}, 179^{v}; 9.4.3, Bl. 117^{v}, 118^{v}, 119^{r}, 121^{r}, 122^{v}, 124^{v}, 125^{r}; 9.5.3, Bl. 90^{v}; 91^{rv}; 94^{r}; 9.6.3, Bl. 99^{r}; 100^{rv}, 101^{v}.

Der Trank bildete im Mittelalter die am häufigsten angewendete Arzneiform.[63] Neben Pflanzenauszügen als Rezeptgrundlagen sind Bestandteile tierischer Herkunft in Wasser, Wein u. ä. vermerkt, z. B. gestoßener Bachkrebs in Wein,[64] Hundemilch und Wein, gesüßt mit Honig,[65] oder Ziegenharn. Bei letzterem wird vorsorglich angemerkt, man solle der Frau nicht erzählen, was ihr kredenzt werde, damit es sie nicht anwidere: "man sol jras geben dz sÿ es nit wusse dz es jra nit widerstand".[66] Auch pulverisierte Steine, z. B. der Adlerstein[67] und gemahlene Jakobsmuscheln,[68] wurden getrunken. Sympathetisch-magischer Natur sind zwei Heilanweisungen: Ein Getränk aus roten Korallen und rotem Wein sollte die Menstruation einleiten,[69] weißer Klee in Weißwein den Weißfluß ("Fluor albus") beenden.[70] Neben der Vermischung von Arzneigrundstoffen mit einer Flüssigkeit, die nicht erwärmt zu werden brauchte, wurden Tränke auch auf folgende Arten hergestellt: Bei einer *Abkochung* kochte die Arzneimittelherstellerin die pulverisierten Heilpflanzen zusammen mit Wein, Wasser, Milch oder Bier kurz auf und süßte sie anschließend mit Honig. Litt eine Frau an Husten, von dem angenommen wurde, er könne das Kind im Mutterleib schädigen, so konnte sie Bibergeil,[71] Honig und Ysop (Hyssopus officinalis L.) nehmen, die Bestandteile, so lange wie Eier zum Hartwerden brauchen, in süßem Wein aufkochen und alles durch ein sauberes Tuch filtern. War die Wirkung des Hustenmittels auf nüchternen Magen zu stark, konnte die Patientin Eier oder Fleisch dazu essen und den Trank mit einem Löffel gestoßenem Muskat geschmacklich verfeinern.[72] Ungekocht mit Wein vermischt wurden Gewürze bzw. Heilpflanzen in folgendem Beispiel: Unter Zusatz von Nelken, Zitwer (Curcuma zedoaria Roxb.) und Muskat galt Wein als Trank gegen Ohnmachtsanfäl-

---

63 Müller (1982), S. 17.
64 9.4.3, Bl. 117^{v}.
65 9.4.3, Bl. 125^{r}.
66 9.1.5, Bl. 203va, 204rb.
67 9.4.3, Bl. 119^{r}.
68 9.1.5, Bl. 204rb.
69 9.1.5, Bl. 204ra.
70 9.1.5, Bl. 204vb.
71 Sekret aus zwei unter dem Schambein des männlichen und weiblichen Bibers gelegenen Drüsen. "Bibergeil ist dunkelbraun, wachsartig fest [...] besteht aus ätherischen Ölen und Harzen und hat einen widerlichen Geruch." Zit. n. Art. *Bibergeil.* In: Meyers Großes Taschenlexikon. Bd. 3. Mannheim/Wien/Zürich ^{3}1990, S. 221.
72 9.3.4, Bl. 150^{r}.

le.[73] Eine weitere Herstellungsform von Tränken bildete das *Mazerat*: Drogen wurden in zerkleinerter Form entweder direkt in Wasser, Wein oder Öl als Extraktionsmittel gegeben, oder man füllte sie vorher in einen kleinen Stoffbeutel, um den fertigen Trank vor der Anwendung nicht durchsieben zu müssen. Der Prozeß der Mazeration konnte sich über einen oder mehrere Tage erstrecken.[74] Zur Einleitung der ersten Menstruation nach dem Kindbett diente folgendes Rezept:

> Das erst. nempt 6. lorber vnd schneÿd sy klain vnd .3. lange pfeffer körner / vnd ein halbs quintlein saffran / vnd pindt dz alles in ein tůchlein / vnd giestet [!] dar an als vil als zwo eÿer schalen voller weins / vnd gebt jr dar von aim guten trůnck vmb vesper zeitt / auch wenn sy schlaffen wil geen so geb man jr ain trünck da von.[75]

Über den Mund wurden Arzneimittel auch in fester Form eingenommen: Gegen Ohnmachtsanfälle während der Geburt legte die Hebamme der Schwangeren gestoßene Muskatblüten auf die Zunge.[76] Um Schmerzen in der Gebärmutter zu lindern, sollte die erkrankte Frau in Essig gekochten Salbei längere Zeit im Mund behalten.[77] Zur Herstellung eines besonderen Medikaments, des *Kuchens* oder *Straubets* rührte die Frau aus Eiern, Mehl und zerkleinerten Drogen einen Pfannkuchenteig an und buk ihn aus:

> So ain fraw jr kranchaitt zw lang hatt
> So nÿm ain muscat nússz oder 2 oder 3 vnd nÿm ain aÿ vnd klock es woll denn totter vnd das weÿssz vnd reib ain halbe můscatt klain vnd nÿm ein waiczein mell oder ain linneins vnd mach ain taiglein dar aus vnd salcz es nicht vnd tůe die můscatt dar in vnd pach es auf ainer warmen hertstatt vnd newssz es so dw haissest mügest des nachts so dw dich des nachts schlaffenn wilt legenn des morgens mach aber ain taigle wie vor vnd nÿm die ander halb muscatt dar vnter vnd pach es auch wie vor vnd ÿssz es nüchter vnd pis nüchter lang dar auff ꝛc.[78]

Eine weitere Arzneiform war das *Latwerg* oder *Elektuarium*, welches auf der Basis von Honig und Zucker hergestellt wurde und eine pastenartige Konsistenz aufwies. Die Herstellung beschreibt ein Rezept zur Öffnung einer geschlossenen Gebärmutter, die nach damaliger Auffassung eine

---

73 9.3.4, Bl. 150^{v}.
74 Zimmermann (1975), S. 250f; Müller (1982), S. 17.
75 9.2.4, Bl. 138^{v}.
76 9.3.4, Bl. 150^{v}.
77 9.1.4, Bl. 197va.
78 9.3.6, Bl. 181^{r}.

Konzeption verhinderte. Leider vergaß der Schreiber, den Anfang des Rezepts wiederzugeben. Es ist aber anzunehmen, daß als Grundstoffe des Electuariums Honig oder Zucker und ein wenig Flüssigkeit gedient haben. Am Schluß des Rezepts erscheint die Anweisung: "vnd mach electuarium".[79]

In einigen der untersuchten Rezepte werden Anweisungen erteilt, tierische Organe zu kochen und zu pulverisieren,[80] um sie anschließend als Arznei zur Verfügung zu haben. Auch zerkleinerte Pflanzenbestandteile, vermischt mit Zucker, werden erwähnt: gegen geschwollene Brüste sollte ein Pulver aus zwei Lot[81] Birnbaummistel, vermischt mit einem Lot Zukker helfen.[82]

Eine in der Frauenheilkunde oft angewendete Heilmethode war die *Räucherung*:[83] Dazu wurden in einem mit Wasser gefüllten Kessel Kräuter, Honig, tierische Drogen und ähnliches zum Kochen gebracht. Diesen setzte die Helferin der Frau zwischen die Beine und bedeckte sie rundherum mit Decken. Der aus dem Gefäß aufsteigende Dampf sollte in die Scham dringen und den therapeutischen Erfolg erzielen. Besonders oft wurde eine Räucherung angewendet, um eine mit Menstrualblut "verstopfte" Gebärmutter zu reinigen und das Blut zum Abfließen zu bringen. Bei Unfruchtbarkeit dienten Räucherungen zur Erweiterung der weiblichen Geschlechtsorgane und damit zur besseren Aufnahme des männlichen Samens:

Das ain fraw frúchtpar werde
Jtem̃ das ain fraw fruchtpar werde So nÿm zelidoni krawtt vnd verbenna kräut vnd haber stro vnd sewd es alles mit ainander in ainem wasser in ainem kessell vnd mach da mit ain schwaÿss pad in ainem vasz oder pad zúber vnd wann sÿ aus dem pad gett So nÿm weissen weirach vnd römischen kümich der auch weÿssz seÿ vnd wirff die zwaÿ auff ein glúett vnd raúch sy dar ob das jr der rauch woll vnten auff gee

---

[79] 9.3.4, Bl. 124^{rv}.

[80] Hasenmagen, 9.1.5, Bl. 202va; Hirschnieren, 9.4.3, Bl. 119^{v}; Igelgalle, 9.3.4, Bl. 151^{r}; Igelherz, 9.1.5, Bl. 206va; Igelleber, 9.1.5, Bl. 206va; Sperlingshirn, 9.1.5, Bl. 201vb; Niere eines Wiesels, 9.4.3, Bl. 124^{r}.

[81] Nach dem 1555 eingeführten Nürnberger Medizinalgewicht entspricht 1 Lot 1/24 eines Pfunds, während im 'Civil' oder 'Krämergewicht' ein Lot 1/32 Pfund ausdrückt. Die hier angegebenen 2 Lot der Birnbaummistel würden dem Gewicht einer Unze (30 g) gleichkommen; vgl. Zimmermann (1975), S. 247.

[82] 9.1.5, Bl. 206rb.

[83] Vgl. die Beschreibungen von *Räucherungen* in den unten edierten Handschriftentexten: 9.1.3, Bl. 196$^{ra/b}$; 9.1.5, Bl. 203va, 204$^{ra/b}$, 204vb, 205vb, 206rb; 9.3.3, Bl. 138^{r}; 9.4.3, Bl. 118^{v}; 119^{r}, 125^{r}; 9.5.3, Bl. 90^{v}, 91^{rv}, 92^{r}, 94^{r}.

vnd leg sÿch dann also warm nider an jr pett zw ainem mann so wirt sÿ frucht-par.[84]

Vor dem Beginn einer Geburt wurden *Zäpfchen* und *Klistiere* angewendet, um einer möglichen Verstopfung vorzubeugen.[85] *Pessare*, mit Kräutern gefüllte, fingerförmige Leinensäckchen, die wie ein neuzeitlicher Tampon mit einem Rückholfaden versehen waren,[86] führten Frauen in die Vagina ein, um Unterleibsbeschwerden zu behandeln oder die Menstruation zu beenden. Zum gleichen Zweck diente ein mit Pflanzensaft, Muttermilch oder Bärenfett getränktes Wollbäuschchen.[87] Teile von Pflanzen wurden auch direkt in die Vagina geschoben.[88]

3.4 Behandlung exemplarischer Frauenkrankheiten

3.4.1 Einleitung

Die mittelalterliche Medizin basiert auf der antiken Humoralpathologie, der zufolge im menschlichen Körper die vier Säfte Blut ("Sanguis"), Schleim ("Phlegma"), schwarze Galle ("Melan-chole") und gelbe Galle ("Chole") wirkten. Trat zwischen diesen ein Ungleichgewicht ("Dyskrasie") ein, erkrankte der Mensch. Abgeleitet vom Vorherrschen eines dieser vier Säfte wurden die vier Temperamente. Nach der Temperamentenlehre war jeder Mensch nach seinem speziellen Säfteverhältnis als Sanguiniker, Phlegmatiker, Melancholiker oder Choleriker einzustufen. Die vier Temperamente standen in Beziehung zu den vier antiken Elementen: der Sanguiniker zur Luft, der Phlegmatiker zum Wasser, der Melancholiker zur Erde und der Choleriker zum Feuer. Luft galt als feucht und warm, Wasser als feucht und kalt, Erde als trocken und kalt, Feuer als trocken und warm. "Je nach dem Mischungsverhältnis und Anteil der Elemente ergaben sich die Qualitäten feucht, kalt, trocken und warm, die nun wiederum auf das individuell verschiedene Mischungsverhältnis der Säfte übertragen wurden, von welchem Gesundheit und Krankheit abhingen."[89]

---

84 9.3.3, Bl. 138^{v}.

85 9.2.4, Bl. 132^{v}.

86 9.6.3, Bl. 99^{r}.

87 9.1.3, Bl. 196ra; 9.1.4, Bl. 197va; 9.1.5, Bl. 204rb.

88 9.1.3, Bl. 196ra; 9.1.5, Bl. 206ra; 9.4.5, Bl. 173^{v}.

89 Jüttner (1983), S. 123. Vgl. Hans Biedermann: *Medicina magica. Metaphysische Heilmethoden in spätantiken und mittelalterlichen Handschriften*. Graz ^{3}1986, S. 16-22.

Krankheiten konnten von feuchtem, kaltem, trockenem oder warmem Charakter sein und wurden mit Heilpflanzen von entgegengesetzter Qualität behandelt.[90]

Der antiken Theorie zufolge waren Frauen grundsätzlich von kälterer und feuchterer Konstitution als Männer. Es herrschte die Lehrmeinung, der heiße männliche Organismus sei in der Lage, schädliche Körpersäfte zu verbrennen. Der schwächere Frauenkörper könne sich durch die monatliche Reinigung vor einer schädlichen Säfteverhaltung schützen. Die Menstruation hatte also nach damaliger Auffassung eine wichtige Funktion, um die Gesundheit einer Frau und die Geburt gesunder Kinder zu gewährleisten. Die wässerige und kühle Konstitution der Frauen, die von den mittelalterlichen Naturwissenschaftlern beschrieben wird, diente den zeitgenössichen Theologen nicht nur als Erklärung für die physische Schwäche des weiblichen Geschlechts, sondern auch für dessen geringere Verstandesleistungen im Vergleich mit den Männern, da die niedrigere Körpertemperatur eine vollständige Entwicklung der Ratio verhindere.[91] Die Weichheit des Frauenkörpers wurde als Erklärung für eine größere Anfälligkeit gegenüber "Phantasiegebilden", für die ausgeprägtere Tugend- oder Lasterhaftigkeit bzw. Eitelkeit der Frauen herangezogen.[92]

Die Klassifizierung bestimmter Krankheitsbilder im Spätmittelalter wie auch in den darauffolgenden Jahrhunderten ist recht diffus und es existiert auch keine verbindliche medizinische Terminologie.[93] Aufgrund mangelnder anatomischer Kenntnisse der Zeit (beispielsweise war die Existenz des Blutkreislaufs unbekannt) und des Weiterbestands größtenteils antiker Theorien zur Erklärung körperlicher Phänomene (vgl. Kapitel 7) sowie terminologischer Uneindeutigkeiten bei der Beschreibung der weiblichen Geschlechtsorgane ist das Verständnis der Rezepte mit einigen Schwierigkeiten verbunden. Zur Diagnostik von Frauenkrankheiten zählten neben einer Prüfung des Gesamthabitus die Urinschau[94] und die Begutachtung des Monatsbluts ("Katamenienschau"). Dieses wurde von einem vor die Scheide gelegten Leintuch aufgesogen. Nachdem das Blut getrocknet war,

---

[90] Jüttner (1983), S. 124.

[91] Vgl. Frank (1988), S. 87f.

[92] So z. B. von Thomas von Aquin, vgl. Frank (1988), S. 92.

[93] Vgl. eine Untersuchung zu drei historischen Frauenkrankheiten: Johanna Bleker: Hysterie - Dysmenorrhoe - Chlorose. Diagnosen bei Frauen der Unterschicht im frühen 19. Jahrhundert. In: *Medizinhistorisches Journal* 28 (1993), S. 345-374.

[94] Anweisungen zur Urinschau bei Frauen überliefert die Handschrift Ms.germ.oct. 121, Bl. 90^v-91^r der SBBPK Berlin, deren Inhalt in Kapitel 9.6.1 beschrieben wird.

wurde es betrachtet und sein Geruch geprüft.[95] Farbe und Geruch ließen nach damaliger Auffassung Rückschlüsse auf das Vorherrschen eines der vier Körpersäfte zu. Die Frauenkrankheiten werden oftmals mit Begriffen umschrieben, die einer Frau mit heutiger Körperwahrnehmung fremdartig erscheinen: "Appostem" oder "inwendiges Eis",[96] "böse" Feuchtigkeit,[97] Eiterflüsse,[98] "wild feür",[99] ein "versworner" Leib.[100]

Ausführlicher werden nachfolgend Anweisungen zur Behandlung von Menstruationsstörungen, Gebärmuttererkrankungen, Brusterkrankungen und Geburtsfolgen vorgestellt. Daneben sind in den Handschriften auch Rezepte gegen andere körperliche Beschwerden überliefert. Erwähnt werden: Ausfluß,[101] ein aufgetriebener Bauch,[102] Bauchschmerzen,[103] Fieber,[104] geschwollene Füße,[105] Kopfschmerzen: "wilde hauptschüs"[106] und "wiltnüs in das haupt",[107] Weißfluß,[108] Wassersucht,[109] schwere Glieder,[110] Schlaflosigkeit,[111] Rückenschmerzen,[112] Ohnmacht,[113] Nasenbluten[114] und Husten.[115] Die vorliegende Untersuchung bietet einen Überblick über bisher unbekannte Texte. In diesem Rahmen ist es nicht möglich, Krankheitsbilder in jedem Fall zu bestimmen und Behandlungs-

---

95 Diepgen (1963), S. 170f.; Keil (1986), S. 180.

96 9.2.4, Bl. 139^{v}.

97 9.4.3, Bl. 123^{v}.

98 9.1.5, Bl. 206ra.

99 9.2.4, Bl. 140^{r}.

100 9.3.4, Bl. 173^{v}. Zur Körpergeschichte und Veränderungen der Körperwahrnehmung durch Frauen vgl. Barbara Duden: *Geschichte unter der Haut. Ein Eisenacher Arzt und seine Patientinnen um 1730.* Suttgart 1987; Dies.: *Der Frauenleib als öffentlicher Ort. Vom Mißbrauch des Begriffs Leben.* Hamburg/Zürich 1991.

101 9.2.4, Bl. 140^{r}.

102 9.1.5, Bl. 206rb; 9.2.4, Bl. 140^{v}; 9.3.4, Bl. 151^{r}.

103 9.3.4, Bl. 147^{v}, 148^{r}; 9.3.5, Bl. 173^{r}.

104 9.3.4, Bl. 147^{r}.

105 9.2.4, Bl. 139^{v}.

106 9.1.3, Bl. 196rb; 9.3.4, Bl. $148^{r/v}$, 9.3.5, Bl. 175^{v}; 9.3.6, Bl. 179^{r}; 9.4.4, Bl. 133^{r}.

107 9.3.6, Bl. 178^{v}.

108 9.1.4, Bl. 197vb; 9.1.5, Bl. 204vb; 9.4.3, Bl. 123^{r}.

109 9.2.4, Bl. 139^{v}.

110 9.3.5, Bl. 176^{r}.

111 9.4.3, Bl. 120^{r}.

112 9.3.5, Bl. 173^{v}.

113 9.1.5, Bl. $201^{ra/va}$; 9.2.4, Bl. 137^{r}; 9.3.4, Bl. 148^{r}, 150^{v}, 151^{r}.

114 9.1.5, Bl. 201ra.

115 9.3.4, Bl. 150^{r}.

methoden aus medizinhistorischer Sicht zu werten. Insofern sollen die Ausführungen als Materialbasis und Anregung verstanden werden.

3.4.2 Menstruationsstörungen und Gebärmuttererkrankungen

Es lassen sich mehrere Arten von Menstruationsstörungen unterscheiden, für die in den gynäkologischen Rezeptsammlungen Therapievorschläge gemacht werden: zu lange,[116] zu starke,[117] ausbleibende,[118] unregelmäßige,[119] geringe[120] und schmerzhafte[121] Monatsblutung, wobei die beiden zuerst genannten Beschwerden in den Texten häufig zusammen therapiert wurden.[122] Konnten eine Schwangerschaft, das jugendliche Alter oder die Menopause als Gründe für eine ausbleibende Monatsblutung ausgeschlossen werden, so mußte es andere Erklärungsmöglichkeiten geben, z. B. die Temperamentenlehre:

> Vnd dar vmb so merk dz der mentsch hat vier quarterne.[123] Dz erst quartere ist als ein sangwinens[124] Dz ander heis vnd truken als ein colericus das tritte kalt vnd truken als ein melancolicus dz vierde vnd dz letzte ein flegmaticus kaltt vnd fůcht vnd dar nach jeklichs ist compleixiert dar nach hat sÿ jren vszflusz.[125]

Der Temperamentenlehre zufolge kommt es bei Phlegmatikerinnen zu Menstruationsstörungen: "Nu hant sÿ mentschliche oder gemeinliche jn dem letzten quartere dz meist teill die flegmatice nit".[126] Je "subtiler" die "Komplexion" der Frau ist, desto schwerer und länger verläuft ihre Monatsblutung.[127] Gebärmuttererkrankungen werden sehr detailliert beschrieben: Im Uterus sammelt sich "faules" Blut,[128] Eis[129] oder Was-

---

116 Vgl. 9.1.4, Bl. $197^{va/b}$; 9.1.5, Bl. 203rb, $204^{rb/va}$; 9.3.3, Bl. 139^{v}; 9.3.6, Bl. 181^{r}; 9.4.3, Bl. 122^{v}; 9.6.3, Bl. 99^{v}, 100^{r}.

117 9.1.4, Bl. 196vb; 9.1.5, Bl. $204^{rb/va/vb}$; 9.5.3, Bl. 92^{v}, 93^{r}.

118 Vgl. 9.1.4, Bl. $196^{ra/vb}$, 197ra; 9.1.5, Bl. $203^{rb/va/vb}$; 9.2.3, Bl. 131^{r}, 138^{v}; 9.3.4, Bl. 139^{v}, 140^{r}; 9.3.5, Bl. 174^{r}, 9.4.4, Bl. 118^{r}, 123^{v}, 132^{v}, 133^{r}; 9.6.3, Bl. 99^{r}.

119 9.1.5, Bl. 199ra.

120 9.1.4, Bl. 196vb; 9.4.4., Bl. 123^{v}.

121 9.4.3, Bl. 123^{v}, 124^{r}; 9.4.4, Bl. 134^{v}.

122 9.1.5, Bl. $204^{rb/vab}$; 9.3.5, Bl. 174^{v}, 175^{r}; 9.3.6, Bl. 181^{r}; 9.4.3, Bl. 118^{v}; 9.5.3, Bl. 92^{v}, 93^{r}.

123 Gemeint ist "Charaktere" oder "Temperamente".

124 Die Eigenschaften der Sanguinikerin fehlen.

125 9.1.5, Bl. 199ra.

126 Ebd.

127 Ebd.

128 9.3.5, Bl. 174^{r}, 175^{v}.

ser,[130] er kann "verstopfen"[131] oder zu faulen beginnen,[132] Wucherungen, Warzen[133] und Würmer breiten sich in ihm aus.[134] Neben nicht genauer definierten Schmerzen in der Matrix[135] wird die Gebärmutterschwellung beschrieben.[136] Ein Text erwähnt eine Verlagerung des Organs.[137] Körperliche Beschwerden, wie eine geschwollene Gebärmutter infolge sexueller Enthaltsamkeit, versuchten die Frauen ebenfalls zu behandeln.[138] Im Sinne der Viersäftelehre mußte der weibliche Körper regelmäßig vom Menstrualblut gereinigt werden, da dieses sonst wegen einer schädlichen Säfteverhaltung zur Erkrankung führen würde.[139] Das Krankheitsbild, das in Cgm 728[140] mit den Namen "magtlaid" oder "junkfrawen" umschrieben wird und durch Eiter oder faules Blut im Uterus ausgelöst wurde, ließ sich anhand einer Beschreibung an bestimmten körperlichen Phänomenen erkennen: an eng stehenden Augenbrauen, roten Augen und starkem Fieber. Die hier genannten körperlichen Phänomene beschreiben die "Suffocatio matricis"[141] oder Hysterie,[142] welche als die gefährlichste Gebärmuttererkrankung angesehen wurde. Nach antiken und mittelalterlichen Vorstellungen entstand sie aus einer Ansammlung von Menstrualblut, schädlichen Säften im Uterus oder durch eine Retention des weiblichen Samens (vgl. Kapitel 7.2). Die genannten Körpersäfte zersetzten sich und bildeten faule und übelriechende Gase,

---

129 9.1.4, Bl. 197va.

130 9.2.4, Bl. 140^{v}.

131 9.4.4, Bl. 124^{r}; 9.5.3, Bl. 89^{v}, 90^{r}, $91^{r/v}$.

132 9.2.4, Bl. 140^{r}.

133 9.2.4, Bl. 140^{v}.

134 9.2.4, Bl. $140^{v}/141^{r}$.

135 9.1.3, Bl. 196rb; 9.1.4, Bl. $197^{ra/va}$; 9.1.5, Bl. 201va; 9.2.4, Bl. 140^{r}; 9.3.6, Bl. 179^{r}.

136 9.3.5, Bl. 173^{rv}.

137 9.2.4, Bl. 140^{r}.

138 9.1.4, Bl. 197va.

139 Diese Auffassung vertrat neben antiken Autoritäten im Mittelalter z. B. Hildegard von Bingen: Joan Cadden: It takes all Kinds: Sexuality and Gender differences in Hildegard of Bingens 'Book of compound Medicine'. In: *Traditio* 40 (1984), S. 149-174, hier S. 170.

140 9.3.5, Bl. 174^{rv}.

141 Die *Suffocatio matricis* wird in folgenden Handschriften erwähnt: 9.1.3, Bl. $196^{ra/vb}$; 9.1.4, Bl. 197va; 9.3.5, Bl. 173^{r}; WL Stuttgart, HB II 58, Bl. 83rb; BS München, Cgm 720, Bl. 84^{v}, Cgm 729, Bl. 144^{v}; ZB Zürich, Hs. B 245, Bl. 71rb; UB Heidelberg, Cpg 260, Bl. 37ra, Cpg 545, Bl. 62^{r}.

142 Zum Thema "Hysterie" und "Suffocatio matricis" vgl. Danielle Jacquart/Claude Thomasset: *Sexualité et Savoir médical au Moyen Age*. Paris 1985, S. 236-242; Duden/Schatten (1978).

welche im Körper aufstiegen oder die Gebärmutter bis unter das Herz trieben.[143] Zu einer Verhaltung des weiblichen Samens kam es nach dieser Theorie besonders bei Jungfrauen und Witwen infolge ausbleibenden Geschlechtsverkehrs. Als bestes Gegenmittel galt die baldige Heirat der Frau mit nachfolgender Schwangerschaft. Galen empfahl als weitere therapeutische Möglichkeit die Masturbation, die allerdings im Mittelalter verpönt war.[144] Zur Therapie von Gebärmutterschwellungen aufgrund der Verhaltung des Samens oder Menstrualbluts sind in den gynäkologischen Texten auch Rezepte überliefert, die Frauen und junge Mädchen durch Arzneien von ihrem Leiden kurieren sollten. Eine Mischung aus Salbei oder Schwefel und Essig konnte Abhilfe schaffen:

> Jtem es sint etlich frowen oder megt schwerent in der bermůtter dz kompt da von dz sÿ nit man habent oder die man zů lang von jn sint den hilf also nim salbin vnd beis sÿ wol mit essich vnd hab dz lang in dem mund vnd sol ŏch schwebel in essich beisen vnd die schinbein da mit wol riben.[145]

Doch auch bei vorhandenem männlichem Partner wurde die Gesundheit der Frau als ernsthaft gefährdet angesehen, wenn dieser den Geschlechtsverkehr zu schnell vollzog, so daß die Frau nicht zum Orgasmus gelangte. Kam es deshalb zu einer Verhaltung des weiblichen Samens, so verstopfte der Uterus und das Menstrualblut konnte nicht abfließen. Die Frau war nicht mehr empfängnisbereit, Stiche und Schmerzen quälten ihren Leib, schwerer Atem, Übelkeit und Ohnmachtsanfälle kamen hinzu. Manchmal wanderte ein apfelgroßes Gebilde in ihrem Unterleib umher. Bei mangelnder Hilfe dauerte die hier gemeinte Krankheit, "Edica",[146] lange Zeit

143 Rennau (1912), S. 48.

144 Vern L. Bullough: Medieval Medical and Scientific Views of women. In: *Viator* 4 (1973), S. 485-501, hier S. 495f.; Rodnite Lemay (1981), S. 178.

145 9.1.4, Bl. 197va.

146 *Edica* oder *Ethica* meint die 'Schwindsucht'. Im Cod. III 2.8°34 der Fürstlich Öttingen-Wallerstein'schen Schloßbibliothek in Harburg, der sich jetzt in der UB Augsburg befindet, wird die Krankheit in einem *Eichenmisteltraktat* genannt: "Es vertreibet auch den swindel in dem haubt und vertreibet auch den siechtagen, den man nennet ethica, das ist die swintsucht". Zit. n. Hans J. Vermeer: Eine altdeutsche Sammlung medizinischer Rezepte in Geheimschrift. In: *Sudhoffs Archiv* 45 (1961), S. 235-246, hier S. 236. Erwähnt wird die Krankheit auch in 9.4.4, Bl. 126^{v}: "darumb vallen sie jn die krancheit ethicam Offt daß ist die derre"; vgl. außerdem Art. *Ettich* in Max Hoefler: Deutsches Krankheitsnamen-Buch. Reprographischer Nachdruck der Ausgabe München 1899, Hildesheim/New York 1970, S. 115.

an und führte dazu, daß der Frauenleib verdorrte, die Brust schwand und schließlich der Tod eintrat.[147]

3.4.3 Brusterkrankungen und Brustkrebs

Zur Behandlung von Brusterkrankungen sind in den frauenheilkundlichen Texten zahlreiche Rezepte überliefert, die bisher unediert sind. In einer bereits vorliegenden Veröffentlichung von Gerhard Eis zur Geschichte der Therapie des Brustkrebses[148] werden mehrere Rezepte aus unterschiedlichen Handschriften zitiert, die sich zum Vergleich anbieten. Er weist darauf hin, daß vor seiner Publikation keine Quellen zur Therapie des Mammakarzinoms bekannt geworden seien, die älter als die Barockzeit sind. So können die in den Editionstexten überlieferten Rezepte als Grundlage für die weitere Erforschung des Themas "Brusterkrankungen und Brustkrebs" fungieren und gleichzeitig seinem Hinweis auf ein Desiderat Genüge tun.[149]

In der Hausväterliteratur der Barockzeit finden sich nur operative Behandlungen des Brustkrebses (Brustamputation). Im späten 16. und frühen 17. Jahrhundert sind in Köln mindestens neun Brustamputationen von Wundärzten ausgeführt worden, obwohl diese Operation als sehr riskant galt. Nach dem Abschneiden der Brust wurde eine Kauterisation der großen Wunde mit einem glühenden Eisen vorgenommen.[150] Die älteren medizinischen Rezepte empfehlen hingegen nur unblutige Maßnahmen, die bei Karzinomen nicht erfolgreich gewesen sein können.[151] Gerhard Eis verweist auf unsichere diagnostische Befunde, die sich auch in den Formulierungen erhaltener Rezepte ausdrücken: "Die älteren Quellen unterscheiden zwar in den Überschriften meistens zwischen 'Geschwulst', 'Schwellen', 'Härte' und 'Schwären' der Brust und dem eigentlichen Krebs, der *cancer* (auch *gantzer* und bisweilen bereits *krebs*) genannt wird, aber was an konkreten Anhaltspunkten für die Unterscheidung angeführt wird,

---

147 Vgl. die Beschreibung in 9.1.4, Bl. 196vb-197rb.

148 Gerhard Eis: Altdeutsche Verfahren zur Behandlung des Brustkrebses. In: *Forschungen zur Fachprosa*. Ausgewählte Beiträge. Bern/München 1971, S. 50-58.

149 Eis schreibt: "Es wäre zu wünschen, daß die hier gebotenen Hinweise durch weitere Nachrichten ergänzt würden, um eine Übersicht über sämtliche einst praktizierten Methoden [zur Behandlung des Brustkrebses, B.-J. Kruse] zu erlangen." A.a.O., S. 50.

150 Jütte (1991), S. 136-139.

151 Eis (1971), S. 50.

ist sehr wenig, ja geradezu ein Beweis für die Unsicherheit der Diagnose." Nach seiner Ansicht hielten die medizinischen Praktiker und Praktikerinnen relativ lange an den unblutigen Behandlungsmethoden fest, weil sich wohl teilweise Heilungserfolge einstellten. In diesen Fällen können aber nur Erkrankungen wie die Mastitis, eine Entzündung der weiblichen Brustdrüse, vorgelegen haben. Die Krebsmittel, die nach seiner Kenntnis in den mittelalterlichen Handschriften häufig genannt werden, sind Schafskot, tierische Galle und Kardobenediktenkraut.[152] In den Rezepten des Editionsteils der vorliegenden Untersuchung werden fast ausschließlich, sieht man von einer über die Brust gebundenen Socke, der Behandlung mit Taubenkot und einem Segensspruch[153] ab, pflanzliche Drogen verwendet. Eine ganze Gruppe von Therapievorschlägen gegen Brusterkrankungen sind im Traktat *Von der Natur der Frauen und ihren Krankheiten* überliefert. Offensichtlich hat der Kompilator oder die Kompilatorin alle erreichbaren Rezepte zu diesem Thema zusammengetragen.[154]

3.4.3.1 Kosmetische Rezepte zur Brustverkleinerung

Mehrere Handschriften überliefern Rezepte kosmetischer Natur zusammen mit Anweisungen zur Behandlung von Brusterkrankungen und -krebs. Sie sollten dazu dienen, die Brüste einer heranwachsenden Frau zu verkleinern, um einem zeitgenössischen Schönheitsideal zu entsprechen. Eine Rezeptgruppe zum Thema überliefert Cod. 2898 der ÖNB Wien:

Ob auch ain fraw oder ain Junckhfraw wolt klaine prüstlein habenn.

1. Man sol nemen Cicuta safft vnd damit sol dÿ Junckhfraw stätiklichen salben ire prüstl wenn sy zum ersten wachsen werdenn so beleibent ir die prüstl hert vnd vesst vnd klain

---

152 A.a.O., S. 51f.

153 In 9.1.5, Bl. 202$^{rb/va}$. Dieser überlieferte Segensspruch zur Heilung der Brust verweist auf die mittelalterliche Hagiographie: Der in diesem Segen angerufenen hl. Agatha wurden während ihres Martyriums die Brüste mit einer Zange zerrissen, verbrannt und schließlich abgeschnitten. Vgl. Keller (1984), S. 29.

154 Aus dem "Bartholomäus" stammen fünf der Rezepte im 9.1.5. Gerhard Eis zitiert sie in anderer Reihenfolge nach UB Heidelberg, Cpg 213, Bl. 107^{rv}. Die übrigen Rezepte sowie die in anderen Editionstexten überlieferten therapeutischen Maßnahmen zur Behandlung von Brusterkrankungen sind nach meiner Kenntnis bisher unveröffentlicht: vgl. 9.1.6, Bl. 206rb. Weitere Rezepte in: 9.3.4, Bl. 172^{r}; 9.4.3, Bl. 117^{v}, 118^{r}. Zwei weitere Rezepte gegen Brusterkrankungen sind in einem Erbauungsbuch überliefert: UB München 8° Cod. ms 279, Bl. 182^{r}; für diesen Hinweis danke ich Anne-Beate Riecke.

2. oder Man sol nemen tawbenmist vnd sol den ir mit ezzich wol mischen sam ain Confect Vnd das sol die Junckfraw auf ir prust pflasstern das macht sÿ vesst

3. oder Ob ainer frawen dÿ prüsst ze gros sind von übriger milich Man sol nemen Ochsenmist vnd kriechisch hew. vnd sol dÿ miteinander zestözzen vnd mit ol mischenn vnd auf dÿ prúst pflastern das vertreÿbt ir dy geswulst

4. oder Man sol linsat fain zestozzenn vnd mit hönig mischen vnd auf dÿ prússt pflastern das hilft auch als oben geschriben steet

5. oder Man sol nemmen piessen Wurczen vnd Mÿnnczenn vnd Ponmel vnd sol die miteinander wol zestözzen vnd auff dÿ prússt pflastern das hilft auch als vorgeschribenn stet von den prüssten.[155]

3.4.4 Geburtsfolgen

Infolge von Geburten konnte es zu schweren Verletzungen kommen, die das Leben von Frauen gefährdeten oder dauerhafte Leiden zurückließen. In der handschriftlichen Vorstufe von Pseudo-Ortolfs *Frauenbüchlein* werden insgesamt dreißig Krankheiten erwähnt, die nach dem Kindbett das Leben einer Frau nachhaltig beeinträchtigen oder ihren Tod hervorrufen konnten: Kindbettfieber, Gebärmuttervorfall, Krebs, Unfruchtbarkeit, Verletzungen der Harnblase mit Fistelbildungen, Darm- und Gebärmutterrisse, Verlust der Libido etc.[156] Im Traktat *Von der Natur der Frauen und ihren Krankheiten* wird ebenfalls das Zerreissen der Gebärmutter[157] und die Belastung durch einen Gebärmuttervorfall erwähnt.[158]

Es herrschte auch die Auffassung, wenn die Flüsse im Kindbett nicht genug abgeflossen seien, sammele sich faules Blut in der Gebärmutter. Dieses schwäche die Konstitution der Frauen. Sie hätten bei Wetterwechseln und Neumond Unruhe und Weh zu leiden:

Von dem faullen pluett der permůter
So die weiber nit zw rechter zeitt jr krankhait habent oder genúg verfliessentt in kindelpett so legt sich das salbe faull plůett inwendig an die permůter vnd swechet die ser vnd machett sÿ rauch vnfrüchbar dauon so werdenn die weiber so swach vnd so wee das sÿ ain gedank gewinent vnd mainent das sÿ mannen nit mer mügen nücz

---

155 Bl. 3^{vab}. Vgl. ein weiteres Rezept in 9.1.5, Bl. 202va und ähnliche Anweisungen in GKS. 1657, Kusche (1990), S. 37.

156 9.2.4, Bl. 139^{r}-141^{r}.

157 9.1.5, Bl. 201va, 205va; 9.2.4, Bl. 139^{v}.

158 9.1.5, Bl. 205vb; 9.2.4, Bl. 139^{v}.

sein vnd habennt dauon vil vnrúew vnd wee so sich das weter verkertt oder so der man newr wirtt.[159]

Zur Behandlung einer schädlichen Blutansammlung bot sich eine Räucherung auf der Basis von Nesseln in starkem Wein auf einem Gebärstuhl an:

der dz wenden wel der nem neslen vnd süd die mit starckem win vnd setz sÿ vf einen halben sessel vnd las den rŏch in die scham vntz dz sich der siechtum besert.[160]

3.5 Zur Lebenserwartung von Frauen im Spätmittelalter

Eine Reihe von Kommentatoren erwähnen einen feststellbaren Frauenüberschuß in der Bevölkerung des 14. Jahrhunderts. Auch im darauffolgenden Jahrhundert gab es in vielen Städten nördlich der Alpen einen Frauenüberschuß von 109-120 Frauen auf 100 Männer. Frauen dominierten außerdem die älteren Jahrgänge der Bevölkerung.[161] Dieses Faktum ist vor dem Hintergrund des stets drohenden Todes einer Frau im Kindbett besonders interessant. Erklären läßt es sich mit einem Wandel der Ernährungsgewohnheiten. Im Laufe des Mittelalters veränderten sich die Anbaumethoden (Dreifelderwirtschaft), d. h., die Ernteerträge erhöhten sich. Außerdem wurde verstärkt Fleisch konsumiert, besonders Schweine- und Kaninchenfleich, an Fastentagen Fisch. Seit dem 14. Jahrhundert läßt sich eine Bereicherung der Speisezettel um Gerichte mit Salzheringen, Käse und Eiern verzeichnen.[162] Zu einer "Umstrukturierung der Nahrungserzeugung" kamen die schwindenden Bevölkerungszahlen infolge der großen Seuchen des Spätmittelalters. Die "riesigen Menschenverluste" hatten eine starke Verbesserung der Ernährungssituation zur Folge.[163] Der erhöhte Fleischverzehr führte dazu, daß Frauen mit der Nahrung verstärkt Eisen zu sich nahmen, das sie wegen der Menstruation generell

---

159 9.3.5, Bl. 174^{r}.

160 9.1.3, Bl. 196rb.

161 Vern Bullough/Cameron Campbell: Female Longevity and Diet in the Middle Ages. In: *Speculum* 55 (1980), S. 317-325, hier S. 318.

162 A.a.O., S. 319f.

163 Hans Jürgen Teuteberg: *Die Ernährung als Gegenstand historischer Analyse*. In: Historia Socialis et Oeconomica. Festschrift für Wolfgang Zorn. Hrsg. von Hermann Kellenbenz und Hans Pohl. Wiesbaden 1987, S. 180-202, hier S. 197, 199 (= Vierteljahresschrift für Sozial- und Wirtschaftsgeschichte; Beihefte, Nr. 84).

in größerem Maße benötigen als Männer.[164] Aus den Berechnungen ist der Schluß zu ziehen, daß die Lebenserwartung von Frauen im Frühmittelalter aufgrund des Eisenmangels geringer war als im Spätmittelalter.[165]

Daten bezüglich der Gesundheit, Lebenserwartung und Häufigkeit der Schwangerschaften im Mittelalter lassen sich auch der Auswertung von Skelettfunden entnehmen. Die Untersuchung von 760 Skeletten aus der Zeit von 1200 bis 1550, die durch Grabungen im Kloster Aebelholt in Dänemark freigelegt wurden, führte zu dem Ergebnis, daß das mittlere Sterbealter von Frauen in dieser Zeit bei 27,7 Jahren, von Männern bei 34 Jahren lag.[166] Da die untersuchten Skelette über eine Zeitspanne von 350 Jahren erhalten sind, halte ich die daraus abgeleiteten Mittelwerte zur

---

164 Wahrscheinlich nahmen Frauen bei den frühmittelalterlichen Ernährungsgewohnheiten ständig zuwenig Eisen auf. Eine Frau verliert normalerweise ungefähr alle 27 Tage 43,4 ml Blut (+- 2,3 ml), in dem 20-23 mg Eisen enthalten ist. Im gebärfähigen Alter benötigt sie ungefähr doppelt soviel Eisen wie ein Mann; während der Schwangerschaft steigt der Bedarf sogar auf den dreifachen Wert an (3-7 mg Eisen pro Tag). Dieser Bedarf bleibt während der Stillzeit bestehen. Zwar ist die Anämie selten eine primäre Todesursache, fällt sie aber mit anderen Prädispositionen, z.B. einer schweren Geburt mit hohen Blutverlusten, einer Abtreibung, starken Blutungen aufgrund von Gebärmutter- oder anderen Erkrankungen zusammen, so kann die Gesundheit der Frau ernsthaft gefährdet werden. Bei einem durchschnittlichen Beginn der Menstruation mit 14 Jahren ist die Frau im Alter von 23 Jahren anämisch. Wird sie in dieser Zeit schwanger, tritt die Anämie schon mit 21,7 Jahren auf; bei zweimaliger Schwangerschaft mit 20,3 Jahren. Schon eine dritte Schwangerschaft bedeutete ein gefährliches Risiko. - Gute Eisenquellen waren bei den mittelalterlichen Ernährungsgewohnheiten Fleisch (besonders Nieren und Leber), Bohnen und anderes grünes Gemüse, Rosinen, Pilze, Trockenpflaumen und Hafermehl, vgl. Bullough/Campbell (1980), S. 319-322.
Ein weiterer Faktor, der eine zusätzliche Rolle spielen konnte, war die im Mittelalter sehr hohe Belastung der menschlichen Organismen mit Würmern und anderen Eingeweideparasiten, die ebenfalls eine Anämie begünstigen konnten; vgl. Bullough/Campbell (1980), S. 324; Bernd Herrmann: Parasitologische Untersuchung mittelalterlicher Kloaken. In: *Mensch und Umwelt im Mittelalter*. Hrsg. von Bernd Herrmann. Frankfurt a. M. 1989, S. 160-169, hier S. 161.

165 Zur Lebenserwartung von Frauen und Männern im Mittelalter vgl. auch das statistische Material bei Ketsch, Bd. 1 (1983), S. 13-24.

166 Es handelt sich einmal um die Skelette des Klosterpersonals, die im Klosterhof bestattet wurden und ein "annähernd ausgeglichenes Geschlechterverhältnis" aufweisen. Die Skelette, die in der Kirche und auf dem Friedhof gefunden wurden, zeichnen sich durch einen deutlichen Männerüberschuß aus - hier wurden die Klosterangehörigen bestattet. Auf dem Friedhof wurde allerdings auch eine große Anzahl von Kindern beigesetzt. Vilhelm Møller-Christensen: Umwelt im Spiegel der Skelettreste vom Kloster Aebelholt. In: *Mensch und Umwelt im Mittelalter*. Hrsg. von Bernd Herrmann. Frankfurt a. M. 1989, S. 129-139, hier S. 131.

Lebenserwartung von Frauen im Spätmittelalter für weniger aussagekräftig als die detaillierte Untersuchung einer Veränderung der Ernährungsgewohnheiten.

4. Entstehung und Funktion der gynäkologisch-obstetrischen Texte

4.1 Hinweise auf die Kompilationstechnik

Bei den hier untersuchten medizinischen Texten handelt es sich um Kompilationen, d. h. Wissen aus disparaten Quellen wurde zu einer neuen Rezeptsammlung zusammengestellt und nahm möglicherweise durch einen einleitenden Kommentar traktathaften Charakter an. Ein direkter Hinweis darauf, daß die Texte aus unterschiedlichen Quellen kompiliert wurden, findet sich in zwei Handschriften. Im ersten Fall wird bemerkt, es gäbe zum Thema Frauenheilkunde und Geburtshilfe viel zu sagen, weshalb auf das Beste und Bewährteste zurückgegriffen worden sei: "Die maister schreÿben vil von dem geprechen das zw lange were zw sagen doch hab ich auß ÿn allen das aller peste vnd das bewerts genumen."[1] Über den fünften Teil eines allgemeinmedizinischen Arzneibuches, der sich dem hier relevanten Thema widmet, wird ausgeführt, sein Inhalt wäre aus unterschiedlichen Büchern "zusammengeklaubt" worden: "Jtem jn den quinttern sein allerley erczney geschriben vnd zu samen geclaubet von vil puchern".[2] Mehrere Entstehungsstufen sind zu bedenken: Ursprünglich empirisch gewonnene und mündlich tradierte Erkenntnisse wurden aufgeschrieben. Spätere Kompilator/inn/en kombinierten mehrere dieser überlieferten Quellen miteinander. Der Prozeß konnte sich oftmals wiederholen. Handelte es sich bei Schreiber oder Schreiberin eventuell um eine Person mit medizinischen Kenntnissen, so ergänzte diese gegebenenfalls während des Schreibprozesses den Vorlagentext durch eigene Kommentare oder Rezepte. Gelangte der Kodex nach seiner Fertigstellung in den Besitz einer Hebamme oder eines Wundarztes, so erfuhr er möglicherweise erneut Erweiterungen durch Nachträge von Rezepten an den Rändern oder auf freigebliebenen Blättern. Nach dieser komplexen Textgenese können dem Buch nun verschiedenartige Informationen entnommen werden.

---

[1] 9.5.3, Bl. 92^{v}. Dieser Kommentar fehlt in den beiden Parallelüberlieferungen, der Hdschr. 319 der SBBPK Berlin, Haus 2, und in der Hs. 283 der Wellcome Library, London.

[2] UB Heidelberg, Cpg 545, Bl. 63^{r}.

4.2 Entschuldigungsfloskeln

Die Vermittlung gynäkologischer und obstetrischer Inhalte verletzte möglicherweise das weibliche Schamgefühl. Es wurde aufgrund herrschender gesellschaftlicher Normen angenommen, Frauen könnten auf eine offene Thematisierung dieser Inhalte peinlich berührt reagieren. Dieses Faktum war den Textproduzenten bewußt. Andererseits wollten sie durch die Aufklärung in medizinischen Fragen etwas zur Gesunderhaltung von Frauen beitragen. Zwei Kommentare weisen deshalb eine interessante Form der Abgrenzung von der zitierten Quelle auf, welche die gewählte Vorgehensweise zu rechtfertigen versucht. Der Kompilator oder die Kompilatorin schreibt über die medizinische Quelle: "Das puech schambt sich nit davon zereden".[3] Hier wird das Wissen um einen möglicherweise vorhandenen Rezeptionszusammenhang formuliert, der folgendermaßen gedacht sein könnte: Die Textvorlage ("das puech") stellt Wissen zur Verfügung, welches eventuell von Rezipientinnen und Rezipienten gelesen werden könnte, die sich durch sexuelle Bezüge unterhalten lassen wollen. Obwohl dieses der Fall sein könnte, wird hier trotzdem der Inhalt der Quelle wiedergegeben, weil er im Sinne der Frauenaufklärung von Bedeutung ist. Ähnlich ist das zweite Beispiel zu interpretieren. Auch hier heißt es: "das puch mit seiner lere schamt sich nicht".[4] Es wird auch darauf hingewiesen, daß es bei der mündlichen Vermittlung von Sachverhalten zu Komplikationen kommen könne, weshalb das einschlägige Wissen hier in schriftlicher Form überliefert werde. Die Ausführungen richteten sich nur an Personen, für die sie relevant seien, andere sollten sie weder lesen noch ihren Inhalt erfragen:

> Jtem das puch mit seiner lere schamt sich nicht wan muß man oft gar gros reden da mit das man es recht verstee wer sein nit bedarff oder den lewtten nicht mag wil oder kan ratten bedarff sein nicht lesen noch darnach fragen.[5]

Hinweise auf eine Tabuisierung gynäkologischer Kenntnisse finden sich noch in mehreren Handschriften, die den *Traktat über die Menstruation* von Pseudo-Trotula überliefern (vgl. Kapitel 9.5.3). Dieser sollte nur von "vernünftigen" Menschen mit der richtigen Einstellung zu Gottes Schöpfung gelesen oder gehört werden:

---

[3] BS München, Cgm 720, Bl. 85^{v}.
[4] UB Heidelberg, Cpg 545, Bl. 61^{r}.
[5] Ebd.

Dis bůch haysset die gehaim der frowen dis bůch sol och niemen lessen noch heren lessen dan er sÿ vernüfftig dan vil gehaimer not gott an die frowen geschaffet hantt Das es nit gůt wer das es die vnvernÿfftigeñ soltent wissen dar vmb ist es zů hietteñ.[6]

Etwas abweichend erscheint der Textanfang in einer Parallelüberlieferung:

Disew hernach geschribeñ stuckh der sein vij die sol nÿmant leseñ noch horeñ er sei dann vernünftig vnd verstentig wan got hat die fraweñ vil haÿmlich siechtag an gelegt.[7]

In einer anderen Handschrift entschuldigt sich der offensichtlich männliche Kompilator oder Verfasser bei den "lieben" Frauen wegen des Inhalts der von ihm vermittelten Rezepte. Sie sollten sich keine schlechte Meinung von ihm bilden, weil er nur die Absicht habe, in Anerkennung ihres "züchtigen" Wesens zu schreiben (vgl. Kapitel 4.1.2):

Hye ist zw merckhen ee dann das ich sag als yn dem̃ register des sechsten tail verlassen ist so wil ich von vrlab pitten von deñ lieben frawen dz sy mich nit vermerckhen noch jn úbler maÿnung haben ob ich iren natürlichen frewlichen rechten jn disez tail jn ettlicher maß offen waren wers wann durch jr frewlichen zücht willen wil auch der zwcht geprauchen vnd was ich hie sag von frewlichen naturlichen rechten das wil ich mit chürcz pechennen vnd doch dem synn genüg thüen dz sÿ nach frewlichen zuchten wol versten mügen was ich main vnd von welicher laÿ ich red.[8]

Die Vermutung, die frauenheilkundlichen Texte könnten zu "vnczymlicher mynn vnd buelschafft" anleiten, äußert ebenfalls Johannes Hartlieb im Prolog zu seiner Übersetzung der *Secreta mulierum* des Pseudo-Albertus Magnus. Aus diesem Grunde fordert er seinen Auftraggeber, Kaiser Friedrich III., mit eindringlichen Worten zur Verschwiegenheit auf, denn bei einer Lektüre des Textes durch unwürdige Menschen mit unlauteren Absichten drohe ihm, Hartlieb, göttliche Strafe und der schädliche Einfluß der Gestirne. Weiter heißt es:

Mein aller gnadigister herr, es ist wol war, das Albertus Magnus in seinem buch Secreta mulierum gar vill geschriben hat. Er hat aber der sach kayne beruerdt vnd melt doch, das sein buech nwr ain anweysenn sey czw der gerechten verborgen gehaim der frawen. Warvmb er solichs verschwigen vnd nit gemelt hat, darff

---

6 WL Stuttgart, Cod. med. et phys. 2°5, Bl. 147^v, vgl. Fußnote 1.
7 BS München, Cgm 723, Bl. 216^r.
8 UB Heidelberg, Cpg 583, Bl. 68^r.

nyemant sprechen, das er solichs nit gewist hab, wann sunder czbeyfel er ist gar ein grosser, kunstreycher man gewisen, vnd ich main, er hab das darvmb gelassen, das er besorgt hab, die hoch gehaim vnd kunst werdt müsbraucht vnd czwe vnczymlicher mynn vnd buelschafft gepraucht vnd genuczt.[9] [...] Wann erkennt ich ewr gemüett nit so verschwigen, trew vnd verhalten, so ist kain güet, gnad, mit, vorcht noch not so gross, graußamlich oder hefftig, das ich die gehaim wolt tewtschen vnd vrsach sein, zu öffen den vnwirdigen. Wann was hulf mich aller welt reichtung, so ich gotts vngnad hett vnd zornigkliche straf taglich warten vnd leyden müest.[10]

Auch der Verfasser oder die Verfasserin[11] der mittelniederländischen gynäkologisch-obstetrischen Handschrift GKS. 1657 der Königlichen Bibliothek Kopenhagen wendet sich in der Vorrede eindringlich an Frauen und Jungfrauen, um die lauteren Absichten bei der Kompilation des vermittelten Wissens hervorzuheben. Wenn sie den Inhalt des Kodex, der als "Secreet" bezeichnet wird, lesen oder hören sollten, möchten sie ihn oder sie nicht verfluchen oder in anderer Weise angreifen, denn das Buch sei nicht zu ihrer Schande verfaßt worden, sondern zum Nutzen aller Frauen, die sich als Heilkundige oder Geburtshelferin betätigten:

Alle vrouwen ende Joffrouwen die dit lesen selen / oft hoeren biddic / dat sij my niet en willen vloeken noch jn enegher manieren begripen / want dit Secreet niet en es gheordeneert noch ghemaect tot harer scanden maer ten orbore ende profijte van allen vrouwen die des te doen selen hebben oft moghen in wat manieren dat sijn sal.[12]

Wie es die oben zitierten Beispiele belegen, sollten unsachgemäße Erwartungen gegenüber Schriften, die unter dem Titel "Frauengeheimnisse" subsumiert wurden, möglichst schon in den Vorreden der gynäkologisch-obstetrischen Aufklärungsschriften enttäuscht werden: "dergestalt erzeugte Lüsternheit, die kaum durch den sachlichen Inhalt motiviert war, sondern durch die Vorstellung genährt wurde, was der Text wohl enthalten könne, resultierte schließlich darin, daß die Schriften 1603 auf den Index kamen. Demzufolge konnten sie nur in den protestantischen Ländern weiter verbreitet werden."[13]

---

9 Zit. n. Bosselmann-Cyran (1985), S. 111. Die Graphie des Buchstabens "w" in der mittelalterlichen Form mit darübergestellten Punkten konnte aus technischen Gründen nicht wiedergegeben werden.

10 A.a.O., S. 114.

11 Das Geschlecht des Kompilators oder der Kompilatorin läßt sich nicht feststellen, vgl. Kusche (1990), S. 38f.

12 Zit. n. Kusche (1990), S. 137; vgl. auch S. 8f.

13 Kusche (1982), S. 9; vgl. auch Kusche (1975), S. 104; Kusche (1991), S. 35f.

4.3 Geschlecht, Motivation und Einstellung der Verfasser/innen

Alle hier im Mittelpunkt des Interesses stehenden Texte sind anonym überliefert, so daß nur eine Analyse der Kommentare innerhalb der Vorreden bzw. der Rezeptsammlungen Rückschlüsse auf das Geschlecht der Kompilator/inn/en zuläßt. Es ist in Betracht zu ziehen, daß erstens medizinisch vorgebildete Frauen für Hebammen und zur Selbstmedikation von Frauen schrieben. Zweitens, daß lateinkundige Männer überlieferte gynäkologisch-obstetrische Texte für Frauen übersetzten, die in den Bereichen Frauenheilkunde und Geburtshilfe tätig waren.[14] Drittens, daß Männer für Männer informative Texte verfaßten oder kompilierten, auch wenn diese in der Frauenheilkunde und Geburtshilfe eine marginale Position einnahmen (vgl. Kapitel 5). Hinweise auf das Geschlecht des Verfassers oder der Verfasserin lassen sich den von mir untersuchten Texten kaum entnehmen. Eine Formulierung wie: "als ich es dann offt gehöret hab sagen von den frawen",[15] deutet lediglich darauf hin, daß hier jemand Informationen aus Gesprächen mit Hebammen oder anderen medizinischen Praktikerinnen ausformulierte. Die Bewertung der beruflichen Qualitäten der Hebammen in einem anderen Text: "so ist es gůt dz die frowen vernüftig wis frowen bin jnen habint die jnen jn denen nǒtten helfen sǒllent",[16] könnte meines Erachtens sowohl auf die Einschätzung einer Frau als auch eines Mannes hindeuten. Ein weiterer Kommentar, der von einer Frau oder einem Mann stammen könnte, wendet sich einerseits warnend an die Frauen, andererseits wird die Qualität des beschriebenen Arzneimittels besonders hervorgehoben:

> doch sůllen dy frawen wiczig sein vnd süllen massigkleich vnd wenig czeit der erczney phlegen oder geprauchen wan es zeucht so starkchlich das die frawen siechtumb oder schaden da von mocht bechomen Darumb sprich ich dy erczney ist golds werd ob sy dy frauen mit massen núczen vnd nicht zu uil.[17]

---

[14] Monica Helen Green referiert folgende Überlegung: " If [...] men were willing to write texts specifically for women and women were eager (and able) to read them, why could this not be true of the gynecological texts as well? This problem of intended audience becomes all the more difficult when we turn to the multitude of vernacular gynecological treatises dating from the fourteenth and fifteenth centuries." Green (1989), S. 461.

[15] 9.2.4, Bl. 140^{v}.

[16] 9.1.5, Bl. 200va.

[17] ÖNB Wien, Hs. 2898, Bl. 1va.

Wie die zitierten Beispiele belegen, sind nur vage Schlüsse aus den Kommentaren zu ziehen, auf deren Grundlage die Frage nach einer männlichen oder weiblichen Verfasserschaft nicht eindeutig zu klären ist.

Die Motivation des Verfassers oder der Verfasserin, medizinische Kenntnisse über das weibliche Geschlecht zu vermitteln, wird in einem frauenheilkundlichen Text mit der Konstitution der Frauen begründet. Nach dem hier formulierten Frauenbild ist der weibliche Organismus durch falsche Behandlung gefährdet, weil "zarte" Frauen nicht genug auf ihre "schwache" Gesundheit achteten oder Männer sie aufgrund mangelndem Einfühlungsvermögens nicht im gebührenden Maße schonten:

> Darvmb jst von erst zw wissenn vnd mit fleiss zw merkenn das die merung aller welt kümpt von frawenn Nún ist gar vil vnd manigerlaÿ jierung vnd swachaitt der weiber in wendig vnd aus wendig dem leib die denn weiben köment oft von vnuerstantnus Vnd merlich die vast zartt sintt vnd das añ in se[l]ber nit erkennennt oder ain taill grob mann habennt die jr nit schonnent.[18]

In einem weiteren Text wird die Bedeutung der vermittelten Verhaltensanweisungen zur Verhinderung von Komplikationen während des Geburtsverlaufs hervorgehoben. Der Kommentar verarbeitet empirische Erfahrungen. Es wird ausgeführt, bei komplizierten Geburten seien Leben oder Gesundheit der Mutter und ihre zukünftige Reproduktionsfähigkeit ernsthaft gefährdet:

> Man sol hie[19] merken vnd wissen wie man einer frawen helffen sol die ein kind nit wol gepern mag als uil frawen daran sterbent vnd uerderbent an irm gesunt oder an jrn slossen.[20]

An anderer Stelle wird die entschiedene Abgrenzung von vorherrschenden Lehrmeinungen aufgrund eigener Erfahrungen formuliert: "aber daß ist nit war, daß etlich sprechen".[21] Vor dem Hintergrund humoralpathologischer Anschauungen (vgl. Kapitel 3.4.1) findet sich in einem anderen Text die Einschätzung, für Frauen könne es lebensgefährliche Folgen haben, wenn sie von ihren Männern nicht sexuell befriedigt würden. Wegen einer dadurch hervorgerufenen Ansammlung des Menstrualblutes in der Gebärmutter könne eine Schädigung des Samens (vgl. Kapitel 7.2) und des

---

[18] 9.3.5, Bl. 172^v.
[19] Schreibfehler: im Text "nie".
[20] BS München, Cgm 249, Bl. 243^r.
[21] 9.4.3, Bl. 117^v.

möglicherweise gezeugten Kindes erfolgen. Die Verhaltung dieser Körpersäfte sei die Todesursache Tausender von Frauen:

> [O]uch sol man verstan dz oft ein frow ŏch nit kint treit das sÿ jr bermůtter über gat mit dem flus der leber das es jr samen vnd al frucht verseret da von so sol sich ein jetlichÿ frow hůtten vor einem man der sich nit verstet won jch mein das tussent vnd dar zů tussent frowen sterbint das sÿ jr natur nit zeerweken habint vnd doch man habint.[22]

In einem weiteren Kommentar werden vorhandene Schamschwellen in bezug auf den Geschlechtsverkehr thematisiert, aber gleichzeitig betont, dieser sei so "süsse", damit die Menschheit nicht aussterbe (vgl. Kapitel 6.3).

4.4 Rekurse auf empirische Erfahrungen

Feststellungen und Ratschläge der männlichen oder weiblichen Verfasser, Kompilatoren und Schreiber stützen sich auf Fallbeispiele aus eigener Beobachtung, die zu einem für sie überzeugenden therapeutischen Ergebnis führten. In einem Fall ist die Beschreibung recht detailliert. Zuerst wird die therapeutische Form erklärt: Für eine Räucherung der Gebärmutter zur Anregung der Menstruation solle Beifuß in einem Kessel mit Wasser gekocht, der dampfende Kessel einer Frau zwischen die Beine gestellt und ihr Körper rundherum in Decken gehüllt werden. Es wird ausgeführt, in welcher Stadt (Erfurt) die Beobachtung gemacht wurde, daß die Behandlung ein Mann (ein guter Meister) vornahm und die Patientin dessen Ehefrau gewesen sei. Wie der Beschreibung zu entnehmen ist, führte die Räucherung zu einem guten Behandlungserfolg:

> ZV dem andern mal sol man also zw hilff kumen das man neme peÿpas ein michel taill vnd den woll sieden ÿn wasser yn einem kessel vnd so er woll gesotten ist so sol man ÿn ettwan ÿn also haÿß mit dem wasser vnd ander der frawen zwischen die paine seczen vnd den dunst vntten auff an sie lassen geen vnd sich vmb vnd vmb schone verdecken so offnet der dünst der da von get die muter vnd enttweicht die muter vnd das geeder dar vmb vnd raÿnigt sie vnd hilfft woll Das hab ich gesehen zw Ertfurt von einem guten meyster das er eß seinem weybe tett vnd halff sie.[23]

---

[22] 9.1.4, Bl. 197rb.

[23] 9.5.3, Bl. 90^{rv}. In den beiden Parallelüberlieferungen dieses Textes ist diese Passage ebenfalls überliefert: 1. SBBPK Berlin, Haus 2, Hdschr. 319, S. 51: "das han ich gesehen zů Erfort von einem gůtten meister das er es sinem wibe tet vnd halffe sÿ wol". 2. Im Londoner Ms. 283, S. 165, fehlt der Hinweis auf die Stadt Erfurt, hier

In einem anderen Text wird ebenfalls eine Beobachtung wiedergegeben: Fachkundige Meister (offensichtlich Männer) hätten eine Anweisung erteilt, welche sich als richtig erwiesen habe: "ich habs gesehen von rechten maistern das sie eß hießen tün das es woll halff".[24] Auch negative Erfahrungen sind dokumentiert, um diese in Zukunft möglichst zu verhindern: "jch hab es gesehen dz frawen erplindet sind die zu vinster sind gelegen in der kindtpedt".[25] Eine weitere Begründung für die auftretende Erblindung wird in dieser Passage gegeben, wenn es heißt, die Frauen seien vernachlässigt worden: "wann zu meÿnn zeitten ist es geschehen auß verlasenhait".[26]

Die häufige Anwendung einer geschilderten Methode und die daher gesteigerten Erfolgschancen deuten andere Formulierungen an wie z. B.: "als vil peschicht als man oft sicht".[27] In diese Richtung zielen auch Bemerkungen, eine Vorgehensweise habe sich bei Verfasser oder Verfasserin selbst als erfolgreich erwiesen: "dz hab ich dik selb versůcht".[28] Die geäußerte Auffassung, eine Entbindung könne negativ verlaufen, wenn die Gebärende zu früh zur Geburt angetrieben werde (weshalb später möglicherweise ihre Kräfte nicht mehr ausreichten), konnte ebenfalls nur aus eigenen Erfahrungen oder Gesprächen mit Praktikerinnen resultieren:

> Jtem es peschicht oft vnd vill das man die swangerñ frawenn zw frūe an treibt zu arbaiten in kindes nötenn e die recht zeit jst da mit maniges kindt vnd auch die frawenn vmb das lebenn kömennt.[29]

Ob bei den Adressatinnen der Eindruck einer vermeintlichen Exklusivität der vermittelten Inhalte erzeugt werden sollte oder die Ausführungen auf persönlichen Erfahrungen basierten und bisher nicht verschriftlicht waren, läßt sich im Zusammenhang mit einem selbstbewußten Hinweis auf eigene Originalität nicht exakt klären: "das vindet man in kainer geschrift auf er-

---

heißt es lediglich: "das hab ich gesehen von ainem gueten mayster der tet es seinem weib".

24 9.5.3, Bl. 90^r; SBBPK Berlin, Haus 2, Hdschr. 319, S. 51: "Jch han es gesehen von rechten meistern / das sÿ es hiessen tün das es gar wol halffe"; Wellcome Library, London, Hs. 283, S. 164: "Jch hab es gesehen von rechten meistern das sy es hiessen thuen vnd das es auch gar wol hilft".

25 9.2.4, Bl. 137^r.

26 9.2.4, Bl. 137^rv.

27 9.3.4, Bl. 146^r.

28 9.1.4, Bl. 197vb.

29 9.3.4, Bl. 150^r.

denn".[30] Die Distanzierung von wissenschaftlichen Autoritäten, wie sie in diesem Zitat vorgenommen wird, weicht stark von den sonstigen Gepflogenheiten der mittelalterlichen Wissensdarstellung ab.

4.5 Verweise, Erklärungen, Prognosen

Verfassereingriffe, die zur Organisation oder Bedeutung des wiedergegebenen Inhalts Stellung nehmen oder Erläuterungen abgeben, können unterschiedliche Gestalt annehmen. Feststellbar sind erstens Rückverweise auf vorher Beschriebenes: "alß jch vor gesprochen hab";[31] zweitens Hinweise auf folgende Ausführungen: "dar vmb sag ich an disem nach geschriben taill".[32] Erklärungen werden z. B. als Variation oder Ergänzung von Argumenten zur Erläuterung auftretender Sachfragen angeboten: "Ayn andre antwürt vnd ein pessere".[33] Um mögliche Mißverständnisse zu vermeiden, erscheinen neben lateinischen die mundartlichen Bezeichnungen von Arzneimitteln: "dÿ nücz andorn so geneset sÿ dz heist marubium czu latein".[34] Erklärende Zusatzinformationen sollen es ermöglichen, beispielsweise eine bestimmte Pflanze aufgrund morphologischer Kriterien zu identifizieren, sie werden eingeleitet mit der Formel: "das erkenne also".[35] Verhaltensregeln sollten das Gelingen einer Behandlung garantieren:

> Jtem der frowen so we ist sol da zwüschent zů keinem man komen mit vnkünschen werken es hilft anders kein artznie den es ist gar stőrig vnd schedlich nit allein zů brüsten sunder zů allen geswolsten vnd wunden so sich einer rein halten vnkünsch so genist er dester ee.[36]

Erklärende Hinweise bieten Alternativvorschläge, falls der Bestandteil eines Kompositums nicht verfügbar war: "Magstu des nit haben".[37] Sollte die Beschaffung von Ingredienzen schwierig sein, findet sich in manchen Rezepten der Ratschlag, sich an den Apotheker zu wenden, z. B. um ein

---

30 9.3.4, Bl. 145^{v}. Vgl. "So wil jch doch eüch allein", 9.2.4, Bl. 139^{r}.
31 9.4.3, Bl. 122^{r}.
32 9.5.3, Bl. 93^{r}. Vgl. "Zw dem drytten sag ich"; 9.5.3, Bl. 88^{r}.
33 9.4.4, Bl. 135^{v}.
34 BS München, Cgm 823, Bl. 80^{v}.
35 9.3.5, Bl. 173^{v}.
36 9.1.5, Bl. 202va. Weitere Beispiele: 9.6.3, Bl. 101^{r}: "doch sol man es nit lange din laszen wan es schet der macht"; 9.6.3, Bl. 99^{v}: "Doch sol sie ein faden dar buszen das es iht in der macht blibe wan es gar sorglich were".
37 ZB des Benediktinerordens Pannonhalma, Hs. 118. J. 42, Bl. 88^{v}.

"puluer, das die apotecker woll kennen",[38] zu erhalten. Die Prognosen können einen Hinweis auf die Einbindung von Alltagserfahrungen in übergeordnete Weltbedeutungsschemata geben: "also wirt sie mit hilff gottes swanger eins kindlins".[39] Sie dienen außerdem zur Zusicherung der Wirksamkeit des Dargelegten: "das hat manige frawen geholffenn̄";[40] "es hilfft on zwifel"[41] bzw. "probatum est".[42]

4.6 Angesprochene Adressatinnen und Adressaten

Die in den Rezepten erteilten Anweisungen richten sich an Personen, die geduzt werden. Sie dienen einerseits zur Eigenbehandlung von Frauen, ohne daß von einer Hilfeleistung Dritter ausgegangen werden kann: "vnd halt dich warm dar zw vnd mit růeb".[43] Andererseits richten sie sich an medizinische Praktikerinnen, wohl seltener an männliche Therapeuten (vgl. Kapitel 5). Der Tonfall der Ausführungen ist vertraulich, eine vorhandene Fachkompetenz wird vorausgesetzt. An die Handlungsanweisungen sind pragmatische Bemerkungen nach dem Muster: "darzw hÿlff ir also"[44] gekoppelt. Es finden sich auch Aufforderungen, das Rezept bis zur wiederhergestellten Gesundheit anzuwenden: "vnd tue es oft pis es hilft".[45] Eine Anweisung innerhalb des *Traktats von Empfängnis und Geburt* ist an die Hebammen selbst gerichtet: "Die weissen peberten hebamenn söllen sölliches künnen so sÿ es aber nit wÿssenn noch künden so

---

[38] 9.5.3, Bl. 92^{r}.

[39] ZB Zürich, Hs. B 245, Bl. 68^{r}, Nachtrag am Blattrand. Weitere Belege: 9.5.3, Bl. 94^{r}: "daz hilfft es seÿ dann wider die nature ein plage von got".

[40] 9.3.4, Bl. 151^{v}. Weitere Belege: "sú wirt swanger Jst er echt ain man", WL Stuttgart, Hs. II 58, Bl. 84vb.

[41] UB Heidelberg, Cpg 260, Bl. 38rb.

[42] 9.3.5, Bl. 175^{r}, 176^{r}.

[43] 9.3.6, Bl. 179^{r}. Eileen Power weist darauf hin, daß frauenheilkundliche Schriften bereits im 13. Jahrhundert ins Englische übersetzt wurden, damit diese von lesekundigen Frauen verbreitet werden konnten. Vgl. Eileen Power: *Medieval Woman*. Hrsg. von M. M. Postan. Cambridge 1975, S. 86.

[44] 9.3.5, Bl. 179^{r}. Vgl. "das erkenn dapeÿ", 9.3.5, Bl. 174^{v}; "den hilf also", 9.3.5, Bl. 174^{v}; "doch soll man jr das nit sagen", UB Graz, Hs. 1609, Bl. 212^{r}; "man sol jras geben dz sÿ est nit wusse dz es jra nit widerstand", 9.1.5, Bl. 203va; So du gest yn ir gemach So spriche das sie es hore"; UB Heidelberg, Cpg 545, Bl. 60^{r}; "So wirst du wúnder sehen vnd wan die frawe gepiert So nÿm das von dan los nit lenger ligen es brecht ir schaden", ebd.; "verprenn dich nitt", 9.3.5, Bl. 174^{r}.

[45] 9.3.4, Bl. 151^{v}.

söllenn sÿ es hie aus der pewertten maister geschrifft lernneñ".[46] Auch die in gynäkologisch-obstetrischen Rezeptsammlungen teilweise mitüberlieferten kinderheilkundlichen Rezepte deuten auf eine Rezeption durch Geburtshelferinnen oder von Frauen allgemein hin. Eine der Aufgaben der Hebammen bestand in der Betreuung von Mutter und Kind nach der Geburt. Bei eventuell auftretenden Kinderkrankheiten standen ihnen die pädiatrischen Rezepte zur Behandlung eines Säuglings oder zur Beratung von dessen Mutter zur Verfügung.

Dieser Eindruck bezüglich der Adressatinnen der frauenheilkundlich-geburtshilflichen Schriften wird durch die Forschungsliteratur bestätigt. Auch hier herrscht die Auffassung, sie seien in erster Linie für medizinische Praktikerinnen und zur Selbstmedikation von Frauen geschrieben worden. Shulamith Shahar weist darüber hinaus darauf hin, daß sich in einigen volkssprachlichen Schriften umfangreichere Passagen zur praktischen Geburtshilfe finden als in vergleichbaren lateinischen Texten.[47] Zur Eingrenzung des Adressatenkreises des Kopenhagener Kodex GKS. 1657 äußert Brigitte Kusche die Vermutung, er habe als Aufklärungsschrift für Frauen über die Funktionen des weiblichen Organismus gedient, zur Schwangerenberatung und als Handbuch für Hebammen.[48] Die von mir untersuchten Handschriftentexte unterstützen diese Auffassung und erweitern sie in einem Punkt. Im Traktat *Von der Natur der Frauen und ihren Krankheiten* werden als Adressaten des Textes Eheleute genannt, denen ein Verständnis der biologischen Vorgänge im weiblichen Körper nahegebracht werden soll, um die Gesundheit der Frau zu erhalten und eine gesunde Nachkommenschaft zu garantieren (vgl. Kapitel 1.2.2).[49] Der Kompilator dieses Traktats verfolgt damit eine ähnliche Intention wie Johannes Hartlieb mit seiner Verdeutschung der *Secreta mulierum* des Pseudo-Albertus Magnus. Hartlieb begründet in seinem Prolog der Version für Herzog Siegmund die Heranziehung von Quellen, mit denen er die *Secreta mulierum*-Übersetzung ergänzte, mit den Interessen der anvisierten Rezipient/inn/en seines Textes:

> Solt ir nwn das buch Secreta mulierum allain nach dem text schaffen czw tewtschen, so wurdt es beschrotten vnd vast vnuerstenlich, auch es bracht denn gelesern klain frummen. Wann aber dy obgenannten bucher auch darjn getragen vnd

---

[46] 9.3.4, Bl. 150[r].
[47] Shahar (1991), S. 44f.
[48] Kusche (1990), S. 2, ähnlich S. 9.
[49] 9.1.5, Bl. 198[r].

gruntlich geschriben wurden, so glawb ich, das kain ainig buch in der natur ye gemacht wurd, das buch wurd nuczer vnd lustiger allen eelewtten etc.[50]

Bezieht man in die Überlegungen darüber hinaus die anonyme süddeutsche *Secreta mulierum*-Übersetzung ein (vgl. Kapitel 1.1.2), so stellt sich die Frage, inwieweit ein Text dieser Art praktischen Wert für potentielle Benutzer hatte. Margaret Schleissner nennt als Adressaten der Schrift das "ausgebildete städtische Bürgertum" und geht davon aus, der Text sei von Männern für Männer verfaßt worden. Ob es überhaupt jemals Leserinnen dieses Textes gab, ist nach ihrer Ansicht fraglich, da er sich durch geringen Gebrauchswert auszeichnet und keine praktischen Hinweise für die Berufsausübung einer Hebamme oder Rezepte zur Kinderpflege enthält.[51]

Kompilationen wie der Traktat *Von der Natur der Frauen und ihren Krankheiten* oder der *Traktat von Empfängnis und Geburt* bzw. die Vielzahl der frauenheilkundlichen Rezeptsammlungen zeigen im Vergleich mit den beiden *Secreta mulierum*-Übersetzungen eine wesentlich größere Praxisnähe. Texte der in dieser Untersuchung erfaßten Art bieten eine Zusammenschau des zeitgenössischen gynäkologisch-obstetrischen Wissensstands der zweiten Hälfte des 15. Jahrhunderts und sind handlungsorientiert aufgebaut. Deshalb ist davon auszugehen, daß sie in erster Linie für den praktischen Gebrauch von Frauen kompiliert wurden. Daneben mögen die Kompilator/inn/en mit ihrer Abfassung dem Informationsbedürfnis von Männern Rechnung getragen haben. Sie unterscheiden sich besonders in einem Punkt von medizinischen Lehrbüchern wie dem *Frauenbüchlein* Pseudo-Ortolfs und dem *Rosengarten*, der von Eucharius Rößlin herausgegeben wurde, denn beide enthalten wesentlich genauere Anweisungen für die Leitung einer Geburt durch eine Hebamme.

---

[50] Zit. n. Bosselmann-Cyran (1985), S. 113. Der Herausgeber schreibt bezüglich Hartliebs Intention der *Secreta mulierum*-Verdeutschung: "Die Nutzanwendung des Buches bei Eheleuten sah Hartlieb durchaus nicht als gefährlich an [...]. Er war sich der Tatsache bewußt, daß er eine - um ein modernes, aber treffendes Wort zu gebrauchen - Aufklärungsschrift verfaßte, deren tabuisierte 'Geheimnisse' insbesondere Rezepte zur Empfängnisverhütung und Abtreibung waren. Die Veröffentlichung dieser Geheimnisse löste in ihm Befürchtungen aus, die an den entsprechenden Stellen in eindringlichen Warnungen und Sentenzen über die rechte Moral ihren Ausdruck gefunden haben." A.a.O., S. 26f.

[51] Schleissner (1987), S. 2. Zu den Quellen der lateinischen *Secreta mulierum*-Versionen schreibt auch Helen Rodnite Lemay: "Pseudo-Albert's sources are also more philosophical than medical." Vgl. Lemay (1992), S. 4.

4.7 Schlüsse aus der Auswertung der Quellen

Gynäkologisch-obstetrische Texte wurden zur Aufklärung über die Funktion des weiblichen Körpers und damit zur Sicherung der Gesundheit und der Reproduktionsfähigkeit von Frauen geschrieben. Aus den Schreibmotivationen, die in den Texten formuliert werden, spricht deshalb der Wille zur Aufklärung über alle physiologischen Abläufe und Faktoren, welche die Fortpflanzungsfähigkeit beeinflussen konnten. Die Kommentare einiger Texte sind neben der primären Wiedergabe des antiken und arabischen medizinischen Wissens durch eigenständige Beobachtungen geprägt. Empirisches Wissen dient hier als Ergänzung oder wird geltenden Lehrmeinungen gegenübergestellt. Wer die Kompilatoren dieser anonym überlieferten Texte waren, läßt sich nur vermuten. Da Frauen, besonders Nonnen, eine Vielzahl der mittelalterlichen Handschriften schrieben,[52] ist nicht grundsätzlich davon auszugehen, daß die Texte von Männern zu Papier gebracht wurden. Auch das vermittelte gynäkologisch-obstetrische Wissen könnte von Frauen für Frauen zusammengestellt worden sein. Letztlich klären läßt sich diese Überlegung aufgrund der hier untersuchten Kommentare allerdings nicht. Anders sieht es in bezug auf die angesprochenen Adressatinnen aus: Die handlungsorientierten Texte sind wohl in erster Linie für medizinische Praktikerinnen und zur Selbstmedikation von Frauen kompiliert worden. Darauf lassen Anredeformen wie auch Entschuldigungsfloskeln schließen. Auch der unkomplizierte Aufbau vieler Rezepte mit einer geringen Zahl von Ingredienzien läßt deren selbständige Anwendung im häuslichen Bereich möglich erscheinen. Daneben dürften die frauenheilkundlich-geburtshilflichen Rezepte für Bader, Chirurgen, Apotheker und Akademikerärzte von Interesse gewesen sein. Die vorhandenen Vorbesitzereinträge in den Handschriften überliefern, wie oben ausgeführt, Namen von Angehörigen dieser Berufe. Eine Antwort auf die Frage, inwieweit Männer im 15. Jahrhundert in Frauenheilkunde und Geburtshilfe tätig gewesen sind, wird im folgenden Kapitel gegeben.

---

[52] Zum Bildungsgrad besonders adeliger Frauen und Nonnen im Mittelalter vgl. Herbert Grundmann: Die Frauen und die Literatur im Mittelalter. Ein Beitrag zur Frage nach der Entstehung des Schrifttums in der Volkssprache. In: *Archiv für Kulturgeschichte* 26 (1936), S. 129-161. Zur Mädchenerziehung und Frauenbildung vgl. Peter Ketsch: *Frauen im Mittelalter.* Quellen und Materialien. Bd. 2. Hrsg. von Annette Kuhn. Düsseldorf 1984, S. 209-265.

5. Die Funktion von Hebammen und Ärzten in Frauenheilkunde und Geburtshilfe

Die überlieferten medizinischen Schriften von antiken und arabischen Verfassern beschreiben ausführlich die Therapie gynäkologischer Leiden. Praktisch orientierte Handlungsanweisungen für die Geburtshelferinnen werden hingegen kaum erteilt. In der antiken und arabischen medizinischen Tradition lag die Betreuung der Gebärenden allein in den Händen der Hebammen, denn die Geburtshilfe war kein Bestandteil der Ausbildung männlicher Mediziner. Auch alle Informationen, die zu den Themen Frauenheilkunde und Geburtshilfe in den medizinischen Schriften des Früh- und Hochmittelalters überliefert sind, dürften auf Gespräche mit Hebammen zurückzuführen sein. Im 15. Jahrhundert veränderte sich die Situation. Obwohl Gynäkologie und Obstetrik weiterhin eine Domäne weiblicher Kultur blieben, gibt es Hinweise auf männliche Geburtshelfer und Verfasser frauenheilkundlicher Rezepte.

5.1 Anteil der Frauen an der medizinischen Versorgung im Mittelalter

In der Forschungsliteratur wurde lange Zeit die These vertreten, Hebammen wären im Mittelalter für die Behandlung aller Frauenkrankheiten zuständig gewesen. Darüber hinaus hätte eine Trennung der medizinischen Berufe aufgrund von Geschlechtszugehörigkeiten existiert.[1] Tatsächlich war der Anteil der Frauen an der allgemeinen medizinischen Versorgung der Kranken im Mittelalter hoch, in der Krankenpflege dominierend.[2] In

---

[1] Zu einer differenzierten Betrachtungsweise der medizinischen Versorgung durch weibliche Therapeutinnen regt Monica Green an: "At least two assumptions lie embedded in statements such as these: first, that "midwife" is necessarily synonymous with "caretaker of all women's health concerns," and, second, that in the Middle Ages there existed a sexual division of medical labor so absolute that men did not concern themselves with women's medical conditions (particularly gynecological or obstetrical matters), nor (as some would suggest) did women medical practitioners concern themselves with men." Green (1989), S. 434f.

[2] Gundolf Keil: Der Hausvater als Arzt. In: *Haushalt und Familie in Mittelalter und früher Neuzeit*. Vorträge eines interdisziplinären Symposions vom 6.- 9. Juni 1990 an der Rheinischen Friedrich-Wilhelms-Universität Bonn. Hrsg. von Trude Ehlert,

den städtischen Spitälern waren Frauen haupt- und nebenberuflich tätig. Oft hatten sie zusammen mit ihren Ehemännern die Leitung und Verwaltung inne. Die Heilkunst wurde von Frauen aus allen Bevölkerungsschichten ausgeübt, die sich, nach heutiger Terminologie, als Ärztinnen, Chirurginnen, Baderinnen,[3] Pharmazeutinnen, Hebammen und Krankenschwestern sowie als deren Lehrmägde betätigten.[4] Lediglich Akademikerärztinnen gab es nicht. Nachdem Frauen noch im 10. Jahrhundert an der Medizinschule von Salerno eine medizinische Ausbildung erhielten, wurden sie im Laufe des Mittelalters vom Medizinstudium ausgeschlossen.[5] Im deutschen Sprachgebiet sind akademisch ausgebildete Ärzte, die sich im Laufe der Zeit zu Konkurrenten der heilkundigen Frauen entwikkelten, seit dem 12. Jahrhundert belegt. Um eine Ausbildung zu erhalten, mußten sie ihr Studium entweder an der Medizinschule von Salerno oder seit dem 12. Jahrhundert an der Universität von Montpellier absolvieren. Zwischen dem 12. und 13. Jahrhundert wandelte sich die Medizin durch die veränderte Ausbildungssituation von der praktischen Sachkenntnis einzelner Personen zu einem fester umrissenen Beruf. Im Verlauf des 14. Jahrhunderts erfolgte die Trennung von Medizin und Chirurgie. Die Tätigkeitsbereiche von Ärzten und Apothekern wurden im 15. Jahrhundert voneinander getrennt.

Generell läßt sich feststellen, daß die Ausgrenzung von Frauen aus der akademischen Medizin in Nordeuropa früher vollzogen war als in Italien oder Spanien. Vertreter der medizinischen Fakultät von Paris unternahmen seit dem 14. Jahrhundert Versuche, die Berufsausübung praktizierender Ärztinnen zu verhindern. Diese wurden häufig von ihren Vätern ausgebildet.[6] Über den Anteil der Ärztinnen an der Gesamtbevölkerung informieren uns die Steuerlisten von Paris: Im Jahre 1292 werden z. B.

Sigmaringen 1991, S. 219-243, hier S. 238; Barbara Kroemer: Über Rechtsstellung, Handlungsspielräume und Tätigkeitsbereiche von Frauen in spätmittelalterlichen Städten. In: *Staat und Gesellschaft in Mittelalter und Früher Neuzeit*. Gedenkschrift für Joachim Leuschner. Hrsg. vom Historischen Seminar der Universität Hannover. Göttingen 1983, S. 135-150, hier S. 140. Peter Ketsch: *Frauen im Mittelalter*. Bd. 1: Frauenarbeit im Mittelalter. Quellen und Materialien. Hrsg. von Annette Kuhn. Düsseldorf 1983, S. 260 (= Geschichtsdidaktik; Bd. 14).

[3] Vgl. Régine Pernoud: *Leben der Frauen im Hochmittelalter*. Pfaffenweiler 1991, S. 159 (= Frauen in Geschichte und Gegenwart; Bd. 8)

[4] Uitz (1992), S. 99.

[5] C. H. Talbot: Dame Trot and her Progeny. In: *Essays and Studies* 25 (1972). Festschrift für Beatrice White, S. 1-14, hier S. 3.

[6] Talbot (1972), S. 3.

acht heilkundige Frauen genannt.[7] Ein juristisches Verfahren gegen mehrere Frauen, die nach den Methoden akademisch ausgebildeter Ärzte praktizierten, dokumentiert ein Pariser Gerichtsprotokoll aus dem Jahre 1322. Der Ärztin Jacqueline Félicie[8] wurde in diesem Verfahren vorgeworfen, sie habe ihre Patienten und Patientinnen wie die studierten Ärzte behandelt: Sie fühlte den Puls, nahm eine Urinuntersuchung vor, ließ zur Ader, verabreichte Heil- und Abführmittel und verordnete heiße Bäder. Das Gericht lastete ihr an, daß Puls- und Urinuntersuchungen nur von Ärzten mit absolviertem Universitätsstudium vorgenommen werden dürften. Die männlichen und weiblichen Patienten hoben in ihren Zeugenaussagen die erfolgreichen Behandlungsmethoden Jacqueline Félicies hervor. Einige betonten, andere Mediziner, die sie vorher therapiert hätten, wären weniger erfolgreich gewesen. Auch hätte die Ärztin ihr Honorar, abweichend vom üblichen Brauch, erst nach der Genesung der Patienten und Patientinnen gefordert. Die Medizinerin selbst verwies auf ihre praktische Berufserfahrung, die sie zu den von ihr praktizierten Diagnoseformen befähige, und verteidigte sich mit dem Argument, viele Frauen würden sich nicht von männlichen Ärzten behandeln lassen. Ohne Berücksichtigung dieser Begründungen verurteilte sie das Gericht zu einer Geldstrafe und verbot ihr, wie auch anderen namentlich überlieferten medizinischen Praktikerinnen, die weitere Berufsausübung.

Urteile dieser Art hatten keine allgemeingültige Bedeutung, verweisen aber auf Tendenzen, Frauen aus wirtschaftlich lukrativen Berufen auszugrenzen. Ungefähr zeitgleich mit dem Pariser Urteil gestattete es der Inhalt einer im Jahre 1326 ausgestellten Urkunde der jüdischen Ärztin Sarah, Frau des Abraham aus Saint Gilles, einen Lehrjungen namens Salvet in ihr Haus aufzunehmen. Diesen sollte sie innerhalb von sieben Monaten in der medizinischen Praxis ausbilden.[9] Ein Aktenvermerk aus dem Jahre 1414 bezieht sich auf Maria de Maillac, eine ungefähr 30-jährige Witwe aus Tours, über die es in dem Schriftstück heißt, sie habe zusammen mit ihrer Mutter gute Werke geübt und von dieser die Kunst

---

7 Schönfeld (1947), S. 77. Zu namentlich bekannten Medizinerinnen aus Frankreich vgl. Talbot (1972), S. 2f.

8 Vgl. Pearl Kibre: The Faculty of Medicine at Paris, Charlatanism, and Unlicensed Medical Practices in the Later Middle Ages. In: *Bulletin of the History of Medicine* 27 (1953), S. 1-20, hier S. 8-12; Talbot (1972), S. 3-10; Thomas G. Benedek: The Changing Relationship between Midwives and Physicians during the Renaissance. In: *Bulletin of the History of Medicine* 51 (1977), S. 550-564, hier S. 551f.

9 Sibylle Harksen: Die Frau im Mittelalter. Leipzig 1974, S. 27.

der Salbenherstellung gelernt.[10] Seit dem Beginn des 14. Jahrhunderts wurden im Königreich Neapel 18 Frauen, nach einem Examen vor dem Hofchirurgen, Lizenzen zur Berufsausübung als Chirurginnen verliehen. Chirurginnen wie Francesca Romano, Maria Gallicia, Lauretta, Clarice aus Foggia, Sibyl aus Benevento, Margharita aus Bitonto und Raymunda aus Taberna behandelten verschiedene Krankheiten, Abszesse und Fisteln, äußere Wunden und führten auch Steinoperationen, z. B. die Entfernung von Harnsteinen, durch.[11]

Daß sich die berufliche Situation medizinischer Praktikerinnen innerhalb weniger Jahre infolge obrigkeitlicher Anordnungen gravierend verändern konnte, belegen zwei offizielle Weisungen aus England. Im Jahre 1390 verfügte ein Erlaß, in der Heilkunst tätige Frauen hätten wie ihre männlichen Kollegen eine Prüfung abzulegen. Zur Zeit Heinrichs V., der zwischen 1413 und 1422 regierte, war es Frauen generell und bei Androhung einer Gefängnisstrafe verboten zu praktizieren.[12]

Im deutschen Sprachbereich hatten heilkundige Frauen auch nach der Herausbildung eines abgegrenzten akademischen Ärztestandes, besonders bei der Behandlung der Landbevölkerung und der ärmeren städtischen Bevölkerung, eine wichtige Funktion. Auch wenn die Ärzte mit akademischer Ausbildung über das höchste Sozialprestige verfügten, nahmen sie in erster Linie Kontrollfunktionen wahr. Die praktische Medizin lag weiterhin größtenteils in den Händen von Chirurgen und Chirurginnen, Badern und Baderinnen, Kräuter- und Spitalfrauen, Barbieren, Henkern und Schmieden. Ein Blick auf das medizinische Fachschrifttum des Mittelalters erweist darüber hinaus, daß Frauen als Autorinnen, Auftraggeberinnen und Widmungsempfängerinnen fungierten.[13]

Aktenvermerke aus vielen Städten des deutschen Sprachbereichs deuten immer wieder auf die Tätigkeit von Medizinerinnen hin. Die erste medizi-

---

[10] Schönfeld (1947), S. 62f. Das biographische Nachschlagewerk der mittelalterlichen französischen Mediziner/innen enthält insgesamt 121 Frauennamen. Vgl. Ernest Wickersheimer: *Dictionnaire Biographique des Médecins en France au Moyen Age*. Nouvelle Édition sous la Direction de Guy Beaujouan. Avec un Supplément de Danielle Jacquart. Genève 1979. Vgl. auch: Régine Pernoud: La Femme et la Médecine au Moyen Age. In: *Colloque International d'Histoire de la Médecine Médiévale*. Bd. 1 (1985), S. 38-43.

[11] Talbot (1972), S. 11-13.

[12] Harksen (1974), S. 27.

[13] Keil (1986), S. 206.

nische Praktikerin, deren Betätigung durch die Bezeichnung "medica"[14] definiert wird, ist im Jahr 1288 in Mainz nachgewiesen. Gut 100 Jahre später, um 1400, wird in einem erhaltenen Schriftstück aus Mainz eine weitere Ärztin namens "Denned" genannt.[15] Das Kämmereibuch der Hansestadt Lübeck registriert für den Zeitraum zwischen 1283 und 1298 die Tätigkeit der "Braterschen medica". Weitere überlieferte Zeugnisse sprechen dafür, daß die Medizinerinnen teilweise recht wohlhabend gewesen sein müssen. In der Mitte des 15. Jahrhunderts arbeitete in Lübeck eine Ärztin namens "Barbara". Als sie um 1468 kurz vor ihrem Tod ein Darlehen aufnahm, konnte sie wertvollen Schmuck als Sicherheit hinterlegen.[16] Im Jahre 1351 vermachte eine Augenärztin dem Münchner Domkapitel ein steinernes Haus mit Hofstatt und Garten.[17] In Ulm lebte im Jahre 1361 ebenfalls eine Medizinerin, die eine Hofstatt besaß. Der Bischof von Würzburg erlaubte im Jahre 1419 der jüdischen Ärztin "Sara" gegen die Zahlung einer jährlichen Steuer die Ausübung ihres Gewerbes. Sie verdiente so viel, daß sie ein Rittergut erwerben konnte.[18] Ausführliche Einträge in Akten aus Frankfurt a. M. verweisen auf die Tätigkeit von rund 20 Ärztinnen in der Zeit zwischen 1355 und 1499. Unter ihnen werden vier jüdische Ärztinnen und drei jüdische Augenärztinnen genannt. Die Tochter des verstorbenen Frankfurter Stadtchirurgen Meister "Hans der Wolff" behandelte im Jahre 1394 im Dienste der Stadt verwundete Söldner und erhielt dafür zweimal einen Gulden. Wahrscheinlich wurde sie von ihrem Vater ausgebildet. Im Jahre 1397 nennt das Frankfurter Rechenbuch die Ärztin "Hebel". 1428 erscheint eine jüdische Augenärztin namens "Serlin" in den Quellen. Sie durfte außerhalb des Frankfurter Gettos wohnen. Allerdings verweigerte ihr der städtische Rat die Steuerfreiheit, welche die städtischen Hebammen oft erhielten. Im Jahre 1436 erging an sie die Weisung, entweder wie andere Juden Steuern zu zahlen oder die Stadt zu verlassen. Die jüdische Augenärztin zahlte und prakti-

---

[14] Nach Schipperges ist nicht genau zu definieren, ob in deutschen Sammelhandschriften des 15. Jahrhunderts mit dem Begriff *medica* Ärztinnen, Hebammen, Kurpfuscherinnen oder "weise Frauen" bezeichnet werden. Vgl. Heinrich Schipperges: *Der Garten der Gesundheit. Medizin im Mittelalter.* München 1990, S. 93.

[15] Schönfeld (1947), S. 74.

[16] Barbara Händler-Lachmann: Die Berufstätigkeit der Frau in den deutschen Städten des Spätmittelalters und der beginnenden Neuzeit. In: *Hessisches Jahrbuch für Landesgeschichte* 30 (1980), S. 131-175, hier S. 161.

[17] Schönfeld (1947), S. 74.

[18] A.a.O., S. 76. Vgl. auch Michael Toch: Die jüdische Frau im Erwerbsleben des Spätmittelalters. In: *Zur Geschichte der jüdischen Frau in Deutschland.* Hrsg. von Julius Carlebach. Berlin 1993, S. 37-48, hier S. 38.

zierte weiter. Die Existenz von weiteren jüdischen Ärztinnen überliefern sieben Einträge aus dem 15. Jahrhundert in den Frankfurter Rechenbüchern. Zwischen 1495 und 1499 wird eine Frankfurter Ärztin erwähnt, die in der Judengasse wohnte. Im Jahre 1494 erging ein Verbot des städtischen Rates an eine nicht näher benannte jüdische Ärztin, Kranke zu behandeln. Auch ihr Gesuch, "ehrbare Frauen" pflegen zu dürfen, wurde abschlägig beschieden. Ein anderer Hinweis auf die verstärkte Kontrolle medizinischer Praktikerinnen findet sich in einem Eintrag aus dem Jahre 1495. In diesem heißt es, man solle die alte Ärztin rufen lassen und sie in Gegenwart der Stadtärzte fragen, welches Arzneimittel sie einer Frau gegeben habe.[19]

Für den Zeitraum zwischen 1425 und 1473 sind in Hildesheim sechs Ärztinnen durch erhaltenes Aktenmaterial nachweisbar. Eine der Frauen war Augenärztin. Eine andere Frau bekam vom Rat der Stadt das Recht zugesprochen, zusammen mit ihrem Ehemann, der als Wundarzt praktizierte, auf Lebenszeit Wundbehandlungen durchzuführen. Im Jahre 1473 wurde die "Kokschen" von der Stadt Hildesheim für die Behandlung von 17 Verwundeten mit einem "Wundentrank" bezahlt.[20] 1457 praktizierte in Goslar eine Ärztin, die im Schoßregister Erwähnung fand.[21] Die Ratsrechnungen von Görlitz verzeichnen die Behandlung des erkrankten Stadtschreibers durch eine Frau, die "Tauwaldynne". Noch um die Mitte des 16. Jahrhunderts wurde in Köln, wie sich den Aufzeichnungen Hermann Weinsbergs entnehmen läßt, eine medizinische Praktikerin mit Erfolg konsultiert.[22]

Heilkundige Frauen praktizierten aber nicht nur an einem festen Wohnort, sondern reisten wie ihre männlichen Kollegen auch von Ort zu Ort. In einem Gerichtsprotokoll des Stadtarchivs Münnerstadt (Landkreis Bad Kissingen) heißt es, in der Fastenzeit des Jahres 1492 habe eine durchreisende Ärztin Herberge in der Stadt genommen.[23]

In der mittelalterlichen Pharmazie waren Frauen in unterschiedlichen Funktionen tätig. Arzneimittel wurden im häuslichen Bereich sowohl von den Hausfrauen als auch von Hebammen und Ammen hergestellt. Frauen pflegten die Arzneipflanzengärten. Die Kultivierung der Gärten galt all-

---

[19] Schönfeld (1947), S. 75.

[20] Ketsch (1983), S. 279.

[21] Händler-Lachmann (1980), S. 161.

[22] Uitz (1992), S. 101.

[23] Helmut Schlereth: Ein Giftmord, der keiner war? Urkunde vom Jahr 1493 zur Harnschau einer Ärztin im Stadtarchiv Münnerstadt. In: *Würzburger medizinhistorische Mitteilungen* 2 (1984), S. 9-18, hier S. 10.

gemein als Frauenarbeit. Kräuterfrauen sammelten und veräußerten die Arzneimittel.[24] Ein eigenständiger Berufszweig, der der "Wasserbrennerin", stellte Heilmittel aus in Alkohol gelösten Kräuterauszügen her. "Wasserbrennerinnen" wurden ähnlich wie Stadthebammen vereidigt, bevor sie ihren Beruf ausüben durften.[25] Sogenannte "Zuckermacherinnen" stellten Säfte und Sirupe her, die im Mittelalter als "Elektuarien" und "Latwerge" bezeichnet wurden, und verkauften diese.

Frauen waren im Mittelalter, wie oben bereits erwähnt, auch als Chirurginnen tätig. Dieser Lehrberuf konnte ohne akademisches Studium ausgeübt werden. Zu den Aufgaben der Chirurginnen gehörte die Versorgung von Wunden, die Durchführung von Operationen und die Behandlung von Hautkrankheiten. Sowohl Chirurginnen als auch Hebammen nahmen riskante Kaiserschnittentbindungen vor.[26] Verordnungen zur Berufspraxis von Wundärzten, die im 14. Jahrhundert in Paris erlassen wurden, richten sich an Frauen und Männer. Im 14. Jahrhundert waren Frauen auch in Italien als Chirurginnen tätig. So entschied 1321 der Gerichtshof Herzog Karls von Kalabrien auf Empfehlung der medizinischen Fakultät der Universität Salerno, daß Francesca Romano nach einer erfolgreich vor den königlichen Ärzten und Chirurgen absolvierten Prüfung berechtigt sei, als Chirurgin zu arbeiten.[27] Ihre Berufsausübung wurde als wünschenswert bezeichnet, da sie Angehörige ihres eigenen Geschlechts behandeln könne. Diesen Umstand bewertete das Gremium als besonders positiv zur Aufrechterhaltung der guten Sitten. Als Chirurginnen konnten sich Frauen länger als andere Heilkundige auf dem Gebiet der inneren Medizin gegenüber der männlichen Konkurrenz behaupten. Demgegenüber nehmen seit dem Ende des 15. Jahrhunderts Hinweise auf selbständig praktizierende Ärztinnen auffallend ab. Es ist anzunehmen, daß Frauen zu dieser Zeit schon weitgehend aus der Allgemeinmedizin verdrängt worden waren. Der Studie von Renate Blumenfeld-Kosinski zufolge läßt sich die schrittweise Verdrängung der Hebammen als Ausführende von Kaiserschnittentbindungen feststellen.[28] In der ersten Hälfte des 16. Jahrhunderts wurden auch die oben erwähnten "Zuckermacherinnen" der Kontrolle approbierter Ärzte unterstellt. Eine 1529 erlassene Nürnberger Ratsverordnung sollte den Vertrieb der von ihnen produzier-

---

24 Keil (1986), S. 203.

25 Kroemer (1982), S. 85.

26 A. L. Wyman: The Surgeoness. The Female Practitioner of Surgery 1400-1800. In: *Medical History* 28 (1984), S. 22-41, hier S. 24-27.

27 A.a.O., S. 24.

28 Blumenfeld-Kosinski (1990), S. 3.

ten Arzneimittel einschränken. Den "Zuckermacherinnen" werden in diesem Schriftstück unlautere Absichten zugeschrieben. Es heißt darin, sie würden Arzneimittel mit wohlklingenden Namen versehen und ihre Kunden durch den Geschmack ihrer Produkte in die Irre führen. Da sie nicht genau wüßten, wie die Medizin herzustellen sei, sollten die Stadtärzte in Zukunft Zutaten und Rezepte überprüfen:

> Zum 6ten unterstehen sich die Zuckermacherinnen und andere alte Weiber, oder wer die seien, und machen Electuria, Lattwergen, Säfte und geben jedem einen besonderen Namen, wissen aber doch nicht, was eigentlich dazu gehört oder wie sie sie bereiten sollten, wenn sie nur den Geschmack haben, nachdem sie diese nennen. Verkaufen sie doch dieselben und betrügen die Leute damit. Deshalb soll hinfort niemand mehr, weder Zuckermacherinnen noch andere, diese Säfte Electuria etc. verkaufen, wenn sie vorher nicht ihre Zutaten und andere Rezepte durch die Ärzte haben prüfen lassen.[29]

Die medizinische Versorgung der Bevölkerung durch Barbiere und Bader, Nonnen und als "alte Weiber" diskreditierte Arzneimittelherstellerinnen wurde von den Apothekern als nachteilig für ihre ökonomischen Interessen eingeschätzt. Der Bericht des Regensburger Stadtarztes Dr. Scheub aus dem Jahre 1579 an den Rat der Stadt ist ein Beleg für dieses gewachsene Konkurrenzverhalten:

> Wenn man überlege, was den Apothekern an Verdienst jährlich durch alte Weiber, Barbiere und Bader, die sich unterstünden, Arznei zu verkaufen, verloren ginge, so käme eine merkliche Summe heraus. Weitere Konkurrenten seien die Klöster St. Clara und Heilig Kreuz; sie gäben mehr fest "condita" und gebrannte Wasser aus, als alle Apotheker gemeinsam.[30]

Als offiziell anerkannte, zünftig gebundene Apothekerinnen konnten Frauen im Spätmittelalter und in der frühen Neuzeit kaum noch tätig werden. Erlasse wie die Überlinger Apothekerordnung von 1558 schrieben Maßnahmen zur Ausgrenzung von weiblichen Konkurrentinnen fest:

> Und zum dritten sei solcher Ordnung auch hinzugefügt, daß sie die Herren Apotheker, hinfort bei ihrem genannten Eid, mitnichten weder ihre Ehefrau noch irgendeine andere Frau in der Apotheke mit denjenigen Gegenständen und Dingen, die der Arznei angehören und zuzuzählen sind, umgehen lassen sollen.[31]

---

[29] Zit. n. Ketsch (1983), S. 295.
[30] Ebd.
[31] A.a.O., S. 294.

In Nürnberg haben Frauen allerdings auch noch im 16. und 17. Jahrhundert Apotheken geführt: Dorothea Buchnerin war im 17. Jahrhundert als angesehene "freie" Apothekerin tätig.[32] Eine Tafel in der "Mohren-Apotheke" zu St. Lorenz in Nürnberg verweist darauf, daß zwei Frauen diese Apotheke nach dem Tode ihres Mannes weiterführten: Als Inhaberinnen genannt sind Jörg Zellers Witwe (1566-1568, ihr Mann war zwischen 1561 und 1566 Apotheker) und Basilius Beslers Witwe (1651-1653, deren Mann zwischen 1648 und 1651 in der "Mohren-Apotheke" tätig war).

5.2 Betätigung von Männern in der mittelalterlichen Frauenheilkunde

Im Hinblick auf die Untersuchung und Therapie von Frauen durch Ärzte stellte schon im Jahre 1923 Carl Oskar Rosenthal die Frage, inwieweit Männer im Mittelalter wie in der Antike Untersuchungen der weiblichen Genitalien ausführten und in welcher Form mögliche Schamschwellen die Berufsausübung von Ärzten beschränkten.[33] Seine Untersuchungen mittelalterlicher Schriften führen zu dem Ergebnis, daß nach Bruno de Longoburgo im 13. Jahrhundert bei Blasensteinoperationen Ärzte und Hebammen zusammenarbeiteten.[34] John Gaddesden (1280-1336) erwähnt zu Beginn des 14. Jahrhunderts, Ärzten sei im Falle des Krankheitsbildes der "Hysterie" die "Kompression der äusseren Genitalien gestattet".[35] Helen Lemay vertritt im Gegensatz zu den Ausführungen Rosenthals die Auffassung, daß Ärzte die weiblichen Genitalien nicht untersuchten oder berührten, sondern Untersuchungen des Schambereichs grundsätzlich von Assistentinnen vorgenommen wurden. Ihre Ausführungen stützt sie auf den Traktat *De impraegnatione mulierum* des Mediziners Petrus von Nadillis[36] (2.H.14.Jh.). Dieser schreibt, im Falle einer hysterischen Gebärmutterwanderung (also dem gleichen Krankheitsbild, das der oben zitierte John Gaddesden beschreibt), sei es Aufgabe der Hebamme, eine Diagnose zu

---

32 Kroemer (1982), S. 85.

33 Zit. n. Carl Oskar Rosenthal: Zur geburtshilflich-gynækologischen Betätigung des Mannes bis zum Ausgange des 16. Jahrhunderts. In: *Janus* 27 (1923), S. 117-148, S. 192-212, hier S. 119.

34 Bei Jungfrauen führte der Arzt die Untersuchung zur Feststellung eines Blasensteins rektal durch, bei Deflorierten eine Hebamme vaginal. Während der Operation verwendete der Arzt ein Instrument, während die Hebamme "den Stein von innen entgegendrängt[e]". A.a.O., S. 146f.

35 A.a.O., S. 139, 146.

36 Zu Petrus von Nadillis vgl. Ernest Wickersheimer: *Dictionnaire Biographique des Médecins en France au Moyen Age*. Bd. 2. Paris 1936, S. 652.

stellen und die Erkrankung zu behandeln. Die Aufgabenteilung führt Helen Lemay im Widerspruch zur Auffassung Rosenthals auf die Gepflogenheiten der antiken Medizin zurück, welche die weiblichen Geschlechtsteile zur privaten Zone erklärte. Diese Tradition sei bis in die Zeit der männlichen Geburtshilfe im 17. Jahrhundert fortgeführt worden.[37] Die Aufgabenteilung zwischen Therapeut und Therapeutin ist auch im Zusammenhang mit dem Prozeß gegen Jeanne d'Arc belegt: Die Untersuchung ihrer Genitalien zur Klärung der Frage, ob sie eine virgo intacta sei, nahmen Frauen vor, allerdings in Anwesenheit von Ärzten und Chirurgen.[38]

Nach meiner Ansicht sprechen gegensätzliche Befunde, die aus unterschiedlichen Schriften abgeleitet wurden, dafür, daß allzu generalisierende Einschätzungen des Anteils von Frauen und Männern an der medizinischen Behandlung von Frauen im Mittelalter wenig hilfreich sind. Die Gegenüberstellung der bei Rosenthal und Lemay zitierten mittelalterlichen Schriften läßt den Schluß zu, daß es teilweise Untersuchungen der weiblichen Geschlechtsteile durch Männer gab. Generell wurden sie aber wohl von Frauen vorgenommen.

Sehr selten sind aus dem Mittelalter Berichte über das Verhältnis von männlichen Ärzten und weiblichen Patientinnen überliefert. In einer Bemerkung, die Michael Scotus im Jahre 1220 an den Rand eines Manuskripts schrieb, berichtet er von einem Besuch der Witwe des Albert Gallus aus Bologna, die in Begleitung einer Frau namens Maria bei ihm erschien. Die beiden Frauen zeigten ihm einige eiförmige Steine, deren Herkunft er diagnostizieren sollte. Eine körperliche Untersuchung der

---

[37] "Certainly the first kind of material we can find relates to the point at which doctors and midwives interact. For the most part, doctors did not perform physical examinations and procedures involving women's genitals; they relied on female assistants when any intimate physical contact was necessary. A typical example can be found in the Petrus de Nadillis treatise: in the case of dislocation of the womb, it is up to the midwife to diagnose and treat the disorder. This tradition goes back to ancient medicine: the privacy of women's reproductive parts was violated in Western culture only with the rise of the male midwife in the seventeenth century." Helen Lemay: Women and the Literature of Obstetrics and Gynecology. In: *Medieval Women and the Sources of Medieval History*. Hrsg. von J. T. Rosenthal. Athen 1990, S. 189-209, hier S. 191f. Paul Diepgen schreibt hingegen, daß in der griechischen und römischen Medizin Ärzte auch in der Frauenheilkunde praktiziert hätten." Vgl. Paul Diepgen: *Die Frauenheilkunde der Alten Welt*. München 1937 (= Handbuch der Gynäkologie, hrsg. von Walter Stoeckel, Bd. 12,1: Geschichte der Frauenheilkunde; Bd. 1), S. 152.

[38] Die Untersuchung wird im von Karl VII. initiierten Revisionsverfahren von 1450 erwähnt, vgl. Rosenthal (1923), S. 145.

Frau erwähnt er in seinen Aufzeichnungen nicht. Aus heutiger Sicht litt die Frau namens Maria an den Folgen eines nicht erfolgten Aborts, der zur Versteinerung zweier Moleneier im Uterus geführt hatte.[39]

Der Florentiner Arzt Antonio Benivieni (1440-1502) beschreibt die Operation an zwei Patientinnen mit eingeklemmten Harnröhrensteinen. Dieser wurde mit einem Haken fixiert und mit einem anderen Instrument zerkleinert, so daß die Steinreste zusammen mit dem Urin aus der Harnröhre gespült werden konnten.[40] Neben seiner chirurgischen Arbeit war er auch als Geburtshelfer und Frauenarzt tätig. Die von ihm erhaltenen Krankengeschichten zeichnen seine praktischen Erfahrungen auf.[41] In Zusammenarbeit mit einem hinzugezogenen Kollegen aus Pisa behandelte Benivieni eine Frau, deren Vulva "verfaulte". Die Therapie blieb allerdings erfolglos und das Zerfallen des Organs setzte sich fort, bis es vollständig abgefault war. Trotzdem lebte die Frau noch zehn Jahre ohne äußeres Genitale weiter.[42] Der Chirurg Berengario da Carpi (um 1470-1530) nahm im Jahre 1505 in Bologna bei einer Kürschnersfrau eine Uterusentfernung vor, die diese überlebte. Er berichtet außerdem, schon sein Vater habe eine Totaloperation durchgeführt.[43] Ein weiteres Beispiel mag hier stellvertretend für andere stehen. Aufgrund eines Gerichtsverfahrens gegen den Arzt Anthonius Ymberti, das im Jahre 1326 in Manosque (Haute-Provence) stattfand, sind weitere Aufzeichnungen erhalten, die einen Mediziner als Berater in frauenheilkundlichen Fragen ausweisen. Der Arzt wurde von unterschiedlichen Zeuginnen und Zeugen beschuldigt, ihnen trügerische Hoffnungen bei ausbleibender Schwangerschaft gemacht zu haben. Auch hätte er Frauen Mittel empfohlen, mit

---

39 Vgl. Ynez Violé O'Neill: Michael Scot and Mary of Bologna: A Medieval Gynecological Puzzle. In: *Clio Medica* 8 (1973), S. 87-111; dies.: Michael Scot and Mary of Bologna: An Addendum. In: *Clio medica* 9 (1974), S. 125-129. Zu Auffassungen von der Entstehung des Krankheitsbildes der "mola matricis" schreibt Paul Diepgen: "Über ihre Pathologie und Therapie war man verschiedener Meinung. Die einen sahen in ihr eine durch geschlechtliche Zeugung entstandene degenerierte Leibesfrucht, die anderen ein pathologisches Produkt von der gleichen Genese wie jede andere Geschwulst, die sich in der Gebärmutter bildet." Diepgen (1963), S. 191.

40 H. Kremling: *Geschichte der gynäkologischen Urologie*. München/Wien/Baltimore 1987, S. 22.

41 Diepgen (1963), S. 119f.

42 A.a.O., S. 186. Vgl. die Beschreibung weiterer Behandlungen, die Benivieni an Frauen vornahm auf S. 183-188.

43 A.a.O., S. 201.

deren Hilfe sie versuchten, die Liebe ihres Mannes an sich zu binden oder wiederzuerlangen.[44]

Überlieferte Rezepte, Traktate und medizinische Konsilien belegen ebenfalls, daß sich Männer im Spätmittelalter mit gynäkologischen Themen auseinandersetzten und bestrebt waren, Frauenleiden zu kurieren. Der italienische Chirurg Lanfrank (gest. um 1306) erwähnt in seinem um 1296 beendeteten chirurgischen Werk Verletzungen der Gebärmutter. Mondino dei Luzzi beschreibt in seinem 1315 abgeschlossenen anatomischen Lehrbuch Ergebnisse, die er aus der Sektion zweier Frauenleichen gewonnen hatte.[45] In der *Chirurgia magna* Guys de Chauliac aus dem Jahre 1363 werden Vergrößerungen des Uterus und der Klitoris sowie Uterusvorfall und Molenbildung erwähnt und Rezepte zur Behandlung von Sterilität und zur Geburtshilfe überliefert.[46] Im 13. Jahrhundert begründete der Florentiner Arzt Taddeo Alderotti (gest. 1303) die "Konsilienliteratur": Antworten, die Mediziner auf Fragen von Patienten erteilten, wurden aufgeschrieben und verbreitet. Alderotti verfaßte zahlreiche Konsilien zu gynäkologischen Fragen, was auf seine Praxiserfahrung in der Frauenheilkunde hindeutet. Auch der italienische Arzt Gentile da Foligno (gest. 1348) erwähnt in Konsilien Methoden zur Behandlung von Frauenleiden.[47] Die Konsiliensammlung des Mediziners Bartholomeo Montagnana (gest. um 1460), der an der Universität von Padua tätig war, enthält 305 medizinische Ratschläge, von denen sich 24 auf gynäkologische Fragen beziehen: Sie erklären jeweils Ursache, Diagnose, Verhältnis zu anderen Leiden und Behandlungsmethoden.[48] Auch aus dem deutschsprachigen Bereich sind einige medizinische Texte erhalten, die Männer zur Heilung von Frauenkrankheiten verfaßten. In diesem Zusammenhang ist noch einmal auf die bereits in Kapitel 4.4 zitierten empirischen Beobachtungen zu verweisen. Im *Traktat über die Menstruation* (vgl. 9.5.3) wird erwähnt, ein Meister aus Erfurt habe seine Ehefrau mit einer Räucherung zur Anregung der Menstruation therapiert. Auch andere "Meister" hätten therapeutische Anweisungen erteilt, die sich als richtig erwiesen hätten. In

---

[44] Vgl. Joseph Shatzmiller/Rodrigue Lavoie: Médecine et Gynécologie au Moyen-Age: Un Exemple Provençal. In: *Razo, Cahiers du Centre d'Études Médiévales de Nice* 4 (1984), S. 133-143.

[45] Diepgen (1963), S. 135.

[46] A.a.O., S. 96.

[47] A.a.O., S. 89f.

[48] A.a.O., S. 119.

der um 1389[49] geschriebenen Handschrift 3227a des GN Nürnberg ist ein gynäkologisches Rezept von einem medizinischen Praktiker namens Hans Pernecker überliefert.[50] Der Augsburger Arzt Bartholomäus Metlinger (geb. nach 1440), der als Verfasser eines der wichtigsten Werke des 15. Jahrhunderts zur Kinderheilkunde bekannt wurde (vgl. Kapitel 6.11.1), stellte, vermutlich für seine Ehefrau, eine "Gebärmutter-Praktik" zusammen. Sie ist in der Handschrift Cod. pal. Lat. 1248 der Vatikanischen Bibliothek in Rom überliefert.[51] Zur Behandlung von Gebärmutterschmerzen sind in der Handschrift 4° 808 der UB München Vorschriften des Regensburger Apothekers Niklas Rem überliefert.[52] Der Arzt Bartholomäus Scherrenmüller (geb. um 1450)[53] setzte sich mit der Geburtspraxis auseinander und verfaßte ein Schwangerenregimen unter dem Titel: *Wie sich die kindendenn frawenn in dem geberen der kind halten sollent.* Dieser Traktat, von dem kein Text erhalten ist, wird in der zeitgenössischen Literatur erwähnt.[54] Ein westfälischer Kleriker namens Kunsberg van Valkene, der sich sehr für Gynäkologie interessierte, trug möglicherweise selbst frauenheilkundliche Rezepte in das *Stockholmer Arzneibuch* ein.[55]

Richard Kieckhefer leitet aus dem Befund, daß medizinische Handschriften des Mittelalters auch gynäkologisch-obstetrische Rezepte überliefern, die Auffassung ab, daß "Allgemeinmediziner" auch Frauen therapierten.[56] Darüber hinaus könnten Männer aber auch Kenntnisse, die sie in Gesprächen mit Therapeutinnen und Geburtshelferinnen erwarben, in dem Bestreben, das Wissen anderer Männer zu erweitern, zu Papier gebracht

---

49 Die Handschrift wird datiert von Martin Wierschin (Hrsg.): *Meister Johann Liechtenauers Kunst des Fechtens*. München 1965, S. 31, Nr. 30.

50 Vgl. Gerhard Eis: Altdeutsche Rezepte von spätmittelalterlichen Verfassern aus Handschriften und Frühdrucken. In: *Medizinische Monatsschrift* 11 (1957), S. 249-254, hier S. 250.

51 G. Keil/Friedrich Lehnhardt: Art. *Metlinger* (Mettlinger, Merlinger, Meltinger, Mellinger), Bartholomäus (Bartel). In: VL^2, Bd. 6, Berlin/New York 1987, Sp. 460-467, hier Sp. 465f.; Keil (1991), S. 228.

52 Gundolf Keil: Zur Frage der kurativ-konsiliarischen Tätigkeit des mittelalterlichen deutschen Apothekers. In: *Perspektiven der Medizingeschichte*. Festschrift für Rudolf Schmitz. Hrsg. von Peter Dilg. Graz 1983, S. 181-196, hier S. 184, 193.

53 Gundolf Keil: Art. *Scherrenmüller, Bartholomäus (B. Scherrenmuller de Aula)*. In: VL^2, Bd. 8, Berlin/New York 1992, Sp. 652-654.

54 A.a.O., Sp. 652.

55 Agi Lindgren: Art. *Kunsberg (Cunsberch) van Valkene ('Cunsberchs Arzneibuch')*. In: VL^2, Bd. 5, Berlin/New York 1985, Sp. 442-444, hier Sp. 443.

56 Kieckhefer (1991), S. 77.

haben. Aus vorliegenden schriftlichen Quellen läßt sich jedenfalls ableiten, daß Ärzte im 15. Jahrhundert in stärkerem Maße als zuvor Frauenkrankheiten therapierten und sich auch theoretisch mit der Gynäkologie auseinandersetzten.[57] Allerdings gibt es keine schriftlichen Hinweise darauf, daß Männer im 15. Jahrhundert zu Diagnosezwecken manuelle Untersuchungen im Körperinneren von Frauen durchführten.[58]

5.3 Teilnahme von Männern an Geburten

Die Durchführung von Geburten lag im Mittelalter fast ausschließlich in den Händen von Frauen. Bis ins siebzehnte Jahrhundert existierte in keiner Sprache ein Begriff zur Bezeichnung eines männlichen Geburtshelfers.[59] An Entbindungen in Adelskreisen nahmen allerdings teilweise Männer teil.[60] Ob sie nur geistlichen Beistand leisteten, als Zeugen zugegen waren oder aktiv eingriffen, läßt sich anhand der überlieferten schriftlichen Zeugnisse oftmals nicht klären. Erste eindeutige Belege für die Betätigung von Männern als Geburtshelfern sind aus dem beginnenden 16. Jahrhundert überliefert. Diese werden unten vorgestellt.

An der im Jahre 1101 erfolgten ersten Entbindung von Königin Matilda, der Frau des englischen Königs Heinrich I., nahmen zwei Männer teil: ein Laie namens Grimbald und der Abt von Abingdon, Fariturius. Ihre aktive Teilnahme an der Geburt wird nicht geschildert. Vielleicht waren sie nur als Beobachter zugegen oder äußerten astrologische Prognosen.[61] Wie es

---

[57] Schon Carl Oskar Rosenthal vertrat die Auffassung, die sich mit den oben genannten Belegen deckt, im 15. Jahrhundert sei es zu einem "weit innigeren Konnex zwischen Arzt und Patientin" gekommen, als in den Jahrhunderten zuvor. Vgl. Rosenthal (1923), S. 141.

[58] Paul Diepgen: Die Betätigung des Mannes als Frauenarzt von den ältesten Zeiten bis zum Ausgang des Mittelalters. In: *Zentralblatt für Gynäkologie* 44 (1920), S. 725-729, hier S. 727f. In einer späteren Veröffentlichung schreibt Diepgen: "Sichere Zeugnisse dafür, daß Ärzte sie [gemeint sind Untersuchungen des Körperinneren von Frauen, B.-J. Kruse] ausübten, gibt es erst in der zweiten Hälfte des 16. Jahrhunderts, wobei nicht bestritten werden soll, daß die Methode doch auch schon früher als seltene Ausnahme vom Arzt angewandt worden sein kann." Diepgen (1963), S. 168.

[59] Jean Donnison: *Midwives and Medical Men. A History of the Struggle for the Control of Childbirth*. London ^{2}1988, S. 11.

[60] "Doctors [...] except in the case of very important ladies, had nothing to do with childbirth or gynaecology." Margaret Wade Labarge: *Women in Medieval Life. A Small Sound of the Trumpet*. London 1986, S. 172. Vgl. auch Shahar (1991), S. 51.

[61] Blumenfeld-Kosinski (1990), S. 15.

bildliche Darstellungen[62] und schriftliche Zeugnisse aus dem Mittelalter belegen, zogen die Hebammen bei Kaiserschnittentbindungen, sofern sie die Operation nicht eigenständig ausführten, Chirurgen oder Chirurginnen hinzu.[63] Der Chirurg Antonio Benivieni, der oben bereits erwähnt wurde, beschreibt in seiner Konsiliensammlung aus der zweiten Hälfte des 15. Jahrhunderts die erfolgreiche Entbindung einer Frau von einer Totgeburt.[64] Pietro de Argellata (gest. 1423), der ebenfalls als Chirurg tätig war, erklärt Extraktionsmöglichkeiten und Maßnahmen zur Zerstückelung des toten Kindes im Mutterleib. Außerdem beschreibt er die Bildung von Polypen in der Gebärmutter, die er zumindest gesehen haben muß.[65] Auch Eucharius Rößlin erwähnt in dem von ihm herausgegebenen *Rosengarten* die Chirurgen. Ihr Rat sei von Bedeutung, falls vor einer Geburt bei der Schwangeren Feigwarzen, Blasensteine etc. diagnostiziert würden, welche deren Verlauf behindern könnten. Ob diese von den Wundärzten oder den Hebammen entfernt werden sollten, wird im Text nicht ausgeführt:

> Darumb were der gebrest von der bermůter / der frawen gemecht mit geschwer / eyssen / gefyg / fygwarzen / vnd des gleichen / darumb die frawen gemecht sich nit weytern vnnd erstrecken mögen schmerczen halb / So soll man vorhin vor der geburt rat dar zů pflegen durch wund arczet. Des gleichen werend bresten in der blasen / als stein / geschwere / die harnwind / so soll man aber vorhin rat pflegen vnd sůchen die ding zůwenden. Des gleichen ob die fraw presthafftig were zům aftern mit gefyg / fygwarczen / geschwulst / apostem / eyssen / vnd der gleichen / so soll man aber rat haben vor der geburt / die ding zů wenden.[66]

Weder Eucharius Rößlin im *Rosengarten* noch Pseudo-Ortolf im *Frauenbüchlein* erwähnen die Teilnahme von männlichen Geburtshelfern an Entbindungen. Diese wurden ihrer Darstellung zufolge allein von einer Hebamme und ihren Mitarbeiterinnen durchgeführt.

Gundolf Keil vertritt die Auffassung, männliche Geburtshelfer seien im Spätmittelalter im deutschsprachigen Bereich selten gewesen. Allerdings

---

62 A.a.O., S. 74ff.

63 Seit dem 16. Jahrhundert galt die Geburtshilfe als "Teilgebiet der Chirurgie". Vgl. Ulrich Knefelkamp: *Das Gesundheits- und Fürsorgewesen der Stadt Freiburg im Breisgau im Mittelalter*. Freiburg i. Br. 1981, S. 130f. (= Veröffentlichungen aus dem Archiv der Stadt Freiburg im Breisgau; Bd. 17).

64 Diepgen (1963), S. 119.

65 Rosenthal (1923), S. 143.

66 Eucharius Rößlin: *Der Swangern frawen vnd hebammē roszgartē*. Faksimile des Drucks der Universitätsbibliothek Göttingen, Ciij[v]. Die Kürzel im zitierten Text wurden von mir für die Wiedergabe aufgelöst.

leitet er aus dem Inhalt der Druckversion des *Frauenbüchleins* den Schluß ab, Pseudo-Ortolf müsse über praktische Erfahrungen in der Geburtshilfe verfügt haben. Darauf deute die Aufzählung vielfältiger körperlicher Beschwerden im *Frauenbüchlein* hin, die als Geburtsfolgen auftreten konnten. Dieser Befund und Bemerkungen im Text, die auf eigene Anschauung hindeuten, lassen Pseudo-Ortolf als Mann erscheinen, der praktische Erfahrungen in der Geburtshilfe gesammelt haben dürfte.[67] Keils Argumente, die aufgrund des Textes der Druckversion stichhaltig sind, müssen nach dem Bekanntwerden der anonymen handschriftlichen Vorstufe des *Frauenbüchleins* (vgl. Kapitel 9.2.4) neu überdacht werden. Als mögliche Geburtsfolge wird der durch eine Verletzung des Darms hervorgerufene Abgang von Kot durch die Scheide erwähnt. In der handschriftlichen Vorstufe des *Frauenbüchleins* heißt es nicht, wie in der späteren Druckversion, "als jch es dann offt gesehen hab"[68] (was auf die aktive Beteiligung an Geburten hindeuten würde) sondern: "als ich es dann offt gehöret hab sagen von den frawen".[69] Der offensichtlich männliche Verfasser der handschriftlichen Vorstufe entnahm seine Informationen also Gesprächen mit Hebammen. Ob er selbst als Geburtshelfer aktiv wurde, ist nach dem nun vorliegenden Handschriftentext des *Frauenbüchleins* nicht mehr eindeutig zu entscheiden. Es wäre allerdings wenig überzeugend, im Erstdruck eines Textes aus dem Jahre 1495 fingierte Erfahrungen eines "doctor Ortolffus" in der Geburtshilfe als Garantie für die dargelegten Ausführungen heranzuziehen, wenn Männer in dieser Zeit grundsätzlich keine Geburten leiteten oder nicht an ihnen teilnahmen. Auch andere Befunde sprechen dafür, daß Männer seit der Wende vom 15. zum 16. Jahrhundert manchmal als Geburtshelfer tätig waren. Darauf verweist eine Bemerkung von Antonius Gaynerius[70] (gest. 1445), der als Professor Medizin an der Universität Pavia lehrte. Zu Beginn des Kapitels über die Geburtshilfe innerhalb seines Traktats über den Uterus schreibt er, daß Frauen, besonders, wenn sie eine "zarte" Konstitution aufwiesen, oftmals männliche Ärzte als Beistand bei schwierigen Geburten zu sich rufen würden.[71] Einem Bericht Caspar Bauhins (1560-1624) zufolge öffnete um

---

[67] Keil (1986), S. 194.

[68] avj^{r}, vgl. Anhang 2.

[69] 9.2.4, Bl. 140^{v}.

[70] Antonius Gaynerius wird erwähnt im: Index Bio-Bibliographicus Notorum Hominum Pars C. Osnabrück 1976, S. 5257.

[71] Lemay (1990), S. 197; s. Helen Rodnite Lemay: Anthonius Guainerius and Medieval Gynecology. In: *Women of the Medieval World.* Essays in Honour of John H. Mundy. Hrsg. von Julius Kirshner. Oxford/New York 1985, S. 317-336, hier S. 322f.

1500 der Saukastrator Jakob Nufer in dem Dorf Siegershausen seiner lebenden Frau Elisabeth Alespachin "nicht anders als einem Schwein" den Unterleib. Er entband ihr gemeinsames Kind ohne jegliche Verletzung, nachdem vorher mehrere Steinschneider und dreizehn Hebammen kapitulierten, und Elisabeth Alespachin mehrere Tage lang Schmerzen gelitten hatte. Für Mutter und Kind verlief die Operation erfolgreich. Das Kind erreichte das 77. Lebensjahr.[72]

Vom Beginn des 16. Jahrhunderts ist außerdem ein Schriftstück erhalten, daß als zusätzliches Indiz für die beginnende männliche Geburtshilfe in dieser Zeit herangezogen werden kann. Im Oktober 1516 wurde der Arzt Alexander Seitz (um 1470-um 1545)[73] in Freiburg in Baden verhaftet; ihm drohte die Verbannung. Zeitgleich ereignete sich eine schwere Geburt. Die beteiligten Frauen gingen davon aus, daß die Kreißende nur geringe Überlebenschancen hätte. Deshalb wandte sich die Gebärende selbst mit der Bitte an den Landvogt, er solle Dr. Seitz freilassen. Weil sich dieser oft als Geburtshelfer betätigt habe, sei er geeignet, ihr in dieser schwierigen Situation beizustehen. Der Landvogt kam dem Gesuch nach. Diesen Fall dokumentiert ein Schreiben, das die Frauen von Freiburg an den Landvogt richteten. Sie bezeichnen darin Dr. Seitz als "nützlichen und kunstreichen" Mann und versuchen, seine Verbannung abzuwenden:

> Als auch dem Bemelten Uewer Gnaden Landvogt sölicher Brieff von Ueweren Gnaden überantwurt, ward in derselben halben Stund er von einer jungen ersamen Frowen, so in grossen Kindsnöten war, gebetten und angerüfft, dem bemelten Docter uss der Fryheit ze bewilligen, damit und er zu Ira kommen und Iren gehülffen möchte werden. Dasselb ouch also Uewer Gnaden Vogt uff Bitt und der grossen Notdurfft gethan und bewilliget. So bald er ouch zu Iren komen, ist Ir Sach besser worden, und hat Iren also mit der Hilf Gots gehulfen, und also mit siner Kunst bim Leben enthalten, dann wir die Frowen so daby und mit gewesen hatten Ir ganz und gar verwegen, das Si nit mer mit dem Leben davon komen sölte. Zu dem das Er vormals etwa weniger frommen Frowen by uns gehulffen und durch die Hilff Gots und siner bewerlichen Kunst bim Leben behalten hat. [...] Dann uns zwingt unser Blödi und Arbeitsseligkeit, so wir Frowen liden müssen, uss Schuld unser aller Mutter Eva, Uewern Gnaden also zu schriben, und uns zu beclagen, ein

---

[72] Michael E. Graf Matuschka: *Gynäkologische Sterilisationen zur Zeit des Hexenwahns*. Graz 1981, S. 33f.

[73] Vgl. Peter Ukena: Art. *Seitz, Seytz, Sitz, Sytz, Alexander*. In: Literaturlexikon. Autoren und Werke in deutscher Sprache. Hrsg. von Walter Killy. Bd. 10, Gütersloh/München, S. 507f. Alexander Seitz veröffentlichte u. a. vier medizinsche Schriften. Vgl. Alexander Seitz: *Sämtliche Schriften*. Bd. 1: Medizinische Schriften. Hrsg. von Peter Ukena. Berlin 1970. Zu Alexander Seitz vgl. auch Kapitel 6.3.

sölichen nützlichen und kunstrichen Man also usser der Eydgnoschafft ze lassen. Sonder bedunckte uns besser zu sin, In harin ze kouffen.[74]

Der Fall des Arztes Alexander Seitz belegt zweifelsfrei, daß es zu Beginn des 16. Jahrhunderts die aktive Betätigung von Männern in der Geburtshilfe gab.[75] Nach Hans Peter Duerr wurde Seitz verhaftet, weil er sich als aktiver Geburtshelfer betätigt hatte. Diese Annahme ist nicht haltbar. Seitz engagierte sich für die Reformation und beteiligte sich im Jahre 1514 am Aufstand des "Armen Konrad". Darauf hin verurteilte ihn Herzog Ulrich von Württemberg zum Tode. Seitz flüchtete in die Schweiz und nahm Kontakt zu Ulrich Zwingli auf.[76] Seine Verhaftung in Baden im Aargau und der anschließende Landesverweis erfolgte wegen seiner fortgesetzten politischen Agitation gegen Herzog Ulrich von Württemberg.[77] Noch ein weiterer Umstand legt nahe, daß Alexander Seitz sich auch später in der Frauenheilkunde und Geburtshilfe betätigte und praktische Erfahrungen sammelte. Seitz war von 1519-1521 Stadtarzt in München. Im Jahre 1521 widmete er dem Bürgermeister und Rat der Stadt seinen *Traktat vom Aderlassen*. In der Vorrede und im Text seiner Schrift wirft er den städtischen Würdenträgern, Ärzten, Hebammen, allen Münchner Frauen sowie der gesamten Bevölkerung Bayerns vor, es würde den Hebammen nicht verboten, bei schwangeren Frauen Aderlässe vorzunehmen, obwohl diese häufig zu Fehlgeburten führten. Aufgrund des polemischen Tons seines Traktats wurde ihm dessen weitere Publikation

---

[74] Zit n. C. Meyer-Ahrens: Alexander Zitz (auch Seitz, Sytz, Syz, Seiz geschrieben), innerhalb von: Die Aerzte und das Medicinalwesen der Schweiz im Mittelalter. In: *Archiv für pathologische Anatomie und Physiologie und für klinische Medicin*. Hrsg. von Rudolf Virchow, Bd. 24, Berlin 1862, S. 487-490, hier S. 489. Vgl. auch Thomas G. Benedek: Dr. Veit - Charlatan or Martyr to Obstetrics. In: *Bulletin of the History of Medicine* 53 (1979), S. 204-213, hier S. 208f.

[75] Die Literatur zum Fall des Alexander Seitz enthält keinen Hinweis auf die folgende Annahme von Hans Peter Duerr: "Im Jahre 1516 wurde der im Aargauer Baden praktizierende wohlangesehene Arzt Dr. Zitz (oder Seitz) verhaftet, weil er Frauen während der Geburt beigestanden hatte...". Hans Peter Duerr: *Intimität. Der Mythos vom Zivilisationsprozeß*. Bd. 2. Frankfurt a. M. 1990, S. 68. C. Meyer-Ahrens schreibt zur Verhaftung von Seitz: "Zitz war nämlich bei der Regierung von Freiburg in Ungnade gefallen, deren eigentliche Gründe wir freilich nicht kennen." Vgl. C. Meyer-Ahrens (1862), S. 487.

[76] Ukena (1991), S. 507.

[77] Vgl. Klaus Speckenbach: Aufruf zum Widerstand. Agitation gegen Herzog Ulrich von Württemberg in dem Traumtraktat von Alexander Seitz. In: *Sprache und Recht*. Beiträge zur Kulturgeschichte des Mittelalters. Festschrift für Ruth Schmidt-Wiegand. Hrsg. von Karl Hauck u. a. Bd. 2, Berlin/New York 1986, S. 896-929.

untersagt. Außerdem wurde ihm "der Dienst aufgesagt", d. h., er verlor seine Stellung als Stadtarzt.[78]

Im Jahre 1505 wurde Dr. Wolfgang Wintperger zum Stadtarzt in Krems an der Donau ernannt. Einem Eintrag im Ratsprotokoll zufolge erging an ihn der Auftrag, einer Schwangeren in Rehberg im Kremstal beizustehen.[79] Ein weiterer dokumentierter Fall aus der ersten Hälfte des 16. Jahrhunderts mutet im Vergleich dazu recht mysteriös an. Der Hamburger Arzt Dr. Veit (auch Vitus Volschen) soll im Jahre 1521 in Hamburg öffentlich verbrannt worden sein, weil er sich in Frauenkleidern als Hebamme betätigt hatte.[80] Die meisten Informationen zu diesem Vorkommnis stammen aus einem Hamburger Zeitungsartikel von 1761. Dessen Verfasser vertritt die Annahme, Dr. Veit sei Arzt gewesen und habe sich wegen einiger nicht genau bekannter Verbrechen als Frau verkleidet. Da der Hebammenberuf für einen Mann mit seiner Ausbildung nahegelegen hätte, habe er als Ausweg zu diesem Täuschungsversuch gegriffen, sei aber entlarvt worden.[81]

Folgende Ergebnisse sind also festzuhalten: Erstens gibt es im Mittelalter mit Ausnahme des akademischen Bereiches keine starre Abgrenzung der medizinischen Berufe nach der Geschlechtzugehörigkeit der Ausführenden. Zweitens deuten schriftliche Zeugnisse seit dem 13. Jahrhundert auf die Behandlung von Frauenkrankheiten durch Männer hin. Drittens sind seit der Wende vom 15. zum 16. Jahrhundert Hinweise auf praktizierende männliche Geburtshelfer überliefert, auch wenn Entbindungen zu dieser Zeit noch in der Mehrzahl von Hebammen geleitet wurden. Hans Peter Duerr vertritt in einem vor wenigen Jahren erschienenen Buch hingegen die Ansicht, Geburten hätten nur im Beisein von Frauen stattgefunden. Er schreibt: "Daß die mittelalterlichen und frühneuzeitlichen Frauen jeglichen Standes, sobald sie auf dem Geburtsstuhl saßen - denn im Bett wurde damals ganz selten entbunden - ausschließlich von Angehörigen des eigenen Geschlechts umgeben waren, geht aus zahllosen Doku-

---

78 Karl Schottenloher: *Doktor Alexander Seitz und seine Schriften*. Ein Kleinbild aus dem Münchner Ärzteleben des XVI. Jahrhunderts. München 1925, S. 8-10. Seitz ließ seinen *Traktat vom Aderlassen* im Jahre 1527 erneut drucken. Zwei weitere Druckausgaben des Traktats erschienen 1529 und 1530 bei Melchior Sachse in Erfurt. A.a.O., S. 12.

79 Harry Kühnel: Kremser Apotheker und Ärzte des Mittelalters und der Frühen Neuzeit. In: *Mitteilungen des Kremser Stadtarchivs*, Bd. 1 (1961), S. 9-33, hier S. 13 und 28.

80 Benedek (1979), S. 204-207.

81 A.a.O., S. 206.

menten hervor."[82] Seine These halte ich unter Berücksichtigung der vorliegenden Fakten in ihrer Ausschließlichkeit für nicht vertretbar.

5.4 Berufspraxis und Lebensumstände der Hebammen

> Her vmb so ist es gůt dz die frowen vernüftig wis frowen bin jnen habint die jnen jn denen nǒtten helfen sǒllent[83]

Aus dem Früh- und Hochmittelalter sind Quellenbelege über die Geburtshilfe nicht in dem Maße vorhanden wie aus dem Spätmittelalter und der frühen Neuzeit. Das empirische Wissen der Geburtshelferinnen aus dieser Zeit, das mündlich tradiert wurde, ist Teil einer "oral history", deren Inhalte kaum zu rekonstruieren sind. In den medizinischen Handschriften wird ein Kenntnisstand dargelegt, der wenig zu Fragen der praktischen Geburtshilfe aussagt. Aber auch in dieser Form konnte er nur aufgrund einer Übernahme des einschlägigen Wissens der Geburtshelferinnen formuliert werden. Die Berufspraxis der Hebammen wird erst durch die Analyse der ersten Hebammenordnungen und -eide differenzierter darstellbar, die seit der Mitte des 15. Jahrhunderts erhalten sind und als schriftliche Handlungsanweisungen formuliert wurden. Berufspraxis und Lebensumstände der spätmittelalterlichen Hebammen lassen sich anhand der erhaltenen Quellen recht gut rekonstruieren.

Ursprünglich scheint die Betreuung der Gebärenden aus einer Form der Verwandtschafts- bzw. Nachbarschaftshilfe hervorgegangen zu sein. Frauen, die selbst schon entbunden hatten und deshalb über einschlägige Erfahrungen verfügten, halfen anderen Frauen. Diese gegenseitige Betreuung war vielerorts bis ins 19. Jahrhundert üblich.[84] Besonders in den Städten bildete sich außerdem der Hebammenberuf heraus. Die erste Erwähnung einer Hebamme im deutschsprachigen Raum findet sich im Koblenzer Bürgerverzeichnis von 1298: "Frau Aleyt, obstetrix".[85] Bereits im 14. Jahrhundert wurden "geschworene" Hebammen, die einen Berufseid

---

[82] Duerr (1990), S. 67.

[83] Zit. n. 9.1.5, Bl. 200va.

[84] Heide Wunder: *"Er ist die Sonn', sie ist der Mond". Frauen in der Frühen Neuzeit.* München 1992, S. 139.

[85] Elseluise Haberling: *Beiträge zur Geschichte des Hebammenstandes von seinen Anfängen bis zum Dreißigjährigen Krieg*. Berlin 1940, S. 29 (= Beiträge zur Geschichte des Hebammenstandes; Bd. 1).

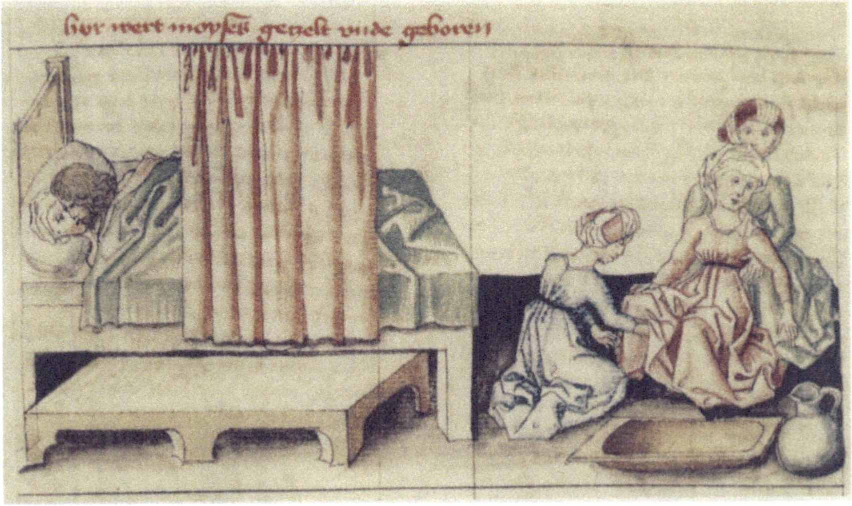

Abb. 4: Stadtbibliothek Dessau, Hs. Georg. 7b, Bl. 57r: Zeugung und Geburt Moses (Ex 2,1-2)

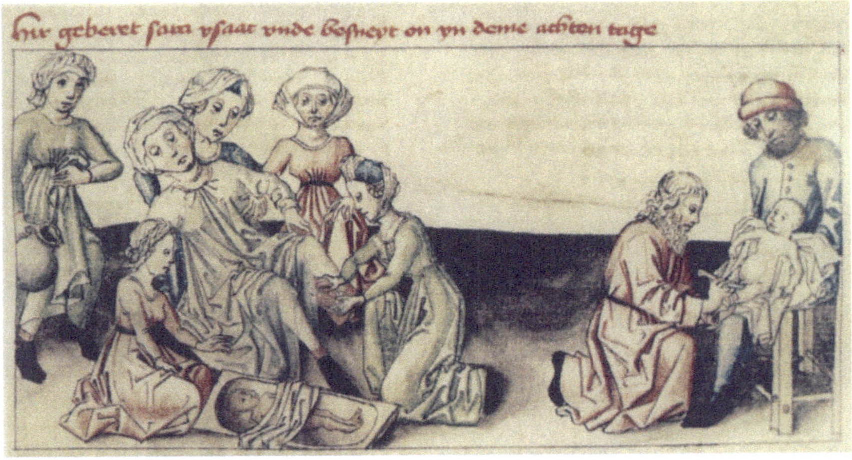

Abb. 5: Stadtbibliothek Dessau, Hs. Georg. 7b, Bl. 28r: Sara gebiert Isaak; dieser wird am achten Tag nach der Geburt beschnitten (Gn 21,1-4)

abgelegt hatten, in Paris, Rouen und Reims erwähnt. Die Stadt Lille stellte nach der Examination durch einen Arzt eine städtische Hebamme ein.[86] Auch im deutschen Sprachgebiet wurden schon in der zweiten Hälfte des 14. Jahrhunderts Verhaltensregeln für Hebammen erteilt: Bei der Vereidigung einer Hebamme in Konstanz im Jahre 1379 forderte man diese auf, sich zunächst um die Frau zu kümmern, zu der sie zuerst gerufen werde, und keine Unterschiede zwischen armen und reichen Frauen zu machen. Gemeinsam mit ihrem Ehemann erhielt sie als Bedienstete der Stadt vom Rat die Befreiung von Steuerabgaben.[87] Zu den Lebensumständen der Hebammen ist bekannt, daß sie normalerweise verheiratete oder verwitwete Frauen in mittleren oder älteren Jahren waren, die eigene Kinder hatten.[88] Oftmals bildeten die Geburtshelferinnen ihre eigenen Töchter zu ihren Nachfolgerinnen aus.[89] Den Familien der Hebammen wurden in manchen Städten Sondervergünstigungen eingeräumt: Sie erhielten, wie oben erwähnt, die Befreiung von Steuern, der Rat ließ sie kostenlos mit Brennholz versorgen, und in einigen Städten wurde den Ehemännern der Hebammen der Wachdienst erlassen.[90] Außerdem stand ihnen meistens ein Wohnhaus zur Verfügung, weil nur Stadtbürgerinnen den Beruf der Hebamme ausüben durften.[91] Die Häuser der Geburtshelferinnen waren durch Schilder gekennzeichnet[92] und ihre Namen wurden gelegentlich beim sonntäglichen Gottesdienst verkündet.[93] Im Beede-

---

86 Peter Biller: Childbirth in the Middle Ages. In: *History today* 36 (1986), S. 42-49, hier S. 43.

87 Gustav Bömcke: *Das badische Hebammenwesen*. Med. Diss. Freiburg 1936, S. 17.

88 Vgl. Ackerknecht (1973), S. 182; Gernot Böhme: Wissenschaftliches und lebensweltliches Wissen am Beispiel der Verwissenschaftlichung der Geburtshilfe. In: *Wissenssoziologie*. Kölner Zeitschrift für Soziologie und Sozialpsychologie. Hrsg. von Nico Stehr und Volker Meja. Sonderheft 22 (1981), S. 445-463, hier S. 451. Interessant sind in diesem Zusammenhang eine Reihe von Kurzbiographien St. Galler Hebammen des 16. und 17. Jahrhunderts, die belegen, daß die namentlich genannten Frauen häufig über vierzig Jahre alt, oftmals miteinander verwandt und selbst Mütter waren. Vgl. Degginger (1988), S. 50-62.

89 Merry E. Wiesner: *Working Women in Renaissance Germany*. New Brunswick/New Jersey 1986, S. 57. Vgl. die Belege zu festgestellten Verwandtschaftsverhältnissen St. Galler Hebammen bei Degginger (1988), Anhang II.

90 Erika Uitz: *Die Frau in der mittelalterlichen Stadt*. Durchgesehene Ausgabe Freiburg i.Br. 1992, S. 104.

91 Haberling (1940), S. 29.

92 A.a.O., S. 49.

93 Barbara Kroemer: Von Kauffrauen, Beamtinnen, Ärztinnen - erwerbstätige Frauen in deutschen mittelalterlichen Städten. In: *Frauen in der Geschichte II*. Fachwissenschaftliche und fachdidaktische Beiträge zur Sozialgeschichte der Frauen vom

Buch der Stadt Frankfurt a. M. ist im Jahre 1459 vermerkt: "Gonnen, das unser here der pherner[94] verkünde über die cantzeln von der ammen wegen, und wo sie zu finden sey".[95]

Einen Teil ihrer Entlohnung übernahm der städtische Rat.[96] Die Geburtshelferinnen erhielten außerdem Geld von den Eltern des neugeborenen Kindes. Bei der Festsetzung des Lohns diente die Größe des von diesen bewohnten Hauses als Bemessungsgrundlage.[97] Vergleicht man das Hebammeneinkommen mit dem der Chirurgen, die eine ähnliche Tätigkeit ausübten, so kann von gleichem Lohn für gleiche Arbeit nicht die Rede sein, denn die Männer wurden grundsätzlich besser bezahlt.[98] Im Jahre 1381 entrichtete der Nürnberger Rat eine Geldsumme von drei Hellern an eine Hebamme namens "Lugenin" für die Dienste, die sie den Bürgersfamilien der Stadt geleistet hatte: "Item dedimus Lugenin 3 haller darumb, daz sie den burgern iren dienst gehiessen hat und ein hebam sol sein und man sol ir fürbaz alle quattember geben 1 gulden".[99] Die Reichsstadt Nürnberg, deren Einwohnerzahl zwischen 30 000 und 50 000

---

frühen Mittelalter bis zur Gegenwart. Hrsg. von Annette Kuhn und Jörn Rüsen. Düsseldorf 1982, S. 73-96, hier S. 82 (= Geschichtsdidaktik; Bd. 8).

94 Gemeint ist: Pfarrer.

95 Aus dem Beede-Buch Frankfurts a. M. von 1495. Zit. n. E. Schlieben: Mutterschaft und Gesellschaft. Beiträge zur Geschichte des Mutter- und Säuglingsschutzes. Osterwieck a. Harz [1927], S. 136f.

96 In Köln wurde im Jahre 1558 für die Geburtshilfe ein Lohn gezahlt, der dem Gegenwert von 155-450 Eiern entsprach. Vgl. Jütte (1991), S. 241. In St. Gallen setzte sich der Lohn von Hebammen im 16. und 17. Jahrhundert aus unterschiedlichen Arten von Einkünften zusammen. Da die Entlohnung in dieser Form über mehrere Jahrhunderte in ähnlicher Form beibehalten wurde, bietet sich die Praxis in St. Gallen hier als Referenz an. Die Hebamme erhielt ein sogenanntes "Wartgeld" für ihre Anwesenheit in der Stadt und ihre jederzeitige Abrufbarkeit. Es betrug laut St. Galler Ratsprotokoll von 1581 120 Schillinge pro Jahr in vierteljährlichen Auszahlungen. Diese Summe entspricht 9 Gulden, 8 Kreuzern und 4 Hellern (Vergleichszahlen: ein Stück Barchenttuch kostete fast 6 Gulden, 150 l Getreide 5 Gulden, 8 Kreuzer). Weitere Einkünfte dienten zur Deckung des Hauszinses, den die Hebamme für ein Privathaus beanspruchen konnte, wenn sie nicht im Hebammenhaus lebte. Er betrug im Jahre 1581 vier Gulden. Außerdem erhielt die Geburtshelferin kostenlos eine Staffel Feuerholz aus den städtischen Wäldern, deren Wert zeitweilig dreimal so hoch war wie der Hauszins. Hinzu kam ein Obolus von den Frauen, denen sie bei der Geburt geholfen hatten. Vgl. Degginger (1989), S. 41-43.

97 Haberling (1940), S. 33.

98 Wiesner (1986), S. 61.

99 Zit. n. Friedrich Baruch: *Das Hebammenwesen im Reichsstädtischen Nürnberg*. Med. Diss. Erlangen 1956, S. 8.

Menschen schwankte, verfügte über eines der besten medizinischen Versorgungssysteme. Bei 40-50 Geburten auf 1000 Einwohner kann von 1200 bis 2500 Geburten pro Jahr ausgegangen werden. Die Zahl der städtischen Hebammen schwankte zwischen 8 und 22 Frauen, so daß jede von ihnen jährlich zwischen 55 und 200 Geburten leitete.[100] In Frankfurt a. M. versorgten im Jahre 1479 bei einer Zahl von 8300 Einwohnern vier Hebammen die Gebärenden.[101]

Die Hebammenordnungen reglementierten, wie eingangs erwähnt, die Handlungsspielräume der Geburtshelferinnen.[102] Sie wurden von den Stadtärzten verfaßt und vom Rat verabschiedet.[103] Im Jahre 1452 erschien in Regensburg[104] die älteste erhaltene Hebammenordnung. In dieser wird die Festschreibung dezidierter Verhaltensregeln damit begründet: "daz von unordnung der hebamen tzu tzeiten dy frawen verwarlost wurden".[105] Auf folgende Bestimmungen mußte die Hebammenanwärterin, deren guter Leumund für die zukünftige Berufsausübung wichtig war, ihren Eid leisten: Ähnlich wie in der oben zitierten Verfügung aus Konstanz wurde festgelegt, sie dürfe keinen Unterschied zwischen armen und reichen Frauen machen. Ungeschworene Geburtshelferinnen habe sie anzuzeigen. Sie solle während der Geburt nüchtern sein. Die Kreißende dürfe nicht unnötig zur Geburt angetrieben werden. Bei komplizierten Geburten habe sie eine oder mehrere andere Hebammen hinzuzuziehen; wäre dieses nicht möglich, sollten "Ehrbare Frauen" als Zeuginnen zugegen sein. Die Einschätzung der Situation durch die geschworene Heb-

---

100 Wiesner (1986), S. 58.

101 Haberling (1940), S. 28.

102 Die Hebammenordnungen sind eigenständige Erlasse innerhalb der Medizinalordnungen, Stadtordnungen oder Polizeiverordnungen. Vgl. G. Burckhard: *Die deutschen Hebammenordnungen von ihren ersten Anfängen bis auf die Neuzeit*. 1. Teil, Leipzig 1912, S. 7 (= Studien zur Geschichte des Hebammenwesens; Bd. 1,1); Karl Baas: Mittelalterliche Hebammenordnungen. In: *Archiv für Geschichte der Naturwissenschaften und der Technik*. Bd. 6: Festschrift für Karl Sudhoff. Leipzig 1913, S. 1-7. Vgl. den Abdruck einer repräsentativen Auswahl von Hebammenordnungen und -eiden des 15. Jahrhunderts bei Ketsch (1983), S. 280-286.

103 Knefelkamp (1981), S. 130.

104 Wahrscheinlich gab es in Nürnberg schon vorher eine Hebammenordnung, die nicht mehr erhalten ist, denn ab 1442 sind in den Ämterbüchern der Stadt durchgängig bis zum Jahre 1806 sowohl die Namen der 12-15 Hebammen als auch seit 1463 die der "Ehrbaren Frauen" vermerkt. Vgl. Haberling (1940), S. 38.

105 Zit. n. Dagmar Birkelbach/Christiane Eifert/Sabine Lueken: Zur Entwicklung des Hebammenwesens vom 14. bis zum 16. Jahrhundert am Beispiel der Regensburger Hebammenordnungen. In: *Beiträge zur feministischen Theorie und Praxis* 5 (1981), S. 83-98, hier S. 85.

amme habe grundsätzlich Vorrang vor dem Urteil aller anderen anwesenden Frauen. Unter dem Gesichtspunkt von Belohnung und Bestrafung müßten die Kompetenzen der einzelnen Geburtshelferinnen festgelegt werden, damit der Gerechtigkeit Genüge getan werden könne. Beim Tod der Mutter habe die Hebamme die Verpflichtung, einen Kaiserschnitt auszuführen, damit die Seele des Kindes gerettet werde. Beim Tod von Mutter und Kind sollten alle Hebammen und "Ehrbaren Frauen" zur Begutachtung anwesend sein, um die Schuldfrage zweifelsfrei zu klären. Würden die Toten ohne vorherige Begutachtung beerdigt, drohe der Hebamme die Todesstrafe. Nur die "Ehrbaren Frauen" seien befugt, ihr die Erlaubnis zum Verlassen der Stadt zu erteilen. Im Krankheitsfalle solle eine weitere Hebamme hinzugezogen werden. Nach der Entbindung zähle die Betreuung von Säugling und Kindbetterin ebenfalls zu den Aufgaben der Geburtshelferin.[106]

Wie die Vorgaben verdeutlichen, dienten die Anweisungen zur Festschreibung eindeutiger Kompetenzen. Neben den Stadtärzten überwachten die sogenannten "Ehrbaren Frauen"[107] die Berufsausübung der "Wehmütter" oder "Badmütter".[108] Als im Jahre 1486 Johann Stocker das Amt eines Ulmer Stadtarztes übernahm, erging an ihn die Weisung, die Hebammenausbildung zu übernehmen.[109] Vor der Berufsausübung mußten die zukünftigen Geburtshelferinnen eine Prüfung ihres Könnens vor den Stadtärzten ablegen. Diese legten anschließend, wie es die folgenden

---

106 Vgl. die Wiedergabe des Inhalts bei Elseluise Haberling: Die Regensburger Hebammenordnung des Jahres 1452 und ihre Bedeutung für die Entwicklung des Hebammenstandes. In: *Sozialhygienische Rundschau* 6, Heft 11 (1932), S. 61-63.

107 Es handelte sich meist um ältere, oftmals verwitwete Patrizierfrauen, die selbst Kinder hatten. Gegenüber den Hebammen verfügten sie über Entscheidungskompetenz, mußten ihre Meinungsfindung allerdings vor dem städtischen Rat vertreten. Sie bestimmten auch über die Vergabe von Almosen (Nahrung, Windeln etc.) an arme Frauen. Ihre ehrenamtliche Tätigkeit dauerte bis zum Beginn des 19. Jahrhunderts an. Vgl. Baruch (1956), S. 9-13; Wiesner (1986), S. 56f., 70.

108 Andere Bezeichnungen für die Hebamme im deutschsprachigen Bereich waren: Hebmutter, Bademutter, Wehemutter, Kindbettbeseherin, Besechamme, Bademôme, Ammenfrau, weise Frau etc. Vgl. Mirja Virkkunen: *Die Bezeichnungen für Hebamme in deutscher Wortgeographie nach Benennungsmotiven untersucht.* Gießen 1957.

109 Baruch (1956), S. 15. Zusammen mit den Ärzten Johannes Jung und Johannes Münsinger verfaßte er die Ulmer Hebammenordnung von 1491. Deren Inhalt vgl. bei Ilse Schulz: *Schwestern, Beginen, Meisterinnen.* Hygieias christliche Töchter im Gesundheitswesen einer Stadt. Ein Beitrag zur Geschichte der Pflege und Heilkunde. Ulm 1992, S. 165.

Beispiele zeigen, schriftliche Gutachten in Form von kurzen Aktennotizen an:

> Eva Keßleryn zu hohenburg vor der höhe[110] ist wol genugk wissende, das man ir vertrawen mag, die frawen zur gepurdt zu versorgen. Actum 18. tag Julij 1499. JOHANNES CUBE doctor. HENRICUS GERATWOL, doctor.[111]

Auf die Hebammenordnungen schworen die künftigen Geburtshelferinnen nach dem Examen den Eid, der alljährlich erneuert werden mußte.[112] Im Stadtarchiv Ambergs ist im *Ayd- und Gesetzpuech* für die Jahre 1456-1464, Bl. 42^r, ein Hebammeneid überliefert, der in knapper Form die wichtigsten Verhaltensregeln für die Geburtshelferinnen zusammenfaßt:

> Es soll ein hebamme geloben und schweren, das sy hie der frawen armer und reicher trewlich nach irem besten verstenntnüsse pflegen und wartten welle und zu wellicher frawen sy geuordert wirt, dabey sy ist, dauon sol sy nicht eylen, es hab dann gott dieselben frawen beraten und erfrewt. Auch wo man sy zu einer frawen zu kommen begert, doran sol sy nicht s°mig sein und zu welicher frawen sy kompt, wurd sy dann zu einer andern geuordert, so sol sy doch von der ersten nicht kommen, sy sehe dann das sy ir empern m°ge und das sy on eins Burgermeisters urlaub nicht von der Statt ziehen w°lle, alles getrewlich on als geuerde.[113]

Besonders seit dem 17. Jahrhundert faßten Hebammen ihr Wissen in geburtshilflichen Lehrbüchern zusammen, die handschriftlich erhalten sind oder gedruckt wurden. Die Hebamme Catharina G. Schrader (geb. 1656),

---

110 Gemeint ist: Bad Homburg.

111 In einem zweiten Beispiel vom Anfang des 16. Jahrhunderts sind sowohl die Aufforderung des Bürgermeisters, ein Gutachten zu erstellen, als auch das Schriftstück selbst erhalten: "Lieber H. doctor, wollet disse frauwe befragen in der konst der hebe ammen, ab sie dar zu geschickt sy oder nit. Myn herrn bedorffen eyner zu Sassenhusen. Datum den 15 tage aprilis anno quinto. CONRADT SCHYT, d. Burgermester."
"L.H. Heynrichs von Stockham [Stockheim] hawsfraw ist tüglich vnd genugk wissende, die frawen zu versorgen als ein hebe amme, wann ich sye verhort hab. Dienstag 13ª aprilis 1505. HENRICUS GERATWOL doctor medicine."
Zit n. Karl Sudhoff: Ärtztliche Hebammenbegutachtung zu Frankfurt a. M. um 1500. In: *Archiv für Geschichte der Medizin* 6 (1913), S. 464.

112 Haberling (1940), S. 34.

113 Zit. n. J. Frz. Knöpfler: Eidesformeln für Arzt, Apotheker, Hebammen, Wundarzt und Frauenwirt zu Amberg aus dem 15. Jahrh. - Taxordnung für den Stadtarzt daselbst, 1561; Sondersiechenordnung von Amberg vom Jahre 1582. In: *Archiv für Geschichte der Medizin* 11 (1918/19), S. 318-324, hier S. 318.

die in Dokkum und Hallum arbeitete, dokumentierte in einem Berufsjournal den Verlauf von 3000 Geburten, die sie geleitet hatte.[114]

Hebammen wurden auch als Zeuginnen vor Gericht geladen.[115] Dort erfolgte eine Vernehmung bei Vaterschaftsklagen, zum Nachweis vorehelichen Geschlechtsverkehrs und zur Feststellung der Jungfräulichkeit. Auch in Fällen eines Kindstods oder beim Verdacht auf vorsätzlichen Abort erfolgte eine Befragung.[116] Die Geburtshelferinnen mußten vor der Geburt eines unehelichen Kindes den Namen des Vaters ermitteln.[117] Zu ihren Aufgaben zählte es auch, nach der Geburt für die Taufe des Säuglings Sorge zu tragen. In den Jahren 1233 und 1277 verpflichteten die Synoden und Statuten der Städte Mainz und Trier die Priester, Hebammen im Vollzug der Taufe zu unterrichten.[118] Während des Reformkonzils von Trier im Jahre 1310 wurde den Hebammen vorgeschrieben, sie müßten bei einer Kopfgeburt, die aller Voraussicht nach nicht zu einem glücklichen Ende zu führen sei, Wasser über den Kopf des Säuglings gießen und die Taufformel sprechen.[119] Auf Veranlassung des Bischofs von Brixen führte man um 1480 in Südtirol die Nottaufe ein. Zeichnete es sich während der Geburt ab, daß ein Kind nicht überleben würde, sollte die Hebamme mittels einer mit Weihwasser gefüllten silbernen Taufspritze selbständig die Taufe vornehmen. Das von der Erbsünde befreite Kind konnte anschließend in geweihter Erde bestattet werden.[120]

---

114 Waltraud Pulz: Zur Erforschung geburtshilflichen Überlieferungswissens von Frauen in der frühen Neuzeit. In: *Frauen brauchen Hebammen*. Hrsg. von Oja Ploil, Verein freier Hebammen. Erster Österreichischer Hebammenkongreß Wien 1991. Nürnberg 1991, S. 152-162, hier S. 156f.

115 Wolfgang Gubalke: *Die Hebamme im Wandel der Zeiten*. Hannover 1964, S. 69; Wiesner (1986), S. 70-72.

116 Degginger (1989), S. 36.

117 Die Freiburger Ordnung von 1510 legt fest, die Hebamme solle sofort nach der Geburt das Kind zur Taufe bringen und dem Kirchherrn die Namen der Eltern melden. Knefelkamp (1981), S. 132.

118 Gubalke (1964), S. 62.

119 Franz Günter Theile-Ochel: *Zur Geschichte des Hebammenwesens in Köln*. Med. Diss. Köln 1972, S. 3.

120 Wie lange sich dieser religiöse Brauch in Südtirol hielt, verdeutlichen die Erinnerungen der Hebamme Emmy Steger, die von 1939 bis 1985 Hebamme im Pustertal war: "Ich machte auch Nottaufen im Mutterleib, wenn die Kinder schon tot waren. Das Weihwasser kochte ich vorher ab und spritzte es mit dem Taufklistier in den Leib der Mutter. Manchmal machte ich auch bloß die Meinungstaufe in Gedanken, also Kreuzzeichen und Taufspruch über dem Bauch der Mutter." Zit. n. Marianne Grabrucker: *Vom Abenteuer der Geburt. Die letzten Landhebammen erzählen*. Frankfurt a. M. 1989, S. 51. Es ist erwähnenswert, daß die Hebamme

In einer bisher unedierten Predigt von Konrad Schlatter im Kodex Ms. germ. quart. 208 der SBBPK Berlin aus dem Jahre 1432 heißt es:

> Aber werent wir nit in erbesvnde geuallen So werent wir vndǒtlich gesin vnd susz ander gebresten vil. Die von erbe svnden kǒment. Nv mǒhtest du sprechen weder sind erbe svnde dote oder degeliche svnde Sú sind nit dotsvnde Vnd daz merckest du wol an den kinden die do sterbent in erbe svnden.[121]

Wie den Tagebuchaufzeichnungen des Wiener Stadtarztes Johannes Tichtel aus der zweiten Hälfte des 15. Jahrhunderts zu entnehmen ist, wurden seine Kinder oft schon am Tage ihrer Geburt getauft, um sie vor der ewigen Verdammnis zu schützen.[122] Totgeborene oder ungetaufte Kinder bestattete die Geburtshelferin selbst auf dem Friedhof, in katholischen Gegenden in ungeweihter Erde. Holte sie ein behindertes Kind zur Welt, mußte sie sich mit dem Pfarrer oder den Stadtärzten in Verbindung setzen.[123]

Zur Verhütung von Seuchen und Geschlechtskrankheiten führten Hebammen auch Untersuchungen von Prostituierten durch.[124] In der Nürnberger Medizinalordnung von 1592 wird es den geschworenen Hebammen gestattet, Kindbetterin und Säugling mit unschädlichen Arzneimitteln zu behandeln, die allerdings aus der Apotheke zu beziehen waren. Die selbständige Herstellung von Arzneimitteln wurde ihnen damit untersagt.[125] Daß die Hebammen Kenntnis von der Wirkung bestimmter

---

Emmy Steger berichtet, in den 46 Jahren ihres Berufslebens sei ihr keine Frau im Kindbett gestorben, selten hätte es eine Entzündung, nie ein Wochenbettfieber gegeben. Das nächste Krankenhaus sei drei bis vier Stunden entfernt gewesen. A.a.O., S. 38.

121 Zit. n. SBBPK Berlin, Haus 2, Mgq 208, Bl. 293^{r}. Nasalstriche über "v" konnten aus technischen Gründen nicht wiedergegeben werden. Vgl. Hans-Jochen Schiewer: Art. *Schlatter, Konrad*. In: VL^{2}, Bd. 8, Berlin/New York 1992, Sp. 706-709.

122 Kühnel (1986), S. 157.

123 Haberling (1940), S. 55.

124 Heidrun Kaupen-Haas: Frauenmedizin im deutschen Mittelalter. In: *Ethnomedizin und Medizingeschichte*. Hrsg. von Joachim Sterly. Berlin 1983, S. 169-194, hier S. 185 (= Beiträge zur Ethnomedizin, Ethnobotanik und Ethnozoologie; Bd. 8); Peter Schuster: *Das Frauenhaus. Städtische Bordelle in Deutschland 1350 bis 1600*. Paderborn/München/Wien/Zürich 1992, S. 95, 186.

125 Leibrock-Plehn (1992), S. 28. Im 17. Jahrhundert mußten die Geburtshelferinnen mit dem Gebärstuhl, Schwämmen, Schere und Messer, Nadel und Faden sowie Lilienöl ausgestattet sein. Kräutermischungen und Salben durften nicht mehr von den Hebammen hergestellt werden. Lediglich einfache Hausmittel wie Kamillentee konnten sie noch verabreichen. Vgl. Marianne Grabrucker: Zur "Vertreibung

Kräuter, z. B. von Abtreibungsmitteln, besaßen, ist anzunehmen (vgl. Kapitel 6.6). Dieser Aspekt des Hebammenwissens diente männlichen Konkurrenten als Anlaß, die "weisen Frauen" zu diskreditieren. Der Arzt Eucharius Rößlin, Herausgeber des Drucks *Der schwangeren Frauen und Hebammen Rosengarten*, polemisierte, offensichtlich aus ökonomischen Gründen, im Jahre 1509 in einem Brief an den Rat der Stadt Frankfurt a. M. gegen die jüdischen Ärzte und Ärztinnen, die Apotheker und Hebammen:

> fursichtigen wysen gunstigen liben herren, demnach ich an uwer ersam wyssheit vor einem halben jar etlich ansinnen geton, daruber mir wenig antwurt worden, ist andermals min ernstlich ansynnen und beger an E. W. die wyll johannes appotekkern auch den schendtlichen juden und judin frembd und heimsch zugelassen ist von E. W., das sy mogen und fryheit haben zu raten, zu visitiren, artzny zu machen und zu geben, des sy sich zu allen teilen berümen, bin ich ungezwyffeleter hoffnung uwer ersam wissheit werd mir sulichs auch vergunden und zulassen. wo aber das U. W. sold und dinstgelt keinswegs ein benügen haben, dann ich merklichen nachteil gehabt hab. zum andren so felt vil merklicher irrung vur betreffen die so mit artzny umbgen, als doctores appotecker, barbirer, hebamen, von denen allsampt nachred enstet, das sich uweren ersam wyssheit geburdt darin zu handlen; und mir als uwer wissheit archiatro geburt furzubringen. bit und beger umb ein antwurt. uwer ersam wissheit gehorsamer EUCHARIUS RÖSSLIN doctor.[126]

Die Spannungen zwischen Vertretern einzelner medizinischer Berufe, die aus ökonomischem Konkurrenzverhalten erwuchsen, spiegeln sich meines Erachtens in der Kritik wider, die an der Berufspraxis der Hebammen geübt wurde. Sie erreichte in den Hexenprozessen ihren Kulminationspunkt: Hebammen wurde unterstellt, sie würden ihre Arbeit in betrunkenem Zustand ausüben, sie verfügten über Abtreibungsmittel, seien bei Kindsmorden behilflich oder übten Liebeszauber.[127] Schon vor dem Erscheinen des *Malleus maleficarum* bezichtigt im Jahre 1483 der Arzt Dr. Johann Widman Geburtshelferinnen, sie seien Hexen und Zauberinnen:

> Noch bedunkt mich der swangern frowen halb ein grosz eehaftig noturft sin, sich mit hebammen wol zü bewaren und zü versehen, basz dann mich bedunkt bitzher

---

der weisen Frauen". Geburtshilfe in zwei Jahrhunderten. In: *Vater, Mutter, Kind. Bilder und Zeugnisse aus zwei Jahrhunderten*. Bearbeitet von Ulrike Zischka. Hrsg. vom Münchner Stadtmuseum. München 1987, S. 134-143, hier S. 135.

126 Zit. n. Oswald Feis: Unbekannte Briefe von Eucharius Rößlin (Vater und Sohn) In: *Archiv für Geschichte der Medizin* 22 (1929), S. 102-104, hier S. 103.

127 Esther Fischer-Homberger: *Krankheit Frau. Zur Geschichte der Einbildungen*. Darmstadt/Neuwied ^{2}1988, S. 74.

geschehen si. dan etlich die swangeren frowen an irer gepurt unzimlich letzen, etlich bi armen frawen unfliszig und unwillig sien, etlich unerfaren sien, etlich ouch hechtzen und zoberin sien; und dieselben herwirgen vil der kind an der gepurt, um die es doch vorhin wol gestanden ist, als ich davon etwas wissen hon, und ein gemein unselig regel ist, das alle jen, die vil toter kinder von den frowen bringen, vorus da es vorhin wol um ist gestanden, und alle jene, die ungewonlich und nit approbiert oder bewert arzni pflegen, sien alle zöbererin. anderswo in groszen stetten hat man gesworen hebammen, die den doctor der arzni müszen sweren getrülich und rechtlich zü handeln alles des, so sie können und wissen, und was sie nit können, rat zu pflegen anderer vernünftiger frowen oder der ärzt. man verhort ouch sie durch erzet und wise erfarne frowen. sollichs zimt ewren hohen vernunften ernstlich zü betrachten.[128]

In den Hebammenordnungen wird teilweise die besondere Vorliebe des Teufels für die Verführung von Geburtshelferinnen thematisiert. Erklären läßt sich dieser Befund durch den zeitgenössischen Irrglauben, Hebammen hätten leichten Zugang zu Material, das für die Hexerei von Bedeutung war: Plazenta, Nabelschnur und Neugeborenenschmer. Der Württemberger Hofchirurg Völter berichtet noch im Jahre 1687, in Tübingen sei gerade eine Hebamme als Hexe verbrannt worden, weil sie unter der Folter gestanden habe, eine Vaginalatresie (Scheidenöffnung) durch Zauber hervorgerufen zu haben.[129]

Da Wöchnerinnen in den meisten Kulturen als "unrein" gelten, läßt sich darüber hinaus annehmen, daß diese Anschauung eine negative Einschätzung der Hebammen zur Folge haben konnte.[130] Daß das gesellschaftliche Ansehen der Hebammen ambivalente Züge aufweist, verdeutlichen andere, schriftlich überlieferte Hinweise auf deren Wertschätzung. Auf mittelalterlichen jüdischen Frauengrabsteinen ist der Hebammen-Beruf

---

128 Zit. n. Otto Winckelmann: *Das Fürsorgewesen der Stadt Straßburg vor und nach der Reformation bis zum Ausgang des sechzehnten Jahrhunderts*. Leipzig 1922, Teil 2, S. 15 (= Quellen und Forschungen zur Reformationsgeschichte; Bd. 5).

129 Ackerknecht (1973), S. 184.

130 Dafür spricht auch folgendes Zitat: "Der Aberglaube hat es auch insofern mit den Hebammen zu thun, als sie in den Augen des Volks den Berufsklassen angehören, die, wie beispielsweise die Schäfer, Schmiede, Jäger und Scharfrichter, angeblich im Besitze höherer Kenntnisse über die Naturkräfte sein sollen, demnach in besonderer Weise befähigt sind, durch überlieferte Geheimmittel Krankheiten zu heilen." Zit. n. H. Ploss: *Das Weib in der Natur- und Völkerkunde. Anthropologische Studien*. Bd. 2. Leipzig 1885, S. 181.

die einzige berufliche Tätigkeit, die in den Inschriften genannt wird, was darauf hindeutet, daß dieser sehr angesehen war.[131]

Auch in den von mir untersuchten Handschriftentexten werden Hebammen meistens mit positiven Attributen versehen. Im *Traktat von Empfängnis und Geburt* werden sie als "weise und bewährt" bezeichnet.[132] In der handschriftlichen Vorstufe des *Frauenbüchleins* Pseudo-Ortolfs werden "gute, bewährte Hebammen" erwähnt.[133] An einer anderen Stelle wird in diesem Text auf unterschiedliche Fertigkeiten einzelner Geburtshelferinnen verwiesen. Manche Gebärenden bräuchten die Hilfe einer Hebamme, welche in der Lage sei, die Kindslage zu wenden.[134] Die praktische Erfahrung der Hebammen und anderer Frauen, die an Geburten teilnahmen, wird hier noch zweimal ausdrücklich genannt.[135] Im *Traktat von der Natur der Frauen und ihren Krankheiten* wird als ein Grund für den möglichen Kindstod angeführt, die "Badmütter" würden den Säugling bei der Geburt "verwahrlosen".[136] An anderer Stelle werden sie aber auch hier als "weise" Frauen bezeichnet.[137] Wie die genannten Zitate belegen, wird das Bild der Hebamme in den hier untersuchten Texten fast ausschließlich mit positiven Zügen versehen. Hinweise auf die Gleichsetzung von "Hebamme" und "Hexe" wie in der oben wiedergegebenen Einschätzung von Johann Widman fehlen völlig. Dieser Umstand ist insofern bemerkenswert, als die Texte in einer Zeit zu Papier gebracht wurden, in welcher der bereits erwähnte "Hexenhammer" als schriftliche Grundlage der Inquisition den Weg bereitete.

---

131 Die Erwähnung jüdischer Hebammen ist seit dem 13. Jahrhundert belegt. Vgl. Theodore Kwasman: Die jüdischen Grabsteine in Rothenburg ob der Tauber. In: *Trumah* 1 (1987), S. 7-137, hier S. 115f. Für diesen Hinweis danke ich Martina Strehlen.

132 9.3.4, Bl. 150^{r}: "Die weissen peberten hebamenn".

133 9.2.4, Bl. 133^{v}: "ein gute wolbewårte hebamme"; 9.2.4, Bl. 141^{r}: "vnd sünst vil ander kranckhait da von kümen mügen vnd zů steen ainer geperenden frawen die nit wol bewartt sind mit einer gůten bewerten hebammen".

134 9.2.4, Bl. 134^{r}: "vnd die bedürffen wol einer hebammen die solich figür wånden künden".

135 9.2.4, Bl. 135^{v}: "als die hebamm waiß"; 9.2.4, Bl. 137^{v}: "als die hebammen wol wissen vnd ander frawen".

136 9.1.5, Bl. 200rb: "Ovch so verwarlosetz dik die bad můtter jn der geburt".

137 9.1.5, Bl. 200va: "die wissen badműttern".

6. Zur Darstellung des weiblichen und männlichen Geschlechtslebens

6.1 Jungfrau

Kampfkraft, Aktivität und das Streben nach gesellschaftlicher Autonomie charakterisieren die Jungfrauen[1] in den frühen Heiligenlegenden des 5.-12. Jahrhunderts. Ihrem verschlossenen Körper wurde eine größere Stärke als dem anderer Frauen zugeschrieben, deshalb galten sie als "virago-quasi vir", den Männern ebenbürtig.[2] In theologischen Texten des Hoch- und Spätmittelalters werden dem jungfräulichen Leben und der "Gemahlschaft Christi" als Lebensform idealtypische Züge verliehen. Das Leben als Jungfrau ist dem der Ehefrauen und Witwen grundsätzlich übergeordnet. So sagt in einem im 15. Jahrhundert weit verbreiteten "dialogisierten Exempel aus Mystikerkreisen" eine als Ehefrau und Mutter charakterisierte junge Frau, die sich mit einem Geistlichen unterhält, wäre sie nicht schon verheiratet, so würde sie sich "nicht um eine goldene Welt" in den Stand der Ehe begeben.[3]

In den frauenheilkundlichen Texten werden einerseits Maßnahmen zur Vortäuschung der Virginität, andererseits sogenannte "Jungfrauenproben" überliefert, die der hochmittelalterlichen Tradition entstammen[4] und eine nicht mehr intakte "virgo" indizieren sollen. Rezepte zum Vortäuschen der Jungfräulichkeit dienen dazu, der Frau den Status einer akzeptablen Heiratskandidatin zu sichern und damit gesellschaftliche Restriktionen zu vermeiden. Deshalb zielen sie darauf, den äußeren Geschlechtsteilen der

---

1 Zum Status der 'Jungfräulichkeit' im Spätmittelalter vgl. Clarissa W. Atkinson: "Precious Balsam in a Fragile Glass". The Ideology of Virginity in the Later Mittle Ages. In: *Journal of Family History* 8 (1983), S. 131-143.

2 Opitz (1990), S. 87. An der guten Gesundheit und Kraft junger Mädchen vor dem Beginn der Menarche kann nach Soranus von Ephesus abgelesen werden, daß diese einerseits den weiblichen Organismus schwäche, andererseits sei sie als "Voraussetzung der weiblichen Fruchtbarkeit" von Bedeutung. Fischer-Homberger (1988), S. 38.

3 Vgl. Kurt Ruh: Art. *Das Frauchen von 22 (21) Jahren*. In: VL^2, Bd. 2, Berlin/New York 1980, Sp. 858-860.

4 Gundolf Keil: Die Frau in der alten Medizin. Eine kritische Sichtung der neueren Literatur, Teil II. In: *Fortschritte der Medizin* 34 (1986), S. 58f., hier S. 58.

Frau den Anschein der Jungfräulichkeit zu geben, d. h. der Scheideneingang soll mit Hilfe der adstringierenden Mittel verengt und die Klitoris verkleinert werden.[5] Hierzu wurden beispielsweise Pflanzen verwendet, die zu den "Sedum"-Arten zählen. Sie enthalten Gerbstoffe, aus denen ein Absud zum Baden der Vulva verwendet wurde.[6] Wilhelm von Saliceto und Pseudo-Trotula empfehlen zur optischen Wiederherstellung der Jungfräulichkeit heiße Bäder, das Bestreichen der Vulva mit Salben, die sie in ihren Schriften beschreiben, sowie die Einführung von Taubeneingeweiden in die Vagina, damit sich diese mit Blut fülle, das nach der Hochzeitsnacht eindeutige Zeichen auf den Bettüchern hinterlasse.[7] In einer bisher nicht rezipierten "Jungfrauenprobe" ist ein Ring mit einem "agstein" (Adlerstein) von Bedeutung: Adlersteine bestehen aus einem hohlen größeren Stein, in dem ein kleinerer Stein geschüttelt werden kann. Sie fanden in der Geburtshilfe Verwendung, weil sie mit dem gefüllten Uterus einer schwangeren Frau gleichgesetzt wurden (vgl. Kapitel 6.6). Der Adlerstein sollte in ein Glas mit Wasser oder einer anderen Flüssigkeit gesenkt werden. Bot man das Getränk einer vermeintlichen Jungfrau an und diese mußte nach dem Genuß des Getränks urinieren, so war ihre Entjungferung erwiesen:

> Jtem wildw wissen ob aine ein junckfraw ist oder nit
> So nim ein vingerlein da ain agstain [!] vnd gews wasser dar an in ain glas oder in wen dw wild vnd gibt [!] ainer davon ze trincken vnd ist das si nit ist ain raine maidt so pesaicht si sich ander stat ꝛc.[8]

Eine weitere "Jungfrauenprobe" sollte bei vorgetäuschter Virginität zu einem ähnlichen Ergebnis führen:

> **Ob eyne eyn meyt sy oder nicht** Nym eppe wúrcz vnd brat dy. oder burne sy. vnd halde sy der vor dy nasen dy da sprichet daz sy eyn maget sy. ist sy dez nicht sy benetzet sich.[9]

Meines Erachtens deutet die in beiden Fällen bei einer Falschaussage auftretende Verunreinigung der Scham durch den Urin symbolisch darauf hin, daß die Frau den Status der unbefleckten jungfräulichen Reinheit ver-

---

5 Keil (1986), S. 183.

6 Vgl. Vagn Jørgensen Brøndegaard: Tripmadam. Untersuchungen zu einer genitalbezogenen Benennungsmotivation aus dem Bereich der Dickblattgewächse. In: *Sudhoffs Archiv* 70 (1986), S. 235-238, hier S. 237.

7 Helen Rodnite Lemay: William of Saliceto on Human Sexuality. In: *Viator* 12 (1981), S. 165-181, hier S. 176.

8 UB Graz, Hs. 1609, Bl. 213^{v}/214^{r}; vgl. 9.1.5, Bl. 206vb.

9 GN Nürnberg, Hs. 15586, Bl. 2vb.

loren hat. Der Zeichenhaftigkeit dieser öffentlichen Demütigung ist mit dem für Andere sichtbar hervortretenden Bauch einer ungewollt Schwangeren zu vergleichen. Eine "Räucherung" diente als Beweis dafür, daß eine junge Frau möglicherweise nicht mehr "verschlossen" war:

> Zu erkennen die júnckfrawschafft
> Nym linsen samen vnd portulaca Ol vnd spren eß auf glüent kolen vnd Heiß sie alzo dem rauch jn sie vachen durch Die scham ist si zerrůt So wirstu wünder werck sehen.[10]

Der Rauch von Linsensamen und Portulaköl, die auf Kohlen zum Verglühen gebracht wurden, konnte selbstverständlich nur in den Körper eindringen, wenn die "virgo" nicht mehr intakt war. Wahrscheinlich spielt die Verheißung möglicher "Wunderwerke" auf die zeitgenössische Vorstellung an, der in den weiblichen Körper eingedrungene Rauch werde sich einen neuen "Ausgang" suchen, also durch Nase, Mund und Ohren wieder austreten. Neben der Anwendung von "Jungfrauenproben" und der Befragung von Astrologen[11] empfahlen Ärzte und Naturphilosophen zur Feststellung der Unberührtheit die Untersuchung des weiblichen Körpers und die Urinschau.[12] Erwies sich der Harn als klar und hell, so wurde die Virginität für erwiesen gehalten.[13] In Schriften aus der jüdischen und arabischen Tradition[14] war die Existenz des Hymens als Zeichen der Jungfräulichkeit bekannt, andererseits wurde sie noch im 16. Jahrhundert von Medizinern wie Ambroise Paré (1510-1590) angezweifelt:

> Etliche Matronen und Hebammen geben für, es haben diejenige, so noch Jungfrawen unnd ungeschwächt seyen, in dem Halse oder Eingang zu ihrer Gebärmutter ein Häutlin [...] dasselbe, sagen sie, werde in dem ersten Beyschlaff zerrissen. [...]. Wie betrüglich unnd ungewiß aber diese Kenn- unnd Merckzeichen seyen, wird auß [...] Historien unnd Zeugnussen mehr dann genugsam erwiesen. Denn [...] das

---

10 9.4.3, Bl. 125r.

11 Helen Lemay: The Stars and Human Sexuality: Some Medieval Scientific Views. In: *Isis* 71 (1980), S. 127-137, hier S. 130f; Helen Rodnite Lemay: Human Sexuality in Twelfth - through Fifteenth-Century Scientific Writings. In: *Sexual Practices & the Medieval Church*. Hrsg. von Vern L. Bullough/James Brundage. New York 1982, S. 187-205, S. 193f.

12 Lemay (1980), S. 131.

13 Rodnite Lemay (1982), S. 194.

14 Rhazes (865-925) beschreibt das Hymen im Zusammenhang mit den Unterschieden des männlichen und weiblichen Körpers. Vgl. Ernst Weber: *Über die geschichtliche Entwicklung der anatomischen Kenntnisse von den weiblichen Geschlechtsorganen*. Med. Diss. Würzburg 1899, S. 15.

Häutlin belangendt, so ist dasselbig ein unnatürlich Ding, und wird unter viel tausent jungen Mägdlein kaum in einem gefunden.[15]

6.2 Zur Beziehung von Männern und Frauen

Die Beziehung zwischen Männern und Frauen wird in den gynäkologisch-obstetrischen Texten in erster Linie im Zusammenhang mit den Themen "Sexualität" und "Zeugung von Nachkommen" behandelt. Diese Aspekte finden in den nachfolgenden Kapiteln Berücksichtigung. Hier sollen deshalb nur einige Passagen erwähnt werden, welche die emotionale Beziehung von Männern und Frauen thematisieren.

In der deutschen Druckversion der ursprünglichen Beitexte zum Situsbild einer Schwangeren aus dem *Fasciculus medicinae* befindet sich ein Exkurs, der interessante Hinweise auf den Diskurs des beginnenden 16. Jahrhunderts über mögliche Gewaltverhältnisse zwischen Männern und Frauen bietet. Die männliche Gewalt gegenüber Frauen kann danach einerseits in deren Belastung mit schwerer körperlicher Arbeit bestehen oder sich in direkten tätlichen Angriffen äußern. Das Motiv des Verfassers, diese Formen männlicher Gewaltausübung anzuprangern, ist allein die Sorge um die Schädigung der Nachkommenschaft. Eine hierarchische Ordnung der Geschlechter, die grundlegend für die genannten Formen der Gewaltausübung ist, wird hingegen in der Argumentation nicht erwähnt:

¶ Wiltu wissen wie kindt in müter lyb ernert würt / so merk also / Jppocras spricht ain bewerter maister der artzney spricht also / in quedam capitulo die brúst der frawen haben ain versamlung mit dem secklin secundinam / da das kindt in leit in můtter lyb / durch ein åderle das von den brüsten dem kind hinab vntz an den nabel geet / dardurch die milch der frawen von den brüsten dem kindt zů hilff vnd narung kommen mag / damit das es ernert wirt in můterleyb[16] / darumb sol man kain frawen lassen grosse oder vnzymliche arbait thůn / auch sollen sie nit schwere fråffeliche ding auff sich oder auff das haupt heben / dann gar liederlich wúrd dem kind das åderlin enczogen / so ist es dañ auß mit dem kindt vnnd kumpt darumb. Aber man findt etliche grobe mann / die nemen sich an das ain fraw mer arbait sol thůn dann er / oder sich ettwañ vnzymlich halten gegen den gůtten frawen das sie leichtlich úber sie erczúrnt werden / vnd sie die gůtten frawen schlahē dardurch sie erschrickt / vnd vmb die frucht kumpt / so gibt man dann der

---

15 Zit. n. Fischer-Homberger (1988), S. 75f.

16 Die Annahme, es bestehe eine Verbindung zwischen Gebärmutter und Brüsten und die Muttermilch sei Menstrualblut, welches eine Metamorphose durchlaufen habe, geht auf Hippokrates und Galen zurück. Johann Lachs: *Die Gynaekologie des Galen. Eine geschichtlich-gynaekologische Studie*. Breslau 1903, S. 19, 21.

gůtten frawen die schuld / so ist es des manns schuld / der sich also vnzymlich mit ir gehalten hat.[17]

Die Argumentationsweise entspricht anderen didaktischen Schriften (Predigten, Lehrgesprächen, Traktaten etc.) des 15. und 16. Jahrhunderts, die den Mann grundsätzlich als "Haupt der Frau" bezeichnen, ihn aber gleichzeitig auffordern, seine Frau zu lieben und zu beschützen. Ein wichtiger Sinn der christlichen Ehe ist nach den Vorstellungen der Zeit - neben der Vermeidung der Unkeuschheit - die Zeugung und Erziehung von gesunden Kindern. In einer Handschrift wird eine möglicherweise gestörte Paarbeziehung auf die erfolgreiche Wirkung eines Zaubers zurückgeführt. Dieser störende Einfluß sei mit der Anwendung eines Rezepts zu beseitigen und der "Ehefrieden" wieder herzustellen:

Jtem ist eyn weyb vnd eyn man bezewber daß sÿ eyn ander feint sein wiltu dÿ wider bringen czu gudem willn vnd früntschafft so nym quecksilber vnd du daß ir megde wasch vnd henck dem weÿp dz an den halß so werdent sÿ holt einander.[18]

Um Freundschaft zwischen Mann und Frau zu bewirken, überliefert die Wolfsthurner Handschrift ein weiteres Rezept:

Wiltu gute freuntschaft machen vnder manne vnd vnder weibe, so nym valerianam[19] vnd stoss die czu puluer vnd gib ins czu trincken in wein.[20]

Die "schwache" weibliche Konstitution wird in einem anderen Text erwähnt: dieser werde in manchen Fällen aus Unwissenheit nicht genügend Rechnung getragen, es gebe aber auch rücksichtslose Ehemänner, die ihren Frauen keine Schonung angedeihen ließen (vgl. Kapitel 4.3).[21] Im Trakat *Von der Natur der Frauen und ihren Krankheiten* wird betont, wenn eine Frau schwanger sei, dürfe sie nicht durch das Verhalten ihres Ehemannes oder anderer Männer erzürnt werden, weil es infolgedessen zu einer Schädigung des ungeborenen Kindes kommen könne. Die Männer seien "grob und unwissend" und verweigerten den Frauen manchmal die Nahrung, auf die sie wegen ihrer Schwangerschaftsgelüste Appetit hätten. Die Aussage wird am Beispiel einer "Jungfrau" belegt, die unreife Äpfel begehrte und deshalb eine Gruppe von Männern aufforderte, ihr welche

---

17 Vgl. Kapitel 1.1.4 und den Anhang unter "FF".
18 BS München, Cgm 823, Bl. 81r.
19 Baldrian (Valeriana officinalis L.), vgl. Tenner/Keil (1984), S. 209.
20 Zit. n. Zingerle (1891), S. 323.
21 9.3.5, Bl. 172v.

zu bringen. Diese hatten hingegen gehört, daß es schwangeren Frauen nicht zuträglich sei, grüne Äpfel zu essen, besonders, wenn sie "innere Kälte" verspürten. Deshalb verweigerten sie ihr das Gewünschte. Die Frau fiel daraufhin ohnmächtig zu Boden und blieb einen Tag und eine Nacht lang besinnungslos, ohne etwas zu essen. Dann lag sie drei Tage und Nächte lang in den Wehen, wobei ihr einmal das Blut aus Nase und Mund schoß. Schließlich brachte sie ein totes Kind zur Welt.[22]

6.3 Sexualität

> ... vnd wie wol die zůsamentfůgvnge der mentschen schemlichen ist Doch so het es die natur gefůget dz es lustlichen ist vnd sůsse dik dz nit gelassen werde durch zergenklicheit willen des mentschlichen geschlechtes willen vfen ertrich[23]

Die mittelalterlichen Theologen sahen den Geschlechtsverkehr nur im Rahmen einer Ehe zur Zeugung von Nachkommen vor. Die sexuelle Lust als Teil der Erbsünde sollte durch die Vernunft besiegt werden. Trat sie in einer Beziehung in den Vordergrund und nahm einen anderen Charakter an als das "debitum", "die wechselseitige Verpflichtung der Gatten"[24] zur Stillung des Geschlechtstriebs, und wurde außerdem versucht, eine Zeugung zu verhindern, machte sich ein Paar des Ehebruchs schuldig.[25]

---

22 9.1.5, Bl. $200^{vb}/201^{ra}$.

23 9.1.5, Bl. 199va. Die hier zitierte Funktion der Sexualität deckt sich mit der Auffassung des Portugiesen Valescus de Taranta, der an der Wende vom 14. zum 15. Jahrhundert an der medizinischen Fakultät der Universität von Montpellier lehrte. Er veröffentlichte im Jahre 1418 sein Werk *Philonium pharmazeuticum et chirurgicum*, in dem er sich auch der Gynäkologie widmet. Darin vertritt er folgende Meinung, die Paul Diepgen paraphrasiert: "Gott verlieh beiden Geschlechtern, vor allem der Frau, für den Fortpflanzungsakt das reizvolle Gefühl der Wollust als eine Art Entschädigung für die Mühen, Lasten und Schmerzen der Geburt und des Stillgeschäftes und als Antrieb, trotz dieser Beschwerden weitere Kinder in die Welt zu setzen." Zit. n. Diepgen (1963), S. 179, zu Valescus de Taranta vgl. auch S. 113f.

24 Philippe Ariès: Liebe in der Ehe. In: *Die Masken des Begehrens und die Metamorphosen der Sinnlichkeit. Zur Geschichte der Sexualität im Abendland.* Hrsg. von Philippe Ariès und André Béjin. Frankfurt a. M. 1992, S. 165-175, hier S. 169 (= Sexualités occidentales (1982), dt.).

25 John Thomas Noonan: *Empfängnisverhütung. Geschichte ihrer Beurteilung in der katholischen Theologie und im kanonischen Recht.* Mainz [3]1969, S. 83ff.

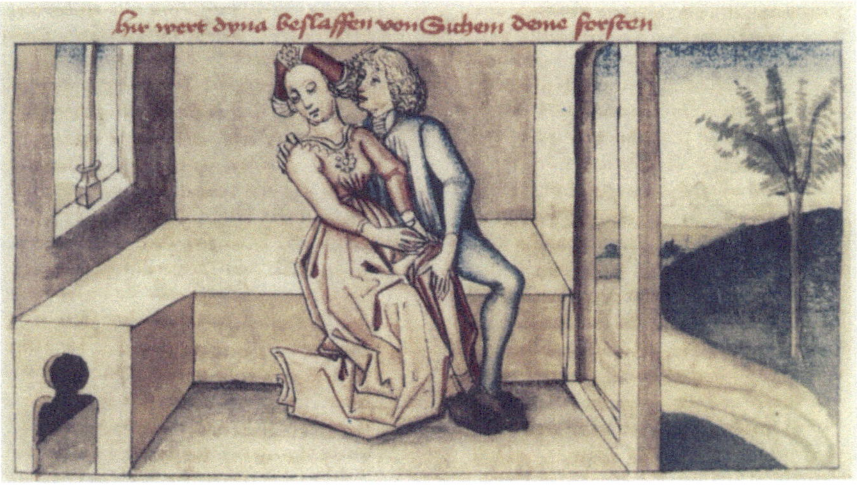

Abb. 6: Stadtbibliothek Dessau, Hs. Georg. 7b, Bl. 41r: Dina wird von Sichem geschändet (Gn 34)

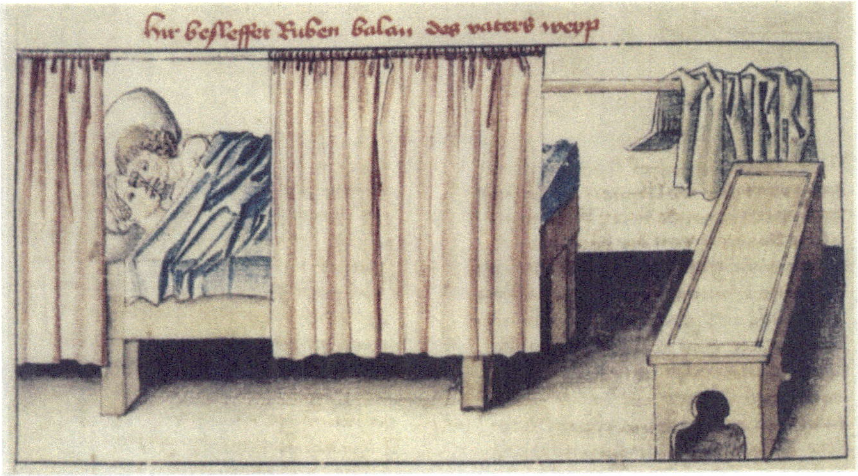

Abb. 7: Stadtbibliothek Dessau, Hs. Georg. 7b, Bl. 42v: Ruben schändet Bilha, die Frau seines Vaters (Gn 35,22)

Anale und orale Praktiken zwischen Verheirateten waren verboten.[26] Die Einschätzung der Sexualität konnte einen ambivalenten Charakter annehmen: Einerseits wurde sie im Kernbereich der Sünde angesiedelt, andererseits schien sie von Beginn an Teil des göttlichen Plans zu sein.[27] Viele Traktate zum Thema Sexualität, die arabische Mediziner verfaßten,[28] wurden nicht ins Lateinische übersetzt. Trotzdem ging dieses Wissen nicht verloren, sondern wurde von den mittelalterlichen Enzyklopädisten adaptiert und auf diesem Wege weitervermittelt.

Auch in den frauenheilkundlichen Texten wird das Thema "Sexualität" in erster Linie im Zusammenhang mit der geregelten Zeugung von Nachkommen erwähnt.[29] Sexuelle Aktivität diente nach medizinischer Anschauung der Gesunderhaltung des Körpers und wirkte besonders bei den Frauen einer schädlichen Säfteverhaltung entgegen (vgl. Kapitel 3.4.1). Zur Einleitung des Geschlechtsverkehrs sollte nach der Meinung der mittelalterlichen Autoritäten der Mann die Initiative ergreifen, da sich der weibliche Charakter durch natürliche Scham und Sittsamkeit auszeichne. Avicenna, Wilhelm von Saliceto und Arnald von Villanova raten zu Beginn zur Berührung der weiblichen Brüste, doch sollte der Mann nach Arnald vorsichtig vorgehen, denn die Frauen seien von natürlicher Scheu. Der Verfasser der *Secreta mulierum* rät hingegen zu sanften Worten und der ebenfalls bereits erwähnte Antonius Gaynerius empfiehlt Umarmungen, Küsse und Schmeicheleien. Anschließend solle der Mann die Vulva der Frau reiben, bis sie ihm durch Zeichen der Erregung mitteile, daß sie zum Geschlechtsakt bereit sei.[30] Die Ejakulation sei bis zum Orgasmus

---

26 Vern Bullough: Sexology and the Medievalist. In: *Homo Carnalis. The Carnal Aspect of Medieval Human Life*. Hrsg. von Helen Rodnite Lemay. State University of New York at Binghampton 1990, S. 23-44, hier S. 33 (= Acta; Bd. 14).

27 Charles T. Wood: The Doctor's Dilemma: Sin, Salvation and the Menstrual Cycle in Medieval Thought. In: *Speculum* 56 (1981), S. 710-727, hier S. 711f.

28 Die Ausführungen der arabischen Mediziner zum Thema "Sexualität" gingen oftmals auf den *Liber coitus* bzw. *De partu* des Rufus von Ephesus aus dem ersten nachchristlichen Jahrhundert zurück. Vgl. Danielle Jacquart: Medical Explanations of Sexual Behavior in the Middle Ages. In: *Homo Carnalis. The Carnal Aspect of Medieval Human Life*. Hrsg. von Helen Rodnite Lemay. State University of New York at Binghampton 1990, S. 1-21, hier S. 2 (= Acta; Bd. 14).

29 "Die Einstellung der Sexualität gegenüber ist offen und sachlich. Die Darstellung basiert auf der Konstitutionenlehre, wonach der Sexualität die gleiche Bedeutung zugesprochen wird wie anderen physiologischen Prozessen, z. B. der Nahrungsverbrennung." Kusche (1990), S. 35.

30 Die erste Beschreibung der Klitoris als weibliches Organ wurde im 16. Jahrhundert von Gabriele Fallopio veröffentlicht, der sich außerdem als deren Entdecker rühmte. Vgl. Jacquart 1990, S. 10. Zum Thema vgl. Nancy Scheper-Hughes: Virgin

der Frau hinauszuzögern. Diese solle danach ruhig liegenbleiben, damit der Samen nicht zerteilt werde und es zu Mißbildungen eines möglicherweise gezeugten Kindes komme.[31] Die Frau konnte in der Ehe die Stillung ihrer Lust einklagen. Nur im Ehebett waren die Partner gleichrangig, auch wenn der Mann während des Beischlafs, wie es die einleitenden Zitate belegen, durch vermehrte Aktivität einen übergeordneten Part einnahm.[32] Berthold von Regensburg benennt mehrere Anlässe des Jahres, an denen kein Geschlechtsverkehr vollzogen werden sollte: die Fastenzeit, den Markustag,[33] die drei Tage vor Pfingsten, Feiertage und die Nächte davor sowie Schwangerschaft und Wochenbett der Frau.[34] Dionysius der Kartäuser beurteilt zwei Jahrhunderte später in seinem *Ehebüchlein* (1452) den Beischlaf während der Kirchenfeste moderater und wertet ihn als "läßliche Sünde".[35]

Die weibliche und männliche Sexualität in der Ehe wird in vielen der hier berücksichtigten Handschriftentexte erwähnt.[36] Im Kodex 3007 der ÖNB Wien wird die größere sexuelle Lust der Frauen zu bestimmten Zeiten mit der Einwirkung des Planeten Venus auf ihre Scham begründet, der bewirke, daß Frauen Männer zur Unkeuschheit aufforderten:

> Item ys ist czu wissen wen der planeta Venus hirst zo begeren dy weyber allir meiste mennir mit en vnkewsch czu seÿn wen der Venus hot an czu sehen dy puntcze des weybes.[37]

Territory: The Male Discovery of the Clitoris. In: *Medical Anthropology Quarterly* 5 (1991), S. 25-28.

31 Rodnite Lemay (1981), S. 169-173.

32 Jean-Louis Flandrin: Das Geschlechtsleben der Eheleute in der alten Gesellschaft: Von der kirchlichen Lehre zum realen Verhalten. In: *Die Masken des Begehrens und die Metamorphosen der Sinnlichkeit. Zur Geschichte der Sexualität im Abendland.* Frankfurt a. M. 1992, S. 147-164, hier S. 150f. (= Sexualités occidentales (1982), dt.).

33 Gemeint ist der 25. April. Vgl. Hermann Grotefend: *Zeitrechnung des deutschen Mittelalters und der Neuzeit*. Neudruck der Ausgabe Hannover 1891, Aalen 1970, S. 118.

34 Kühnel (1986), S. 187.

35 Hans-Günter Gruber: *Christliches Eheverständnis im 15. Jahrhundert. Eine moralgeschichtliche Untersuchung zur Ehelehre Dionysius' des Kartäusers*. Regensburg 1989, S. 249-251 (= Studien zur Geschichte der kath. Moraltheologie; Bd. 29).

36 Vgl. 9.1.4, Bl. 197ra; 9.1.5, Bl. 198ra, 199va, 200vb, $201^{rb/vb}$, $202^{ra/b}$, 203va; 9.2.4, Bl. 133^{r}; 9.3.3, Bl. 136^{v}, 138^{v}; 9.3.4, Bl. 144^{v}; 9.3.5, Bl. 173^{r}, 175^{v}; 9.4.3, Bl. 123^{r}, 124^{r}, 125^{r}; 9.4.4, Bl. 125^{v}, 126^{v}, 130^{r}, 135^{r}, 136^{r}; 9.6.3, Bl. 102^{r}.

37 ÖNB Wien, Hs. 3007, Bl. 6^{v}.

In dieser Handschrift wird auch vor dem Geschlechtsverkehr mit weißhäutigen Frauen gewarnt, da ihre Lust kaum zu stillen sei und sie selten schwanger würden:

> Eyn merclichs wer do wil haben Gar eyn geneme weip der sal nicht nemen eyne dy alczu weysz ist wenn dy sulchen mogen nymmer geseteget werden yn der besloffunge vnd werden gerne dicke vnd selden fruchtbar hirvmb spricht Ffridericus das man keÿne libe sal tragen czu alczu weyszen frawen.[38]

Andere Lehrmeinungen überliefern, die weibliche Lust sei schwächer als die männliche. Empfände eine Frau ähnlich hitzig wie ein Mann, so wäre sie unfruchtbar: Ihr Körper sei vergleichbar mit einem Acker, den die heiße Sonne verbrennt.[39] In den medizinischen Handschriften sind (deshalb?) häufiger Rezepte überliefert, die angewendet wurden, um die sexuelle Lust einer Frau zu dämpfen. Ein Kodex, *Meister Blumentrosts Arzneibuch*, bietet drei Alternativvorschläge zu diesem Zweck:

1. Wenn die frauen vnkewsch sein
   So ein frawe vber flussig ist mit dem somen der vnkewscheyt oder mit den glusten Die nem ein swartzen snecken vnd einen weijssen schnecken die nit schallen haben vnd nym dille wurtz also grun als vil als der snecken wegen vnd puluer das alles zu samen vnd gib ir das puluer zu trincken vnd zu essen So der monde newe ist vnd gib ir des sieben morgen noch einander So doret das hürnbel vnd wirt das weypp keusch Du solt dich hutten das sie es nit erfare Darnach so bereybe ir die macht vnd den bauch mit dem selben puluer So pleybet sie kewsch

2. So ein weypp vnkeúsch ist so nym genserich wermut nesseln som von beybes celidoniam vnd raüten aller glich stoz sie vnd gib den safft dem weybe zu trincken so wirt sie keusch

3. Oder gib ir betonia vnd gruen wurtz zu trincken.[40]

Alle drei Rezepte sind noch in anderen Handschriften überliefert. Durch die Anwendung des ersten Rezepts, in dem Schnecken und Dill in pulverisierter Form die Inhaltsstoffe bilden, sollte in der anderen Überlieferung des Rezepts nicht das "hürnbel", womit die Klitoris gemeint sein könnte,

---

38 A.a.O., Bl. 5r.

39 Vern L. Bullough: Medieval Medical and Scientific Views of Women. In: *Viator* 4 (1973), S. 485-501, hier S. 493.

40 ZB Zürich, Hs. B 245, Bl. 70rb. Zum Verfasser vgl. Gundolf Keil: Art. *Blumentrost, Berthold*. In: VL², Bd. 1, Berlin/New York 1978, Sp. 904-906.

zum "Verdorren" gebracht werden, hier heißt es lediglich: "so dorret die vnkeusche begirt vnd wirt das weÿb keüsche".[41] Rezept zwei und drei sind in zwei weiteren Überlieferungen inhaltlich identisch, statt des Bestandteils "gruen wurtz" (Sempervivum tectorum L., Hauswurz)[42] wird in diesen Versionen des dritten Rezepts allerdings "grint wurtz" (Rumex oxylaperthum L., Mengelwurz)[43] genannt.[44]

Innerhalb der gynäkologisch-obstetrischen Rezeptsammlungen und Traktate werden Anweisungen tradiert, die vergleichbar mit den schon beschriebenen "Jungfrauenproben" sind und zur Feststellung dienten, ob eine Frau körperlich am anderen Geschlecht interessiert sei:

> Jtem wellstu versuechen wellichs weib gerne man hab So soltu nemen rueben vnd mül die in ainem leihneñ tuech vnd leg die dem weib an plosse hawt pey ainer nacht So vindestu an wurm̄ darjn.[45]

Die gleiche "Lustprobe" ist auch im Traktat *Von der Natur der Frauen und ihren Krankheiten* überliefert. Hier sind allerdings die genannten Pflanzennamen nicht mehr lesbar, denn ein konsternierter Leser (vgl. Kapitel 2.2.2) tilgte sie gründlich. In dieser Fassung enthält die Anweisung einen Zusatz, der sie im Vergleich mit der oben zitierten Parallelüberlieferung erst vollständig erklärt: "vindest du dar jnn wūrme so mannot sÿ gerne jst aber nūt darjn so ist sÿ nit vnkūnsch".[46] In diesem Traktat heißt es, eine Frau könne an der Krankheit "Edica" erkranken, d. h. hysterisch werden, wenn der Beischlaf für sie fortwährend unbefriedigend bleibe (vgl. Kapitel 3.4.1). Ihr Leib würde vertrocknen, ihre Brust schwinden, und sie habe den Tod zu fürchten. Deshalb solle eine junge Frau vor der Eheschließung durch Scherzen, Küssen und Umarmungen prüfen, ob sie ihren zukünftigen Partner sexuell attraktiv finde, um damit die Grundlage für die Empfängnis von Nachkommen und ihre eigene Gesundheit zu sichern:

---

[41] BS München, Cgm 823, Bl. 81^{v}.

[42] Tenner/Keil (1984), S. 192.

[43] HWDA 3 (1930/31), Sp. 1173.

[44] GN Nürnberg, Hs. 15586, Bl. 12va; das zweite Rezept ist in dieser Handschrrift doppelt überleifert und befindet sich auch auf Bl. 2va. Eine weitere Parallelüberlieferung von Rezept zwei und drei befindet sich in der WL Stuttgart, HB II 58, Bl. 85ra.

[45] BS München, Cgm 725, Bl. 39^{r}. Weitere "Proben" zur Ergründung des Sexualverhaltens einer Frau bei Keil (1986), S. 184.

[46] 9.1.5, Bl. 203ra.

sÿ sôllent sich vor [der] ee mit ein andern rissen mit schimpffen mit küssen vnd halsen das sÿ entpfint das sich jra schlos gegen jm entzündet so mag sÿ den kind entpfachen vnd die natürlich gebern vnd mag ôch bin jrem man fürbas gesunt beliben.[47]

Hier ist zu unterstreichen, daß sowohl in den bisher unrezipierten frauenheilkundlichen Texten als auch in den edierten Traktaten und Rezepten in keinem weiteren Fall die sexuelle Anziehung potentieller Ehepartner als Garant einer fruchtbaren Ehe thematisiert wird. Wie weit diese "Umarmungen" gehen durften, bleibt in diesem Text offen. Untersuchungen belegen, daß es im Laufe des Mittelalters zu einer verstärkten Kontrolle des Sexuallebens kam und das Beilager immer stärker privatisiert wurde. Das "unordentliche und ungebührliche Beischlafen" vor der Hochzeit wurde unter Strafe gestellt.[48] Die Ausführungen eines unbekannten Verfassers zu diesem Thema haben also einen ganz besonderen Stellenwert, der sie nur mit wenigen anderen Beispielen aus der Literatur vergleichbar macht. Die von dem anonymen Verfasser gewählte Formulierung "schimpfen",[49] "küssen", "halsen" wird nach meiner Kenntnis in zwei anderen mittelalterlichen Texten ebenfalls benutzt. Im *Renner* Hugos von Trimberg wird die körperliche Annäherung im Kapitel über die Unkeuschheit mit ähnlichen Worten beschrieben: "Helsen, küssen, tasten".[50] Auch Johannes von Brandenturn[51] beschreibt in einer bisher unedierten Predigt des 15. Jahrhunderts, die unter anderem die Vermeidung der Unkeuschheit thematisiert, mit ähnlichen Begriffen "vnzimlich beweginen der geberd", die auf sexuelles Interesse an einem anderen Menschen hindeuten. Um die sexuelle Enthaltsamkeit nicht zu gefährden, sollten nach seiner Ansicht deshalb Situationen vermieden werden, die den Körperkontakt mit anderen provozierten:

---

[47] 9.1.4, Bl. 197rb.

[48] Vgl. die detaillierte Beschreibung dieses Prozesses, der hier nur verkürzt wiedergegeben werden kann, bei Michael Schröter: Staatsbildung und Triebkontrolle. Zur gesellschaftlichen Regulierung des Sexualverhaltens vom 13. bis 16. Jahrhundert. In: *Macht und Zivilisation. Eine Annäherung an Norbert Elias' Zivilisationstheorie*. Bd. 2. Hrsg. von Peter Gleichmann, Johan Goudsblom und Hermann Korte, Frankfurt a. M. 1984, S. 148-192.

[49] Gemeint ist: "scherzen".

[50] Vgl. Hugo von Trimberg: *Der Renner*. Hrsg. von Gustav Ehrismann. Mit einem Nachwort und Ergänzungen von Günther Schweikle. Bd. 2, Berlin 1970, Vers 11737.

[51] Johannes von Brandenturn ist höchstwahrscheinlich identisch mit dem spanischen Kardinal Ioannes de Turrecremata/Torquemata (geb. 1388), der ab 1432 am Basler Konzil teilnahm. Vgl. Karl Binder: *Konzilsgedanken bei Kardinal Juan de Torquemada O.P.* Wien 1976 (= Wiener Beiträge zur Theologie; Bd. 49).

Von der staffel der kùscheit Der erst staffel ist der kuschikeit dz der mônsche mide dz werk der vnlvtterkeit wie man dz volle bringen mag in alle wiss vnd dor zů alle vnzimlich bewegins der geberd vnd der wort vnd der werk mit kissen vnd mit helsen oder angrifen vnd dz er och keinem gvnst vnd willen dorzů geb.[52]

Ein ähnlich offener Diskurs über die sexuelle Anziehung von Unverheirateten findet sich in den Schriften des oben erwähnten Arztes und Schriftstellers Alexander Seitz (vgl. Kapitel 5.3). Er propagierte aus medizinischen Gründen den Geschlechtsverkehr zwischen Unverheirateten: "solutus cum soluta".[53] Nach seiner Ansicht sollten von diesem lediglich Jungfrauen ausgeschlossen bleiben.[54] Alle anderen ledigen Frauen sollten nach seiner Meinung aus medizinischen und theologischen Gründen den Beischlaf praktizieren, da sie sonst Gefahr laufen würden, an der "Suffocatio matricis", der Hysterie (vgl. Kapitel 3.4.1), zu erkranken. War eine Frau aufgrund eines hysterischen Anfalls ohnmächtig oder scheintot, so hatte sie Alexander Seitz zufolge Anspruch darauf, daß ihr ein Mann aus christlicher Nächstenliebe mit seinem "instrumentum naturale" helfe.[55] Seine Auffassung vertrat der Arzt im Jahre 1533 in einer Disputation vor dem Rat der Stadt Basel. Er konnte sich aber mit seinen medizinischen Darlegungen nicht durchsetzen, sondern wurde inhaftiert und mußte schließlich die Stadt verlassen.[56]

Der Bericht über einen weiteren authentischen Fall, in dem die Vorstellung von "erstickenden" Zersetzungsprozessen im Körper eine Rolle spielt, stammt schon aus dem 15. Jahrhundert und ist auf die männliche Sexualität bezogen. Der Kleriker Johann von Wesel beschäftigte sich mit der Erörterung der Frage, ob Kleriker aufgrund des Keuschheitsgelübdes an einem Zersetzungsprozeß ihres Spermas erkranken könnten und deshalb die Samenentleerung durch Onanie angebracht sei. Er nahm damit Über-

[52] SBBPK Berlin, Haus 2, Mgq. 166, Bl. 358v.

[53] Peter Ukena: Solutus cum soluta. Alexander Seitz' Thesen über die Notwendigkeit des Geschlechtsverkehrs zwischen Unverheirateten. In: *Fachprosa-Studien. Beiträge zur mittelalterlichen Wissenschafts- und Geistesgeschichte*. Hrsg. von Gundolf Keil. Berlin 1982, S. 278-290. Zu Alexander Seitz vgl. Meyer-Ahrens (1862), S. 487-490; August Hirsch: *Biographisches Lexikon der hervorragenden Aerzte aller Zeiten und Völker*. Bd. 5. Wien/Leipzig 1887, S. 352.

[54] Der auf Jungfrauen bezogene Begriff *clause* (verschlossen, versperrt) meint einerseits das intakte Hymen, andererseits bezieht er sich auf die Heirat mit dem zukünftigen Ehemann bzw. bei Nonnen auf die "Gemahlschaft Christi". Ukena (1982), S. 281f., 286.

[55] A.a.O., S. 285f.

[56] A.a.O., S. 290.

legungen auf, die in medizinischen Schriften vertreten werden: In den *Problemata* des Pseudo-Aristoteles wird Avicenna die Theorie zugeschrieben: "die verhalnüß[57] deß manß sperma vber die rechten zeit verkert sich jn gift".[58] Für Johann von Wesel ging die Übernahme und Verbreitung dieser medizinischen Theorien nicht ohne persönliche Folgen aus: 1479 zitierte man ihn vor ein Ketzergericht in Mainz, das ihn zu Arrest in einem Kloster und zum Widerruf seiner Schriften verurteilte.[59]

Neben medizinischen Argumenten, mit denen in der Gesellschaft des Spätmittelalters die Legitimierung des Geschlechtsverkehrs von Unverheirateten versucht werden konnte, sind auch ökonomische Gründe zu dessen Rechtfertigung denkbar. Das "auf Probe liegen mit" bzw. "Ausprobieren" der Fruchtbarkeit einer zukünftigen Bäuerin durch deren Schwängerung vor der Hochzeit war in der ländlichen Bevölkerung nicht unüblich und gewährleistete die Fruchtbarkeit der nachfolgend geschlossenen Ehe und damit einen Zuwachs an Arbeitskräften auf dem Hof.[60] In Bauernfamilien wurden Kinder wohl eher im Winter gezeugt, da ihre Eltern ihren Körper im Sommer als "primäres Werkzeug im Dauereinsatz" ermüdeten, wie es Arthur E. Imhof formuliert.[61]

6.4 Unfruchtbarkeit

Im Spätmittelalter war Kinderlosigkeit offenbar kein seltenes Phänomen. Bei Frauen konnten schlechte Ernährung, schwere Geburten oder anstrengende körperliche Arbeit zum Ausbleiben der Monatsblutung (Amenorrhoe) führen. Auch in Adelskreisen war Unfruchtbarkeit ein Problem. Eine Studie, der Daten über englische Herzogsfamilien zugrunde liegen, führt zu dem Ergebnis, daß 16 Prozent der Männer und 17 Prozent der Frauen, deren Ehen über die fruchtbaren Jahre hinaus andauerten,

---

57 Gemeint ist: "Verhaltung".

58 9.4.4, Bl. 126^r.

59 Günter Elsässer: *Ausfall des Coitus als Krankheitsursache in der Medizin des Mittelalters.* Berlin 1934, S. 3 (= Abhandlungen zur Geschichte der Medizin und der Naturwissenschaften; Heft 3).

60 Reinhard Sieder: Ehe, Fortpflanzung, Sexualität. In: *Vom Patriarchat zur Partnerschaft. Zum Strukturwandel der Familie.* Hrsg. von Michael Mitterauer und Reinhard Sieder. München 1977, S. 144-168, hier S. 150f. R. Sieder bezieht seine Ausführungen auf die "vorindustrielle Gesellschaft".

61 Arthur E. Imhof: Geschichte der Sexualität - Sexualität in der Geschichte. In: *Lust und Liebe. Wandlungen der Sexualität.* Hrsg. von Christoph Wulf. München/Zürich 1985, S. 181-215, hier S. 187.

ohne Nachkommen blieben.[62] Die Geburt von Kindern war aus erbrechtlichen Gründen, im Hinblick auf die Altersversorgung, zur Sicherung von Arbeitskräften und zum Fortbestand der Familienwirtschaft[63] in Bauernfamilien von hoher Bedeutung und hatte deshalb direkten Einfluß auf die gesellschaftliche Position von Frauen. Ihre Sterilität konnte als Scheidungsgrund gelten.[64]

In den Schriften von Juristen, Theologen und Philosophen wird die Frage problematisiert, weshalb Gott es zulasse, daß aus einer Ehe keine Kinder hervorgingen,[65] obwohl die Zeugung von Nachkommen neben der Vermeidung von Unkeuschheit der Hauptgrund für eine Eheschließung war.[66] Diese theoretischen Darlegungen, wie auch der Volksglaube des Mittelalters, schrieben die Gründe für eine unfruchtbare Ehe in erster Linie dem physischen Versagen der Frau zu.[67] Deshalb versuchten die Frauen durch volksmagische Praktiken und die Anwendung medizinischer Rezepte ihre Empfängnisbereitschaft zu erhöhen. Weil Unfruchtbarkeit und Fruchtbarkeit[68] als Ausdruck der göttlichen Vorsehung gewertet wurden, riefen sie außerdem im Gebet Schutzheilige an, die sich für die Empfängnis der ersehnten Nachkommen einsetzen sollten. Als besonders geeignete Fürsprecher galten die Heiligen Gregor, Albert, Coletta und

---

62 Shahar (1991), S. 47f.

63 Sieder (1977), S. 150.

64 Heide Dienst: *Dominus vir. Von der Herzogin-Markgräfin Agnes und anderen adeligen Frauen des hohen Mittelalters*. In: Das ewige Klischee. Zum Rollenbild und Selbstverständnis bei Männern und Frauen. Hrsg. von der Autorinnengruppe Wien. Wien/Köln/Graz 1981, S. 20-44, hier S. 25.

65 Hugo Magnus: *Der Aberglauben in der Medicin*. Breslau 1903, S. 67 (= Abhandlungen zur Geschichte der Medicin; Heft 6).

66 "Kinderlosigkeit wurde nur in Verbindung mit Ehelosigkeit von der Kirche zum Ideal stilisiert." Klaus Arnold: Kindheit im europäischen Mittelalter. In: *Zur Sozialgeschichte der Kindheit*. Hrsg. von Jochen Martin und August Nitschke. Freiburg i. Br./München 1986, S. 443-467, hier S. 459 (= Veröffentlichungen des Instituts für Historische Anthropologie; Bd. 4).

67 Shahar (1991), S. 48. An den überlieferten Volksbräuchen läßt sich ablesen, daß generell die Frau für die Unfruchtbarkeit einer Ehe verantwortlich gemacht wurde, vgl. Loux (1983), S. 38.

68 "Fruchtbarkeit ist im Alten Testament immer Zeichen für Gottes Segen, Gewähr dafür, daß eine Familie das Heil des Messias erleben wird. Zu den größten Wundertaten Jahwes zählte, daß er alten und/oder unfruchtbaren Frauen Kinder - genauer: Söhne - schenkte." Dienst (1981), S. 22.

Verena sowie die biblischen Frauen Sara,[69] Rebekka, Rachel, Elisabeth und Maria, aus den Apokryphen die hl. Anna.[70] Deren Geburt war entweder selbst Ausdruck der göttlichen Gnade, in ihrer Vita wurde die Erhöhung des Gebets einer Unfruchtbaren erwähnt oder sie hatten selbst Kinder geboren. Für unfruchtbare Frauen lasen die Seelsorger außerdem besondere Messen. Ehepaare mit dem Wunsch nach Nachkommen gelobten "Wallfahrten im Dienste der Fruchtbarkeit".[71] Auch eine bekannte Persönlichkeit wie die Visionärin und Medizinerin Hildegard von Bingen wurde bei einer ausbleibenden Schwangerschaft um ihren Beistand gebeten. Sie erhielt ein Schreiben von Beatrix von Burgund, der Ehefrau des staufischen Kaisers Friedrich I. Barbarossa, mit folgendem Wortlaut:

> Die Überbringerin dieses Briefes ist [...] eine adlige Frau und die Gattin eines geliebten Mannes. Sie kommt in tiefer Frömmigkeit zu dir, sehr schlicht, obgleich sie zu Pferd und mit großem Gefolge reisen könnte. Der Grund ihres Kommens ist folgender: Schon lange Zeit blieb sie unfruchtbar, obwohl sie zu Anfang einigen Knaben das Leben schenkte.[72] Da diese aber starben und sie keine anderen Kinder gebar, sind sie und ihr Gatte tief betrübt. Das ist es, weshalb sie zu dir, der Magd und Vertrauten Christi, ihre Zuflucht nimmt. Sie hofft zuversichtlich, du werdest durch deine Verdienste und Bitten bei Gott erlangen, daß sie noch fruchtbar werde und die gesegnete Frucht ihres Leibes zur Fortpflanzung ihres Geschlechtes Christus darbieten könne.[73]

Neben den oben beschriebenen Anrufungen, besonderen Gottesdiensten, Wallfahrten etc., wandten unfruchtbare Frauen, ähnlich wie in der Geburtshilfe, auch erfolgversprechende Beschwörungsformeln, Amulette und Rezepte an. Als Mittel zur Erhöhung der Empfängnisbereitschaft galten pulverisierte Perlen und das Tragen von Perlenschmuck.[74] Der Pariser

---

[69] Im deutschsprachigen Raum scheint die Anrufung Saras vorgeherrscht zu haben. Franz (1909), S. 185. Die Anrufung von Heiligen zur Überwindung der Unfruchtbarkeit läßt sich für Frankreich bis ins 20. Jahrhundert belegen, vgl. Loux (1983), S. 34-37.

[70] Franz (1909), S. 186.

[71] Loux (1983), S. 33; vgl. Shahar (1991), S. 47f.

[72] Acht Jahre, nachdem Beatrix, die Erbin des burgundischen Königreiches im Jahre 1156 (im Alter von 10-14 Jahren) Friedrich I. Barbarossa geheiratet hatte, brachte sie einen Sohn zur Welt, im Jahr darauf einen zweiten, den späteren Kaiser Heinrich VI. Vgl. Dienst (1981), S. 23.

[73] Adelgundis Führkötter OSB: *Hildegard von Bingen - Briefwechsel*. Salzburg 1956, S. 146f.

[74] Rudolf Schmitz/Renate Smollich: Einiges über Kosmetik und Heilzauber. In: *Orbis Pictus. Kultur- und pharmaziehistorische Studien*. Festschrift für Wolfgang Hagen-Hein. Frankfurt a. M. 1985, S. 235-245, hier S. 243.

Theologieprofessor Petrus Aureoli (gest. 1322) erwähnt in seinem Sentenzenkommentar, Hostien würden als Mittel gegen Sterilität gestohlen.[75] Aus Frankreich sind eine ganze Reihe von Fruchtbarkeitsriten bekannt, die den Geschlechtsverkehr simulierten. Als Ersatz des Ehemannes wurden männliche Heilige herangezogen: Frauen in der Haute Bretagne rieben zu nächtlicher Stunde ihre Bäuche an Statuen des hl. Mirli.[76] Trat die lange ersehnte Schwangerschaft dann endlich ein, so wurde sie nicht selten für ein Wunder gehalten.

In medizinischen Texten des Mittelalters werden die Ursachen für eine ausbleibende Schwangerschaft nicht grundsätzlich auf ein Versagen des weiblichen Körpers zurückgeführt, sondern differenzierter dargestellt.[77] Jordanus de Turre,[78] der zu Beginn des 14. Jahrhunderts Arzt des Königs von Aragon war, nennt als Gründe der männlichen wie weiblichen Sterilität ein Übermaß an Feuchtigkeit, eine heiße oder kalte Konstitution, die Proportionen der Geschlechtsteile oder Funktionsstörungen der Nieren.[79] In einem Text über die männliche Unfruchtbarkeit, der zusammen mit frauenheilkundlichen Rezepten überliefert ist, werden ebenfalls konstitutionelle Gründe angeführt. Genannt werden die Kälte des Samens und eine insgesamt "kalte" Beschaffenheit des männlichen Körpers, die sich darin äußert, daß der Mann schnell friert sowie schwach, träge und sexuell inaktiv ist.[80] Im Traktat *Von der Natur der Frauen und ihren Krankheiten* wird zu seltener Geschlechtsverkehr als Konzeptionshindernis genannt und für die Geburt geschädigter Kinder verantwortlich gemacht, denn davon wird: "der sam tūmb vnd vnnūtz vnd wenig das er zů der entpfachvng nit ensol".[81] Das *Frauenbüchlein* Pseudo-Ortolfs führt die Unfruchtbarkeit von Frauen ebenfalls auf die Kälte ihres Körpers zurück.[82] Im *Traktat von Empfängnis und Geburt* werden sieben weitere Gründe für Unfruchtbarkeit bzw. mangelnde Zeugungs- und Empfängnisfähigkeit aufgezählt: Noch

---

75 Peter Browe: Die Eucharistie als Zaubermittel im Mittelalter. In: *Archiv für Kulturgeschichte* 20 (1930), S. 134-154, hier S. 137. Diese Form des Umgangs mit einem Gegenstand aus dem christlichen Ritus wäre von spätmittelalterlichen Autoren als Aberglauben (Superstitio) kritisiert worden. Kieckhefer (1992), S. 212.

76 Loux (1983), S. 35f.

77 Z.B. im Kopenhagener Kodex GKS. 1657, vgl. Kusche (1990), S. 36, 48.

78 Wickersheimer (1979), S. 195.

79 Vgl. Helen Lemay: Women and the Literature of Obstetrics and Gynecology. In: *Medieval Women and the Sources of Medieval History*. Hrsg. von J. T. Rosenthal. Athens 1990, S. 189-209, hier S. 197.

80 9.1.5, Bl. 201va.

81 9.1.5, Bl. 198^{r}.

82 Vgl. Riha (1993), S. 100 und 107f. bzw. 9.2.4, Bl. $139^{v}/140^{r}$.

nicht eingetretene Geschlechtsreife, übermäßiges Essen und Trinken, eine zornige oder traurige Gemütsverfassung, schädliche Speisen und Getränke, übermäßiger Geschlechtsverkehr, Krankheiten, z. B. Infektionen im Kindbett.[83]

In einer Veröffentlichung über die Unfruchtbarkeit von Frauen im Mittelalter betont Claudia Opitz, deren Lebenssituation liege "noch weitgehend im dunkeln". Sie geht von der Annahme aus, diese hätten ihr Schicksal sicherlich nicht passiv akzeptiert, sondern es durch die Anwendung von "Bädern", "Kuren" und "Tinkturen" zu ändern versucht.[84] Dem kann ich nach der Sichtung der gynäkologisch-obstetrischen Schriften zustimmen, denn diese überliefern eine große Anzahl fruchtbarkeitsfördernder Mittel.[85] In einigen Handschriften sind sogar Gruppen von Rezepten gegen die Unfruchtbarkeit überliefert.[86] Da Sterilität auf die Kälte des weiblichen Körpers zurückgeführt wurde, sollten Frauen Bäder unter Zusatz von Kräutern nehmen, die nach damaliger Anschauung von "heißer Natur" waren, z. B. Nessel, Betonie, Beifuß, Wermut, Tausendgüldenkraut und Holunder.[87] Die Körperbestandteile einiger Tierarten galten als besonders fruchtbarkeitsfördernd: Bibergeil oder die Hoden von Hasen, Ebern und Hirschen[88] wurden wohl aus symbolischen Gründen eingenommen, wirkten jedoch als gezielte Hormongaben (vgl. Kapitel 3.2.2). Auch Einreibungen mit Eselsmilch,[89] Hasenfett und pulverisiertem Hasenfleisch[90] sollten die Konzeptionsbereitschaft erhöhen. Mehrmals ist ein Rezept überliefert, in dem beschrieben wird, im Herzen der Hirsche liege ein Knochen, der ohne die Verwendung eines eisernen Gegenstandes herausgelöst werden könne und von der Frau vor dem Beischlaf eingenom-

---

83 9.3.4, Bl. 144^{rv}.

84 Claudia Opitz: Zwischen Fluch und Heiligkeit - kinderlose Frauen im späteren Mittelalter. In: *Frauen, die sich keine Kinder wünschen*. Hrsg. von Barbara Neuwirth. Wien 1988, S. 78-120, hier S. 84.

85 9.1.4, Bl. 197va, 9.1.5, Bl. 201vb; 9.3.3, Bl. 138^{rv}.

86 9.1.5, *Vnfruchtber*, Bl. 201vb/202ra; 9.6.3, *Wie man die frauwen berehafftig sol machen*, Bl. 100^{v} ff.

87 9.3.4, Bl. 149^{r}.

88 Das *Bibergeil* galt im Mittelalter als Allheilmittel gegen schwere Geburten und Impotenz. Es stammt nicht, wie damals angenommen wurde, aus dem Hodensack, sondern aus den Bauchdrüsen des Bibers; vgl. Beitl (1974), S. 84; Friedrich Kluge: *Etymologisches Wörterbuch der deutschen Sprache*. Neu bearbeitet von Elmar Seebold u. a., Berlin/New York ^{22}1989, S. 83.

89 9.1.5, Bl. 202ra; 9.6.3, Bl. 102^{r}.

90 9.3.5, Bl. 176^{r}.

men werden solle. Gemeint ist die "Os de corde cervi-Droge", sklerotische Ablagerungen an der Herzkammerscheidewand des Hirsches.[91]

Zur Zeugung eines Sohnes werden einem Ehepaar folgende Maßnahmen empfohlen: Während sich die Frau auf einem Kirchgang befände, wohl um an einer Messe teilzunehmen oder um Heilige aufgrund des Kinderwunsches anzurufen, sollte der Mann durch den Genuß von Hasenhoden seine Zeugungsfähigkeit erhöhen:

> Jtem wen ein frow ze kilchen[92] gat eines kindes so schlinde der man testiculum leporis vnd lige den bin siner frowen so wirtz eins suns swanger.[93]

Weitere Anweisungen, die in der deutschen Übersetzung der ursprünglichen Beitexte zum Situsbild einer Schwangeren (vgl. Kapitel 1.1.4.1) überliefert sind, sollten zur Begünstigung einer Konzeption dienen. Hier heißt es, eine zu feuchte und angeschwollene Gebärmutter könne durch trockene Speisen und gezielte Massagen trockener, eine zu trockene Matrix mit feuchten Speisen und Bädern feuchter gemacht werden. Während des Beischlafs, als dessen bester Termin die Zeit kurz vor oder nach der Menstruation[94] angegeben wird, solle die Frau ihren Leib in der "rechten schicküng und ordnůng"[95] halten, gemeint ist damit wohl die Rückenlage. Zu einem kleinen Imbiß mit mäßigem Weingenuß wird dem Paar außerdem geraten, weil Mäßigkeit zu dem genannten Ziele hilfreich

---

[91] 9.1.5, Bl. 201vb; 9.3.6, Bl. 179^{v}.

[92] Gemeint ist: "zur Kirche" (alemannisch).

[93] 9.1.5, Bl. 202ra.

[94] Die Auffassung, daß die Zeit kurz vor oder nach der Menstruation eine Empfängnis begünstige, vertraten noch Mediziner am Ende des 18. Jahrhunderts. Sie verglichen den weiblichen Monatsfluß mit der Brunftzeit der Tiere. Friedrich Benjamin Osiander schreibt: "Mit der Entleerung des mit Kohlenstoff überladenen Blutes und des Hindrangs der plastischen Lymphe zu den Geschlechtstheilen nimmt die Irritabilität und positive Electricität im weiblichen Körper aufs neue zu, und damit die Geschlechtslust, die um diese Zeit so mächtig erwacht, dass die Zeugungsbegierde nie stärker ist beim weiblichen Geschlecht, als gleich nach der Zeit der monatlichen Periode.- Dasselbe ist der Fall bei den Thieren zur Zeit der Brunst.- In eben diesem Zeitraum aber ist auch die Empfängniss-Fähigkeit am grössten, so dass manche Frauen durchaus nicht anders schwanger werden, als zur Zeit der kaum geendigten monatlichen Reinigung." Zit. n. Eva Walter: *Schrieb oft, von Mägde Arbeit müde. Lebenszusammenhänge deutscher Schriftstellerinnen um 1800 - Schritte zur bürgerlichen Weiblichkeit.* Hrsg. von Annette Kuhn. Düsseldorf 1985, S. 117 (= Geschichtsdidaktik; Bd. 30).

[95] 9.4.3, Bl. 123^{r}.

sei. Zusätzlich erfolgt der Hinweis, daß bei feisten,[96] heißen[97] und mageren Frauen die Empfängnisbereitschaft herabgesetzt sei, weshalb diese ihren Körper mit medizinischen Mitteln zu reinigen hätten.[98] Pseudo-Aristoteles begründet in den *Problemata* die angeblich besondere große Fruchtbarkeit der Jüdinnen mit ihrer Gewohnheit, sich nach der Periode in einem rituellen Bad zu reinigen.[99] Auch diesem Text zufolge weisen Frauen direkt nach dem Ende der Menstruation eine erhöhte Konzeptionsbereitschaft auf.[100]

Nikolaus Simonis vergleicht in seiner um 1525 gedruckten Predigt *Ein Brautstück allen, die den Ehestand lieben* die schlechte körperliche Konstitution unfruchtbarer Frauen mit der von Frauen, die oft schwanger waren. Er zieht das zynische Fazit, für eine Frau sei es besser, aufgrund vieler Schwangerschaften früh zu sterben, aber gesund gelebt zu haben, als mit unfruchtbarem Leib dahinzusiechen:

> ¶ Darumb sagen die Ertzte nit vnrecht / Das sie sprechen / wo man mit gwalt verhelt der natur werck / das es muß in das fleisch vnd blut schlagen / vnd Veneen werden. Dar auß dan vngesunde / schwache / vnd wüste / stinckende leybe werden. Dan was zur frucht / vnd meren solt kommen / das muß der leyb in sich selbs verzeren / wo den do nicht vngeheurig hunger oder schwere arbeyt / oder die hohe gnad ist / Da wirts dem leib zuuil / vnd mů̈ß vngesunt vnd siech da von werden. Als man auch wol sicht / wie schwach vnd vngesunt die vnfruchtbar weiber sint / die aber fruchbar [!] sint / sint gesünder / reinlicher / vnd lustiger / ob sie sich aber auch müde vnd zu letzt tod tragen / das schatt nit / laß nů̈r tod tragen / sie seint darumb da. Es ist besser kurtz gesunt dan lange vngesunt leben.[101]

In den meisten frauenheilkundlich-geburtshilflichen Rezeptsammlungen sind sogenannte "Sterilitätsproben" (oder auch "Fertilitätsproben") als Indikatoren mangelnder Fruchtbarkeit enthalten, mit deren Hilfe nachgewiesen werden konnte, welcher der beiden Partner für das Ausbleiben der Nachkommen verantwortlich sei. In den gängigen Beispielen bilden Gerstenkörner oder auch Kleie, Feldminze und Malve (Pappel), die über Nacht oder auch einige Tage lang in einem Gefäß, zusammen mit dem Harn des Mannes oder der Frau aufgehoben werden sollten, den Indikator

---

96 9.4.3, Bl. 123^{v}; 9.4.4, Bl. 135^{v}/136^{r}.

97 9.4.4, Bl. 136^{r}.

98 9.4.4, Bl. 123^{rv}.

99 Das jüdische Bad (Mikwe) dient zur Beseitigung ritueller Unreinheit im Sinne von Lv 14,15.

100 9.4.4, Bl. 135^{r}.

101 Simonis [um 1525], Civ^{v}. Die Nasalstriche wurden für die Wiedergabe aufgelöst.

für vorliegende Fruchtbarkeit. Beim fruchtbaren Probanden begannen nach der zeitgenössischen Auffassung die Körner oder Samen zu keimen oder verdorrten zumindest nicht, was durch ihre gleichbleibende Farbe signalisiert würde:

Wan lewt nit perhafft sein
WJldw wissen welichs dy schult hab Nym zwai peckh vnd thwe jn yeglichs ain gauffen volle gersten vnd las yeglichs dar auff hårmen des nachts vnd las es also sten vncz an den anderen tag vnd welichs vnschuldig ist an der natur der gersten geswilt vnd tuett sich auff als jn der erd vnd dy ander nit das ist offt webart[102] vnd ist war.[103]

Ob eyn wip kinder muge gewynnen
Wiltu versuchen ob eyn wip kynder muge bekvmen so nym irn harn vnd giz den vf dy wilden pappelen dorret dy pappele dar nach vber dry tage so ist sy vnberhaft. belibet sy aber grune. so mag sy wol kynder gewynnen.[104]

Die beschriebenen "Sterilitätsproben" wurden von Soranos von Ephesos und Albertus Magnus abgelehnt.[105] In den Werken Avicennas, Arnalds von Villanova, Pseudo-Albertus Magnus und Pseudo-Trotulas werden sie überliefert.[106] Wie die oben zitierten Beispiele belegen, erfreuten sie sich in der Volksmedizin einiger Beliebtheit.

6.5 Impotenz

Die überlieferten Rezepte belegen, daß nicht nur die weibliche oder männliche Unfruchtbarkeit geheilt, sondern auch das physische Versagen des Mannes beim Geschlechtsakt abgewendet werden sollte. Rezepte gegen Impotenz sind relativ häufig zusammen mit frauenheilkundlich-geburtshilflichen Anweisungen überliefert. Bevor sie anhand einiger Beispiele vorgestellt werden, führt ein Überblick in die gesellschaftliche und juristische Wertung der Impotenz ein.

---

102 Gemeint ist: "das hat sich oft bewährt".

103 BS München, Cgm 720, Bl. 87^{r}; ähnlich auch in: BS München, Cgm 729, 145^{v}; UB Heidelberg, Cpg 545, Bl. 62^{v}; 9.1.5, Bl. 203ra; unter Verwendung von Kleie in: 9.1.5, Bl. 201va; 9.4.3, Bl. 116^{v}; mit Feldminze in 9.3.4, Bl. 149^{r}.

104 GN Nürnberg, Hs. 15586, Bl. 2rb; ähnlich auch in: ZB Zürich, Hs. B 245, Bl. 68ra; 9.1.5, Bl. 203ra; 9.3.3, Bl. 136^{v}.

105 Diepgen (1963), S. 85.

106 Therese Rennau: *Die Gynäkologie des Arnald von Villanova*. Med. Diss. Freiburg i. Br. 1912, S. 34-36; Rodnite Lemay (1981), S. 173f.

Neben medizinischen Ursachen führten die wissenschaftlichen Autoritäten des Mittelalters[107] die männliche Zeugungsunfähigkeit auf die Einnahme pflanzlicher oder mineralischer Mittel, den schädlichen Einfluß der Sterne,[108] die Einwirkung des Teufels oder auf Hexerei zurück.[109] Schon salische Rechtstexte definierten es als schweres Verbrechen, bei einem Mann durch Schadenzauber Impotenz hervorzurufen. Auf dem Konzil zu Konstanz (1414-1418) wurde als Strafe dafür die Enthauptung vorgesehen.[110] Die Bulle *Summis desiderantes affectibus* von Papst Innozenz VIII. vom 5. Dezember 1484, welche die Annahme der Existenz von Hexen und Zauberern festschrieb, thematisiert auch das Auftreten der Zeugungsunfähigkeit infolge von Verhexung.[111] Auf der Grundlage dieses päpstlichen Erlasses wurde die Inquisition durchgeführt.[112] Im *Hexenhammer* (*Malleus maleficarum)* aus dem Jahre 1487 vertreten die Autoren Sprenger/Institoris die Auffassung, es sei Hexen möglich, durch Zauberei eine Erektion zu verhindern.[113] In Rechtstexten werden im allgemeinen zwei Gründe für die Impotenz unterschieden: zum einen biologische Ursachen, d. h. die dauernde Unfähigkeit des Mannes, die Ehe zu vollziehen, zum anderen Schadenzauber, der partielle Impotenz verursache. Von Philosophen und Juristen wurde die Frage diskutiert, ob die feststellbare Impotenz des Mannes

---

107 Beispielsweise Thomas von Aquin, vgl. Kieckhefer (1992), S. 211.

108 Lemay (1980), S. 132.

109 Franz (1909), S. 178f. Die durch psychische Störungen hervorgerufene Impotenz des Mannes, wie auch der Vaginismus der Frau galten als "Zauberkrankheit par excellence". Vgl. Paul Diepgen: Über den Einfluß der autoritativen Theologie auf die Medizin des Mittelalters. In: *Akademie der Wissenschaften und der Literatur. Abhandlungen der Geistes- und Sozialwissenschaftlichen Klasse*. Nr. 1 (1958), S. 3-20, hier S. 5.

110 Hans Biedermann: Art. *Nestelknüpfen*. In: Handlexikon der magischen Künste von der Spätantike bis zum 19. Jahrhundert. München/Zürich 1976, S. 235.

111 Kühnel (1986), S. 185.

112 Vgl. Edith Ennen: Zauberinnen und Fromme Frauen - Ketzerinnen und Hexen. In: *Der Hexenhammer. Entstehung und Umfeld des Malleus maleficarum von 1487*. Hrsg. von Peter Segl. Köln/Wien 1988, S. 7-21, hier S. 18.

113 Jakob Sprenger/Heinrich Institoris: Der Hexenhammer (Malleus maleficarum). Aus dem Lateinischen übersetzt von J. W. R. Schmidt. München [10]1991, vgl. Teil I, S. 131, 143ff.; Teil II S. 208, 210. Inzwischen wird in der Forschung die These vertreten, der *Malleus maleficarum* sei allein das Werk Heinrich Institoris', vgl. Peter Segl: Heinrich Institoris. Persönlichkeit und literarisches Werk. In: *Der Hexenhammer. Entstehung und Umfeld des Malleus maleficarum von 1487*. Hrsg. von Peter Segl. Köln/Wien 1988, S. 103-126, hier S. 117.

ein Scheidungsgrund sei.[114] Grundsätzlich galt sie als wichtiges Ehehindernis. Die Zeugungsunfähigkeit des Mannes war der einzige medizinische Scheidungsgrund in einem Prozeß, der von einer Frau angestrebt werden konnte.[115] Kam es zur Einleitung eines Gerichtsverfahrens, hatte eine Hebamme die Virginität der Ehefrau nachzuprüfen. Ein Faktor, der bei der Urteilsfindung Berücksichtigung fand, war das Alter der Ehepartner. Eine zwischen jungen Leuten geschlossene Ehe, nach deren Auflösung für die Frau die Möglichkeit bestand, mit einem anderen Partner Kinder zu empfangen, wurde eher wieder geschieden als die eines älteren Ehepaares.[116]

Aus dem Mittelalter sind einige Ehescheidungsverfahren überliefert, die infolge der Impotenz des Mannes stattfanden. Ein Beispiel aus dem späten 14. Jahrhundert kann hier stellvertretend für andere stehen. Nachdem John Poynant und Jean Sikon geheiratet hatten, wurde bekannt, daß die Ehe nicht vollzogen worden sei. Der in dieser Angelegenheit angerufene kirchliche Gerichtshof von Ely stimmte daraufhin einer Trennung des Ehepaars zu. Jean Sikon schloß nach der Scheidung eine zweite Ehe mit Robert Toby, während John Poynant eine außereheliche Beziehung mit Isabel Pybell begann. Als Isabell Pybell schwanger wurde, erhielt das Konsistorium Kenntnis von der veränderten Beziehungssituation und nahm sich des Falles erneut an. Jean Sikon und Robert Toby wurden befragt und sagten vor dem kirchlichen Gerichtshof aus, sie hätten ihre Ehe vollzogen, während Isabel Pybell und John Poynant den außerehelichen Geschlechtsverkehr gestanden. Das Konsistorium bewertete infolge der veränderten Situation sein erstes Urteil als Irrtum, da es von der dauerhaften Impotenz John Poynants ausgegangen war. Am 24. September 1379 begann die offizielle erneute Anhörung der Zeugen. Sachverständige wurden geladen, die John Poynant untersuchten. Letztlich wurde folgendes Urteil gefällt: Weil bei John Poynants offensichtlich nur eine partielle Impotenz aufgetreten wäre, sei der Scheidungsgrund der zuerst geschlossenen Ehe hinfällig. Die zweite Ehe von Jean Sikon mit Robert Toby wurde

---

[114] Vgl. ein von Hartmann Schedel während seines Studiums in Padua (1464-66) aufgezeichnetes "Schriftstück, das vermutlich den Brauch Oberitaliens in der Begutachtung der Kohabitionsfähigkeit vor Gericht wiedergibt". Karl Sudhoff: Ein Regulativ zur gerichtsärztlichen Begutachtung männlicher Impotenz bei Ehescheidungsklagen aus der Mitte des 15. Jahrhunderts. In: *Archiv für Geschichte der Medizin* 8 (1914/15), S. 89-97.

[115] Fischer-Homberger (1988), S. 96f.

[116] Vgl. James A. Brundage: The Problem of Impotence. In: *Sexual Practices & the Medieval Church*. Hrsg. von Vern L. Bullough/James Brundage. New York 1982, S. 135-140, hier S. 136f. und 140.

annulliert und an beide erging die Aufforderung, sich zu trennen, damit Jean Sikon und John Poynant erneut zusammenleben könnten. Bezüglich der Zukunft Isabel Pybells und ihres von John Poynant empfangenen Kindes erging kein Urteil.[117]

Arnald von Villanova (gest. 1331) nennt als Mittel zur Überwindung der durch Zauber verursachten Impotenz ("Ligatio") Weihwasser, Gebete und Exorzismen.[118] Der Gegenstand, mit dem der Schadenzauber ausgeführt wurde, sei zu entfernen, sofern er gefunden werden könne. Als Mittel gegen die "Ligatio" erwähnt er Hundeblut und Räucherungen mit Fischgalle oder mit dem pulverisierten Zahn einer Leiche.[119] Johannes Trithemius (1462-1516) empfiehlt ebenfalls, die Türschwelle des Behexten mit dem Blut eines schwarzen Hundes zu bestreichen und darüber die Pflanze "Artemisia" (Beifuß) aufzuhängen.[120] Bezeichnet wurde diese Form des Schadenzaubers, der schon auf antike Praktiken und Vorstellungen zurückgeht, mit dem populären Ausdruck "Nestelknüpfen", "Riemenknüpfen", "Senkelknüpfen", "Bruchverknüpfen" oder "Schloßschließen". Die Benennungen verweisen auf die Annahme einer zauberischen "Verknotung" der Hosennestel, eines Schnürriemens. Nach damaliger Auffassung verknoteten feindlich gesonnene Zeitgenossen während der Eheschließung eines Paares in der Kirche eine Hanfschnur. Die Zahl der Knoten zeigte die Anzahl der Kinder an, die nicht in der Ehe geboren würden.[121] Hier handelt es sich um einen Akt des Analogie-Handlungszaubers.[122] Auch in Frankreich gab es bis in die Neuzeit die Auffassung, die Nestelknüpfer, "Noueurs d'aiguillete", könnten beim Mann Impotenz hervorrufen.[123] Als

---

[117] A.a.O., S. 138f; vgl. zwei weitere Prozeßberichte auf S. 139f.

[118] Vgl. Benediktionen gegen "Maleficium" und "Ligatio" bei Franz, Bd. 2 (1909), S. 180-183.

[119] A.a.O., S. 179, weitere Gegenmittel auf S. 183.

[120] Biedermann (1976), S. 235. Die Anweisung, Artemisia über die Türschwelle des Hauses zu hängen, in dem Mann und Frau zusammenliegen, findet sich auch bei Jordanus de Turre, vgl. Lemay (1990), S. 197. Zum Hexenglauben des Johannes Trithemius vgl. Klaus Arnold: Humanismus und Hexenglaube bei Johannes Trithemius (1462-1516). In: *Der Hexenhammer. Entstehung und Umfeld des Malleus maleficarum von 1487*. Hrsg. von Peter Segl. Köln/Wien 1988, S. 217-240.

[121] Vgl. eine Vielzahl von Anweisungen zur Behebung der Impotenz infolge des "Nestelknüpfens" bei Christoph Fischer: *Aberglaube und Volksmedizin bei Blasen-, Nieren-, und Geschlechtskrankheiten*. Med. Diss. Berlin 1970, S. 57-60.

[122] Vgl. Pfister: Art. *Analogiezauber*. In: HWDA 1 (1927), Sp. 385-395, hier Sp. 391-395.

[123] Loux (1983), S. 34.

erfolgreicher Gegenzauber wurden Handlungen praktiziert, bei denen etwas gelöst, aufgeknotet oder geöffnet wurde.[124]

Anhand zweier Quellen aus dem 15. und 17. Jahrhundert läßt sich verdeutlichen, wie verbreitet der Glaube an die Impotenz aufgrund eines Zaubers in der Bevölkerung war. Vom Ende des 15. Jahrhunderts ist aus Innsbruck folgender Fall überliefert: Martin Graf klagte über Schlafstörungen und Impotenz. Eine Schuldige für seinen Zustand war schnell benannt: "Gret Kolers dochter", seine ehemalige Geliebte. Auch die Gegenstände, mit denen sie den Zauber übte, wurden im Haushalt der Familie Graf gefunden: Seine Frau entdeckte im Ehebett eine Spinne, die mit menschlichem Haar sowie Leinen- und Wollfäden umwickelt war. Nachdem Martin Graf die Predigt eines Inquisitors gehört hatte, fand er selbst in einem Gürtel, den seine ehemalige Geliebte zwei Jahre zuvor geliehen hatte, "menschen har und har von der frauwen glid".[125]

In einer Zeugenaussage aus dem Jahre 1631, die in den Kölner *Turmbüchern* überliefert ist, bezichtigt ein Mann namens Moyses Moisir die Hebamme Maria Reno(i)t des Schadenzaubers und beschreibt seinen physischen Zustand mit folgenden Worten: "Von welcher zeit ahn, er, deponent, nit spuren konnen, daß seine manligheit,[126] sondern nur allein, wie ein bleckeltgen [Zipfel?] alda hangend gehabt."[127]

Bei den medizinischen Rezepten zur Behandlung der Impotenz, die in den von mir untersuchten Handschriften überliefert sind, handelt es sich um einen relativ kleinen Textbestand, der sich häufig in parallelen Überlieferungen wiederholt. Grundlagen der Therapie waren Drogen, Hormongaben oder Quecksilber. Das Alter des Probanden, seine sexuelle Aktivität und seine physische Konstitution wurden für die Impotenz verantwortlich gemacht. Ein Hinweis auf die oben beschriebenen zeitgenössischen Anschauungen zur Wirkkraft eines Schadenzaubers fehlt in den medizinischen Rezepten.

1. Wie ein man perhaft werd
   Jtem So ein man nit perhafft wer Das er nicht kinder machet der misch honig zu gayszmilch vnd trinke das xxx tag So wird er perhafftig do vonn.[128]

---

[124] Vgl. Art. "Nestelknüpfen". In: Beitl (1974), S. 594.
[125] Dienst (1987) S. 94.
[126] Gemeint ist sein Geschlechtsteil.
[127] Zit. n. Jütte (1991), S. 53.
[128] UB Heidelberg, Cpg 545, Bl. 62^{v}.

2. Der auch von zawber das weyp nicht gemÿnnen mag der nem die rinden des holtz do sich ein ast an den ander get darab sol man machen ein wasser.[129]

3. Das einer nit ein weyp auß einem mede machen mag hilff im also Wann der man das weypp nicht kon gemachen auß einer magt So sol er nemen quecksilber vnd vermach das in wachsse vnd bind das an einen arm oder vff den ars So gewynnet er sie zu einem weybe.[130]

4. So man das weypp nit gemynnen mag So nym hasselwurtz vnd sewd die vnd trinck es in dem bad.[131]

5. Wer nit helffen mag wie es ist. Wiltu machen ob du nit wol gehelffen macht ob es dir verthon wer worden Oder ob es dir von alters wegen wer worden oder ob du vil der mynne hettest pflegen Oder in welchen sachen es wer worden Der sol nemen eins daxß hoden vnd sol die sieden mit einem fliessenden wasser oder brunnen vnd sol das trincken acht tag oder viertzehen tag nuchtern vnd wann du schloffen gest du gewinnest gutten lust dor zu als vil du wilt wil aber es nit helffen So wÿß das es in ist an geboren vnd solcher kalter natur ist Das kein frücht von jm sol kumen das ist ein wor ertzeney vnd ist vil vnd dick versucht das es bewert ist worden.[132]

6. Ein anders Jtem nutz nesseln somen mit wein ist auch gut wer nit helffen mag.[133]

7. Jtem hirschorn ist auch gut wilder senff somen ist auch gut der in nutzt.[134]

8. Jtem gartten hagen[135] safft ist auch [gut] wer in nutzt.[136]

---

129 ZB Zürich, Hs. B 245, Bl. 69va.

130 ZB Zürich, Hs. B 245, Bl. 69^{vab}; das Rezept ist mit ähnlichem Wortlaut überliefert in: GN Nürnberg, Hs. 15586, Bl. 2vb: "Wanne der man dy maget nicht zv wibe mag gemachen. so neme er queksilber. vnd mache daz veizt mit wasser vnd bynde er daz an eynen arme oder an daz houbet. er gewynnet sy zv wibe." In der Homöopathie wird Quecksilber noch heute u. a. bei Samenleiter-, Prostata- und allgemeinen Drüsenstauungen angewendet. Vgl. Jürg Reinhard: *Wegleitung zur homöopathischen Taschenapotheke*. Bern ^{6}1992, S. 43f.

131 ZB Zürich, Hs. B 245, Bl. 69vb; das Rezept befindet sich auch in GN Nürnberg, Hs. 15586, Bl. 2vb: "Alz der man mit frauwen nicht zv dvne muge gehan so neme er konele vnd hasilwurtz. vnd side. dy vnd drike daz in dem bade"; WL Stuttgart, Hs. HB II 58, Bl. 85ra: "So ain man nit wibe moge also der man mit dem wibe nit zů thůn muge han der sol hasel wurczelen sieden"; vgl. 9.3.3, Bl. 137^{r}.

132 ZB Zürich, Hs. B 245, Bl. 69vb/70ra.

133 ZB Zürich, Hs. B 245, Bl. 70ra.

134 ZB Zürich, Hs. B 245, Bl. 70ra.

135 "garten hagen": gemeint ist der "Eberreis" (Artemisia abrotanum L.), der auch "Garthagen" genannt wurde, vgl. Marzell, Bd. 1 (1943), Sp. 412-420, hier Sp. 414.

136 ZB Zürich, Hs. B 245, Bl. 70ra.

9. Jtem gladiolus hat zwu wurcze vnd ligt eine vff der andern wer die obern nutzet in essen oder jn trincken der mag wol Wer die vndern nutzet der mag nit.[137]

10. Jtem wer nit mag der nem ragwurtz[138] vnd dz mendlin vnd stos es vnd mach es eÿn als ein kalmus[139] vnd nutz dz so machstu ser vnd wenn die frawen nit mogen so nemen sie das weyblin vnd thun jm auch also vnd nutz es so gewinen sie ain begir vnd lust dor zú.[140]

Offensichtlich war es den mittelalterlichen Kompilatoren ein Anliegen, das gesamte Wissen zum Thema "Schwangerschaft" im Zusammenhang darzustellen; dazu gehörten auch die Rezepte gegen Impotenz.

6.6 Geburtenbeschränkung

> vnd bo̊sen wiber die den samen mit künsten vertribent die habend kein kind[141]

Nachfolgend werden einige Methoden zur Empfängnisverhütung vorgestellt, die im Mittelalter praktiziert wurden. An diese schließen sich Ausführungen zum Thema Abtreibung an, um einen Einblick in die Möglichkeiten zur Geburtenbeschränkung in der mittelalterlichen Gesellschaft zu vermitteln.[142] Nachgeburtliche Methoden zur Beschränkung der Kinder-

---

137 ZB Zürich, Hs. B 245, Bl. 70ra (Nachtrag von anderer Hand als der des ursprünglichen Schreibers).

138 Gemeint ist eine Orchideenart (Ophrys spec.), vgl. Dieter Beckmann/Barbara Beckmann: *Alraun, Beifuß und andere Hexenkräuter. Alltagswissen vergangener Zeiten*. Frankfurt a. M./New York 1990, S. 231.

139 Gemeint ist: Kalmus, Acorus kalamus L., vgl. Tenner/Keil (1984), S. 195.

140 ZB Zürich, Hs. B 245, Bl. 70ra (Nachtrag von anderer Hand als der des ursprünglichen Schreibers).

141 9.1.5, Bl. 199va.

142 Heide Wunder schreibt bezüglich der "Geburtenplanung": "Welche Bedeutung und welchen Umfang diese 'Geburtenplanung' besaß, ist stark umstritten. Bisher wird überwiegend mit der normativen kirchlichen und weltlichen zeitgenössischen Literatur argumentiert, während die Belege so lange Einzelfälle bleiben, wie die entsprechenden Quellen, die weltlichen und geistlichen Gerichtsakten, nicht systematisch mit dieser Fragestellung ausgewertet werden." Heide Wunder: Frauen in der Gesellschaft Mitteleuropas im späten Mittelalter und in der Frühen Neuzeit (15. bis 18. Jahrhundert). In: *Hexen und Zauberer. Die große Verfolgung - ein europäisches Phänomen in der Steiermark.* Hrsg. von Helfried Valentinitsch. Graz/Wien 1987, S. 123-153, hier S. 126.

zahl können hier nur summarisch erwähnt werden. Es handelt sich um die Aussetzung eines Kindes, die bewußte Kindstötung durch Vernachlässigung im Krankheitsfall, mangelhafte Ernährung oder das Ersticken im Schlaf[143] - Praktiken, wie sie auch heute noch in Indien und anderen Ländern zur Tötung unliebsamer Töchter angewendet werden.

6.6.1 Empfängnisverhütung

Die Theologen des 13.-16. Jahrhunderts vertreten in ihren Schriften unterschiedliche Meinungen zur praktizierten Empfängnisverhütung: Albertus Magnus hält Männer und Frauen, die sie betreiben, nicht per se für "Mörder", Thomas von Aquin bezeichnet die Verhinderung der Konzeption als schwere Sünde und Jean Gerson vergleicht sie mit der Sodomie, die mit dem Tod durch Verbrennung geahndet wurde.[144] Auch Berthold von Regensburg kritisiert in seinen Predigten die Anwendung von Verhütungsmitteln und die Abtreibung.[145] Die Einnahme von kontrazeptiven Mitteln wurde als Form der Zauberei angesehen. Mechanische Praktiken wie der Coitus interruptus galten als "widernatürlich".[146] Trotzdem kann wohl mit einiger Sicherheit davon ausgegangen werden, daß der Coitus interruptus im Mittelalter wie in späteren Jahrhunderten praktiziert wurde, denn seit dem 14. Jahrhundert wird diese Methode in moraltheologischen Schriften und auch in Handbüchern für Beichtväter erwähnt.[147] Außerdem scheint

---

143 Ulrich Pfister: Die Anfänge der Geburtenbeschränkung in Europa: Wege zu einer umfassenderen Analyse. In: *Ehe, Liebe, Tod. Zum Wandel der Familie, der Geschlechts- und Generationsbeziehungen in der Neuzeit*. Hrsg. von Peter Borscheid und Hans J. Teuteberg. Münster 1983, S. 213-232, hier S. 213 (= Studien zur Geschichte des Alltags; Bd.1); vgl. Cornelia Löhmer: *Die Welt der Kinder im fünfzehnten Jahrhundert*. Weinheim 1989, S. 46-48.

144 D. Jacquart: Art. *Empfängnisverhütung*: In: Lexikon des Mittelalters, Bd. 3, München/Zürich 1986, Sp. 1891f.

145 Kühnel (1986), S. 187.

146 Jacquart (1986), Sp. 1892. Im frühen 14. Jahrhundert sprach sich eine Reihe namhafter Theologen (William von Pagula, John Bromyard, Nikolas von Lyra, Peter von Palude, Alvarus Pelagius) gegen die Praxis des Coitus interruptus aus, vgl. Biller (1982), S. 22-25.

147 Jean-Louis Flandrin: Familien. Soziologie - Ökonomie - Sexualität. Frankfurt a. M./Berlin/Wien 1978, S. 228 (= Familles - Parenté, Maison, Sexualité dans L'ancienne Société (1976), dt.). Vgl. ergänzend die Ergebnisse einer Analyse größtenteils theologischer Schriften aus dem frühen 14. Jahrhundert von: P. P. A. Biller: Birth-Control in the West in the Thirteenth and Early Fourteenth Centuries. In: *Past & Present* 94 (1982), S. 3-26, hier S. 20f.

bekannt gewesen zu sein, daß bestimmte Stellungen beim Geschlechtsverkehr eine Empfängnis begünstigen.[148] Geburtenkontrolle wurde in vor- und außerehelichen Beziehungen praktiziert. Auch nach einer Eheschließung betrieben Paare Methoden zur Familienplanung weiter.[149]

Sowohl die Anwendung magischer Tränke und Amulette als auch pharmazeutische Verhütungsmittel, die gelegentlich in den frauenheilkundlichen Rezeptsammlungen erwähnt werden, sollten vor ungewollter Empfängnis schützen.[150] Mittelalterlichen Auffassungen zufolge schützte das Schlucken einiger Bienen vor dem Eintreten der Schwangerschaft.[151] Eine ähnliche Wirkung wurde noch in der Neuzeit in der Ukraine der Pflanze Gamander (Teucrium chamaedrys L.) zugesprochen, die am bloßen Leib getragen eine Frau vor einer ungewollten Schwangerschaft bewahren sollte.[152] Im Traktat *Von der Natur der Frauen und ihren Krankheiten* wird die Anweisung erteilt, eine Frau solle zur Empfängnisverhütung das Herz eines Hasen bei sich tragen: "als lang sy dz tůt so wirtz nit swanger".[153]

Pflanzendrogen, denen eine antikonzeptionelle Wirkung zugeschrieben wird, sind aus vielen Kulturen bekannt. Sie wurden nach dem Beischlaf angewendet und sollten eine "Befruchtung oder die Entwicklung des befruchteten Eies verhindern".[154] Ausgehend von der Zuordnung der

---

148 Angus McLaren: *A History of Contraception. From Antiquity to the Present Day*. Oxford 1991, S. 119.

149 Robert Jütte: Die Persistenz des Verhütungswissens in der Volkskultur. Sozial- und medizinhistorische Anmerkungen zur These von der "Vernichtung der weisen Frauen". In: *Medizinhistorisches Journal* 24 (1989), S. 214-231, hier S. 220f.

150 McLaren (1991), S. 121.

151 Kieckhefer (1992), S. 82.

152 Kronfeld (1889), Sp. 1733. Der Gamander ist ein Abtreibungmittel, vgl. Leibrock-Plehn (1992), S. 184.

153 9.1.5, Bl. 207ra. Nach der Kopenhagener Handschrift GKS. 1675 hatten eine ähnliche Wirkung Hasenmist, die Gebärmutter einer Ziege u. a., die am weiblichen Körper getragen wurden, vgl. Kusche (1990), S. 50.

154 Vagn J. Brøndegaard: Pflanzliche Kontrazeptiva. In: *Ethnobotanik. Pflanzen im Brauchtum, in der Geschichte und Volksmedizin*. Hrsg. von Vagn J. Brøndegaard. Berlin 1985, S. 176-189, hier S. 176 (= Beiträge zur Ethnomedizin, Ethnobotanik und Ethnozoologie; Bd. 6). Er verzeichnet insgesamt 160 Pflanzendrogen, denen eine kontrazeptive Wirkung zugeschrieben wird. Vgl. außerdem die Übersicht über Pflanzen mit antikonzeptioneller Wirkung in: Felix von Oefele: Antikonceptionelle Arzneistoffe. Ein Beitrag zur Frage des Malthusianismus in alter und neuer Zeit, Teil IV. In: *Die Heilkunde* 2 (1897/98), S. 486-495. Als wichtigste pflanzliche Verhütungsmittel, die in Antike und Mittelalter bekannt waren, sind zu nennen: Christrose (Helleborus niger L.), Efeu (Hedera helix L.), Giftlattich (Lactuca

Pflanzen zu den vier Qualitäten heiß, kalt, trocken, feucht wird Salbeiwein in den *Problemata* des Pseudo-Aristoteles als empfängnisverhütendes Mittel bezeichnet, dessen Wirkung gleich ein ganzes Jahr lang anhalte, weil die "Kälte" des Salbeis die Empfängnis behindere.[155] Auf Avicenna (980-1037) geht ein Rezept zur Empfängnisverhütung zurück, mit dessen Hilfe bei jungen Frauen Gebärmutterleiden oder Blasenschwäche infolge des Eintritts einer Schwangerschaft vermieden werden sollten.[156] In Avicennas *Canon* ist eine größere Zahl von Rezepten zur Empfängnisverhütung überliefert. Er nennt beispielsweise Suppositorien aus Zedernöl oder Pessare unter Verwendung von Minze.[157] Hinweise darauf, daß im Spätmittelalter mit Kondom[158] oder Diaphragma[159] eine Konzeption verhin-

---

virosa L.), Milzfarn (Ceterach officinarum DC.), Rittersporn (Delphinium consolida L.), Schierling (Conium maculatum L.), Engelsüß (Polypodium vulgare L.), Sonnenwende (Heliotropium europaeum L.), Frauenmantel (Alchemilla vulgaris L.), Seifenkraut (Saponaria officinalis L.), Salbei (Salvia officinalis L.), Benediktenkraut (Cnicus benedictus L.), Haselwurz (Asarum europaeum L.) und Schmerwurz (Tamus communis L.); vgl. die Beschreibung der genannten Pflanzen bei Beckmann/Beckmann (1990), S. 158-167.

155 9.4.4, Bl. 136^{r}.

156 "To achieve contraception factors that lead to pregnancy should be avoided. The two emissions (? orgasms) should not occur together, and (the male) should withdraw quickly. Also, after completion. the woman is asked to stand upright and to hop backwards seven or nine times as this might expel the semen. Jumping or leaping forwards on the other hand might secure the semen. Also sneezing might help expel the semen. Other measures that (the woman) might consider is to insert (vaginally) tar before and after coitus. and also to anoint the penis with tar, balsam and ceruse lead. Also to insert before and after coitus oil of pomegranate and alum. The insertion of a cabbage bud and cabbage seed after the cessation of menstruation and before and after coitus is effective in this respect especially if dipped before in tar or menthol oil. Also insert leaves of willow mixed in equal parts of oil of colocynth, with jalap, sulphur, scammony, cabbage seeds and tar. The insertion of pepper after coitus prevents pregnancy, so will the insertion of elephant's dung or using it as incense at the times stated. Three ounces of basil also if drunk will prevent conception so will the insertion of ivy leaves after the cessation of the menses." Zit. n. B. Nathan: Avicenna's recipe for contraception. In: *British Journal of Obstetrics and Gynaecology* 98 (1991), S. 1303.

157 McLaren (1991), S. 122.

158 Einen Hinweis darauf, daß in der römischen Kaiserzeit Kondome aus Tierblasen verwendet wurden, gibt Antonius Liberalis (um 150 n. Chr.) in seinen *Metamorphosen*. Madame de Sévigné (1626-1696) erwähnt in einem Brief an ihre Tochter Kondome aus "Goldschlägerhaut" ("baudruche"), die "capotes" genannt wurden und, nach ihrem Urteil, "Panzer gegen das Vergnügen und Spinnweben gegen die Gefahr" waren. Vgl. Artur Streich: Zur Geschichte des Condoms. In: *Archiv für Geschichte der Medizin* 22 (1929), S. 208-213, hier S. 209f.

dert wurde, finden sich in den von mir rezipierten Handschriftentexten nicht. Die ältesten bisher bekannten Präservative stammen aus den Latrinen von Dudley Castle bei Birmingham, in die sie königstreue Soldaten während des englischen Bürgerkrieges warfen. Sie bestehen aus Därmen, meistens Blinddärmen von Schafen, die, nachdem sie "eingeweicht, desinfiziert und getrocknet waren, mit Öl bestrichen und mit einem Haltebändchen versehen wurden". Weil das Schloß kurz nach der Kapitulation der Soldaten im Jahre 1646 abbrannte, ist eine genaue Datierung der Kondome möglich. Da Präservative auch als Schutz vor Geschlechtskrankheiten dienten, muß die Frage offenbleiben, ob die beschriebenen Modelle vorrangig zu diesem Zweck oder zur Schwangerschaftsverhütung Anwendung fanden.[160]

Eine weitere Methode zur Empfängnisverhütung, die nicht zwingend bekannt gewesen sein muß, um wirksam zu werden, ist der "Stilleffekt". Bei einer Frau, die ihr Kind selbst stillt, ist in dieser Zeit die Konzeptionsbereitschaft deutlich herabgesetzt. Es ist anzunehmen, daß sich dieser Effekt gegen Ende der Stillzeit abschwächt, was im Mittelalter, in dem oft länger als zwei Jahre lang gestillt wurde, eine Rolle gespielt haben wird.[161] Pseudo-Aristoteles verweist in einer Passage der *Problemata* auf die ausbleibende Menstruation während der Stillperiode. Er vertritt die antike Theorie, das Menstrualblut durchlaufe während der Schwangerschaft eine Metamorphose, verwandele sich zuerst in die Nahrung des Kindes im Mutterleib und dann in die Muttermilch (vgl. Kapitel 7.1).[162] Nach dieser Auffassung konnte eine schwangere Frau, die zusätzlich einen Säugling stillte, das Kind in ihrem Leib durch den Nahrungsentzug schädigen:

> War vmb habent die frauen die do kinder seügen nit die menstrüa
> daß ist darumb wan Daß menstrüum verkert sich jn milch vnd eß Sprechen die arczt
> daß ein fraw die swanger ist vnd seügt ein ander kint die selb verderbt vnd vergifft
> daß kint daß noch jn müter Leib ist wan die narüng die si jm nÿmpt Oder enzeucht
> die ist den zweÿen kinden Nit genügsam.[163]

---

159 Von chinesischen und japanischen Prostituierten sollen seit "ältesten Zeiten" Diaphragmen aus Ölpapier verwendet worden sein. A.a.O., S. 210.

160 N. N.: Delikates aus Dudley Castle. In: *GEO* Nr. 6 (1987), S. 159f.

161 Flandrin (1978), S. 232. Untersuchungen haben gezeigt, daß eine Stillende vom sechsten Monat an erneut konzeptionsbereit sein kann. A.a.O., S. 237.

162 Vgl. Simon (1993), S. 84f.

163 9.4.4, Bl. 132v.

Wie die ausgewählten Beispiele gezeigt haben, wurde die Empfängnisverhütung im Mittelalter in unterschiedlichen Formen praktiziert. Wie erfolgreich die Methoden im einzelnen waren, läßt sich aus heutiger Sicht ohne differenzierte demographische Daten kaum klären.

6.6.2 Abtreibung

Zwei kürzlich erschienene Untersuchungen, die sich mit der Anwendung von Abortiva in der römischen Kaiserzeit[164] bzw. im 16. und 17. Jahrhundert[165] beschäftigen, erweitern das bisher bekannte Wissen zu diesem Thema erheblich. Als wichtiges Ergebnis eines Vergleichs dieser beiden Arbeiten ist festzuhalten, daß die Abtreibungsmittel, welche die Kräuterbuchverfasser der frühen Neuzeit zitieren, größtenteils schon in den Werken antiker Autoren, besonders in den Schriften von Dioskurides erwähnt werden.[166] Die Abtreibungsmethoden der Griechen waren auf drei unterschiedliche Arten wirksam: 1. gab es starke Purgier- oder Brechmittel, die zu einer Schwächung des Kindes im Mutterleib führten, 2. wurden Scheidenspülungen vorgenommen oder Pessare in den Körper eingeführt, die direkt auf den Uterus wirken sollten, 3. waren mechanische

---

[164] Achim Keller: *Die Abortiva in der römischen Kaiserzeit*. Stuttgart 1988 (= Quellen und Studien zur Geschichte der Pharmazie; Bd. 46).

[165] Leibrock-Plehn (1992). Vgl. auch eine kurze Einführung in das Thema von Larissa Leibrock: *Abortiva in der frühen Neuzeit*. In: Pharmazeutische Zeitung 133, Nr. 31 (1988), S. 25f.

[166] Eine Vielzahl pflanzlicher Drogen zur Einleitung der Periode sind seit der Antike bekannt: Rosmarin (Rosmarinus officinalis mL.), Thymian (Thymus vulgaris L.), Ysop (Hyssopus officinalis L.), Sellerie (Apium graveolens L.), Beifuß (Artemisia vulgaris L.), Schwertlilie (Iris spec.), Diptam (Dictamnus albus L.), Osterluzei (Aristolochia clematitis L.), Gauchheil (Anagallis arvensis L.), Mistel (Viscum album L.), Engelwurz (Angelica archangelica L.), Haarstrang (Peucedanum officinale L.), Tausendgüldenkraut (Centaurium erythraea L.), Bärlapp (Huperzia selego), Mutterwurz (Ligusticum spec.). Pflanzliche Drogen, die in höherer Dosierung zweifelsfrei als Abtreibungsmittel dienen konnten (wobei immer zu berücksichtigen ist, daß die Übergänge von Periode- und Abtreibungsmitteln verschwimmen), sind: Petersilie (Petroselinum crispum), Raute (Ruta graveolens L.), Polei (Mentha pulegium L.), Rainfarn (Chrysanthemum vulgare L.), Zaunrübe (Bryonia dioicia Jacq.), Arnika (Arnica montana L.), Seidelbast (Daphne spec.), Gnadenkraut (Gratiola officinalis L.) und Porst (Ledum palustre L.); vgl. die Beschreibungen der Pflanzen bei Beckmann/Beckmann (1990), S. 180-208. Dioskurides (ca. 50 n. Chr.) nennt insgesamt 177 Pflanzen, die zur Einleitung der Periode geeignet sind, vgl. a.a.O. S. 178.

Methoden bekannt. Dazu zählten starke körperliche Bewegungen, Stöße gegen den Leib, Tanzen und andere Belastungen, die eine Fehlgeburt auslösen sollten.[167] Dieses Wissen um mechanische Methoden zur Auslösung einer Fehlgeburt wurde auch im Mittelalter von Frauen angewendet, die ungewollt schwanger geworden waren, wie es das folgende Zitat belegt: "alß daß etliche posse weyber wol wissen Daß das kint vnzeittigs oder todt geporen wirt".[168]

Drogen mit abortiver Wirkung dienten in Antike und Mittelalter allerdings nicht nur zur Einleitung eines künstlichen Aborts, sondern auch zur Beschleunigung der Wehen, der Austreibung von Totgeburten oder als "Emmenagoga" zur Therapie von Menstruationsstörungen.[169] Der bereits erwähnten antiken humoralpathologischen Auffassung zufolge war der weibliche Körper "kälter" und "feuchter" als der männliche und wurde deshalb mit Pflanzen therapiert, die als "warm" und "trocken" galten. Zu diesen zählten die Abortiva bzw. Emmenagoga fast ohne Ausnahme.[170]

Die gesellschaftliche Einstellung gegenüber dem künstlichen Abort war in der Antike eine andere als im Mittelalter und in der frühen Neuzeit. Der Fötus wurde in der Antike als Ding gesehen, das auf einer Stufe mit dem Vieh stand. Der Schutz des mütterlichen Lebens genoß bei schwierigen Geburten absoluten Vorrang.[171] Erst infolge des Christentums setzte seit dem 3. Jahrhundert die Erörterung des Beseelungsprozesses ein: Obwohl im katholisch-kanonischen Recht die künstliche Abtreibung als schwerwiegende Sünde galt, wurde zwischen einer Abtreibung vor oder nach dem 40. bzw. 80. Schwangerschaftstag,[172] der aufgrund der aristotelischen Schriften als Beseelungstermin galt, unterschieden.[173] Trat eine

---

167 Kluge (1986), S. 65f.

168 9.4.4, Bl. 143^r.

169 Wolfgang Jöchle: Menses-Introducing Drugs. Their Role in Antique, Medieval and Renaissance Gynecology and Birth Control. In: *Contraception* 10 (1974), S. 425-439.

170 Leibrock-Plehn (1992), S. 52.

171 Günter Jerouschek: Zur Geschichte des Abtreibungsverbots. In: *Unter anderen Umständen. Zur Geschichte der Abtreibung.* Katalog der Ausstellung im Deutschen Hygiene-Museum Dresden, 1. Juli bis 31. Dezember 1993. Berlin 1993, S. 11-26, hier S. 11.

172 Der zeitgenössischen Auffassung zufolge wurde Knaben nach dem 40., Mädchen nach dem 80. Schwangerschaftstag die Seele eingehaucht (vgl. Kapitel 7.8).

173 Seit Gratian (um 1140) wird in den kirchlichen Rechtsbestimmungen die Auffassung vertreten, eine Abtreibung vor dem 40. Schwangerschaftstag sei milder zu beurteilen als zu einem späteren Zeitpunkt. Vgl. U. Weisser: Art. *Abtreibung.* In: Lexikon des Mittelalters, Bd. 1, München/Zürich 1980, Sp. 65. Zur Rechtsgeschichte der Abtreibung vgl.: Otto Ehinger/W. Kimmig: *Ursprung und Entwicklungs-*

Fehl- oder Frühgeburt ein, bedeutete sie nach damaliger Auffassung die Entscheidung des göttlichen Ratschlusses. Ein Eingriff in den Entwicklungsprozeß eines Kindes im Mutterleib wurde als Verstoß gegen die Allmacht Gottes bewertet.[174] Im Mittelalter war die Abtreibung in jeder Form verboten.[175] Strafbestimmungen zur Ahndung von Abtreibung und Empfängnisverhütung werden allerdings in den mittelalterlichen Rechtstexten wie z. B. dem *Sachsenspiegel* aus dem frühen 13. Jahrhundert nicht erwähnt.[176] Erst die *Peinliche Gerichtsordnung* Kaiser Karls V. aus dem Jahre 1532, die sogenannte *Carolina*, legt rechtsverbindliche Grundlagen zur Bewertung dieser geburtenbeschränkenden Maßnahmen fest. Danach gilt die Abtreibung eines bereits beseelten Kindes als "erschwerte Form des Totschlags" und Form des Verwandtenmordes, die mit dem Tode zu bestrafen war. Bei der Abtreibung "eines noch nicht lebendigen (also unbeseelten) Kindes", die als Fahrlässigkeit angesehen wird, erfolgt keine Verhängung der Todesstrafe. Die Empfängnisverhütung wird als "einfacher Totschlag" behandelt.[177] Weil die Grenzen der Wirkung von Abortiva und Emmenagoga fließend sind, ist aus heutiger Sicht kaum zu entscheiden, ob ein Mittel mit abortiver Wirkung lediglich zur Behebung von Menstruationsstörungen genommen oder zur Fruchtabtreibung eingesetzt wurde. Im Mittelalter galten als wichtigste menstruationsfördernde bzw. abtreibende Mittel Sadebaum, Haselwurz, Raute,[178] Petersilie, Safran, Polei und Mutterkorn.[179] Die in diesen Pflanzen enthaltenen ätherischen

---

geschichte der Bestrafung der Fruchtabtreibung. München 1910; Louis Lewin: *Die Fruchtabtreibung durch Gifte und andere Mittel. Ein Handbuch für Ärzte und Juristen*. [3]1922; Noonan (1966); Dieter Kluge: *eyn noch nit lebendig kindt. Rechtshistorische Untersuchungen zum Abbruch der Schwangerschaft in den ersten 3 Monaten der Entwicklung der Frucht auf der Grundlage der Carolina von 1522*. Frankfurt a. M./Bern/New York 1986 (= Europäische Hochschulschriften, Reihe 2, Rechtswissenschaft, Bd. 578); Günter Jerouschek: *Lebensschutz und Lebensbeginn. Kulturgeschichte des Abtreibungsverbotes*. Stuttgart 1988 (= Medizin in Recht und Ethik; Bd. 17); Leibrock-Plehn (1992), S. 19-31; L. Kotelmann: *Gesundheitspflege im Mittelalter. Kulturgeschichtliche Studien nach Predigten des 13., 14. und 15. Jahrhunderts*. Hamburg/Leipzig 1890, S. 223f.

174 Jerouschek (1993), S. 13.

175 Jacquart (1990), S. 6.

176 Kluge (1986), S. 20.

177 Jerouschek (1993), S. 18; Leibrock-Plehn (1992), S. 24-26; Kluge (1986), S. 21f.

178 Die Raute war in Frankreich als gängigstes Abtreibungsmittel bis ins 20. Jahrhundert gebräuchlich. Vgl. Loux (1983), S. 30.

179 Das "Mutterkorn" ist ein parasitärer Fadenpilz *Claviceps purpurea*, der in erster Linie auf den Getreideähren wächst und nach seiner Einnahme Kontraktionen der Gebärmutter auslöst. Vgl. Arthur Stoll: Altes und Neues über Mutterkorn. In:

Öle bewirken einen Blutandrang im Becken und provozieren damit den Eintritt der Menstruation.[180] Hildegard von Bingen beschreibt in der *Physica* beispielsweise die gefährlichen Folgen, welche die Einnahme der Haselwurz (Asarum europaeum L.) für schwangere Frauen habe.[181] Noch Otto Brunfels (1489/90-1534) warnt in seinem *Kräuterbuch*[182] vor dem Gebrauch dieser Droge, erwähnt aber ihre Wirksamkeit zur Austreibung von Totgeburten:

> Die frawen die mit kinden gon / sollen dißes wasszers[183] nit trincken dann es treibet die geburt / todt / vnnd lebendig. Welches ich gern wolt verschweigen / bößer schlepseck halben / welche / wann sye so ein stücklin wisszen / vertreiben / vnd tödten sye die kinder in muter leib / vnd setzen darnach wider ein kräntzlin auff.[184] Dieweil aber soliche Ding auch vndert weilen von nöten / das man die todt geburt vß treibe / vnd soliche notwendige fäll / offt sich begeben bey den frummen / kan man nit gar schweigen. doch wil ich mich hyerin massen so vil müglich / vnd soliche schädliche ding / der bößen halben / nit gäntzlich anzeygen.[185]

Vor dem Hintergrund der bereits von Larissa Leibrock-Plehn durchgeführten Analyse von Kräuterbüchern der frühen Neuzeit bot es sich an, die gynäkologisch-obstetrischen Rezeptsammlungen und Traktate des 15. Jahrhunderts im Hinblick auf überlieferte abtreibende oder menstruations-

---

Mitteilungen der Naturforschenden Gesellschaft Bern (1942), S. 45-80, hier besonders S. 46, 49; Edward Shorter: *Der weibliche Körper als Schicksal. Zur Sozialgeschichte der Frau*. München 1984 (= *A History of Women's Bodies* (1982), dt.). Darauf, daß sich besonders Frauen aus der Landbevölkerung problemlos mit dem Mutterkorn versorgen konnten, verweist von Oefele (1897/98), S. 494.

180 W. F. Daems: Art. *Abortiva*, In: Lexikon des Mittelalters. Bd. 1. München/Zürich 1980, Sp. 50; zur Wirkung der Abtreibungmittel vgl. Leibrock-Plehn (1992), S. 177-186.

181 Die Pflanze enthält das toxische ätherische Öl Asaron, welches entzündliche Veränderungen der Gebärmutter auslöst und zum Abort führen kann. Vgl. Heinrich Marzell: Die Haselwurz (Asarum europaeum L.) in der alten Medizin. Eine Studie zur Geschichte einer deutschen Heilpflanze. In: *Sudhoffs Archiv* 42 (1958), S. 319-325, hier S. 319; Irmgard Müller: *Die pflanzlichen Heilmittel bei Hildegard von Bingen*. Salzburg 1982, S. 95.

182 Otto Brunfels: *Contrafayt Kreüterbůch*. 2 Tle. Straßburg 1532 und 1537.

183 Gemeint ist: "das aus der Haselwurz destillierte Wasser", Marzell (1958), S. 323.

184 Gemeint ist: "ein Kranz als Zeichen der Jungfrauschaft".

185 Zit. n. Marzell (1958), S. 323. Nach seinen Kenntnissen war die Haselwurz bis ins 20. Jahrhundert hinein "im Badischen, in Schwaben, in der Schweiz, in Vorarlberg und Tirol und im Egerland" als Abortivum bekannt und wurde als "Geheimmittel" verwendet; vgl. a.a.O., S. 325.

einleitende Mittel zu untersuchen. In der handschriftlichen Vorstufe des *Frauenbüchleins* Pseudo-Ortolfs wird vor der Einnahme von Petersilie, Rettich, langem Pfeffer, Safran und Löwenzahn gewarnt, um eine Schwangerschaft nicht zu gefährden.[186] Der Kompilator oder die Kompilatorin des Traktats *Von der Natur der Frauen und ihren Krankheiten* stellte Rezeptgruppen unter den Überschriften "Nit komen mag" und "Nit en hat" zusammen, welche therapeutische Anweisungen zur Behandlung einer ausbleibenden Monatsblutung umfassen. Die Vielzahl der genannten Emmenagoga bzw. Abortivmittel und die unterschiedlichen Anwendungsformen heben diese Rezeptgruppe in ihrer Bedeutung von den Anweisungen in anderen handschriftlichen Überlieferungen ab. Dort finden sich in erster Linie einzeln überlieferte Rezepte.[187] Mittel zur Abtreibung oder Empfängnisverhütung wurden bemerkenswerterweise auch in Rezeptsammlungen überliefert, die eindeutig aus dem klerikalen Umfeld stammen.[188] Im St. Galler Klosterplan (um 820) war im Zentrum des Kreuzgangs die Pflanzung eines Sadebaums (Juniperus Sabina L.) vorgesehen, einem der bekanntesten Abtreibungsmittel des Mittelalters.[189] Im Traktat *Von der Natur der Frauen und ihren Krankheiten* wird außerdem ein Rezept unter der Überschrift "Dz schat einer schwangern frowe" tradiert, welches auf eine möglicherweise schwangerschaftsgefährdende Wirkung der Therapie hindeutet.[190] Da die Möglichkeiten zur Feststellung einer Schwangerschaft sehr begrenzt waren und oft erst die Kindsbewegungen zweifelsfrei die "anderen Umstände" spürbar machten, war es für Frauen bis weit in die Neuzeit schwierig, zwischen einer gefährlichen Säfteverhaltung des Menstrualblutes und einer eingetretenen Gravidität zu unterscheiden.[191]

---

186 9.2.4, Bl. 133^{v}.

187 9.1.3, Bl. 196ra.

188 Vgl. Andrea Kammeier-Nebel: Wenn eine Frau Kräutertränke zu sich genommen hat, um nicht zu empfangen. Geburtenbeschränkung im frühen Mittelalter. In: *Mensch und Umwelt im Mittelalter*. Hrsg. von Bernd Hermann. Frankfurt a. M. 1989, S. 65-73, hier S. 68f.

189 Es handelt sich um ein Männerkloster. Für den Hinweis auf die Erwähnung des Sadebaumes im St. Galler Klosterplan danke ich Dr. Hans Zotter, Universitätsbibliothek Graz.

190 Dieser Anweisung zufolge galt es schon als gefährlich, die Poleiminze, deren abortive Wirkung bekannt war, bei sich zu tragen. Vgl. 9.1.5, Bl. 206rb.

191 Barbara Duden erwähnt eine Schneidersfrau, die im April 1724 zu ihrem Arzt Johann Storch kam und berichtete, sie habe seit Weihnachten "Verstopfung ihrer Monatszeit gehabt und sich schwanger zu sein eingebildet". Dann sei die Monatsblutung wieder eingetreten und etwas "Hautiges" mit abgegangen - aus heutiger Sicht lag ein Abort vor. Die Schneidersfrau erlebte die Situation nicht als traumati-

Unter Bezug auf die "Viersäftelehre" war die verbotene Einleitung eines Aborts auch als Maßnahme zur Reinigung der Gebärmutter zu deklarieren:

> Jtem von der reinigüng der permütter
> So leg petersilien der fräuen jn jr tranck daß pürgirt oder firbet die matrix vnd nym feyel würcz mit sampt den pleterñ vnd seüd sy wol jn pier gib daß der fraüen Zu trincken deß morgenß.[192]

Ein Rezept der zitierten Art wurde nach einer Geburt angewendet oder wenn die Monatsblutung ausblieb und eine Vergiftung des Körpers aufgrund faulen Blutes zu befürchten war. Die Behandlung einer Verhaltung des Menstrualblutes konnte also vom therapeutischen Gesichtspunkt aus "in bester Absicht erfolgen".[193] Vom Anfang des 15. Jahrhunderts ist der Fall der Hebamme Adelheid von Stuttgart überliefert, die im Jahre 1409 aus Schlettstadt ausgewiesen wurde, weil sie jemanden über die Wirkung eines Abtreibungsmittels beraten hatte.[194] Nachdem schon seit dem Ende des 15. Jahrhunderts in den städtischen Apothekerordnungen der Verkauf von Mitteln mit abtreibender Wirkung verboten wurde, war er seit dem frühen 17. Jahrhundert an ein ärztliches Rezept bzw. die Genehmigung der Behörden gebunden.[195] Wie weit die einschlägige Kenntnis von Pflanzen mit abortiver Wirkung durch die mündliche Weitergabe zum allgemeinen Wissensstand der Bevölkerung gehörte, läßt sich nur vermuten. Mögliche Unterschiede zwischen dem Wissensstand der städtischen und der ländlichen Gesellschaft sind einzukalkulieren. In welchen Größenordnungen im Mittelalter Abtreibungen vorgenommen wurden und in welchem Verhältnis sie zu anderen Formen der "Familienplanung", wie beispielsweise der Kindstötung, standen, läßt sich rückblickend nicht beantworten.[196] Die relativ breite Überlieferung von Anweisungen in den frauenheilkundlichen Rezeptsammlungen und Traktaten läßt darauf schließen, daß bei ausbleibender Menstruation häufiger zu Mitteln gegriffen wurde, die den Blutfluß einer Frau wieder in Gang brachten.

---

sches Geschehen, sondern beschrieb ihrem Arzt lediglich die Veränderungen, die sie an ihrem Körper festgestellt hatte. Vgl. Duden (1991), S. 74-79.

192 9.4.3, Bl. 119r; vgl. a.a.O. Bl. 118v; siehe auch in 9.3.3, Bl. 136v die Anweisung, mit Rautensaft oder Sadebaumwasser die Plazenta auszutreiben.

193 Leibrock-Plehn (1992), S. 17.

194 Biller (1986), S. 44.

195 Leibrock-Plehn (1992), S. 27.

196 Jerouschek (1993). S. 18.

Auch bildliche Darstellungen belegen die in der Bevölkerung der frühen Neuzeit fortdauernde Abtreibungspraxis: Ein in das Jahr 1701 datiertes Fresko in der Kirche von Guraszáda im Komitat Hunyad in Rumänien trägt eine Unterschrift, deren deutsche Übersetzung lautet: "Die Frau, die Gräser trinkt, um keine Kinder zu empfangen." Dargestellt ist eine Frau, der in der Hölle ihre abgetriebenen Kinder zum Mahl serviert werden. Im Volksglauben gab es die Auffassung, Frauen, die ihre Kinder abgetrieben hätten, müßten diese zur Strafe in der Hölle verzehren. Ausgrabungen in der Burg von Diósgyör (Nordost-Ungarn) förderten die Reste einer Ofenkachel mit grüner Bleiglasur zutage, die um 1530 gefertigt wurde. Auf dem Bruchstück ist eine Frau abgebildet, die in jedem Arm ein Kind hält. Den Oberkörper eines der beiden Kinder hat sie bereits verschlungen.[197]

6.6.2.1 Exkurs: Beleg über die Kenntnis eines Abtreibungsmittels in der Bevölkerung des 16. Jahrhunderts

Ein Abtreibungsmittel, dessen Kenntnis im Mittelalter und in der frühen Neuzeit weit verbreitet gewesen sein muß, ist die Poleiminze (Mentha pulegium L.). Sie verfügt über einen hohen Gehalt an Pulegon, das die Menstruation anregt und blutreinigend, in stärkerer Konzentration auch abtreibend wirkt.[198] In dem bisher unedierten Fragment eines Spieltextes, wohl eines Fastnachtspiels, das zum Bestand der Staatsbibliothek zu Berlin zählt, wird die vergebliche Anwendung von Poleiwasser als Abtreibungsmittel erwähnt.[199] Folgende Informationen lassen sich dem verblie-

---

[197] Balázs Gémes: Die Abtreibung im Mittelalter in Ungarn. In: *Curare, Sonderbd. 1: Die Geburt aus ethnomedizinischer Sicht.* Beiträge und Nachträge zur IV. Internationalen Fachkonferenz der Arbeitsgemeinschaft Ethnomedizin über traditionelle Geburtshilfe in Göttingen,
8.-10.12.1978. Hrsg. von Wulf Schiefenhövel und Dorothea Sich. Braunschweig/-Wiesbaden ^{2}1983, S. 113-116, hier S. 115f.

[198] Müller (1982), S. 149.

[199] SBBPK Berlin, Haus 2, Mgf 754, Bl. 84^{r}-85^{v}. Anfang: "Vberschrifft Warhafftiger historischer bericht, in welchem der anfang, mittel, v. end, der búlschafft zwischen dem ehrlichen gesindlin, Carl Armbrúster v. Salome Helperin, verzehlet wird, wie sie langer zúgelassener lieb gepflogen, v. hernach zúr unzùnbten [gemeint ist: unzuchten] aúch gegriffen (darzú dann die lose húr Salome von anfang her den gúten Carl instigiert und gereitzt hat) also dz dieselbige hur núhnmehr aúch von andern gnúg schoppernolt, mit einem Gravitetischen dicken baúch herin trit" (Bl. 85^{v}). Der undatierte Text aus dem 16./17. Jahrhundert befindet sich auf zwei schmalen, ehemals zusammengefalteten Papierstreifen. Vielleicht handelt es sich um Vorentwürfe oder "Notizen" für eine Aufführung. Für die Klassifizierung des

benen Inhalt des Spieltextes entnehmen: Der männliche Protagonist namens Carl Armbruster hatte mit Salome Helperin, wahrscheinlich einer Prostituierten, ein Kind gezeugt. Wegen der unehelichen Schwangerschaft macht ihm sein Vater massive Vorwürfe und droht ihm darüber hinaus Prügel an. In einem heftigen Wortwechsel mit Salome Helperin versucht Carl Armbruster dieser die Schuld an der Situation anzulasten. Sie reagiert besonnen und erinnert ihn mit den Worten: "denckt wie es an jenem ortt, uns beiden hat so wol gethan", an die vergangenen Freuden.[200]

Auch der Pastor schaltet sich ein und redet den jungen Leuten ins Gewissen. Als Salome Helperin sich verteidigen will, versucht er sie mit der Entgegnung: "Schweig still dú schlepsack, halt den múnd", mundtot zu machen.[201] In einem anschließenden Monolog, der in unserem Zusammenhang entscheidenden Textpassage, klagt die Frau:

> O weh, ô weh der grossen noht,
> Den schaden hab ich zw dem spott,
> Dz poleÿ wasser hilfft nichts mehr,
> wie es als hat gethan biß her.[202]

Offensichtlich hatte sie bisher (zur Einleitung einer ausbleibenden Periode?) Poleiwasser verwendet. Nach aufregenden und bühnenwirksamen Gesprächen, die den Charakter dieses Textfragments prägen, entwickelt sich die Handlung letztlich zu einem versöhnlichen Ende: "Jetz geht Carl und Salome heim, vnnd schlaaffen wieder beÿ einander."[203] Dieses Textbeispiel zeigt, daß die abortive Wirkung des Poleis im 16. Jahrhundert (und wohl auch vorher) bekannt gewesen sein muß, da die Anspielung in einem Bühnenstück genügte, um den Zuschauern und Zuschauerinnen mitzuteilen, Salome Helperin hätte früher Abtreibungen vorgenommen. Pseudo-Aristoteles behauptet zwar, Prostituierte seien seltener als andere Frauen durch ungewollte Schwangerschaften belastet, denn: "durch ein

---

Textfragments als "Spieltext" spricht neben der Dialogform (die Sprecherrollen sind namentlich ausgewiesen, an einer Stelle schaltet sich ein Kommentator mit einer Bemerkung an das Publikum ein), der dramatische und bühnenwirksame Charakter der Handlung.

200 Bl. 84^{v}.

201 Bl. 85^{r}. Der in dieser Passage verwendete Begriff "schlepseck" (Schleppsäcke) ist eine im 16. und 17. Jahrhundert gebräuchliche pejorative Bezeichnung für Prostituierte und andere Frauen aus den sozialen Randgruppen der Gesellschaft. Vgl. die Verwendung des Begriffs im oben wiedergegebenen Zitat von Otto Brunfels.

202 Bl. 85^{v}.

203 Bl. 85^{r}.

lassung manigerleÿ sam so werdenß jre jn strüment Der enpfahüng vinster vnd schlipffig daß sie jren samen nit behalten mügen".[204] Trotzdem stellt sich die Frage, ob Prostituierte im Mittelalter häufiger zu geburtenregulierenden Maßnahmen gegriffen haben und inwieweit sich diese Annahme durch Quellenmaterial stützen läßt. Wenige Hinweise aus neueren Veröffentlichungen können als Belege für die These zitiert werden, daß die "lichten frauwen"[205] Abtreibungen vornahmen: 1471 bezichtigen Ursel von Costenz und mehrere andere Prostituierte die Frauenwirtin des Nördlinger Frauenhauses der Verabreichung eines Abtreibungsmittels. Die Mischung aus Immergrün, Karotten, Lorbeer und Nelken hatte bei der Prostituierten Els von Eystett in der zwanzigsten Schwangerschaftswoche eine Fehlgeburt ausgelöst.[206] In einem anderen Verhör im Jahre 1629 erklärte eine Kölner Prostituierte, sie hätte: "zu vertreibungh der frocht sievenbaum und andere sachen gebraucht".[207] Eine weitere Prostituierte sagte im Jahre 1641 aus, eine Kollegin hätte ihr den Rat gegeben, in die Apotheke zu gehen und dort ein Mittel zu kaufen "damitten wan sie schwanger wurde daßelb vertreiben kondte".[208] Ein Hinweis auf die Verwendung des hier genannten "Sievenbaums" oder "Sadebaums"[209] als Abtreibungsmittel wird noch am Ende des 18. Jahrhunderts von einem Göttinger Professor erwähnt. Er berichtet, auf einer Reise nach Schwaben den Eindruck gewonnen zu haben, daß der Garten der örtlichen Hebamme oder des Barbiers an einem darin wachsenden Sadebaum zu erkennen gewesen sei.[210] In einer anderen Veröffentlichung vom Ende des 19. Jahrhunderts heißt es, der Sadebaum oder "Segenbaum" sei "in den Alpen fast überall der Anrainer ländlicher Wirthschaften, und es wird zu ihm recht häufig gegriffen." Die Justiz erhalte nur in wenigen Fällen Kenntnis von Abtreibungen, die mit dieser Pflanze vorgenommen worden seien.[211]

---

204 9.4.4, Bl. 136r. Eine ähnliche Auffassung vertritt auch Wilhelm von Conches, der das Innere der Gebärmutter von Prostituierten mit schmierigem Marmor vergleicht, von dem alles abgleiten würde. Vgl. McLaren (1991), S. 118.

205 Franz Irsigler/Arnold Lassotta: *Bettler und Gaukler, Dirnen und Henker*. Randgruppen und Außenseiter in Köln 1300-1600. Köln 1984, S. 183.

206 Schuster (1992), S. 92.

207 Jütte (1989), S. 224.

208 A.a.O., S. 223, Fußnote 34.

209 Vgl. V. J. Brøndegaard: Der Sadebaum als Abortivum. In: *Sudhoffs Archiv* 48 (1964), S. 331-351. Im Kopenhagener Kodex GKS. 1657 wird erwähnt, "verdorbene Weiber" würden den Sadebaum wegen seiner "menstruationsfördernden" Eigenschaften verwenden, vgl. Kusche (1990), S. 50.

210 Brøndegaard (1964), S. 333.

211 A.a.O., S. 342.

Abschließend ist noch einmal festzuhalten, daß sich im Hinblick auf die Kenntnis der Wirkung abortiver bzw. emmenagoger Drogen eine ungebrochene Überlieferung verfolgen läßt, die in der antiken Kultur beginnt, über die arabische Weitervermittlung in lateinische medizinische Kodizes eingeht, in landessprachliche Rezeptsammlungen übernommen wird und bis weit in die Neuzeit bekannt ist. Damit ist die in der Forschungsliteratur als Kritik an den Thesen von Heinsohn/Steiger[212] geäußerte Auffassung zu erhärten, daß Frauen noch im 16. und 17. Jahrhundert Kenntnisse über Abtreibungsmittel besaßen und diese auch anwendeten.

Die Ausführungen zum Thema "Abtreibung" haben auf Konfliktsituationen zwischen öffentlichem Strafrecht und Lebenspraxis verwiesen, wie sie auch den Frauen des 20. Jahrhunderts nicht unbekannt sind. Eine amerikanische Studie zum Wachstum der Weltbevölkerung, die im September 1993 der Öffentlichkeit vorgelegt wurde, kommt zu dem Ergebnis, daß pro Jahr bis zu 200 000 Frauen, besonders in der sogenannten "Dritten Welt", an den Folgen illegaler Abtreibungen sterben.[213]

6.7 Schwangerschaft

> Wanne dy frauwen kinder dragen. so sollen sy sich bewaren vor vroste vnd vor suffene. vnd vor grozem vasten. vnd vor grozem ruffene. daz sy daz kint icht vngeduldich machen.[214]

Verläßliche Daten über die Häufigkeit von Schwangerschaften im Mittelalter sind wegen der fehlenden demographischen Grundlagen in Form von kirchlichen Tauf-, Heirats- und Sterberegistern[215] kaum zu erstellen. Eine unedierte Predigt des oben bereits erwähnten Johannes von Brandenturn,

---

212 Gunnar Heinsohn/Otto Steiger: *Die Vernichtung der weisen Frauen. Beiträge zur Theorie und Geschichte von Bevölkerung und Kindheit*. 3. erweiterte Ausgabe (Neuausgabe), München 1989.

213 Vgl. Tagesspiegel Nr. 14 675, Montag, 13. September 1993.

214 Zit. n. GN Nürnberg, Hs. 15586, Bl. 2va.

215 Die Registrierung der Bevölkerung in Kirchenbüchern setzt in katholischen Ländern in der Mitte des 16. Jahrhunderts ein, in protestantischen Gebieten zwischen der Mitte des 16. und dem Anfang des 17. Jahrhunderts. Vgl. Arthur E. Imhof/Øivind Larsen: *Sozialgeschichte und Medizin. Probleme der quantifizierenden Quellenbearbeitung in der Sozial- und Medizingeschichte*. Stuttgart 1976, S. 1f. (= Medizin in Geschichte und Kultur; Bd. 12). Vgl. auch Imhof (1985), S. 181.

die im Jahre 1435 geschrieben wurde, thematisiert die Häufigkeit von Geburten in zeitgenössischen Ehen. Sie deutet wegen des knappen Quellenmaterials zu diesem Thema zumindest eine Tendenz an. Nach dieser Beschreibung wird eine Frau in ihren fruchtbaren Jahren nicht jedes Jahr, sondern eher alle zwei bis drei Jahre schwanger. Johannes von Brandenturn verweist auch auf Frauen, die wesentlich seltener empfangen und kaum ein Kind in zehn Jahren gebären. Darüber hinaus erwähnt er die hohe Kindersterblichkeit in der spätmittelalterlichen Gesellschaft:

> ¶ Es ist ein grosser vnderscheid zwischend den liplichen kinden[216] vnd den geistlichen kinden[217] wan in der liplichen E so wirt kvm des jores Ein kind geboren oder joch in zwigen joren eins oder in drin jo etlich frôwen gewünnend kvm in x joren ein kind.[218]
> ¶ Nvn sind aber Etliche frôwen die niemer wend enphfochen noch geberen vnd ob sy joch geberend so sterbend doch die kind gar bald also sind ŏch Etlich die gar kvm entphfochend vnd ob sy joch enphfochend so wend sy doch niemer geberen vnd ob sy joch geberend so lont sis doch gar schier sterben.[219]

Neben den "Schwangerschaftszeichen", die in medizinischen Texten erwähnt werden (vgl. Kapitel 7.7), gab es für Frauen nur wenige Anzeichen, um festzustellen, ob sie schwanger waren: 1. das Ausbleiben der Menstruation, wobei zu bedenken ist, daß es auch als Krankheit gewertet werden konnte, 2. Veränderungen des Muttermunds, die von einer Hebamme bei einer Untersuchung festgestellt werden konnten, 3. die ersten Kindsbewegungen, 4. die Wölbung des Leibes. Neben dem Ausbleiben der Monatsblutung gab es also faktisch kaum Indizien zur Feststellung einer Schwangerschaft im Frühstadium.[220] In diesem Zusammenhang sind Scheinschwangerschaften von Katharina von Aragon und Anne Boleyn, zwei Frauen Heinrichs VIII., zu erwähnen. Obwohl die medizinische Versorgung der beiden Frauen gut gewesen sein muß, wurden bei ihnen in mehreren Fällen Krankheiten als Schwangerschaften diagnostiziert, weil eindeutige Erkennungskriterien zur Feststellung der Gravidität fehlten.[221] War anhand der oben genannten Kriterien eine Schwangerschaft erkannt

---

216 Gemeint sind: "Kinder aus einer weltlichen Paarbeziehung".
217 Gemeint sind: "Nonnen und Geistliche".
218 Berlin, SBBPK, Haus 2, Mgq 166, Bl. 351v. Die Predigt gehört zu den sogenannten "Basler Reformpredigten", die kurz vor der Niederschrift in dieser Handschrift während des Konzils in Basel gehalten wurden.
219 Berlin, SBBPK, Haus 2, Mgq 166, Bl. 352rv.
220 Vgl. Opitz (1988), S. 88f.
221 Sir John Dewhurst: The Alleged Miscarriages of Catherine of Aragon and Anne Boleyn. In: *Medical History* 28 (1984), S. 49-56.

worden, so wurden im Spätmittelalter Empfängniszeit und Schwangerschaftsdauer mit astronomischen Berechnungen ermittelt.[222] Im Traktat *Von der Natur der Frauen und ihren Krankheiten* sind unter dem Titel "Zeichen" vier Arten von Indizien beschrieben, die auf eine eingetretene Schwangerschaft hindeuten: 1. beginnt die Frau zu niesen, ihre Hüften werden schmaler und sie friert sehr; 2. verschließt sich der Muttermund; 3. bleibt die Monatsblutung aus; 4. setzt die Abneigung gegen bestimmte Speisen und das Auftreten von Schwangerschaftsgelüsten ein.[223] In diesem Teil des Traktats wird zusätzlich eine "Schwangerschaftsprobe" beschrieben, die zur Feststellung der vorliegenden Gravidität dienen sollte.[224] An anderer Stelle wird an einem Beispiel anschaulich beschrieben, welche negativen Folgen nicht befriedigte Schwangerschaftsgelüste nach sich ziehen konnten (vgl. Kapitel 6.2).[225] Nach damaliger Auffassung konnten sich Gemütsbewegungen der Mutter auf den Zustand des Kindes in ihrem Leib auswirken.[226] Verhaltensregeln für Schwangere entstanden aus der Sorge der Kirche um die Seele des ungeborenen Kindes. Frauen wurden ermahnt, um eine "unzeitige Geburt" (Fehlgeburt)[227] zu vermeiden, regelmäßig zu essen, sich nicht zu verkühlen, nicht herumzuspringen, zu laufen und zu tanzen, nicht schwer zu heben oder sich in Menschenmengen von anderen wegstoßen zu lassen:[228]

> Von Schwangern frowen
> Jtem die schwangern frowen sͦlent sich hůtten vorr grosser keltÿ vnd vorr fasten vnd vor niessen vnd vor bͦssem gesmak vnd vor lǒffen vnd vor schwerem heben

---

[222] Ernst Zinner: Die astronomische Bestimmung der Empfängniszeit und der Schwangerschaftsdauer. In: *Sudhoffs Archiv* 37 (1953), S. 432-437.

[223] 9.1.5, Bl. 201^{rab}.

[224] Es handelt sich hier um eine Anweisung aus dem *Corpus hippocraticum*, die in 9.4.3 als *Mellicratum* bezeichnet wird (vgl. Kapitel 7.7). Vgl. eine weitere Schwangerschaftsprobe in 9.1.5, Bl. 206rb.

[225] 9.1.5, Bl. $200^{vb}/201^{ra}$.

[226] Eduard Kellersmann: *Die geschichtlichen Anschauungen über die Schwangerschaftsgelüste.* Med. Diss. Kiel 1966, S. 2, 8.

[227] Der gebräuchliche Ausdruck für den Abort. Georgina Scheerbarth: *Die Fehlgeburt in der älteren Geschichte der Medizin*. Med. Diss. Kiel 1963, S. 11.

[228] In Texten bis zur frühen Neuzeit werden für Fehlgeburten folgende Ursachen erwähnt, die durch Verhaltensregeln für die Frauen ausgeschlossen werden sollten: Das Heben von schweren Lasten, zu heftige Bewegungen, ungestümer Koitus, Niesen, Brechen, Darmirritation, sitzende Lebensweise, einschnürende Kleider, Fußbäder, unnötiges oder zu starkes Aderlassen etc. A.a.O., S. 24.

vnd vor grossem trinken vnd sol lůgen dz sÿ nit fålle mit dem sitzen oder nider pletschen.[229]

Im Spätmittelalter und den darauffolgenden Jahrhunderten herrschte allgemein die Auffassung, eine Schwangere müsse sich außerdem vor dem Erschrecken und "Versehen"[230] schützen, weil dieses negative Auswirkungen auf die Körperbildung des Kindes haben und dieses Feuermale oder verkrüppelte Gliedmaßen aufweisen könne.[231] Um einen Abort oder die Mißbildung ihres Kindes zu vermeiden, war es nach spätmittelalterlicher Auffassung für eine Schwangere ratsam, einen Sympathie-Zauber zu üben. Während sie dreimal über ein Grab stieg, sollte sie folgenden Spruch aufsagen: "Dies soll mir helfen gegen das Übel der verzögerten Geburt, dies gegen eine schlimme Fehlgeburt, dies gegen das Übel der bresthaften Geburt".[232]

6.8 Geburtsverlauf

jn dem viiij Moneth So treibt die natür nach dem gemeinen laüf Daß kint von der vinster permüter an Daß liecht der welt[233]

Um einen annähernden Eindruck von den Rahmenbedingungen und Abläufen während einer spätmittelalterlichen Geburt zu vermitteln, bietet sich die Analyse unterschiedlicher Quellen an: dazu eignen sich Berichte über die Geburt christlicher Heiliger, die Auswertung von Chroniken,

---

229 9.1.5, Bl. 206ra.

230 Damit ist der Einfluß von Imaginationen auf die Kindsbildung gemeint: "Eine Frau gebar ein Mädchen, welches über und über mit Haaren bedeckt war, weil die Mutter während der Schwangerschaft oft das Bild des St. Johannes (Johannes der Täufer in Fellkleidung) betrachtet hatte." Fischer-Homberger (1988), S. 11 und 25. Vgl. Robert Feucht: *Das Versehen der Schwangeren. Eine geschichtlich-kritische Studie.* Med. Diss. Tübingen 1923.

231 Gisela Wahl: *Zur Geschichte der ätiologischen Vorstellungen über die Entstehung von Mißgeburten*. Med. Diss. Düsseldorf 1974; Carl Haffter: Der Wechselbalg. In: *Istorgia dalla Madaschegna*. Festschrift für Nikolaus Mani. Hrsg. von Friedrun R. Hau, Gundolf Keil und Charlotte Schubert. Pattensen/Han. 1985, S. 243-257, hier S. 243.

232 Kieckhefer (1992), S. 90.

233 9.4.4, Bl. 141[r].

Gerichtsprotokollen, theologischen Texten und medizinischen Schriften ebenso wie medizinische und religiöse Darstellungen in der zeitgenössischen Malerei und Graphik. Diese Quellen können durch Passagen aus den frauenheilkundlich-geburtshilflichen Texten ergänzt werden. Hinzu kommt die Wiedergabe der detaillierten Beschreibung einer Geburt vom Ende des 15. Jahrhunderts, die sich anhand eines erhaltenen Gerichtsprotokolls rekonstruieren läßt (vgl. Exkurs 6.8.1). Nach der handschriftlichen Vorstufe von Pseudo-Ortolfs *Frauenbüchlein* sollte sich eine schwangere Frau in den letzten beiden Wochen vor der Geburt darum kümmern, eine "wohlbewärte" Hebamme zu finden, die sich durch besonnenes Verhalten auszeichnete:

> Aůch sol ein ÿetliche fraw in der zeit besehen vmb ein gute wolbewårte hebamme die suptil hend hab / vnd nit erschrocken sey oder vil wordt hab sy sol ain auffmercken haben zů den wercken der geberenden frawen.[230]

Für die letzten beiden Wochen vor der Geburt wird in der handschriftlichen Vorstufe des Pseudo-Ortolfischen *Frauenbüchleins* empfohlen, die Schwangere solle Schweißbäder meiden, größere Gefühlsschwankungen ausschließen, keinen Geschlechtsverkehr üben und sich durch die richtige Ernährung vor Verstopfung schützen. Gekochte Speisen und Suppen sollten auf dem Speisezettel stehen, und auf saure, bittere und stark gewürzte Kost müsse verzichtet werden.[231] Während der Geburtsvorbereitung war es üblich, daß Schwangere den Schrein von Heiligen aufsuchten, um sich deren spirituellen Beistands zu versichern und sich mit geweihtem Öl salben zu lassen.[232] Außerdem beichteten sie vor der Geburt und empfingen die Sakramente. Sowohl ihnen als auch dem Kind in ihrem Leib wurde der Segen erteilt.[233]

Die Geburt selbst konnte innerhalb divergierender Rahmenbedingungen stattfinden: Es ist generell von Unterschieden zwischen Stadt und Land

---

230 9.2.4, Bl. 133ᵛ.

231 9.2.4, Bl. 132ᵛ-133ᵛ. "Traditionell umfaßt die Obstetrik die Zeit von der 28. Schwangerschaftswoche bis zu 6-8 Wochen nach der Entbindung, das Wochenbett (*puerpium*), womit der Zeitabschnitt gemeint ist, in welchem die durch Schwangerschaft und Geburt gesetzten Veränderungen schwinden und die beteiligten Organe (mit Ausnahme der Brüste) annähernd ihre ursprüngliche Beschaffenheit wieder annehmen. Diese Zeit umfaßt auch die Pflege des Neugeborenen und die erste Stillzeit." Kusche (1990), S. 53.

232 Von Bedeutung als Schutzpatrone der Schwangeren waren der hl. Antonius von Padua, die hl. Dorothea und der hl. Rochus, vgl. Shahar (1991), S. 41 und 46.

233 A.a.O., S. 41.

auszugehen. Die medizinische Versorgung auf dem Land oder im Gebirge war insgesamt schlechter als in der Stadt, und Entbindungen fanden wohl eher mit nachbarschaftlicher Hilfe statt. Teilweise hatte auch der Ehemann die verantwortungsvolle Aufgabe zu übernehmen.[234] Auf dem Land wurde, in Analogie zur Geburt Jesu, auch in Viehställen entbunden.[235] In den größeren Städten standen seit dem 13. Jahrhundert in den Spitälern einige Betten für mittellose Gebärende bereit,[236] außerdem für Frauen, die während der Schwangerschaft verwitweten oder unehelich entbanden.[237] Bei unehelichen Geburten versuchte der städtische Rat den Namen des Kindsvaters zu erforschen, damit dieser die Spitalskosten übernehmen könne.[238] Ob die Entbindungen im Spital darauf zurückzuführen waren, daß die anderen Frauen der unehelich Schwangeren den Beistand verweigerten,[239] kann anhand des Quellenmaterials nicht geklärt werden. Generell fand die Niederkunft aber zu Hause statt. Frauen aus dem Adel oder der städtischen Oberschicht erfuhren eine bessere Betreuung als ökonomisch schlechter gestellte Kreißende, denn zu ihrer Betreuung wurden oftmals mehrere Hebammen herangezogen.[240]

In einigen Städten erschien die Hebamme zur Geburt in Begleitung weiterer Frauen, die in Straßburg "Vortäuferinnen", in Erfurt "Stuhlweiber"

---

234 A.a.O., S. 49.

235 Gélis, Jacques: L'Accouchement et L'Évolution de la Conscience du Corps a L'Époque Moderne (XVIe-XIXe Siècle). In: *Civilisations* 36 (1986), Sonderband: Ethnologies d'Europe et d'ailleurs, S. 35-53, hier S. 43.

236 Die Aufnahme bedürftiger Frauen im Eßlinger Katharinen-Spital wird bereits im Jahre 1253 erwähnt. In Nürnberg wurde 1339 der "Siechkobel" gegründet, in dem ebenfalls arme Schwangere eine Unterkunft finden konnten. Diese Spitäler wurden mit Spendengeldern finanziert. Vgl. Schlieben (1927), S. 132f.

237 Über die Umstände, in denen Entbindungen in Spitälern stattfanden, ist kaum Material vorhanden. Ernährungshinweise sind überliefert: Kindbetterinnen erhielten mehr Wein als üblich und wurden mit dem Fleisch zweier Hühner gestärkt, das ihnen in Portionen von je einem Viertel serviert wurde. Vgl. Adalbert Mischlewski: Alltag im Spital zu Beginn des 16. Jahrhunderts. In: *Alltag im 16. Jahrhundert. Studien zu Lebensformen in mitteleuropäischen Städten.* Hrsg. von Alfred Kohler und Heinrich Lutz. München 1987, S. 152-173, hier S. 168 (= Wiener Beiträge zur Geschichte der Neuzeit; Bd. 14).

238 Wiesner (1986), S. 43.

239 J. Gélis stellt diese Begründung für eine Entbindung unehelich Schwangerer im Spital nicht her, meint aber: "une fille accoucheuse constituerait un scandale et les femmes refuseraient ses services", vgl. Gélis (1986), S. 38.

240 Shahar (1992), S. 49.

genannt wurden.[241] Sie waren von der Hebamme angestellt worden, um bei der Geburt zu assistieren, und trugen den Gebärstuhl oder die Hebammentasche. Nach den ersten Wehen wurden Türen und Fenster geschlossen, weil die Kälte als schädlich für die Gebärende angesehen wurde. Gegen diese Vorgehensweise wendeten sich erst die Mediziner des 18. Jahrhunderts mit dem Argument, sie würde die Kreißende ermüden und die Geburt unnötigerweise verlängern.[242] Zur Geburtseinleitung sollte die Schwangere nach dem Traktat *Von der Natur der Frauen und ihren Krankheiten* ein warmes Kräuterbad mit Salbei nehmen und ihren Körper anschließend mit Rosenwasser erfrischen. Der Hebamme wird in diesem Traktat geraten, ein Niespulver aus weißer Nieswurz (Veratrum album L.) zur "Öffnung" der Gebärmutter zu verabreichen.[243] Konstitutionelle Unterschiede zwischen den einzelnen Gebärenden wurden für leichte und schwere Geburten verantwortlich gemacht:

> Ouch soltu wüssen das die wetagen der geburt gar vngelich ist vnder dennen frowen die grosses libes sind die geberend gar schwarlichen Ouch die frowen die gar wit sind wenn an jnen die port der geburt gar eng ist vnd betrungen.[244]

Insgesamt zielten viele der geburtshilflichen Praktiken darauf, den Verlauf der Entbindung zu beschleunigen. Aus diesem Grunde sollten die Frauen auch bis kurz vor deren Beginn körperlich arbeiten. Ein Getränk unter

---

[241] Infolge der praktischen Berufserfahrung, die sie bei ihrer Tätigkeit sammelten, wurden sie nach einem Examen oftmals selbst als Hebammen tätig. Im 15. und 16. Jahrhundert wurde die Hebammenausbildung fast ausschließlich von älteren Hebammen durchgeführt. Die Hebammenordnung Straßburgs von 1556 legt eine Ausbildungszeit von mindestens einem Jahr fest. In der Prüfungsordnung sind Fragen zu folgenden Themen festgelegt: Schwangerschaftszeichen, Festlegung des Geburtstermins, Diagnose von Begleiterscheinungen der Schwangerschaft und deren Behandlung, Beratungsgespräche, Verhalten bei normalen und komplizierten Geburten, Pflege von Säugling und Kindbetterin. Vgl. Gertraud Bernhard/Hans-Joachim Winckelmann: Das Hebammenwesen der Stadt Ulm von 1491 bis Ende der Reichsstadtzeit. Dargestellt anhand eines Vergleiches der Ulmer Hebammenordnungen mit den Ordnungen des Landes Württemberg und der Stadt Straßburg. In: *XXX Internationaler Kongreß für Geschichte der Medizin*. Düsseldorf 31.8.-5.9.1986: Actes Proceedings. Düsseldorf 1988, S. 1200-1211, hier S. 1202. Die Lehrzeit der auszubildenden Hebammen betrug meistens drei bis vier Jahre, vgl. Haberling (1940), S. 47. In Nürnberg wurden die Hebammen zu Beginn des 16. Jahrhunderts nachdrücklich verpflichtet, Lehrmägde auszubilden, vgl. Baruch (1956), S. 11.

[242] Gélis (1986), S. 42.

[243] 9.1.5, Bl. 205rb.

[244] 9.1.5, Bl. 200va.

Verwendung von zerriebener Myrrhe ist zur Antreibung der Geburt überliefert.[245] Zu diesem Zweck wurde Gebärenden auch schwarzes Bilsenkraut (Hyoscyamus niger L.) an das rechte Bein gebunden. Es wird geraten, die Pflanze rechtzeitig zu entfernen, damit die Eingeweide nicht ebenfalls aus dem weiblichen Körper gezogen würden.[246] Vor und während der Geburt stand den Hebammen ein vielfältiges Repertoire an Segen und Beschwörungsformeln zur Verfügung (vgl. Kapitel 1.4.1). Amulette, in Form von Steinen[247] oder Münzen wurden zur Erleichterung einer Geburt verwendet: Die ungarischen Dukaten des Matthias Corvinus (1443-90), auf denen häufig eine Madonna abgebildet ist, banden die Frauen der Schwangeren an den Körper. In Bayern und Österreich hielten Gebärende Frauentaler mit Mariendarstellungen während der Geburt in der Hand, oder sie nahmen Metallspäne ein, die von den Münzen geschabt worden waren.[248] Ein am Bein der Kreißenden festgebundener Adlerstein (Aetit)[249] oder ein Magnet sollte das Kind aus dem

---

245 9.4.3, Bl. 121^{r}.

246 Auch zerriebenen Lorbeerblättern, die auf dem Bauch appliziert werden sollten, wird eine erfolgversprechende Wirkung zur Antreibung der Geburt zugeschrieben, vgl. 9.4.3, Bl. 122^{v}.

247 Steine, die als Amulette oder auf andere Art in der Geburtshilfe Verwendung fanden, waren: der Milchstein, ein weißer Chalzedon, der die Milchstockung in der Stillperiode verhindern sollte; der Blutstein oder Hämatit, von dem die Frauen annahmen, er würde, als Amulett getragen oder in Wasser geschabt, Blutungen stillen; der "Trudenstein" - seine Wirkung galt als apotropäisch gegenüber dem schädlichem Einfluß von Zauberinnen und Unholdinnen (wenn er gefunden wurde, mußte er über ein Loch verfügen und möglichst klein sein). Vgl. Art. *Trud*, Beitl (1974), S. 837. Außerdem ein grüner, herzförmiger Malachit, dessen wehenfördernde und vor Dämonen schützende Wirkung sich entfaltete, wenn er der Gebärenden unter das Kreuz gelegt wurde. Zu den Steinen in der Geburtshilfe vgl. Pachinger-Linz: Die Hebamme. In: *Archiv für Geschichte der Medizin* 12 (1920), S. 73-78, hier S. 77. Karneol, Achat und Roteisenstein sollten ebenfalls für einen erleichterten Geburtsverlauf sorgen. Als hilfreiches Mittel gegen "Mutterschmerzen" galten die Bezoare oder Tiersteine, die im Magen unterschiedlicher Tierarten wie z. B. Gazellen oder Ziegen gefunden wurden. Vgl. Gélis (1989), S. 181f.

248 Hanns O. Münsterer: Marienmünzen im Volksbrauch. In: *Bayerisches Jahrbuch für Volkskunde* (1960), S. 70-72, hier S. 70f.

249 Er hat meistens die Größe eines Taubeneis; in ihm befindet sich ein kleinerer Stein (aus Eisen-, Silicium- oder Aluminiumoxidverbindungen), der beim Schütteln zu klappern beginnt. Schon bei Plinius wird berichtet, er helfe Schwangeren. Es herrschte die Auffassung, Adler trügen einen "männlichen" und einen "weiblichen" Adlerstein in ihr Nest, weil sie ohne diese keine Jungen bekommen könnten. Vgl. Hans Lüschen: *Die Namen der Steine. Das Mineralreich im Spiegel der Sprache*. Thun/München 1968, S. 168f.; Gélis (1989), S. 181.

Mutterleib herausziehen: "Jtem man sol der frawen geben ein magneten in die hant wenn si gepern wil so gepirt si reschleich on smerczen.[250] Aus dem Pflanzenreich verwendeten die Frauen während der Geburt die "Rose von Jericho" (Anastatica hierochuntica), eine Trockenpflanze aus Ägypten, Palästina und den arabischen Ländern, die sich bei Wasserzufuhr langsam öffnet und eine frische Farbe annimmt. Sie wurde ins Wasser gelegt, wenn die Wehen einsetzten. Zur Erklärung dieses Volksbrauchs gibt es zwei Deutungsmuster. Das erste geht davon aus, wenn sich die Rose öffne, habe die Frau eine komplikationsfreie Geburt. Das zweite besagt, die Wehen würden nicht länger dauern, als die Rose brauche, um sich zu entfalten.[251] Es gab auch den Brauch, daß eine Frau vor der Geburt ein Kleidungsstück ihres Mannes, z. B. seine Hose oder seine Nachtmütze auf den Bauch legte oder sogar anzog.[252] Auch die äußeren Rahmenbedingungen mußten während einer Geburt stimmen. In einer Handschrift ist vermerkt, die Anwesenheit einer Elster oder eines Hasen im Haus würde den Geburtsverlauf stören: "Jtem man meint wo ein atzel oder ein has jn einem husz sÿe das die frowen nit sanfte dar jn geberint".[253] Um die Geburtswege zu erweitern und erweichen, wurden in der spätmittelalterlichen Geburtshilfe Räucherungen durchgeführt.[254] Die Hebamme salbte außerdem ihre eigenen Hände und die äußeren Geschlechtsteile der Gebärenden mit Rosen- oder Lilienöl, das waren Pflanzenauszüge in Olivenöl.[255] Kontrahierten die Muskeln des Scheideneingangs oder des Muttermundes, versuchte die Geburtshelferin, sie vorsichtig zu dehnen.[256] Den 1531 geschriebenen Aufzeichnungen einer Hebamme oder "Ehrbaren Frau" aus Konstanz ist zu entnehmen, daß zur Vermeidung eines schmerzhaften Dammrisses auch der Dammschutz praktiziert wurde. Diesen erwähnt schon Pseudo-Trotula.[257] Anhand der inneren und äußeren Untersuchung des Körpers der Schwangeren ermittelte die Geburtshelferin

---

[250] BS München, Cgm 249, Bl. 243^{r}; vgl. 9.1.5, Bl. 205rb.
[251] Gélis (1989), S. 183; Beitl (1974), S. 680.
[252] Loux (1983), S. 88; Gélis (1986), S. 46.
[253] 9.1.5, Bl. 205rb.
[254] Vgl. Beispiele aus anderen Kulturen bei Hans Fischbach: *Untersuchungen zur therapeutischen Räucherung in primitiver und archaischer Medizin*. Med. Diss. Kiel 1981, S. 37-39.
[255] ZB Zürich, Hs. B 245, Bl. 68^{v}; Salbe mit Efeuholz in 9.6.3, Bl. 101^{v}.
[256] Haberling (1940), S. 70.
[257] A.a.O., S. 71.

die Kindslage.[258] Seit der Antike herrschte die Auffassung, das Kind entscheide selbst, wann es geboren werden wolle.[259] Nachdem es seine Körperbildung abgeschlossen habe, empfinde es Nahrungsmangel und suche einen Ausgang aus dem Mutterleib. Durch seine Bewegungen würden die Eihäute zerreißen, und es spüre die frische Luft, die durch die Scheide in den weiblichen Körper eindringe. In der Kopflage als der einzig natürlichen Geburtslage[260] bewege es sich dem Lufthauch entgegen, bis es geboren sei. Bei vorliegender Kopflage konnte die Hebamme der Geburt ihren Lauf lassen. Bei einer anderen Position machte sie die Scham mit einer Hebammensalbe geschmeidig und mußte versuchen, die Lage des Kindes im Mutterleib zu wenden:[261]

> Jtem jn welicher maß oder wie kümpt daß kint von müeter leib
> Do merck daß Etlich frawen mer schmerczenß leyden jn der gepürt etlich mynder vnd das geschicht alzo daß kumpt vnter stünden jn dem aüsz gang her fur reck ein füeß Oder ein hant vnd daß ist gar schedlich So Sollen den die heffammen daß kint wieder Hinder sich schieben vnd aüsz dem selbenñ kumpt der fraüen grosser schmerczen vnd zu solichen sachen sol man nemen frawen die zu den sachen wol kunden dar vmb haben etlich Hebammen aÿn salben do mit sy salben die stat der purt So kumpt Dan daß kint leichter her fur vnd dar vmb so wist daß daß kint ausz natur Jm auß gang von der müter sich von Ersten mit dem heupt erzeigt vnd daß Selb ist guth vnd nücz.[262]

Im *Traktat von Empfängnis und Geburt* werden Verhaltensregeln für die Änderung der Kindslage erteilt, wobei darauf verwiesen wird, der Schwangeren Zeit zu lassen und sie nicht zu früh zur Geburt anzutreiben. Die Hebamme müsse den Mutterleib in Rückenlage abtasten, um festzustellen, ob das Kind noch in der Gebärmutter sei. Stellte sie eine Fußlage des

---

258 Illustrierende Darstellungen der Kindslagen in spätmittelalterlichen Handschriften sind relativ selten und wenig naturgetreu: Meistens zeigen sie ein voll entwickeltes Kind, das in einem Uterus in unterschiedlichen Positionen wie in einer Blase umherschwebt. In der Handschrift Ms. 1192 der Universitätsbibliothek Leipzig (dat. 1434) ist zusammen mit dem *Lilium medicinae* des Bernhard von Gordon eine Gruppe von 16 Kindslagenbildern in schwarz-roten Federzeichnungen überliefert, die durch einen deutschen Beitext erklärt werden. Vgl. die Wiedergabe des Textes ohne den Abdruck der sehr verblaßten Kindslagenbilder bei: Karl Sudhoff: Die Leipziger Kindslagenbilder mit deutschem Texte. In: *Archiv für Geschichte der Medizin* 2 (1908/09), S. 422-425.

259 Gélis (1986), S. 43.

260 Vgl. hierzu die Einschätzung anderer möglicher Kindslagen in 9.2.4, Bl. 134^{rv}.

261 Vgl. zu diesem Thema 9.1.5, Bl. 200va, 205rb; 9.2.4, Bl. 134^{rv}; 9.3.4, Bl. 150^{v}/151^{r}; 9.4.3, Bl. 121^{rv}; 9.4.4, Bl. 142^{v}.

262 9.4.3, Bl. 121^{rv}.

Kindes fest, sollte sie ihre Hände mit einem weichen und feuchten Tuch umschlingen, das Kind von außen greifen und es vorsichtig wenden:

> **Wie man das kindt im můter leib scheibenn soll**
> Jtem̄ nach der ler der natürlichen alten maister geschrift so soll mann ein nassz feichts linds tůch nemeñ fur die henntt vnd das kindt greÿffenñ wol peschaidenn-lichenn wo es haupt vnd füessz hab das sol mann im růkenn mit den vingernñ aussenn auff můetter leÿb so vil es die swanger fraw erleidenn mag nit zw vil hartt greÿffenñ.[263]

Der Traktat *Von der Natur der Frauen und ihren Krankheiten* enthält die wichtige Anweisung, Hebammen sollten ihre Hände in warmem Wasser reinigen und sie dann in die Vagina der Gebärenden schieben, um die Kindslage zu wenden - ein bemerkenswerter Hinweis darauf, daß während Geburten auf Hygiene geachtet wurde: "Jtem vnd ist es sach dz sich ein kind verkert so sŏllent die hebammen Jr hend netzen jn warmem waser vnd jn die geburt griffen vnd dz kind zůrecht schiken".[264] An anderer Stelle wird in diesem Traktat ergänzt, wenn beispielsweise die Arme des Kindes vorfielen, was eine Geburtssituation sehr kompliziere und den Tod der Mutter oder des Kindes hervorrufen könne, sollten die weisen Badmütter (Hebammen) in den Geburtskanal greifen und das Kind in eine andere Lage schieben. Die Geburt werde manchmal auch durch ein enges Becken der Kreißenden behindert, was zu inneren Verletzungen und großen Schmerzen führe. Deshalb sei es sehr wichtig, daß sich vernünftige und erfahrene Frauen um die Gebärenden kümmerten und ihnen in den "Kindsnöten" beistünden:

> Ovch wen sich die kinder an der geburt verkerent so ist grosser we tag an denen frowen Wenn den wirt hindernüsse an des kindes armen also dz die můtter oder dz kind stirbet Da sŏllent die wissen badmůttern die bÿ denen frowen sind hin jn griffen vnd das kind schiben zů siner rechten geburt Es sind ŏch etlich frowen als eng dz sÿ zerrissend die habend ŏch grossen wetagen Her vmb so ist es gůt dz die frowen vernünftig wis frowen bin jnen habint die jnen jn denen nŏtten helfen sŏllent.[265]

Wie eine Entbindung stattfand, ist am besten aus der Beurteilung bildlicher Darstellungen abzuleiten, auch wenn möglicherweise idealisiert und

---

[263] 9.3.4, Bl. 150^{v}.
[264] 9.1.5, Bl. 205rb.
[265] 9.1.5, Bl. 200va.

typisiert wurde.[266] Sie sind mit schriftlichen Beschreibungen zu ergänzen. Eine Illustration in einer englischen Handschrift des 15. Jahrhunderts zeigt eine Frau, die während der Wehen in ihrem Bett liegt. Über dem Bett ist an einem Balken ein Seil befestigt, an dem sie zieht.[267] Bei der Rückenlage sollte der Rücken stark abgestützt werden.[268] Im Spätmittelalter war in den europäischen Ländern die Verwendung eines Gebärstuhls weit verbreitet.[269] Es handelte sich um einen vierbeinigen Stuhl mit fester Rückenlehne, starken Griffen zum Festhalten während der Wehen und leicht nach hinten geneigtem Sitz. Er wies einen halbrunden Ausschnitt auf, dessen Rand Gesäß und Schenkeln der Kreißenden Halt bot. Ihre Vagina blieb für den Zugriff der Hebamme frei. Vor der Geburt wurde der gesamte Stuhl mit sauberen Leinentüchern umwickelt, um ihn bequemer und implizit steriler zu machen. Diese Tücher wurden während der Geburt hinter dem Rücken hin und her gezogen: "vnd so es zeit ist so sol die hebamm die diecher wol erheben / vnd sy keren ÿeczünd aüff die rechten seyten ÿeczünd auff die lincken / vn[d] sol sÿ selten nider lassen".[270] Die Hebamme saß während der Geburt auf einem niedrigen Hocker vor dem Gebärstuhl oder hockte auf dem Boden, während die Gebärende von weiteren Frauen gestützt wurde, die hinter dem Stuhl standen. Dem *Frauenbüchlein* Pseudo-Ortolfs zufolge wurden Gebärstühle dieser Art in "welschen landen" entwickelt und benutzt.

Im deutschsprachigen Bereich konnte eine Bank als Ersatzlösung dienen.[271] In Aargau stellte die Stadtverwaltung der städtischen Hebamme im Jahre 1429 einen Gebärstuhl zur Verfügung.[272] Arme Frauen entbanden aber auch, indem sie sich auf den Fußboden hockten und ihren Rücken gegen eine Zimmerwand preßten. In anderen Fällen hockte sich

---

266 Fundierte sozialhistorische Quellen sind Votivtafeln, im Gegensatz zu den oftmals idealisierenden Darstellungen in der Malerei. Vgl. Zglinicki (1983), S. 324ff. Vgl. ergänzend Alfred Martin: Gebärlage der Frau, Bad des Neugeborenen und Wochenbett in Mitteleuropa auf Grund bildlicher und textlicher Darstellung. In: *Archiv für Geschichte der Medizin* 10 (1917), S. 209-250.

267 Shahar (1992), S. 49

268 9.2.4, Bl. 134^{v}.

269 Jean Paul Stucky: *Der Gebärstuhl. Die Gründe für sein Verschwinden im deutschen Sprachbereich*. Med. Diss. Zürich 1965.

270 9.2.4, Bl. 135^{r}.

271 In der handschriftlichen Vorstufe des von Eucharius Rößlin herausgegebenen *Rosengartens*, SB und UB Hamburg, Cod. med. 801, heißt es auf S. 30: *vnd sol sie setzen vff ein banck*, vgl. Kruse (1994), S. 232.

272 Haberling (1940), S. 68.

eine andere Frau hinter sie, nahm sie fest zwischen ihre Knie und legte die Arme um ihren Leib.[273]

Die beschriebenen vertikalen Gebärpositionen erzeugen eine Beschleunigung des Geburtsverlaufs um bis zu zwei Stunden[274] infolge einer Verstärkung der Uteruskontraktionen.[275] Ein "hängender" Beckenboden kann besser entspannt werden, weil das Kind zentriert auf den Muttermund drückt, wodurch dieser sich leichter öffnet. Die Hebamme hat während der Niederkunft eine bessere Sicht auf den Damm, wenn die Kreißende auf dem Gebärstuhl sitzt. Der Dammschutz und die "Entwicklung der Schultern" sind einfacher zu realisieren. Auf bildlichen Darstellungen von Entbindungen auf dem Gebärstuhl ist zu erkennen, daß die Gebärenden sich auf die hinter ihnen stehenden Frauen stützen. Der runde Rücken bewirkt eine Begradigung des Geburtsweges und sorgt für die Lösung von Verspannungen.[276] Da diese Gebärposition der Stuhlganghaltung ähnelt, wird sie von den Gebärenden während der Austreibung des Kindes "meistens automatisch richtig eingenommen".[277] War die Schwangere hingegen stark übergewichtig, so bot sich nach der handschriftlichen Vorstufe von Pseudo-Ortolfs *Frauenbüchlein* eine Entbindung in Knie-Ellenbogen-Lage an.[278] Um den Geburtsverlauf positiv zu beeinflussen, wurden außerdem Massagen (Kristellern) und Atemtechniken angewandt. Die Hebamme sollte nach Pseudo-Ortolf die Frau nicht zu früh zur Geburt antreiben, sondern erst, wenn sich das Kind zeige, damit die Geburt die Kreißende nicht soviel Kraft koste und sie hinterher krank und geschwächt sei:[279]

---

273 Wie einige der Abbildungen aus der Handschrift Georg 7 b der Anhaltischen Landesbibliothek Dessau zeigen (vgl. Bildtafeln), scheint die vertikale Gebärhaltung in der zweiten Hälfte des 15. Jahrhunderts üblich gewesen zu sein.

274 Norbert Kohnen: Traditionelle Geburt und Geburtshilfe aus geschichtlicher und ethnomedizinischer Sicht. In: *XXX Internationaler Kongreß für Geschichte der Medizin.* Düsseldorf 31.8.- 5.9. 1986: Actes Proceedings. Düsseldorf 1988, S. 687-699, hier S. 691.

275 Vgl. Ines Albrecht-Engel/Christine Loytved: *Gebärpositionen in der Geschichte und Völkerkunde aus medizinischer Sicht.* In: Frauenalltag - Frauenforschung: Beiträge zur 2. Tagung der Kommission Frauenforschung in der Deutschen Gesellschaft für Volkskunde, Freiburg, 22.-25. Mai 1986. Hrsg. von der Arbeitsgruppe Volkskundliche Frauenforschung Freiburg. Frankfurt a. M./Bern/New York/Paris 1986, S. 347-353, hier S. 347.

276 A.a.O., S. 348f.

277 A.a.O., S. 352.

278 Keil (1986), S. 193; vgl. 9.2.4., Bl. 135^v.

279 9.2.4, Bl. 135^v.

vnd wann sich dz kind recht erzai[g]t / da sol sy der frawen helffen vnd die fraw ir selbs aüch dz sy nit schreÿ oder den aůtem nit vast auff zieh vnd des gleichen. Es sol die hebam zu der zeit gar lindiglich nach daühen vnd den bauch ober halb des nabels vnd die huff trücken Auch sol die hebam mit kainer fraüen an fahen zu arben / Es seÿ dann dz sich das kind ain ersten erzaig zu dem greüffen oder so man es sicht wann ir arbeÿt ist vmb sünst vnd man krencket die frawen dar mit vnd arbenten sich ab / vnd wan sy dann arbenten sol so ist sy gancz schwach vnd kranck worden ꝛc.[280]

Eine Totgeburt oder ein Dammriß konnten, wie es Pseudo-Aristoteles eindringlich beschreibt, bei der Gebärenden große Schmerzen auslösen:

War vmb haben Etlich frawen grossen schmerczen jn jrem gepern
Antwurt das ist von vil sach wegen alß das offt geschicht daß die zwai locher der heimlicheit zu eynem werden vnd zü stünden daß die heffammen zü den sachen wol künden zu zeitten das das kint todt jn müter leib vnd hat kein außganck nach der enpfinlicheit.[281]

Öffnete sich die Fruchtblase während der Geburt nicht, mußte die Hebamme sie mit einer Schere aufschneiden, damit das Fruchtwasser abgehen konnte. War die Fruchtblase schon geplatzt und das Kind noch nicht geboren, sollten die Geburtswege mit Öl, Butter oder Eiweiß geschmeidig gehalten werden:

So sich erzeiget dz pürdlein in der gepurt vnd zerpricht nit so sol man es mit den neglen ŏffnen / oder einem tail nemen zwischen zwen finger / vnd dz offnen mit einem scherlein dz die feuchtikait herauß sey lauffen Ob es sich wår begeben dz dz půrdlein zerpråch bey einer frauen vnd dz kind nit bald hernach volget / vnd dz die håimlich stat etwas trücken würd so sol man sy feüchtt vnd flüssig machen mit ŏlle oder mit maÿschem bůtter oder dz weÿß von einem aÿ wann es thut den fraüen grosse hilff.[282]

Löste sich die Plazenta[283] nicht von selbst, gab die Hebamme der Entbundenen ein Niesmittel, damit der beim Niesen geübte Druck auf die Bauchmuskeln zum Ausstoßen der Nachgeburt führte.[284] Half dieses

---

280 9.2.4, Bl. 134ᵛ.
281 9.4.4, Bl. 144ʳ.
282 9.2.4, Bl. 135ᵛ/136ʳ.
283 Fritz Strauss: Kurzgeschichte der Placentarforschung. In: *Gesnerus* 45 (1988), S. 381-409, hier besonders S. 392ff.
284 Das Niesen zur Austreibung der Plazenta beschreibt schon Avicenna. Beide Nasenöffnungen und der Mund sollten fest zugehalten werden, wodurch der Bauch angespannt und die Plazenta herausbefördert werde. Rud. Creutz: Der

Vorgehen nicht, wurde zu wehentreibenden Mitteln wie Raute, Salbei und Krokus gegriffen,[285] eine Räucherung mit Hennenfedern[286] oder mit Safran, Bibergeil, Myrrhe oder Zimt vorgenommen[287], Sadebaumwasser[288] bzw. Wasser aus Wegerichblättern[289] verabreicht. In der handschriftlichen Vorstufe von Pseudo-Ortolfs *Frauenbüchlein* wird außerdem erwähnt, eine geschickte Hebamme mit kleinen Händen könne die Plazenta vorsichtig ablösen.[290] Stellte die Geburtshelferin beim Waschen der Frischentbundenen einen Dammriß fest, so nähte sie ihn mit einigen Stichen zu oder brachte starke Pflaster an, die ebenfalls von einer Naht zusammengehalten wurden. Darüber strich sie Pech und verschloß die Wunde für den Verlauf des Heilungsprozesses.[291] Wenn das Kind geboren war, wurde es abgenabelt. Die Nabelenden verband die Hebamme mit einem fettgetränkten Stückchen Leinen.[292] Das erste Bad des Säuglings und die anschließende genaue körperliche Untersuchung nahm ebenfalls die Hebamme vor. Anschließend wickelte sie es fest ein; nur die Hände blieben frei beweglich. Das Weinen des Säuglings nach der Geburt deuteten die medizinischen Autoritäten der Antike und des Mittelalters als Reaktion auf die Kälte, die das Kind, welches in der Gebärmutter wie in einem warmen Bad gelegen hatte, bei seinem Eintritt ins Leben erschrekke.[293] Deshalb vertraten sie die Auffassung, nach der Geburt müßten für das Kind ähnliche Lebensbedingungen wie im warmen Mutterleib geschaffen werden.[294] Es gab in der Volkskultur deshalb den Brauch, das neugeborene Kind in das Hemd seines Vaters zu wickeln, da dieses noch dessen Körperwärme ausstrahlte: "Das Kind kommt aus der Wärme der Mutter in die des Vaters."[295] Waren die Schmerzen und Aufregungen der Geburt bei Mutter und Kind glücklich überstanden, konnten sich beide nun eine

persische Arztphilosph Avicenna (980 bis 1037) über Kunsthilfe bei Geburten und Fehlgeburten. In: *Die Medizinische Welt* 44 (1938), S. 1582-1585, hier S. 1583.

285 Haberling (1940), S. 71.

286 9.4.3, Bl. 119^r.

287 Degginger (1989), S. 27f.

288 9.2.4, Bl. 136.

289 9.4.3, Bl. 119^r.

290 9.2.4, Bl. 136^{rv}.

291 Haberling (1940), S. 72.

292 L.G. Deruisseau: Über die erste Pflege des Neugeborenen. In: *Ciba Zeitschrift* 6. Jg. Nr. 66 (1939), S. 2277-2286, hier S. 2278.

293 9.4.4, Bl. 142^r. Auch das "Nuckeln" wurde als Reaktion auf die Kälte gedeutet, vgl. ebd.

294 Shahar (1991), S. 52.

295 Loux (1983), S. 112.

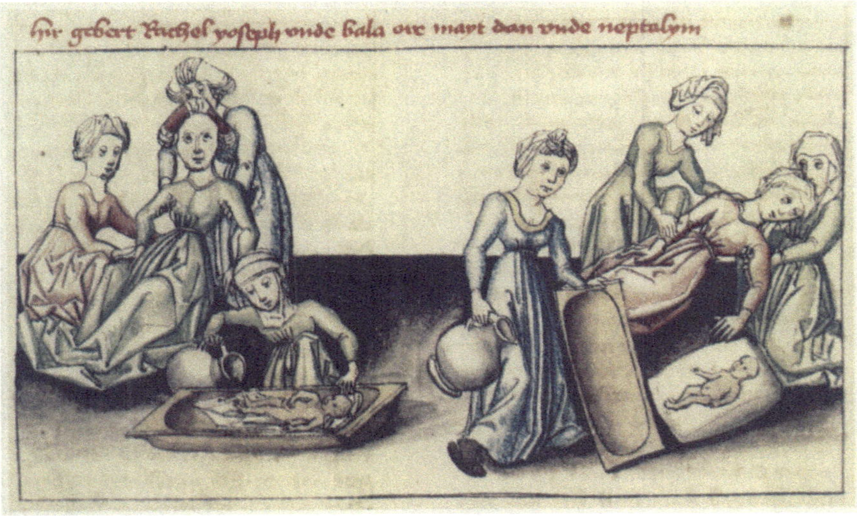

Abb. 8: Stadtbibliothek Dessau, Hs. Georg. 7b, Bl. 37[r]: Rahel gebiert Joseph, Bilha gebiert ihre Söhne Dan und Naftali (Gn 30,22-24; Gn 30,5-8)

Zeitlang ausruhen. Daß durch Schwangerschaft und Geburtsschmerzen oft eine enge Bindung zwischen Mutter und Kind entsteht, bemerkt Meister Ingold in einer Predigt des 15. Jahrhunderts, der schreibt: "het ein muͦter jr kint liep dar vmb das sú smertzen vnd we het gelitten".[296] Einschätzungen dieser Art sind zur Widerlegung der These geeignet, aufgrund der hohen Säuglingssterblichkeit habe es im Mittelalter keine enge emotionale Bindung zwischen Eltern und Kindern gegeben. Ebenfalls als Widerspruch zu dieser These ist nach meiner Auffassung die folgende Anweisung zu lesen: Die gerade entbundene Frau sollte ihr Kind an der linken Körperseite zum Herzen hin ablecken. Ohne selbst Schaden zu nehmen, könne sie damit das Neugeborene vor Krankheiten schützen:

> Do ein froͦwe ei[n]s kindes geniset Also schiere es von ir kommet So sol sie dz kint lecken an der lincken siten gegen dem hertzen So lecket sie allen den siechtagen des kindes von im̄e vnd schadet oͦch der muͦter nit Vnd wurt dz kint niemer malozig[297] noch gewinnet niemer dz vallende we[298].[299]

6.8.1 Exkurs: Bericht über eine Geburt aus dem Jahre 1486

Sehr selten sind aus dem Spätmittelalter Berichte überliefert, in denen das Geschehen während einer Geburt detailliert beschrieben wird. Im Kartensaal von Schloß Truscat (Sarzeau, Morbihan) in der Bretagne wurde das Duplikat der Sterbeurkunde von Catherine Partenay, Frau von Pierre Francheville entdeckt, die am 5. Juli 1486 nach der Geburt ihrer Tochter Vincente in Vannes verstarb.[300] Auch der Säugling überlebte die Geburt nur kurze Zeit. Pierre de Francheville trat daraufhin das Erbe seiner Tochter an, was die Familie von Catherine Partenay dazu veranlaßte, ein Gerichtsverfahren gegen den Ehemann der Verstorbenen in die Wege zu leiten, weil sie bezweifelte, daß die Tochter einige Zeit nach der Mutter

---

296 SBBPK Berlin, Haus 2, Mgq 35, Bl. 37^{r}. Vgl. Hellmut Rosenfeld: *Meister Ingold*. In: VL^2, Bd. 4, Berlin/New York 1983, Sp. 381-386, hier Sp. 384.

297 malozig: gemeint ist "leprös", "aussätzig". Als "Malatzei" wurde im 15. Jahrhundert die "Krankheit der sondersiechen, aussätzigen Leprosen bezeichnet, welche in besonderen Malatz-Gassen wohnten". Höfler (1899), S. 391.

298 vallendes we: gemeint ist "Epilepsia", "Apoplexia", "Kataplexia", "Fallsucht". Höfler (1899), S. 789.

299 UB Frankfurt a. M., Mgq 17, Bl. 282vb.

300 Jean Kerherve: Un Accouchement Dramatique a la Fin du Moyen-Age. In: *Annales de la Bretagne et des Pays de l'Ouest (Anjou, Maine, Touraine)*, Bd. 89 (1982), S. 391-396.

gestorben sei. Erst diese Bedingung machte Pierre de Francheville zum Erben seiner Tochter. Das Gerichtsverfahren endete im Mai 1495. Aufgrund der Zeugenaussagen der Hebamme Guillemette und des Priesters Jean Le Roux läßt sich der Verlauf der Geburt detailliert rekonstruieren. Eine Frau bat die über 50-jährige Hebamme Guillemette, Frau von Jean Le Dino, ungefährt eine Woche vor der erwarteten Entbindung zu der Schwangeren. Sie blieb bis zum 5. Juli Tag und Nacht bei ihr. Der Bericht läßt darauf schließen, daß sie zusammen mit einer Kammerzofe im gleichen Raum wie die Schwangere übernachtete. Catherine Partenay befand sich in schlechter körperlicher Verfassung, denn Bauch und Beine waren (wahrscheinlich infolge von Wassereinlagerungen) stark angeschwollen, außerdem hatte sie ein schwaches Herz. Am Morgen des 5. Juli fühlte sie sich besonders schwach und klagte über Schmerzen. Während sich Hebamme, Kammerzofe und Ehemann um sie kümmerten, trafen ihre Schwester Jeanne Partenay, mehrere andere Frauen und der Priester Jean Le Roux ein. Der Priester forderte alle Anwesenden auf, den Raum zu verlassen, bevor er der Schwangeren die Absolution erteilte. Anschließend setzte man Catherine Partenay auf einen Gebärstuhl, aber die Geburt ging nicht voran und die Kreißende litt große Schmerzen. Deshalb wurde sie zurück ins Bett gebracht, dann erneut auf den Gebärstuhl gesetzt. Diese Prozedur wiederholte sich einige Male. Als die Geburt schließlich begann, wurde sie von ihrer Schwester, die hinter dem Gebärstuhl stand, gestützt und gehalten. Auch die Hebamme kniete hinter dem Stuhl, als sie das Kind auffing. Der wieder hinzugekommene Priester war offensichtlich wegen der aufregenden Geburtsumstände irritiert und taufte das gerade geborene Mädchen auf den männlichen Namen "Vincent". Das Kind wurde betreut und gewickelt, es bewegte sich und öffnete den Mund, doch die Hebamme spürte an seinem Herzschlag, daß es nicht überleben würde. Auch der Frischentbundenen ging es körperlich schlecht, sie fühlte sich schwach und klagte über große Schmerzen. Die Hebamme sah Catherine Partenay im Bett liegen und sterben. Der Säugling, der in ihrem Schoß lag und um den sie sich gekümmert hatte, starb ebenfalls kurz darauf. Die Tote und ihr Kind wurden vor der Bestattung in ein für diesen Anlaß erworbenes großes weißes Tuch gewickelt. Anschließend versammelten sich Nachbarn und Abgesandte der Kirche, um Abschied von ihr zu nehmen.

Als Ursachen der schweren Geburt mit dem negativen Ausgang für Mutter und Kind lassen sich aus den Aussagen der Hebamme folgende Faktoren rekonstruieren: Catherine Partenay mußte schon ein fortgeschrittenes Alter erreicht haben, denn sie hatte eine weitere Tochter geboren, die bereits mit einem Mann namens Bertran Bino verheiratet war. Während ihrer zweiten Schwangerschaft erfuhr sie, daß ihre erstgeborene Tochter schon seit zwei Jahren tot war. Die auf den Namen "Vincent" getaufte zweite Tochter war offensichtlich ein Siebenmonatskind. Vor ihrer Geburt waren der Schwangeren darüber hinaus Blut und Fruchtwasser abgegangen. Es handelte sich also um eine Frühgeburt bei einer älteren Frau, die aufgrund des Todes ihrer ersten Tochter starkem psychischem Druck ausgesetzt war.

6.8.2 Extraktion von Totgeburten und Kaiserschnitt

Neben den oben erwähnten schwierigen Kindslagen war ein totes Kind im Mutterleib eine besondere Herausforderung an das Können der Hebamme. Totgeburten wurden auf ein Fehlverhalten der Mutter zurückgeführt. Es herrschte die Auffassung, diese habe sich zu sehr bewegt, getanzt oder das Kind erdrückt. Starb das Kind erst während der Geburt, konnte dieser Umstand dem mangelnden Können der Hebamme angelastet werden: "Ouch so verwarlosetz dik die bad mů̊tter jn der geburt".[301] Die Möglichkeiten zur Feststellung einer Totgeburt im Mutterleib waren sehr begrenzt: Die Hebamme erwärmte eine Hand in warmem Wasser und legte sie der Schwangeren auf den Leib. Regte sich das Kind nicht, wurde es für tot gehalten.[302] Im von Eucharius Rößlin herausgegebenen *Rosengarten* wird eine Gruppe von zwölf "Zeichen" referiert, mit deren Hilfe ein totes Kind im Mutterleib festgestellt werden konnte.[303] In den frauenheilkundlichen Texten werden folgende Mittel zur Austreibung von Totgeburten erwähnt: Die Schwangere sollte an Schlangenknöterich riechen oder die Wurzel der Pflanze in ihre Vagina einführen. Als hilfreich galt auch ein Umschlag mit Beifuß, der über Nacht auf dem Leib seine Wirkung entfaltete. Außerdem wird die Einnahme von gestoßenem Salbei empfohlen. Ein Getränk aus Ysop oder Wacholderblättern in warmem Wasser;[304] Myrrhe in Wein, die Muttermilch von einer anderen Frau, vermischt mit Öl, Hundemilch mit Wein und Honig oder schwarzes Hundehaar, das mit

---

301 9.1.5, Bl. 200rb.

302 Haberling (1940), S. 78. Nach Pseudo-Aristoteles galt es als Zeichen, daß ein Kind tot geboren werde, wenn es auf dem Weg durch den Geburtskanal schreie. Das Schreien deute auf ein Leiden hin. Nach der Auffassung der Theologen hätte es Angst, nicht rechtzeitig getauft zu werden, damit seine Seele gerettet werden könne. Vgl. 9.4.4, Bl. 142^{rv}.

303 Kruse (1994), S. 224.

304 9.1.5, Bl. 205rb.

Wein und Honig vermischt werden sollte, werden ebenfalls genannt.[305] Außerdem wird die herausziehende Kraft des Steines Jaspis erwähnt.[306] Eine gewaltsamere Alternative zu den genannten Mitteln waren die Zerstückelung des toten Kindes im Mutterleib oder dessen Extraktion mit eisernen Haken und gezähnten Zangen. Für die Anwendung dieser Verfahren mußte die Hebamme allerdings die Zustimmung der "Ehrbaren Frauen" einholen.[307] In den von mir untersuchten gynäkologisch-obstetrischen Texten werden keine Anweisungen zur Ausführung von Kaiserschnittoperationen erteilt, obwohl diese seit dem Frühmittelalter an gestorbenen Frauen praktiziert wurden. Schon in den Viten Gebharts, des Bischofs von Konstanz (geb. um 949) und des Abtes Burckhardt von St. Gallen (geb. 919) ist überliefert, diese seien durch Kaiserschnittoperationen[308] entbunden worden, als ihre Mütter während der Schwangerschaft starben. Die Frühgeburten überlebten, weil man sie in den Körper frischgeschlachteter Schweine bettete, die dann wie ein "Brutkasten" Wärme ausstrahlten.[309]

Peter von Breslau erklärt in der bisher unedierten 10. Predigt des "Leiden-Christi-Zyklus" die Etymologie des Begriffs "Kaiserschnitt". Seine Definition stimmt mit der Deutung bei Plinius, *Naturalis historia* 7,47 überein, in welcher der Titel "Cäsar" damit erklärt wird, daß der erste Namensträger aus dem Leib seiner Mutter geschnitten wurde:[310]

> zů dem anderen so ist der nam keiser gesprochen von einem sollichen entsprungen vnd het sin anvang genummen von einem keiser der wz Julius gesprochen oder belymdet der gar ein mehtiger keiser wz vnd von dem grosse ding gewissaget worent wie wol er ein heiden was vnd wunderlich ding wurden mit im gewúrcket

---

305 9.1.5, Bl. 206ra.

306 9.4.3, Bl. 124^{v}/125^{r}.

307 Haberling (1940), S. 55; vgl. die detaillierte Beschreibung der Extraktion einer Totgeburt bei Avicenna, Creutz (1944), S. 1582f.

308 Vgl. eine Vielzahl von Belegen für die Durchführung von Kaiserschnittoperationen in unterschiedlichen Zeiten und Kulturen bei: Reinhard Hofschlaeger: Der Ursprung des Kaiserschnittes (I). In: *Sudhoffs Archiv* 36 (1943), S. 284-299; Reinhard Hofschlaeger: Der Ursprung des Kaiserschnittes (II) in: *Sudhoffs Archiv* 37 (1953), S. 77-92.

309 Schon im antiken Rom wurden Kaiserschnittoperationen durchgeführt. Die *Lex Regia* ordnet an, keine bei der Geburt gestorbene Frau dürfe beerdigt werden, bevor das Kind aus ihrem Leib geholt worden sei. Vgl. Elseluise Haberling: Aus der Frühgeschichte des Kaiserschnittes. In: *Die medizinische Welt* 10 (1936), S. 1860-1863, hier S. 1860.

310 Lateinisch "caedere" meint hauen, fällen, ausschneiden u. ä. Vgl. "Kaiserschnitt", in Kluge (1989), S. 347.

do er dennoch in můterlichem lichnam wz vnd das in einem sollichen wen do diser keiser Julius dz kint der herre geboren solte werden do starp sin můter an der geburt eb sú in gebar also dz man die můter můste vf snyden vnd dz dz kint also von jr kam vnd behielt dz leben von diser geschiht wart im der nam cesar dz ist in dem tůtsch gesprochen ist keiser geben wen cesar noch der vs legung ist also vil geprochen also ein gesnittener oder der gesnitten ist vnd dannan von ist den keiseren der nam bliben wen do vor hiessen sů nit keiser.[311]

Die erste Beschreibung eines Kaiserschnitts befindet sich im 7. Buch der *Practica sive lilium medicinae* Bernhards von Gordon aus dem Jahre 1305. Auch bildliche Darstellungen der Schnittentbindung sind aus dem Mittelalter bekannt, meistens handelt es sich um Szenen, die die Geburt des Antichrists illustrieren.[312]

In den Dekreten der mittelalterlichen Synoden und Konzilien werden die Hebammen verpflichtet, nach dem festgestellten Tod der Gebärenden die "Sectio caesarea" durchzuführen, um das Leben des Säuglings zu retten oder um diesen zumindest taufen zu können.[313] In der Kölner Synode von 1281 heißt es beispielsweise, die Hebamme solle, wenn der Tod einer Gebärenden eingetreten sei, deren Mund mit einem Stück Holz aufsperren. Dadurch bekomme das Kind genug Luft, bevor es mit einem Kaiserschnitt gerettet werden könne.[314] Eine gleichartige Anweisung befindet sich noch in Artikel 11 der *Städtischen Ordnung* St. Gallens aus dem Jahre 1757.[315] Erst seit der Reformation wurde die Frage, ob im Zweifelsfalle das Leben von Mutter oder Kind zu retten sei, zugunsten des mütterlichen Lebens entschieden. Bei schweren Geburten wurde der Säugling notfalls im Mutterleib zerstückelt.[316] In der schon erwähnten Regensburger Hebammenordnung von 1452 heißt es, falls die Hebamme eine problematische Geburt befürchte, solle sie sich schon vor der Geburt an eine Frau, wohl eine Chirurgin, wenden, die nach dem Tod der Gebärenden einen Kaiserschnitt ausführen könne. Hätte sie die Frau nicht rechtzeitig zur Geburt bestellt oder sei diese während der Entbindung nicht erreichbar, so solle sie selbst, ohne zu zögern, die Schnittentbindung ausführen, egal, ob sie vorher den Auftrag dazu erhalten habe oder nicht. Sollten sie oder andere Hebammen dem Kind aus Angst vor der Operation die Hilfe entziehen,

---

311 SBBPK Berlin, Mgq 22, Bl. 97^r. Anlaß der Predigt ist Mt 22,21. Für den Hinweis auf diese Passage in der Predigt danke ich Petra Strczymecki.

312 Blumenfeld-Kosinski (1990), S. 24, vgl. auch die Abbildungen a.a.O.

313 A.a.o., S. 25ff.; Shahar (1991), S. 45.

314 Theile-Ochel (1972), S. 3.

315 Degginger (1989), S. 29.

316 Haberling (1940), S. 26.

würden sie ohne Gnade an Leib und Gut bestraft werden.[317] Wie eine Kaiserschnittoperation vonstatten ging, wird in der Württembergischen Hebammenordnung von 1480 beschrieben, die im *Crailsheimer Kirchenbuch* überliefert ist. Danach bitten viele Mütter, wenn sie während der Entbindung merken, daß sie sterben müssen, die Hebamme um die Kaiserschnittentbindung, damit ihr Kind gerettet werde. Dann sollte eine geschickte Geburtshelferin die linke Körperseite der noch lebenden Frau aufschneiden. Es wird betont, es dürfe nicht die rechte Seites des Leibes sein, denn bei Frauen liege das Herz rechts, bei Männern links. Der Schnitt sollte in der Nähe des Schambeins ausgeführt werden und ungefähr so breit sein wie eine Hand. Die Helferinnen müßten den Körper der Frau anschließend mit tiefliegendem Kopf in Rückenlage betten. Mit einer eingeölten Hand solle die Hebamme vorsichtig die Eingeweide beiseite schieben und die Gebärmutter öffnen. Nun werde der Körper wieder in die Seitenlage gedreht und das Kind herausgenommen. Zeige die Mutter noch Lebenszeichen, sollte sie vorsichtig erneut in Rückenlage gebracht und die Wunde mit einem seidenen oder einem anderen Faden vernäht werden. Darüber müsse ein Pflaster aus drei Eiern und Hanfstoff sowie Armenischer Erde (Bolus armenicus) befestigt werden, sofern letztere zur Verfügung stehe. Zur Stärkung solle der Frau anschließend ein wenig guter Wein eingeflößt werden. Hätte sie die Besinnung wieder erlangt, müsse ihr eine Mixtur aus der Wurzel der großen Schwarzwurz und Berg-Galbanum gereicht werden, die in Wein gekocht worden seien.[318]

Im Stadtarchiv Frankfurt a. M. ist das Schreiben eines gewissen Jost von Pern aus dem Jahre 1411 erhalten, der sich in diesem für die Freilassung einer ihm nahestehenden älteren Hebamme namens "Mutter Guetgin" einsetzt, die wohl an einer Alterspsychose litt und deshalb eingesperrt worden war. Er deutet seine Verwunderung über den Geisteszustand der Hebamme an und schreibt, "Mutter Guetgin" sei von Jugend an, wie weitere weibliche Familienmitglieder, Geburtshelferin gewesen und verfüge über größere Berufserfahrung als viele andere. Sie habe in Frankfurt und in anderen Städten sieben Kinder mit Kaiserschnittoperationen entbunden und sie so vor der ewigen Verdammnis gerettet, der sie ungetauft anheimgefallen wären. Außerdem hätte sie Frauen operiert, die an Geburtsfolgen litten. Ob damit ein Vorfall des Uterus, Dammrisse oder Verletzungen gemeint waren, kann nur vermutet werden. Jost von Pern betont

---

317 Haberling (1932), S. 62.

318 Haberling (1936), S. 1862. Der lateinische Wortlaut ist wiedergegeben bei: Walther Pfeilsticker: Eine württembergische Hebammenordnung von ca. 1480. In: *Archiv für Geschichte der Medizin* 20 (1928), S. 95-98, hier S. 97.

allerdings, ohne das Können der Hebamme hätten die Frauen keinen Beischlaf mehr pflegen können:

> wie sie in die dorheit kommen ist dass nympt mich wunder [...] dan sie hath hie zu franckenfurtt und anderswo sieben kynder von iren müddern geschniden, mit verlab zu redden, die alle zu der helligen dauff[319] sinth kommen, die sust von andern personen musten verdorben syn. Auch manicher erbarn frauwen widder geholffen hath, die keyns mans nymmer mer wertt wären geworden, heth sie nest goth gethan mit iren kunsten, das manicher ver zu thun were.[320]

Der Herausgeber dieses Schreibens hält es aufgrund seiner Kenntnisse der damaligen Geburtshilfe für ausgeschlossen, daß die Hebamme wirklich sieben Kaiserschnittoperationen durchgeführt habe. Unter Berücksichtigung der inzwischen vorliegenden Untersuchungen erscheint es mir durchaus möglich zu sein, daß die Geburtshelferin die "Sectio caesarea" durchgeführt hatte.

1563 wurden in Wiesensteig in der Nähe Ulms 63 Frauen für die Entstehung eines Unwetters verantwortlich gemacht, das die gesamte Ernte vernichtet hatte. Unter den auf Scheiterhaufen verbrannten Frauen waren auch zwei Hebammen. Über sie wird erwähnt, sie hätten zwei Kinder aus dem Mutterleib geschnitten, d. h. durch Kaiserschnitt entbunden.[321]

6.9 Uneheliche Schwangerschaft und Geburt

Ein Aspekt, der hier noch kurz erwähnt werden soll, ist die Geburt eines Kindes außerhalb der christlichen Institution Ehe. Sie bedeutete für eine Frau, sich einer Vielzahl von Restriktionen auszusetzen und gleichzeitig eine mögliche Gefährdung ihrer ökonomischen Situation.[322] Die Hebamme war verpflichtet, eine uneheliche Geburt anzuzeigen und den Namen

---

319 Gemeint ist: "heiligen Taufe".

320 Zit. n. Oswald Feis: Bericht aus dem Jahre 1411 über eine Hebamme, die angeblich 7 Kaiserschnitte mit gutem Erfolg für Mutter und Kind ausgeführt hat. In: *Sudhoffs Archiv* 26 (1933), S. 340-343, hier S. 342.

321 Schulz (1992), S. 170.

322 Vgl. ergänzend Michael Mitterauer: *Ledige Mütter. Zur Geschichte illegitimer Geburten in Europa*. München 1983. Daß die soziale Deklassierung unverheiratet Schwangerer bis weit in die Neuzeit zu verfolgen ist, erforschte Marita Metz-Becker: Gebären im Dienst der Wissenschaft. Zum Medikalisierungsprozeß unehelich schwangerer Frauen in den Gebärhäusern des frühen 19. Jahrhunderts. In: *Zeitschrift für Volkskunde*, 90. Jahrgang (1994), S. 210-229.

des Kindsvaters zu erforschen. Kam sie dieser Pflicht nicht nach, so mußte sie mit Bestrafungen rechnen. Diese reichten von Geldstrafen bis zu einer Gefangennahme bei wiederholtem Verstoß gegen die Ordnung. In der Heilbronner Ordnung heißt es, wenn die Hebamme einen Meineid bei der Meldung einer unehelichen Geburt ablege, sei sie "am Leib zu strafen".[323] Nach der Geburt durfte sie das uneheliche Kind nur unter dem Mantel zur Taufe tragen.[324] In die deutsche Druckversion der ehemaligen Beitexte zum Situs einer Schwangeren aus dem *Fasciculus medicinae* wurde als Zusatz ein moralischer Exkurs integriert, der in den lateinischen Druckfassungen fehlt und sich u. a. dem Thema "uneheliche Schwangerschaft" widmet (vgl. Anhang):

> Herwiderumb seind auch ettliche iunckfrawen / wann sie schon mercken das sie schwanger seind worden beschemen sie sich deß / vnnd gürten sich / vnd hond also ir wesen nach als vor vnnd mainen sie wo̊llen es lenger verdrucken / etliche verdruckt es also das sie darumb kumpt. etliche thůnd es gern / so sie nit den vatter dartzů wissen / vnder weilen wissen sie den vater woll / sie beschemen sich aber das sie auß dem weg seind gedretten / vnd vnrecht haben gethon / vnnd mainen dann es wissen das nieman / nicht destminder so waißt es doch der allmechtig got der alle ding waißt / vor dem sie sich aller mayst fürchten můssen vor dem sie nicht künnen oder mo̊gen haimlich thůn / vor dem selben můssen sie sich schemen / wann er würd sie auch straffenn. Es were besser man hett scham vnnd schand vor der welt dann das ain mensch sein schannd vor der welt nit wil thůn. wann dardurch verleürt man gotes huld vnd kumpt zů der straff gottes / vnd zů des teüffels spo̊t zů der hellischen pein vnd zů den ewigen schanden.[325]

Diese Ausführungen beschreiben weibliche Reaktionen auf zu erwartende gesellschaftliche Sanktionen bei vorehelicher Schwangerschaft. Die Unkeuschheit der Frauen wird im zitierten Textbeispiel anhand der jungen Frauen vorgeführt, die vor der Ehe schwanger geworden sind und aus Scham ihren Zustand zu verbergen suchen, indem sie "den Gürtel enger schnallen". Frauen, die "vsz dem weg seind gedretten", können nach der Meinung des Verfassers zwar den Versuch wagen, ihr Tun vor der Welt zu kaschieren. Gott werde es dennoch erkennen und sie dementsprechend bestrafen. Das Eingeständnis der Schande wäre besser, als bei deren Verschweigen der ewigen Verdammnis anheimzufallen. Welchen Pflichten oder Strafen sich der Kindsvater zu unterwerfen hat, wird nicht erwähnt.

---

[323] Schlieben (1927), S. 139.

[324] Haberling (1940), S. 19.

[325] Vgl. das Zitat des Anfangs dieses Exkurses und seine Interpretation in Kapitel 6.2. Zit. n. aiiij^{v}, Text unter den Buchstaben "FF". Nasalstriche wurden im Zitat aufgelöst.

Uneheliche Schwangerschaften sind dieser Argumentation zufolge allein ein Problem der Frauen.[326]

Der bereits oben zitierte Konrad Schlatter,[327] Prior der Straßburger Dominikaner in der ersten Hälfte des 15. Jahrhunderts, behandelt in einer bisher unedierten Heiligenpredigt auf St. Andreas[328] unter der Überschrift "Sant Andreas tag hört dis" ebenfalls das Thema "uneheliche Schwangerschaft". In einem von ihm erwähnten Exempel versucht eine Frau vor der Geburt ihres unehelichen Kindes ihr Fehlverhalten mit Hilfe des Teufels zu korrigieren. Dieser fühlt sich aber nicht zuständig und rät ihr, sie solle sich an den hl. Andreas wenden. Der Heilige weist sie darauf hin, daß sie für ihre Tat Strafe und Leid verdient habe, setzt sich aber als Fürsprecher bei Gott für ihre Belange ein. Obwohl ihr geholfen wird, ist

---

326 Auf eine veränderte Bewertung der unehelichen Schwangerschaften im Laufe des 16. Jahrhunderts als "Fehltritt" der Frauen, die infolgedessen gesellschaftlichen Restriktionen ausgesetzt waren, verweist Michael Schröter: "Die Verstärkung des Drucks besonders auf Frauen zeigt sich ganz analog auch in der Behandlung des Problems unehelicher Kinder. Vor der Reformation waren Sexualkontakte zwischen ledigen Personen nicht strafbar gewesen; für Kinder hatte der Vater aufzukommen. Diese Ordnung der Dinge erfuhr um die Wende des 16. zum 17. Jahrhundert eine einschneidende Veränderung. In Basel z. B. trat in dieser Zeit an die Stelle privater Vaterschaftsklagen ein Offizialverfahren, das nicht mehr dazu diente, einen Versorger für das Kind zu finden, sondern die "salva venia Hur" für ihre Unzucht büßen zu lassen; es galt strikte Denunziationspflicht etwa für Hebammen und Pfarrer. Der Mann wurde zu einer Geldstrafe verurteilt; im übrigen zahlte er ein Minimum an Unterhaltskosten, das gerade sicherstellte, daß das Kind nicht der Gemeinde zur Last fiel. Das Kind aber blieb bei der Mutter, die als uneheliche Mutter für ihr Leben stigmatisiert und vom Verkehr mit ehrbaren Jungfrauen ausgeschlossen blieb. Mit einem Wort: Die weit überwiegende Last fällt nun auf die beteiligten Frauen; verglichen mit der Entehrung, die ihre soziale Existenz vernichtet, ist die Schande, die allmählich auch den Vater eines unehelichen Kindes zu treffen beginnt, nur ein schwacher Schatten." Schröter (1984), S. 181f.
Das Zitat aus der deutschsprachigen Druckversion der Beitexte zum Situs einer Schwangeren aus dem *Fasciculus medicinae* (von 1502) thematisiert das Fehlverhalten einer Frau, die in "Scham und Schand vor der Welt" bestehen muß. Scham und Schande in der Welt sind danach allerdings geringer zu schätzen als die Strafe Gottes. Der an der Zeugung beteiligte Mann wird in diesem Text mit keinem Wort erwähnt. Der Prozeß der primären Schuldzuweisung an die Frau bei unehelicher Schwangerschaft ist damit also schon für die Wende vom 15. zum 16. Jahrhundert belegt.

327 Vgl. Schiewer (1992), Sp. 706-709.

328 Über Mt 4,18-22.

sie, der Darstellung zufolge, allein für die uneheliche Geburt verantwortlich, denn der Kindsvater wird wiederum nicht erwähnt:

> Ein ander exempel ein frowe wz swanger eines vnelichen kindes vnd do die zit kam dz sú geberen solte do rúfte sú den bo̊sen geist an dz er ir húlffe Do sprach der bo̊se geist wz růffest du mich an Růffe sant Andres an vnd sú súchete sant Andres vnd so sú zú ime kam do bat sú in dz er ir zú hilffe kam do sprach er du lidest billich wenne du hest es wol verschuldet Doch erbarmet er sich vber sú vnd bat got fúr sú vnd ir wart geholffen.[329]

Der hl. Andreas, der hier auf den fiktiven Rat des Teufels hin angerufen werden sollte, galt im Mittelalter als zuständiger Heiliger bei Heirats- und Kinderwünschen.[330] Daß die Angst vor gesellschaftlicher Diskriminierung unverheiratete Schwangere oft zu verzweifelten Taten trieb, ist in der Literatur nicht erst seit Goethes *Faust*[331] belegt. Ein Fall aus dem Jahre 1502 ist ein besonders grausames Beispiel. Ennelin Heberling gab zu Protokoll, sie habe "ein lebendig kind geboren und das gedoufft und im darnach sin kelen mit ein hackmesser abgehowen und in die proffeten[332] geworfen, ir schand damit zu bedecken."[333] Man verurteilte sie dazu, lebendig begraben zu werden: Sie wurde in eine Grube gestoßen, mit einem Reisigbündel und darüber geschütteter Erde bedeckt und konnte nur noch über ein Rohr atmen, das von ihrem Mund bis an die Oberfläche reichte.

Unterschiedliche Quellen des 15. Jahrhunderts erwähnen Kindsaussetzungen: Dem Prediger Johannes Geiler von Kaysersberg zufolge wurden in Straßburg am Ende dieses Jahrhunderts bis zu zwanzig Kinder pro Jahr von ihren Müttern ausgesetzt: "vom huse armen kintbettern, die es armüt oder abgang ir libesnahrung halp nit zu erziehen und vielleicht selbs nit zu essen hatten".[334] In einer Chronik der Stadt Basel ist vermerkt, Frauen setzten ihre Kinder vor dem Rathaus oder dem Spital aus.[335] Auch in

---

329 SBBPK Berlin, Haus 2, Mgq 208, Bl. 247^{r}-256^{r}, hier Bl. 252^{rv}.

330 Vgl. Sartori: Art. *Andreas, hl.* In: HWDA 1, Berlin/Leipzig 1927, Sp. 398-405, hier Sp. 401.

331 Siegfried Birkner: *Das Leben und Sterben der Kindsmörderin Susanna Margaretha Brandt.* Nach den Prozeßakten der Kaiserlichen Freien Reichstadt Frankfurt am Main, den sogenannten Criminalia 1771. Frankfurt a. M. 1989.

332 Gemeint ist: eine Abortgrube.

333 Zit. n. Hans-Jürgen Warlo: *Medizinische Sachverständige im mittelalterlichen Gerichtswesen der Stadt Freiburg im Breisgau.* Med. Diss. Freiburg i. Br. 1970, S. 60 (Stadtarchiv C1 Criminalia Nr. 6 vom 9. Juni 1502).

334 Zit. n. Opitz (1988), S. 91.

335 Ebd.

anderen Städten wurden Waisen- oder Findelkinder in den Spitälern untergebracht.[336] Im Ulmer Haus für Waisen- und Findelkinder lebten gegen Ende des 15. Jahrhunderts im Schnitt 120 bis 150 Kinder.[337] Einige Städte richteten öffentliche Findelhäuser ein: Nürnberg bereits im 14. Jahrhundert, andere Städte wie Freiburg im Breisgau, Augsburg, Ulm und München in der darauffolgenden Zeit. Die Findelhäuser wurden von einem Ehepaar, dem "Findelvater" und der "Findelmutter", geleitet, die mit Köchen, Dienern und oftmals Lehrerinnen zusammenarbeiteten. Je nach der Größe der Institution konnte die Zahl der betreuten Kinder stark schwanken: Das Straßburger Findelhaus beherbergte im Jahre 1482 eine Gruppe von 25 Waisen, während 1563 in Nürnberg 212 Findelkinder lebten.[338]

Außerehelich geboren zu sein, bedeutete für einen Menschen im Spätmittelalter eine Art von Stigmatisierung: "Man kann sagen, daß es das normale Schicksal der Unehelichen im mittleren und unteren Bürgertum war, von der normalen Berufsausübung und von der geselligen Solidarität ausgeschlossen zu sein."[339] In den Zunfturkunden der Lübecker Lohgerber, Barbiere, Leineweber, Kerzengießer und Zimmerleute ist festgelegt, daß sowohl die zukünftigen Meister als auch ihre Ehefrauen ehelich geboren sein müssen, um den angestrebten Status zu erreichen. Ein zukünftiger Lohgerber "schal dat bewisen, dat he echte vnde rechte geboren zy; desulven gelikes schal men ok bewisen van der vrouwen wegen".[340] Eine Fehlgeburt konnte bei unehelich gezeugten Kindern schnell zur Verurteilung der Schwangeren führen, weil medizinische Kriterien zur Unterscheidung eines natürlichen von einem künstlich herbeigeführten Abort kaum bekannt waren.[341]

---

336 Mischlewski (1987), S. 156.

337 Uitz (1992), S. 105.

338 Wiesner (1986), S. 45-48.

339 Rolf Sprandel: Die Diskriminierung der unehelichen Kinder im Mittelalter. In: *Zur Sozialgeschichte der Kindheit*. Hrsg. von Jochen Martin und August Nitschke. Freiburg i.Br. /München 1986, S. 487-502, hier S. 498f.

340 Zit. n. Klaus Arnold: Frauen in den mittelalterlichen Hansestädten. Eine Annäherung an die Realität. In: *Hansische Geschichtsblätter* 108 (1990), S. 13-29, hier S. 18.

341 Leibrock-Plehn (1992), S. 25.

6.10 Betreuung der Kindbetterin

Für den Aufenthalt im Wochenbett galt ein Zeitraum von sechs Wochen als angemessen, doch lassen Bemerkungen in der *Postille* des Predigers Johannes Geiler von Kaysersberg erkennen, daß das Kindbett sich durchaus über die doppelte Zeit erstrecken konnte.[342] Kopf und Schultern sollten im Wochenbett hoch gelagert werden, damit die Flüsse besser abgingen. Der Frischentbundenen wurde empfohlen, sich warm zu halten und den Leib mit einem mehrfach zusammengelegten Tuch zu bedecken. Auch wurden Räucherungen praktiziert, die der Wärmezufuhr dienten. Sie gehen auf rituelle Ursprünge zurück.[343] Es galt als wichtig, daß die Frischentbundene im Wochenbett stark schwitzte. Wie oft die Bettwäsche gewechselt wurde, läßt sich anhand der Texte nicht belegen. In späteren Jahrhunderten war der Wechsel teilweise mit Tabus belegt bzw. erfolgte wegen der Arbeitsbelastung eher selten. Dem Kindbettfieber wurde damit Vorschub geleistet.[344] War sie nach der Geburt stark genug, durfte die Frischentbundene im Zimmer auf und ab geführt werden.[345] Während des Wochenbetts sollte sie allerdings weder das Haus verlassen noch Treppen steigen.[346] Die Hebamme kümmerte sich zwischen acht und vierzehn Tage lang jeden zweiten oder dritten Tag um das Wohl von Mutter und Kind. Für sie war es deshalb sinnvoll, wenn die gynäkologisch-obstetrischen Rezeptsammlungen durch Anweisungen zur Behandlung von Säuglingen erweitert waren. Um die Versorgung der Kindbetterin und des Haushalts kümmerten sich deren Verwandte. Mittellose Frauen wurden von Witwen oder Beginen betreut.[347] Bei reicheren Frauen kam eine Kindbettkellnerin[348] ins Haus.[349] Die Kindbettkellnerinnen wurden auf

---

[342] Kotelmann (1890), S. 227f.

[343] Vgl. zu Räucherungen im Wochenbett in unterschiedlichen Kulturen Fischbach (1981), S. 39-42.

[344] Oskar von Hovorka/Adolf Kronfeld: *Vergleichende Volksmedizin. Eine Darstellung volksmedizinischer Sitten und Gebräuche, Anschauungen und Heilfaktoren, des Aberglaubens und der Zaubermedizin.* 2 Bde., Stuttgart 1908/09, S. 597.

[345] 9.2.4, Bl. 137^{IV}.

[346] Haberling (1940), S. 74.

[347] Schlieben (1927), S. 173.

[348] Auch der Name "Kindbettkellerin" war für die Krankenwärterin und Haushaltshilfe gebräuchlich. Vgl. Schulz (1992), S. 172.

[349] A.a.O., S. 140f. Der Nürnberger Briefmaler und Formschneider Georg Glockendon gestaltete einen Einblattdruck unter dem Titel "Von den kinthpetkelnerin vnnd von den dienstmaiden von den erbarn dirn", den ein Holzschnitt illustriert, auf dem in zwei Szenen die Wochenstube und die Küche eines Hauses abgebildet sind. Der

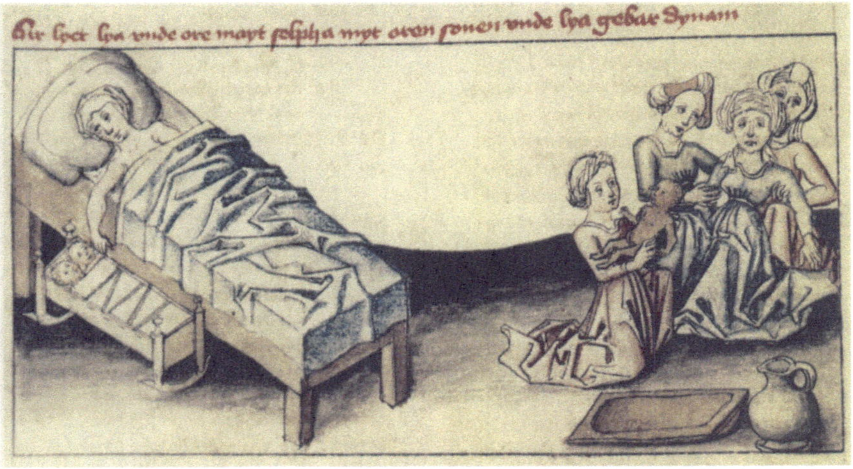

Abb. 9: Stadtbibliothek Dessau, Hs. Georg. 7b, Bl. 36^{v}: Lea und ihre Magd Silpa mit ihren Söhnen (Gn 29,24-30)

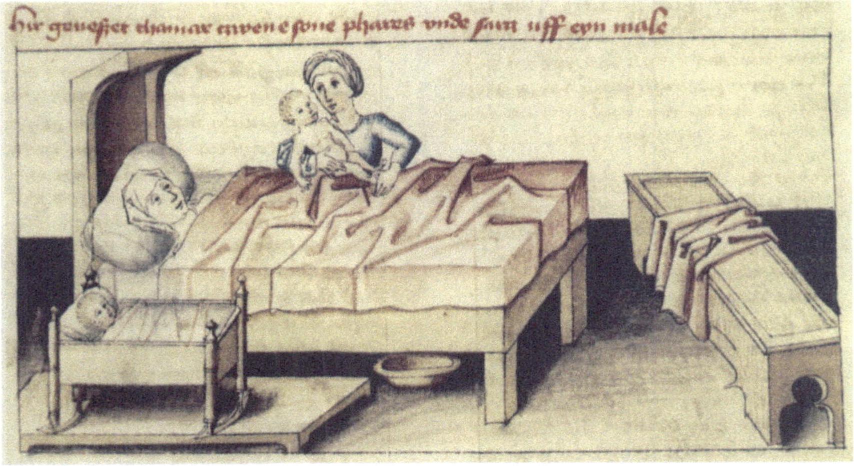

Abb. 10: Stadtbibliothek Dessau, Hs. Georg. 7b, Bl. 45^{v}: Tamar hat die Zwillinge Perez und Serach geboren (Gn 38,27-30)

ihre Aufgabe von den Hebammen vorbereitet. In Memmingen mußten sie sogar eine Prüfung bei einer Hebamme oder einer "Ehrbaren Frau" ablegen.[350]

Selbst die in manchen Fällen nach einer Entbindung auftretende Kindbettpsychose wird in einem Handschriftentext thematisiert. Sei die Frischentbundene schwermütig, zornig oder traurig, müßten sich ihre Betreuerinnen besonders einfühlsam um sie kümmern:

> Ein ÿetliche kindtpedterin sol sich hůten vor aller schwermütikeit. traůrigkait vnd zoren / vnd sol jr auch nicht fürchten / wann solich sach pringt den frawen vil übels / vnd haben sy forcht so sol man jr wol hůtten ꝛc.[351]

In den untersuchten Handschriften werden auch Ernährungsregeln für die Kindbetterin erteilt. In den ersten Tagen nach der Entbindung sollte sie neben gekochten Eiern flüssige Nahrung essen, wie z. B. Hühnersuppe, Brühe von Lammfleisch oder an den fleischlosen Tagen Erbsenbrühe mit langem Pfeffer und Safran.[352] Nach drei oder vier Tagen konnten junges Hühner- und Lammfleisch gereicht werden. Zehn Tage nach der Geburt durfte die Frischentbundene junge Vögel, das Fleisch älterer Hühner, gebratene Eier, ein "milch sůpplein" sowie ein Weizen- oder Kraftmus zu sich nehmen. Auch eine Käsebrühe, die mit einem jungen Käse gekocht

---

dazugehörige Text umfaßt ein Streitgespräch in 66 Versen zwischen der Hebamme und der Kindbettkellnerin. Der Einblattdruck ist abgebildet in: Eugen Diederichs: Deutsches Leben der Vergangenheit in Bildern. Ein Atlas mit 1760 Nachbildungen alter Kupfer- und Holzschnitte aus dem 15.-18. Jahrhundert. Bd. 1. Jena 1908, Abb. 255; vgl. Frieder Schanze: Art. *Glockendon, Georg (Jörg)*. In: VL², Bd. 3, Berlin/-New York 1981, Sp. 55-57.

Noch im 20. Jahrhundert war diese Form der Betreuung einer Kindbetterin im Gebirge gängig. Die Hebamme Anna Sinn aus Koloman in Südtirol berichtet in ihren Erinnerungen: "Solange die Frau im Bett liegen mußte, wurde für die ganze Arbeit die 'Ammerin' auf den Hof geholt, wenn nicht die Großmutter oder eine andere Frau da war. Die 'Ammerin' war eine - meistens ältere - Frau aus dem Dorf, die immer zur Zeit des Wochenbettes auf die Höfe ging. Sie bekam von den Bauern für die Arbeit, die sie machte, ein wenig Butter, Speck und Eier. Manchmal halfen sich auch die Nachbarinnen gegenseitig aus." Zit. n. Grabrucker (1989), S. 33.

350 Zit. n. Schlieben (1927), S. 172.

351 9.2.4, Bl. 137ʳ.

352 Eine "gelbe Kindbettsuppe" unter Verwendung von Safran (Crocus sativus), der menstruationsfördernd, in höherer Dosierung auch abortiv wirkt, scheint zu den gebräuchlichen Nahrungsmitteln für Kindbetterinnen gehört zu haben. Vgl. Maria Tscholakowa: Zur Geschichte der medizinischen Verwendung des Safran (Crocus sativus). In: *Kyklos* 2 (1929), S. 179-190, hier S. 183.

worden war, mundete ihr nun wieder.[353] Vor dem Genuß von in Schmalz gebackenen Eiern, jeder Art von "kůchlein", Obst und Fisch, Met und Bier wird allerdings gewarnt.[354] Die hier anhand der Ausführungen in der handschriftlichen Vorstufe von Pseudo-Ortolfs *Frauenbüchlein* zusammengefaßten Angaben geben die Grundlagen der mittelalterlichen Ammendiät wieder, die auf den Vorgaben von Soranus von Ephesos basieren.[355] Nur im *Trakat von Empfängnis und Geburt* befindet sich folgende Anweisung für die Ernährung von Kindbetterinnen. Ein lebendiger, gesunder und frischer Igel (wie man ihn bei Brunnen findet), der keine Mäuse verspeist habe, sollte, nachdem er eingefangen war, durch Nahrungsentzug seinen Verdauungstrakt leeren. Nachdem ihm lebendig die Haut abgezogen und sein Inneres in kaltem Wasser gereinigt worden sei, könne er zuerst in Wasser gekocht, dann gebraten werden. Nach einem Haferbrei sollte er zum Frühstück serviert werden, denn er kräftige und helfe, Ohnmachten zu vermeiden:

> **Ein hv̊bsche ler von dem das hilft kinden vnd kindelpeterin**
> Jtem̄ nym ain lebentigenn jgell der gesunt vnd frisch seÿ vnd der nit mäüs hab gessenn den man peÿ průnen̄ wasser findett vnd las in aus dewenn̄ vnd lebentig die hautt ab ziechenn vnd das ÿnnder schon aus säubernn aus ainem kaltenn wasser dar nach erwallen in ainem wasser dar nach las in prattenn̄ vnd gÿb jr in zw essenn an dem morgenn nach ainem haber preÿ an dem morgen̄ das machet die kraft woll pehaltenn vnd hÿlft den selben menschen vast woll für die amecht fürwar ‖.[356]

Gerhard Eis veröffentlichte ein frauenheilkundliches Rezept aus Cod. 652 der Universitätsbibliothek Innsbruck (aus der Mitte des 12. Jahrhunderts), welches als Aphrodisiakum und zur Stärkung einer Frischentbundenen angewendet werden sollte. Es basiert auf einer gegengeschlechtlichen Hormongabe aus Hirschhoden, die, nachdem sie kleingeschnitten und pulverisiert worden waren, in einem ausgeblasenem Ei aufgehoben wur-

---

353 9.2.4., Bl. 137v/138r.

354 9.2.4, Bl. 138rv.

355 "Scharfe, gewürzte Speisen wurden untersagt, ebenso Knoblauch, Rettich, Zwiebel, Hülsenfrüchte, ja selbst gebratenens Rind- und Hammelfleisch. Soranus stellt geradezu einen Küchenzettel für die ersten drei Wochen auf: in den ersten acht Tagen durften nur leichte Speisen gegessen werden, Eier waren verboten; in der zweiten Woche wurde Fisch und Fleisch erlaubt, Wild und Geflügel erst in der dritten Woche, Gemüse wurde in der Antike ganz vermieden, da man der Ansicht war, daß es die Milch verwässere.[...] Nach mittelalterlicher Anschauung trugen Erbsenbrühe, Fleischbrühe, Safran, Eier und Weißwein viel zur Verdünnung der Milch bei." Deruisseau (1939), S. 2292.

356 9.4.4, Bl. 151r.

den.[357] Die Gefahren des Geschlechtsverkehrs im Kindbett, der Unfruchtbarkeit nach sich ziehen könne, werden im *Traktat von Empfängnis und Geburt* unter Bezug auf etliche Meister, vornehmlich die medizinischen Autoritäten Plinius d. Ä., Avicenna und Richardus Anglicus, erwähnt. Sie sind wohl als Verhaltensregel für die Ehemänner gedacht:

> So ain fraw mit den mannen vnkewschennt so sÿ in kindelpetteñ seintt das seÿ der permúetter gar grosser schadt wenn sÿ jst zw kranńck zw new zw zartt auch vnsaúber vnd perawbt seÿ die perhaftúng vnd fruchtparikaitt an zweÿffell.[358]

Während der Zeit des Kindbetts lud die Frischentbundene befreundete Frauen zu den sogenannten "Kindbetthöfen" ein, bei denen Speisen serviert und zum Tanz gebeten wurde.[359] Im süddeutschen Sprachgebiet war bis in die Neuzeit das "Weißet" oder der "Chercha" gebräuchlich: Die Besucherinnen brachten der Kindbetterin ausschließlich weiße Nahrungsmittel, wie Zucker, Eier, Milch oder Weißbrot, als Geschenk mit. Wahrscheinlich liegt den "weißen Gaben" die Vorstellung vom "Trutenbannen" zugrunde: die Frauen nahmen an, die Truten (Hexen oder Zauberinnen) würden sich durch das Schlüsselloch in den Schlafraum begeben und könnten Mutter und Kind gefährlich werden, wenn ihnen nicht die "weißen Gaben" ausgehändigt würden.[360]

War die Gebärende bei der Entbindung gestorben, hatte sie nach zeitgenössischer Auffassung den mit der Geburt verbundenen Status der "Unreinheit", den erst der erste Kirchgang beendete, nicht mehr überwinden können. Ihre Leiche durfte nur in die Kirche getragen werden, wenn eine Entweihung des Raums durch Blut oder Leichenwasser[361] ausgeschlossen werden konnte. Bestattungen wurden normalerweise am Todestag und ohne Sarg vorgenommen. Aus dem Inhalt mehrerer Synoden, die sich eindeutig gegen den Ausschluß solcher Frauen von christlichen Begräbnissen richteten, die infolge einer Geburt gestorben waren, ist abzuleiten, daß die Gemeinden die Beerdigung "unreiner" Frauen auf ihrem Friedhof zu verhindern suchten. Legte man ihre Körper dann aufgrund obrigkeitlicher Weisung in die "geweihte Erde", so erhielten sie einen Platz in einem abgelegenen Winkel des Friedhofs. Noch die protestantische Kirchenordnung der Stadt Breslau von 1528 vermerkt, die

---

[357] Gerhard Eis: Zu dem frühmittelhochdeutschen Hormonrezept. In: *Sudhoffs Archiv* 50 (1966), S. 207-210, hier S. 207.
[358] 9.3.4, Bl. 144^v.
[359] Schlieben (1927), S. 142.
[360] Grabrucker (1989), S. 34.
[361] Vgl. Geiger: Art. *Leichenwasser*. In: HWDA 5, Berlin 1932/33, Sp. 1118-1121.

Totengräber sollten diese Frauen nicht in der Nähe der oft benutzten Wege bestatten, sondern "an eynem winckel oder an der mauer, do man am wenigsten zu thun hott".[362]

6.11 Pflege von Säugling und Kleinkind

> **Vnd habend alwegen die herten brüste die besten milch.**[363]

Da die Auffassung vorherrschte, die Milch der Frischentbundenen (das Kolostrum) wie auch die Milch der Haustiere sei in den ersten Tagen nach der Geburt schädlich für den Säugling, ernährte man diesen mit der Milch einer anderen Frau.[364] Die Auffassung, daß das Kolostrum in den ersten 14 Tagen nach der Geburt unrein sei, findet sich noch bei Bartholomäus Metlinger im *Regiment der jungen Kinder* aus dem Jahre 1473.[365] Deshalb ließen die Betreuerinnen der Frischentbundenen die Muttermilch, um einer Brustentzündung vorzubeugen, von einem jungen Haustier oder einer anderen Frau absaugen. Außerdem erhielt das neugeborene Kind oftmals Rosenhonig, von dem angenommen wurde, er fördere die Ausscheidung des intrauterin gebildeten Stuhls (Mekonium).[366] Stillte die Mutter nicht selbst, so mußte die Wahl der Amme sorgfältig getroffen werden, denn es herrschte die Vorstellung, daß diese Frau ihre Tugenden und Laster zusammen mit der Muttermilch an den Säugling weitergeben könne. Sie sollte zwischen 25 und 35 Jahre alt sein, bereits zwei- oder dreimal entbunden haben und zwar am besten einen Knaben. Die ideale Amme war hübsch und dunkelhaarig, kräftig und von gesunder Konstitution; sie wies ein breites Becken und mittelgroße Brüste auf.[367]

---

[362] Franz (1923), Bd. 2, S. 241f.

[363] 9.1.5, Bl. 200rb: "Die harten Brüste haben immer die beste Muttermilch".

[364] Weiser-Aall, Lily: Die Speise des Neugeborenen. In: *Studien zu Volkskultur, Sprache und Landesgeschichte.* Festschrift für Matthias Zender. Hrsg. von Edith Ennen und Günther Wiegelmann. Bd. 1. Bonn 1972, S. 526-545, hier S. 528; Zglinicki (1983), S. 248.

[365] Ursula Gray: Das Bild des Kindes im Spiegel der altdeutschen Dichtung und Literatur. Mit textkritischer Ausgabe von Metlingers "Regiment der jungen Kinder". Phil. Diss. Frankfurt 1974.

[366] L.G. Deruisseau: Von der Ernährung des Säuglings. In: *Ciba Zeitschrift*, 6. Jg. Nr. 66 (1939), S. 2288-2295, hier S. 2288.

[367] A.a.O., S. 2291.

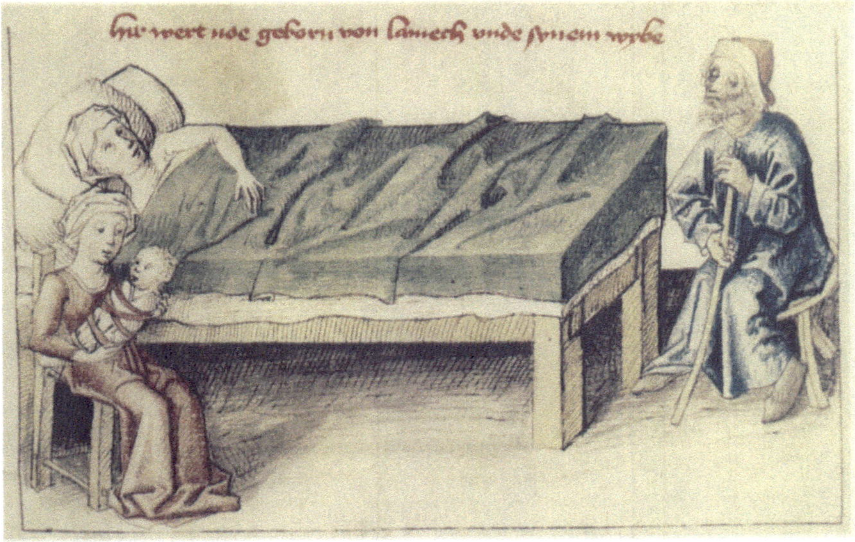

Abb. 11: Stadtbibliothek Dessau, Hs. Georg. 7b, Bl. 8r: Geburt Noahs (Gn 5,28-29)

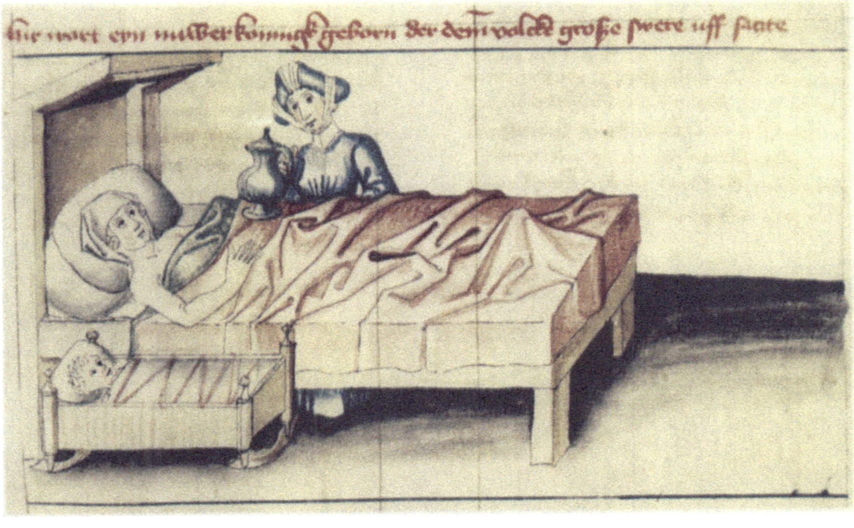

Abb. 12: Stadtbibliothek Dessau, Hs. Georg. 7b, Bl. 56r: Geburt eines Pharao, der dem Volk Israel große Beschwernisse auferlegte

Im Mittelalter wurde ungefähr alle drei Stunden gestillt; im *Rosengarten* heißt es hingegen, es genüge, den Säugling zwei- bis dreimal pro Tag zu nähren.[368] Zur Vermehrung der Milch von Mutter oder Amme sind eine Reihe von Rezepten überliefert. Empfohlen werden der Genuß von Met und neuem Bier, während vor Wein gewarnt wird. Bewährt hätten sich auch in neuem Bier gekochter Fenchel, Poleiminze gemischt mit Wein und der Verzehr von Minze bzw. schwarzem Bilsenkraut:

> Ein fraw die ein kint saugt vnd hat abganck an der milch die sol trincken met vnd neüeß Pier vnd hüth sich vor aüsz daß sie Nit wein trinck Oder seüd fenichel kraüt mit seynem samen jn gütem jüngen pier daß da süß ist vnd trinck daß selb so wirt si vber flüssick mit milch Jtem aber nÿm pulegium Polley vnd misch den mit wein vnd gib daß der ammen zu drincken daß mert auch die Milch Jtem den Frauen die do kint seügen den ist auch guth daß sie offt essen münczen oder palsen.[369]

Im Mittelalter wurden die Säuglinge, im Gegensatz zu den darauffolgenden Jahrhunderten, täglich gebadet.[370] Ihre Wiegen standen in der Nähe des mütterlichen Bettes, so daß dessen schwere Vorhänge kühlen Luftzug von ihrem Körper abhielten.[371] Als "Schnuller" verwendeten die Mütter und Ammen ein "Zäpflin", das aus Brot und Zucker bestand.[372] Aus Angst vor dem bösen Blick und um das Zahnen zu erleichtern trugen die kleinen Kinder, wie es auch bildliche Darstellungen des Jesuskindes wiedergeben, häufig Korallenanhänger oder -armbänder. Der Koralle wurde eine apotropäische Wirkung zugeschrieben.[373] Das Vorhandensein vieler Gegenstände zur Betreuung von Säuglingen und kleinen Kindern deutet nach Cornelia Löhmer auf eine wichtige affektive Beziehung zwi-

---

368 A.a.O., S. 2293.

369 9.4.3, Bl. 118r. Vgl. eine ganze Gruppe von Rezepten zur Vermehrung der Milch in 9.1.5, Bl. 206vab, außerdem 9.3.3, Bl. 137r. Zu diesem Zweck wurde auch die hl. Agatha angerufen, die als Schutzheilige der Stillenden galt, weil ihr während ihres Martyriums die Brüste abgerissen wurden. Loux (1983), S. 147. Als pflanzliche Stillmittel, die den Spiegel des Prolaktins, des maßgebenden Hormons für die Milchproduktion erhöhen, gelten seit der Antike: Fenchel (Foeniculum vulgare L.), Kreuzblume (Polygala spec.), Küchenschelle (Pulsatilla spec.), Bockshornklee (Trigonella foenum graecum L.) und Mondraute (Botrychium lunaria L.), vgl. Beckmann/Beckmann (1990), S. 168-176.

370 Deruisseau (1939), S. 2280.

371 A.a.O., S. 2286.

372 A.a.O., S. 2305.

373 Schlieben (1927), S. 129; Kühnel (1986), S. 164.

schen Eltern und Kindern hin.[374] Die Vielzahl von Rezepten zur Pflege von Säuglingen und Kleinkindern, die in Drucken und Handschriften überliefert sind, dürfte diese Auffassung bestätigen.

Daß die Entwöhnung des Kindes vom Stillen im Spätmittelalter durch das Bestreichen der Brüste mit Senf praktiziert wurde, erwähnt Johannes Geiler von Kaysersberg in einer Predigt:

> Ein frowe die ein kind wil entwenen von der milch so strichet sú senff an die brůst vnd wen das kind aber sugen wille vnd der bitterkeit entpfint zü hant keret es sich von der [brůst] vnd wen[d]et sich enweg onnen zü sugen.[375]

6.11.1 Literatur zur Kinderheilkunde

In der ersten Hälfte des 15. Jahrhunderts wurden pädiatrische Rezepte in den umfassenden *Gesundheitsregimina* überliefert, deren Inhalt allgemeinmedizinisches Schrifttum zusammenfaßte.[376] Der bekannteste Text dieser Art ist das 1429 in gereimten deutschen Versen verfaßte *Regimen Sanitatis*

---

374 "Wiege, Kinderbadetrog, Lauflerngestell, Saugflasche, Breinapf und Schnuller sind Gegenstände, die speziell für den Umgang mit Kindern hergestellt wurden. Wie weit sie tatsächlich verbreitet waren, kann nicht mit Sicherheit nachgewiesen werden, doch die Tatsache, daß es solche 'Hilfsmittel' gab, daß sie vielfach sogar als Kennzeichen für die erste Lebensstufe des Kindes dienten, ist ein Indiz für die besondere Sorgfalt und Aufmerksamkeit im Umgang mit Kleinstkindern." Löhmer (1989), S. 153. Die seit der Veröffentlichung von Philippe Ariès Werk zur Geschichte der Kindheit in der Forschung geführte kontroverse Diskussion zur realen Situation von Kindern im Mittelalter und in der frühen Neuzeit und zur Einschätzung der "Elternliebe" wird von Cornelia Löhmer zusammengefaßt und durch die Analyse von Bildmaterial differenzierter dargestellt.

375 SBBPK Berlin, Haus 1, Mgq 163, Bl. 170^r. Die Predigt gehört zu den Pilgerpredigten Geilers von Kaysersberg, die in dieser Fassung unediert sind.

376 "Seit der Antike entsprechen in der medizinischen Fachliteratur den einzelnen Lebensaltern unterschiedliche Krankheiten; in diesem Zusammenhang wird der Zeitraum der frühen Kindheit in zwei Phasen unterteilt: die Zeit der eigentlichen *infantia*, der Sprachlosigkeit, von der Geburt bis zum siebten Monat oder bis zum Alter von zwei Jahren, dem ungefähren Ende der Stillzeit - das Säuglingsalter -, und die Periode bis zum siebten Lebensjahr. [...] Bartholomäus [Anglicus] bezeichnet den Zeitraum nach den ersten sieben Monaten, die durch permanente Pflegebedürftigkeit gekennzeichnet sind, bis zum siebten Jahr als das Alter des Zahnens 'dentium plantativa'. Arnold (1986), S. 447.

des Priesters Heinrich von Laufenberg.[377] Drei weitere Traktate zur Kinderheilkunde, die in Textausgaben vorliegen, entstanden im Verlauf des 15. Jahrhunderts: Bartholomäus Metlingers *Regiment der jungen Kinder*, dessen Druck 1473 in Augsburg erschien, die *Regierung der Kinder*[378] eines anonymen Autors und Bartholomäus Scherrenmüllers[379] *Gesundheitsregimen* für Graf Eberhard im Bart aus dem Jahre 1493. Hierbei handelt es sich um eine Übersetzung der 1275 vollendeten *Summa conservationis et curationis* Wilhelms von Saliceto.[380]

Das sinnvolle Verfahren, Verhaltensanweisungen zur Pflege des Neugeborenen bzw. des Kleinkinds mit Rezepten zur Geburtshilfe zu verknüpfen,[381] wie es die in diesem Buch untersuchten Texte teilweise unternehmen, war bisher außerdem aus den Druckversionen des von Eucharius Rößlin herausgegebenen *Rosengartens* bekannt. Das zwölfte Kapitel des *Rosengartens* umfaßt 36 Rezepte zur Therapie von Säuglings- und Kinderkrankheiten. Ähnlich wie im *Rosengarten* finden sich als Abschluß des Traktats *Von der Natur der Frauen und ihren Krankheiten* einige pädiatrische Rezepte: wenn ein Kind wund ("frat")[382] werde, solle es mit Speichel bestrichen werden.[383] Gegen das Lispeln wird empfohlen, Wegerichsaft mit Hühnerschmalz zu mischen und seinen Mund damit zu bestreichen. Frische Butter, die zusammen mit Honig gekocht wurde, sollte den Husten kurieren. Ein Amulett aus der "bononien wurtzen" (Paeonia officinalis L, Pfingstrose), das um den Hals gehängt wurde, sollte gegen die Epilepsie ("große Sucht")[384] wirken. Wegerich und Raute galten als Mittel gegen Schmerzen beim Zahnen. Im weiteren werden mehrere Schlafmittel genannt: 1. wurde es als hilfreich angesehen, die Stirn des Kindes mit einer Mischung aus Muttermilch und Rosenwasser zu bestreichen; 2. bot sich eine Räucherung mit Osterluzei (Aristolochia clematis

---

377 Vgl. Günther Goldschmidt: Zur Geschichte der Kinderheilkunde. Aus Ms C 102 b der Zentralbibliothek Zürich. In: *Annales Paediatrici* 62 (1944), S. 169-174; Heinz H. Menge: *Das "Regimen" Heinrich Laufenbergs*. Textologische Untersuchung und Edition. Göppingen 1976.

378 Die beiden Texte wurden von Gray (1974) herausgegeben.

379 Gundolf Keil: Art. *Scherrenmüller, Bartholomäus (B. Scherrenmuller de Aula)*. In: VL², Bd. 8, Berlin/New York 1992, Sp. 652-654.

380 Vgl. die Edition bei Wolfram Schmitt: *Bartholomäus Scherrenmüllers Gesundheitsregimen (1493) für Graf Eberhard im Bart*. Phil. Diss. Heidelberg 1970.

381 Bis ins 17. Jahrhundert waren Geburtshilfe, Frauen- und Kinderheilkunde eng miteinander verbunden, vgl. Deruisseau (1939), S. 2273.

382 Krankheitsname bei Höfler (1899), S. 167.

383 Auch bei Gray (1974), S. 243, 256f.

384 Krankheitsname bei Höfler (1899), S. 707.

L.) an oder 3. konnten die Schläfenadern mit Hirschmark[386] oder Mohnöl bestrichen werden. Gegen "die růr" (Durchfall)[387] half ein Bad in Rosenwasser.[388]

Dem *Traktat von Empfängnis und Geburt* zufolge waren Kinder mit einer gesunden Konstitution an gut wachsenden Nägeln und Haaren und einer frischen Hautfarbe zu erkennen. Schwitzte ein Kind hingegen oft, so deutete dies auf ein schwaches Herz hin.[389] Im Rahmen einer anderen frauenheilkundlichen Rezeptsammlung sind zwei Anweisungen überliefert, die nicht der Säuglingspflege dienen, sondern die Intelligenz steigern bzw. dem Kind magische Fähigkeiten verleihen sollen. Dies mutet erstaunlich an, weil die beiden Rezepte im Rahmen des praktisch orientierten frauenheilkundlich-geburtshilflichen Kontextes erscheinen und keine weiteren Hinweise zur Säuglingspflege mitüberliefert sind.[390]

Wie hoch die Kindersterblichkeit im Spätmittelalter war, ist, wie erwähnt, aufgrund fehlender schriftlicher Zeugnisse aus dieser Zeit, z. B. Kirchenbüchern, die für demographische Aussagen grundlegend sind, schwierig. Arthur E. Imhof gibt zu bedenken, daß die Säuglingssterblichkeit im Sommer größer gewesen sein müsse als im Winter, weil in dieser Zeit die "Sommerdiarrhöen" aufträten. Auch hätten Frauen aus der Landbevölkerung im Winter mehr Zeit zur Verfügung gehabt, ihre Aufmerksamkeit dem Neugeborenen zu widmen, weil die Arbeit außerhalb des Hauses geringer gewesen sei.[391]

Immerhin mag der Fall der später heiliggesprochenen Dorothea von Montau (1347-1394) hier stellvertretend für andere beleuchten, in welcher Höhe und Weise Kindersterblichkeit erlebt wurde. Aus ihrer Ehe waren insgesamt acht Kinder hervorgegangen, von denen sieben im Kindesalter starben: 1378 waren bereits drei ihrer Kinder gestorben, 1384 weitere vier. Lediglich die jüngste Tochter namens Gertrud überlebte. Als Reaktion auf den Tod ihrer Kinder führte Dorothea von Montau ein von Religiosität geprägtes Alltagsleben. Nach dem Tod ihres Mannes trat sie in ein Kloster ein.[392]

---

386 Auch in 9.3.3, Bl. 136^{v}.

387 Krankheitsname bei Höfler (1899), S. 530.

388 9.1.5, Bl. 207rb.

389 9.3.4, Bl. 147^{v}/148^{r}.

390 9.3.3, Bl. 141^{r}.

391 Imhof (1985) S. 196.

392 Vgl. Elisabeth Schraut: Dorothea von Montau: Wahrnehmungsweisen von Kindheit und Eheleben einer spätmittelalterlichen Heiligen. In: *Religiöse Frauenbewegung und mystische Frömmigkeit im Mittelalter*. Hrsg. von Peter Dinzelbacher und Dieter R. Bauer. Köln/Wien 1988, S. 373-394, hier S. 390 (= Beiheft zum Archiv für Kultur-

6.12 Kirchgang, Taufe und Kindsfeste

> wenn so ein kint geborn wúrt vnd enpfangen ist worden von mannen vnd wiben so ist dz kint in der erbsv̈nd vnd dz weis der túffel wol wan er weis all sünd.[393]

Im Spätmittelalter wurde die Taufe möglichst schnell vollzogen, um die Seele des Neugeborenen zu schützen. Der Pfarrer tauchte in Anwesenheit von Hebamme, Paten und Vater das Kind nackt ins Taufbecken. Danach gab er ihm Salz in den Mund, Öl auf Brust und Schultern und heiliges Salböl (Chrisam) auf den Kopf. Anschließend wurde dem Säugling das Westerhemd (Taufhemd) übergestreift, und auf den Kopf bekamen Mädchen das Westerhäubchen und Jungen den Westerhut gesetzt.[394] Der erste Kirchgang der Mutter fand nach 20-40 Tagen statt und war eine öffentliche kirchliche Feier, während der die nun entbundene Frau von der "Unreinheit" durch Schwangerschaft und Geburt "gereinigt" wurde, um wieder ein vollwertiges Mitglied der Gemeinde zu sein.[395] Der aus unterschiedlichen Kulturen bekannte Reinigungsritus hob die Tabus auf, denen sie während der Schwangerschaft unterworfen war und die neben einer veränderten Lebensführung besonders ihre Ernährung und Sexualität betrafen.[396] Im Anschluß an die kirchliche Feier richteten die Kindseltern ein Fest aus.[397] Ähnlich den Kleiderordnungen gab es im Spätmittelalter auch obrigkeitliche Reglementierungen der Gestaltung von Festen. Die Ordnung der Stadt Nürnberg verbot beispielsweise im 15. Jahrhundert zum Schutz des Säuglings vor "Verwahrlosung" große Tauf-

---

geschichte; Bd. 28); zu Dorothea von Montau vgl. außerdem: Peter Dinzelbacher: Mittelalterliche Frauenmystik. München/Wien/Zürich 1993, S. 285f.

393 Das Zitat stammt aus einer unedierten Predigt der SBBPK Berlin, Haus 2, Ms. germ. fol. 130, Bl. 122ra: "Wenn ein Kind von Frau und Mann gezeugt und geboren worden ist, befindet es sich im Zustand der Erbsünde. Das weiß der Teufel, denn er kennt alle Sünden".

394 Löhmer (1989), S. 105.

395 Noch bis ins 20. Jahrhundert hinein begaben sich Frauen, die vorher entbunden hatten, in Begleitung der Hebamme zu einer kirchlichen Reinigungszeremonie, die im Vorraum der Kirche stattfand. Erst danach durften sie selbst die Kirche wieder betreten. Vgl. Grabrucker (1989), S. 23; Löhmer (1989), S. 105f; Franz (1923), Bd. 2, S. 213-220.

396 Vgl. ergänzend Arnold van Gennep: *Übergangsriten* (*Les rites de passage*). Frankfurt a. M./New York (1986), S. 47f. und 52.

397 Franz (1923), S. 231.

feste: "und nach der Tauf ist es nit fein [...] mit den Frauen ein großes Fressen und Trinken zu veranstalten".[398] Auch allzu prunkvolle Tauftücher waren verpönt. Zur bescheidenen Tauffeier durften neben dem Ehemann und den Paten nicht mehr als zwölf Frauen geladen werden, die mit Lebkuchen, Frankenwein oder Met bewirtet wurden.[399]

398 Zit. n. Ploss (1885), S. 174.

399 Kühnel (1986), S. 164. Vgl. zum Thema Claudia Ulbrich: Unartige Weiber. Präsenz und Renitenz von Frauen im frühneuzeitlichen Deutschland. In: *Arbeit, Frömmigkeit und Eigensinn. Studien zur historischen Kulturforschung II.* Hrsg. von Richard van Dülmen. Frankfurt a. M. 1990, S. 13-42, hier S. 25.

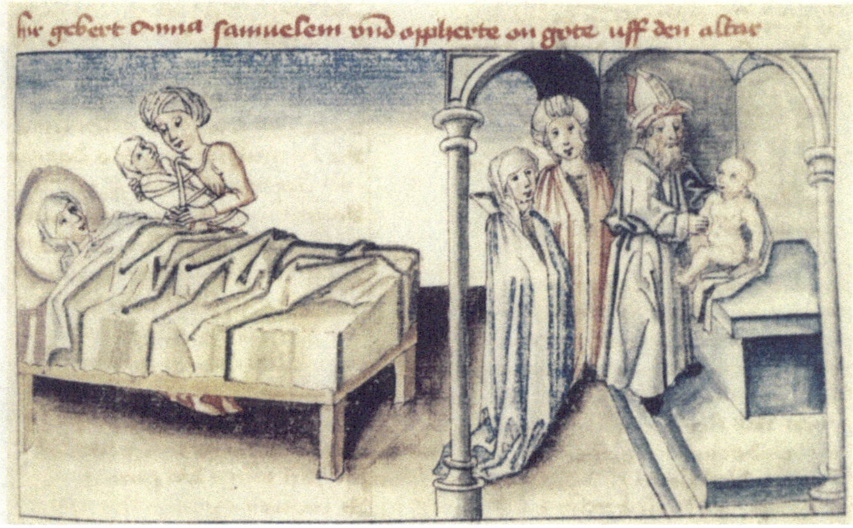

Abb. 13: Stadtbibliothek Dessau, Hs. Georg. 7b, Bl. 188r: Samuels Geburt und Hannas Opfer (1 Rg 1,20-22)

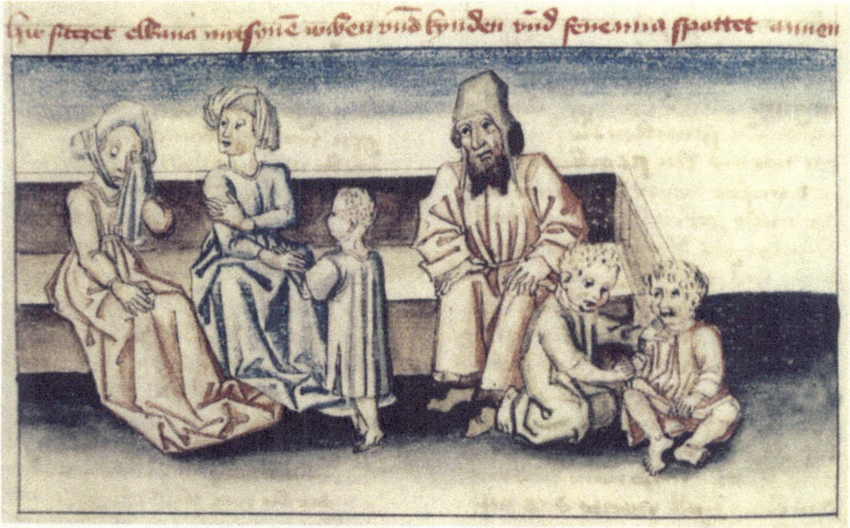

Abb. 14: Stadtbibliothek Dessau, Hs. Georg. 7b, Bl. 187v: Peninna verspottet Hanna wegen ihrer Kinderlosigkeit (1 Rg 1,1-7)

7. Wissenschaftshistorische Aspekte

7.1 Die Funktion der Menstruation

Auf der Grundlage humoralpathologischer Anschauungen wurde die Monatsblutung der Frau als notwendiger Reinigungsprozeß gesehen, dessen Ausbleiben nicht nur auf eine vorliegende Schwangerschaft, sondern möglicherweise auch auf eine gefährliche "Stockung" des Körpersaftes hindeutete, die Vergiftungserscheinungen nach sich ziehen konnte.[1] Im *Corpus hippocraticum* werden als mögliche Folgen einer ausbleibenden Monatsblutung "Verlust der Balance mit Frösteln, Rückenweh, Fieber, schleimigem Erbrechen, blutigem Urin und Tod" genannt.[2] Pseudo-Trotula referiert die aus der Antike stammende Auffassung, Frauen seien von Natur aus kälter, feuchter und schwächer als Männer und könnten die schädlichen Körpersäfte, die sich in ihnen anstauten, nicht wie diese verbrennen.[3] Deshalb habe die Natur die Menstruation vorgesehen, um den weiblichen Körper zu reinigen und die Empfängnis zu ermöglichen.[4] Wie im Zusammenhang mit dem Thema Abtreibung (vgl. Kapitel 6.4.4) schon erwähnt wurde, verwendeten die Frauen als menstruationsfördernde Mittel ("Emmenagoga") häufig die gleichen Substanzen wie zur Einleitung eines künstlichen Aborts: "Manch frühe, als 'Verstockung' mißverstandene Schwangerschaft mag auf diese Weise beendet worden sein, ohne daß Therapeut(in) oder Patientin die damalige Rechtsauffassung verletzt hätten."[5]

In den untersuchten medizinischen Texten wird das Phänomen der Monatsblutung aus verschiedenen Blickwinkeln betrachtet, so daß sich heutige Leserinnen und Leser ein gutes Bild vom damaligen Umgang mit

---

1 Vgl. zu den Anschauungen über die "Stockung" bösen Blutes Duden (1987), S. 181-186.

2 A.a.O., S. 34. Zu den frühen Menstruationslehren vgl. Sabine Hering/Gudrun Maierhof: *Die unpäßliche Frau*. Sozialgeschichte der Menstruation und Hygiene 1860-1986. Pfaffenweiler 1991, S. 11-18.

3 Vgl. zum Thema Claude Thomasset: Von der Natur der Frau. In: *Geschichte der Frauen*. Hrsg. von Georges Duby und Michelle Perrot. Bd. 2: Mittelalter. Hrsg. von Christiane Klapisch-Zuber. Editorische Betreuung der deutschen Gesamtausgabe von Heide Wunder. Frankfurt a. M./New York 1993, S. 55-83.

4 Rodnite Lemay (1978), S. 393.

5 Leibrock-Plehn (1991), S. 17.

diesem sich im Leben jeder Frau stetig wiederholenden Prozeß machen können. Äußeres Merkmal, das auf das Einsetzen der ersten Monatsblutung und die beginnenden sexuellen Begierden der Jungfrau "das sÿ wiplich recht entpfindet" hindeuten, ist eine Veränderung der Hautfarbe: "die můs den blöd sin an der varw vnd wirt ŏch schwartz varw vnder den ŏgen"[6] oder "so schinent jnen die adern blaw vnder denen ŏgen".[7] Erklärt wird die Entstehung des Monatsflusses folgendermaßen:

> wan der vrsprung von der rŏren der leber der ist stark vnd dik vnd wen der kompt so můs er jn die bermůtter die ist den nit geoffnet da von dz sÿ noch keinen man gehept het So vmb wellet sich den die rŏren bÿ der bermůtter vnd gewünnent den da von ein kützlung dz sÿ den da von jn gedenk kumpt man zů haben wie vast sÿ doch vor laster behůtt ist wenn des das vergat so gewünt sÿ den dem nach jren flus der ist den rott ŏch etwen schwartz gevar.[8]

Daß die Menstruation erst von einem bestimmten Alter an beginnt, erklärte man sich damit, daß die jungen Mädchen vor der Geschlechtsreife von heißer Natur seien und die überflüssige Feuchtigkeit verbrennen würden: "die jungen megde hand des vsflusses nit Wenn die Natur jn jnen heis ist vnd stark dz es bin jnen vertŏwet wirt".[9] Ihr Körper gliche in dieser Beziehung dem männlichen Organismus, der nach humoralpathologischer Lehre wegen seiner heißen Konstitution schädliche Säfte verbrenne: "die manne habent des vszflusses nit wen es sich mit der hitzigen natur zerzert sich".[10] In den antiken Schriften von Aristoteles, Plinius und Galen wird die "hitzige Natur" der Männer als Grund dafür genannt, daß diese (vermeintlich) länger als Frauen leben würden. Albertus Magnus schreibt zwar auch, die Männer seien von heißerer Natur als die Frauen; er kommt dann aber zu einem Umkehrschluß. Die Frauen würden aus mehreren Gründen älter als die Männer: wegen der reinigenden Wirkung der Menstruation und weil sie sich beim Geschlechtsverkehr nicht in dem Maße wie ihre Partner verausgaben, in geringerem Maße körperlich arbeiten und weniger Nahrung konsumieren würden als diese. Ähnlich argumentiert auch Michael Scotus; beide Autoren stützen ihre Ausführungen auf die Lehrmeinung Avicennas.[11] In den Schriften Pseudo-Trotulas differiert die Angabe des Beginns der Menarche von Kodex zu Kodex und

---

6 9.1.4, Bl. 196vb.
7 9.1.5, Bl. 199rb.
8 9.1.4, Bl. 196vb; vgl. 9.1.4, Bl. 196va; 9.4.4, Bl. 131^{v}; 9.5.3, Bl. 88^{r}.
9 9.1.5, Bl. 199rb.
10 9.1.5, Bl. 199rb; 9.4.4, Bl. 131^{v}.
11 Bullough/Campbell (1980), S. 317f.

liegt zwischen 13 und 15 Jahren.[12] Pseudo-Albertus Magnus setzt in *De secretis mulierum* ein Alter von dreizehn Jahren an. Die genannten Datierungen werden von den meisten mittelalterlichen Autoritäten wiederholt.[13] Zwei Texte erwähnen 13[14] bzw. 16[15] Jahre als generelles Alter, in dem die erste Monatsblutung auftritt. Die unterschiedliche Länge des Zyklus' bei verschiedenen Frauen wird mit ihren verschiedenen Temperamenten erklärt. Sie sei außerdem abhängig vom Gang des Mondes, der über alle feuchten Dinge herrsche.[16] Danach hatten z. B. Sanguinikerinnen ihre Monatsblutung bei zunehmendem Mond: "jn dem ersten virtel deß monß".[17] Generell setze die Menstruation alle 27 Tage ein.[18] Über vor oder während der Menstruation auftretende Schmerzen und andere Begleiterscheinungen ist die Einschätzung zu lesen, der Monatsfluß "schinde" die Frauen so sehr wie die Männer ein Harnstein.[19] Der in einem Text als Autorität genannte arabische Arzt Averroes erklärt in dieser Zeit auftretende stechende Schmerzen im Rückenbereich damit, daß das Menstrualblut seinen Aufenthaltsort nicht in der Gebärmutter habe, denn diese sei allein die "stat der geperung", sondern in einer Ader im Rücken, von der die Beschwerden ausgingen.[20] Eine andere Lehrmeinung lautet, je "gröber" die Natur, also die konstitutionelle Beschaffenheit einer Frau sei, desto stärker habe sie unter den schmerzhaften Begleiterscheinungen der Menstruation zu leiden.[21] Zur Zeit der Monatsblutung könne sich auch Appetitlosigkeit einstellen, weil der weibliche Körper stärker an der Austreibung des Menstrualblutes als an den Verdauungsprozessen "arbeite", weshalb roh genossene Speisen unverdaut blieben.[22] Ob von dieser Auffassung abgeleitet wurde, daß menstruierende Frauen nur gekochte Speisen zu sich nehmen sollten, kann nur vermutet werden. Innerhalb der frauenheilkundlichen Rezepte in der Handschrift Mgo 121 ist eine Anweisung überliefert, die einem Meister namens "Ysaac" zugeschrieben wird, womit wohl der jüdische Arzt Isaak ben Soleiman (gest. 932) gemeint ist.

---

[12] J. B. Post: Ages at Menarche and Menopause: Some Mediaeval Authorities. In: *Population Studies* 25 (1971), S. 83-87, hier S. 85.
[13] Bullough/Campbell (1980), S. 323f.
[14] 9.4.4, Bl. 131[v].
[15] 9.1.4, Bl. 196va.
[16] 9.4.4, Bl. 133[v].
[17] 9.4.4, Bl. 134[v].
[18] 9.4.4, Bl. 133[v].
[19] 9.1.5, Bl. 199ra; vgl. auch 9.2.3, Bl. 130[r].
[20] 9.4.4, Bl. 134[r]; vgl. auch 9.2.3., Bl. 130[r].
[21] 9.1.5, Bl. 199rb.
[22] 9.4.4, Bl. 135[v].

Sie basiert auf der Zahlenmagie. Ihr zufolge kann eine Frau ihre Menstruation so viele Tage aussetzen, wie sie Korianderkörner schluckt.[23]

Die unterschiedliche Dauer des Monatsflusses wurde mit der "heißen" bzw. "kalten" Konstitution einer Frau begründet: ein heißer Organismus könne die giftigen Körpersäfte schneller verbrennen, so daß eine geringere Menge auszuscheiden wäre.[24] Eine These lautet, auf die Gesundheit einer Frau verweise die Röte des Menstrualblutes:[25] Hier handelt es sich offensichtlich um einen Hinweis auf die oben erwähnte "Katamenienschau" (vgl. Kapitel 3.4.1), bei der das Menstrualblut, ähnlich wie der Urin bei der Harnschau, einer optischen Begutachtung unterzogen wurde, von der nach damaliger Vorstellung Hinweise auf den Gesundheitszustand der Untersuchten abgeleitet werden konnten. Vor dem Hintergrund der Theorie, die Menstruation sei ein Prozeß zur Reinigung von giftigen Körpersäften, konnte die Menge des ausgeschiedenen Blutes den vorher bestandenen "Vergiftungsgrad" des Frauenkörpers indizieren.[26] Die monatliche Ausscheidung wird in unterschiedlichen Texten nachdrücklich als "böses Blut"[27] bezeichnet, das eine giftige Wirkung habe.[28] Wer dieses Blut zu sich nehme, könnte davon tobsüchtig ("tobend") werden;[29] ein Hund, der es fresse, werde am dritten darauffolgenden Tag tollwütig.[30] Böse Dämpfe, die sich während der Menstruation des Hauptes der Frauen bemächtigten (weshalb sie dieses mit "vil schleyrlein" umwänden), seien die Ursache für "giftige" Blicke, die auf einem klaren Spiegel sichtbare Male hinterließen.[31] Die Kraft des Menstrualblutes wurde für so stark gehalten, daß damit der härteste Leim erweicht werden könne.[32] Ein während der Menstruation gezeugtes Kind werde wegen der Giftigkeit des

---

[23] Eine ähnliche Anweisung enthält auch der *Macer Floridus*. Vgl. Diepgen (1963), S. 72.

[24] 9.1.5, Bl. 206rb; 9.2.3, Bl. 130^{rv}.

[25] 9.1.5, Bl. 199rb.

[26] 9.1.5, Bl. 199rb.

[27] 9.1.4, Bl. 197va; 9.1.5, Bl. 203vb.

[28] 9.4.4, Bl. 134^{r}.

[29] 9.1.5, Bl. 203vb.

[30] 9.1.5, Bl. 203vb; 9.4.4, Bl. 131^{v}. Die in diesen Handschriftentexten genannten Auffassungen bezüglich der negativen Auswirkungen des Menstrualblutes gehen auf die Naturgeschichte des Plinius (Gaius Plinius Secundus, 23-79 n.Chr.) zurück. Vgl. Fischer-Homberger (1988), S. 41.

[31] 9.4.4., Bl. 133^{r}; vgl. Fischer-Homberger (1988), S. 42.

[32] 9.1.5, Bl. 203vb. Weitere Beispiele zur Einschätzung der Menstruation in unterschiedlichen Kulturen vgl. bei: Georg Buschan: Die monatliche Reinigung im Glauben der Völker. In: *Zeitschrift für ärztliche Fortbildung* 32 (1935), S. 510-515.

Blutes aussätzig geboren: "welches kind den gemacht vnd entpfangen wirt wen die frowen den flusz habend Das kind wirt vssetzig vnd dz kan jm niemant gebůssen".[33] Auch die Geburt von Kindern mit Mißbildungen wurde bis in die Neuzeit hinein neben "falschen" Stellungen beim Geschlechtsverkehr dem Beischlaf mit einer Menstruierenden zugeschrieben.[34] Schon in der Bibel heißt es, der am verpönten Geschlechtsakt mit einer Menstruierenden beteiligte Mann werde ebenso wie das gemeinsame Lager unrein.[35] Mittelalterlichen Anschauungen zufolge hatte er seine Verfehlung außerdem mit Heiserkeit zu büßen.[36] Es wurde auch die Meinung verbreitet, rothaarige Menschen seien während der Menstruation gezeugt worden[37] und es sei besonders gefährlich, mit einer Rothaarigen während ihrer Monatsblutung zu schlafen.[38]

In den medizinischen Schriften wird daneben immer wieder die Meinung vertreten, da sich in einer älteren Frau eine größere Menge des giftigen Blutes ansammele, werde sie unrein; ihre Ausdünstungen könnten sogar schädlich für ihre Mitbewohner sein. Sie selbst sei allerdings vor Kontamination geschützt, weil das Gift die Eigenschaft habe, nur andere Dinge oder Menschen, aber nicht sich selbst zu vergiften.[39] Pseudo-Aristoteles empfiehlt deshalb und weiß die Ärzte auf seiner Seite: "dar vmb so raten die Arczt daß man sich wol vor jn hüten sol vor den alten weiben jn den sachen".[40]

Die Funktion des Menstrualbluts war allerdings nicht durchgängig negativ besetzt, denn es herrschte die Annahme, dieses verwandele sich während der Schwangerschaft und ernähre das Kind über die Nabelschnur im Mutterleib:[41]

---

33 9.1.5, Bl. 199rb.

34 Vgl. ergänzend Ottavia Niccoli: "Menstruum Quasi Monstruum": Monstrous Births and Menstrual Taboo in the Sixteenth Century. In: *Sex and Gender in Historical Perspective*. Hrsg. von Edward Muir und Guido Ruggiero. Baltimore/London 1990, S. 1-25, hier S. 9.

35 Lv 15,24; vgl. Lv 18,19, Lv 20,18.

36 9.1.5, Bl. 199rb; 9.4.4, Bl. 135^{v}.

37 Loux (1983), S. 65.

38 Gélis (1989), S. 40f.

39 9.2.3., Bl. 131^{r}. Diese Auffassung wird von Albertus Magnus vertreten, vgl. Danielle Jacquart/Claude Thomasset: Albert Le Grand et les Problèmes de la Sexualité. In: *History and Philosophy of the Life Sciences* 3 (1981), S. 73-93, hier S. 91.

40 9.4.4, Bl. 132^{r}.

41 Vgl. Simon (1993), S. 81-91.

Wann ain fraw schwanger wirt so verleüst sy jren ausflůß wann dz menstruum verwandelt sich zu milch vnd da von nert sich dz kind in müter leib durch seinen nabel vnd nit dürch sėin münd vnd da von hat es kain stulgang / aber es hat sein harm in müter leib da von kümpt dz wasser vor der geburtt vnd dar nach dz kind ꝛc.[42]

Die nach der Geburt einschießende Muttermilch wurde ebenfalls als Menstrualblut angesehen, das eine Metamorphose durchlaufen habe und über eine Verbindung zwischen Gebärmutter und Brüsten, die bei Avicenna als "vena rivertis" bezeichnet wird, aufgestiegen sei.[43] Diese Erklärung für die Entstehung der Muttermilch ist schon in den hippokratischen Schriften nachweisbar,[44] Galen[45] vertrat sie genauso wie Albubather (Abū Bakr al-Hasan ibn al-Hasīb, um 230/844) in seinem *Kitāb al-Mawālīd* (Buch von der Nativität),[46] und in manchen Gegenden war sie bis in die Neuzeit gängig.[47] Menstruationsstörungen traten danach besonders bei Frauen auf, die nicht schwanger geworden waren und deshalb stärker zur Verhaltung schädlicher Körpersäfte tendierten (vgl. Kapitel 3.4.1).[48] In den frauenheilkundlichen Texten wird die Menstruation häufiger mit dem Begriff "Blume" oder "Blüte" umschrieben. Der Frauenleib wurde mit einem Baum verglichen, der Blüten treibt, bevor er Früchte ansetzt. Im Traktat *Von der Natur der Frauen und ihren Krankheiten* wird erklärt:

Von der frowen heimlikeit dz da heist menstrua
Jtem nu wil jch dir sagen von der frowen heimlikeit vnd von jra blůmen das heist in latin menstrua und spricht man jm der flusz vnd die meister nementz [!] einen

---

[42] 9.2.3, Bl. 130^{v}; vgl. 9.1.5, Bl. 199va, 200rb/200va, 201rb; 9.2.3, 130^{v}; 9.4.3, Bl. 117^{r}, 9.4.4, Bl. 132^{v}.- Die Aufassung von einer vermeintlichen Metamorphose, die das Menstrualblut durchlaufe, hielt sich bis ins 20. Jahrhundert: "Der Embryo ernährt sich aus dem Blute, das infolge des Aufhörens des monatlichen Zyklus nicht mehr aus dem Uterus abfließen kann; dies war Marjosas [= Hebamme, d. Verf.], wie ihrer Gehilfinnen feste Meinung. Man sehe es ja bei den Fehlgeburten, wieviel Blut im Uterus zurückgehalten werde; wenn die Gebärmutter sich öffne, fließe dieses Blut aus. Später freilich empfange das Kind Nahrung durch die Nabelschnur; es müsse rasch "verhungern", wenn die Nabelschnur während der Schwangerschaft durch irgendeine Komplikation abgeschnürt würde. Carl Müller: *Volksmedizinisch-geburtshilfliche Aufzeichnungen aus dem Lötschental*. Bern 1969, S. 58.

[43] Jacquart/Thomasset (1981), S. 91.

[44] Günther Lorenz: *Antike Krankenbehandlung in historisch-vergleichender Sicht. Studien zum konkret-anschaulichen Denken*. Heidelberg 1990, S. 286f.

[45] Lachs (1903), S. 21, 23.

[46] Lemay (1980), S. 135; Manfred Ullmann: Die Natur- und Geheimwissenschaften im Islam. *Handbuch des Orients*, Bd. 1, Erg. VI, 2. Abh., Leiden 1972, S. 308.

[47] Müller (1969), S. 58.

[48] Fischer-Homberger (1988), S. 35.

blůmen wan als kein bo̊m ane blůst vnd blůmen kein frucht bringt also mag o̊ch kein frow kein kind anen den selben blůmen gewünnen oder gebern.[49]

Eine Randbemerkung im Zürcher Kodex B 245 enthält eine Anweisung zur Beendigung einer starken Menstruation. Diese wird mit dem Begriff "Rosen" umschrieben. Mit eindeutiger Farbsymbolik heißt es hier, das Menstrualblut solle mit einem weißen Tüchlein aufgefangen und dieses unter einem weißen Rosenstock vergraben werden: "Item welche frowe ir Rosen zu vil hab die foch den rosen in ein wayß tuchlin grab es vnder ein weyssen rosen stock".[50] Neben vielfältigen Anweisungen zur Beeinflussung der Menstruation enthalten frauenheilkundliche Texte auch Erklärungen für das Einsetzen der Menopause. Diese erklärten die medizinischen Autoritäten wie den Beginn der Menarche aufgrund der Viersäftelehre: eine Frau sei jenseits ihres fünfzigsten Lebensjahres von so kalter Natur, daß in ihr kein Same mehr ausreifen könne: "Vnd wen sÿ uber fünfzig jar komend so habend sÿ es den nit me wen jr natur den so kalt ist Dz den jn jnen so̊mlich same nit gewürken kan".[51]

Pseudo-Trotula differenziert in *De passionibus mulierum* den Beginn der Menopause nach der körperlichen Beschaffenheit der jeweiligen Frau: Bei dünnen Frauen setze diese im 50. Lebensjahr ein, bei "feuchten" Frauen erst zwischen dem 55. und 60., bei dicken Frauen allerdings schon ab dem 35. Lebensjahr.[52] Daß der Beginn von Menarche und Menopause, neben individuellen Abweichungen, seit der Antike nicht konstant blieb, haben die Forschungen von G. Backman ergeben. Danach kam es in der Antike meistens im 14. Lebensjahr zur ersten Monatsblutung. Von ungefähr 1500 an ist bei jungen Frauen im gesamten Europa eine verzögerte Menarche zu verzeichnen, die an ihrem Kulminationspunkt gegen Ende des 18. Jahrhunderts dazu führte, daß die Menarche erst mit 17,5-18 Jahren begann. Seit dem Anfang des 19. Jahrhunderts ist diese Tendenz wieder rückläufig. Die Menopause begann nach Backman in der Antike um das 40. Lebensjahr. Vom Ende des Mittelalters bis in unsere Zeit verschob sich das Einsetzen des Klimakteriums bis ins 45. Lebensjahr; in den

---

[49] 9.1.5, Bl. 203rb.

[50] ZB Zürich, Hs. B 245, Bl. 69^{r} (Nachtrag am Rand von anderer Hand als der des ursprünglichen Schreibers).

[51] 9.1.5, Bl. 199va.

[52] J. B. Post: Ages of Menarche and Menopause: Some Medieval Authorities. In: *Population Studies* 25 (1971), S. 85.

letzten hundert Jahren bis ins 48. Lebensjahr.[53] Erklären läßt sich dieses Phänomen mit einer Veränderung der Ernährungsbedingungen, die von der jeweils herrschenden ökonomischen Situation abhängig sind.[54]

7.2 Zeugungstheorien und Vererbung

Seit der Antike werden Antworten auf die Frage formuliert, welchen Anteil Frauen bzw. Männer an der Zeugung ihrer Nachkommen haben und wie geistige Eigenschaften und körperliche Merkmale weitervererbt werden.[55] Die beiden wichtigsten Zeugungstheorien gehen auf das *Corpus hippocraticum* und auf Aristoteles zurück. Der Verfasser der Schrift über die Fortpflanzung aus dem *Corpus hippocraticum* vertritt die sogenannte "Zweisamentheorie", nach der ein weiblicher Samen[56] und das Sperma des Mannes gleichwertig zusammen einen neuen Menschen formen.[57] Da männlicher und weiblicher Same in allen Teilen der beiden Körper gebildet würden, stellten sie eine Art "repräsentativen Extrakts" der beteiligten Organismen dar.[58] Diese Theorie von der Gleichwertigkeit des männlichen und weiblichen Samens wurde später von Galen aufgenommen und modifiziert. Nach seiner Theorie ist neben dem Menstrualblut auch weibli-

---

53 Gaston Backman: Die beschleunigte Entwicklung der Jugend. Verfrühte Menarche, verspätete Menopause, verlängerte Lebensdauer. In: *Acta Anatomica* 4 (1948), S. 421-480.

54 Imhof (1985), S. 199.

55 Vgl. Erna Lesky: *Die Zeugungs- und Vererbungslehren der Antike und ihr Nachwirken*. Akademie der Wissenschaften und der Literatur: Abhandlungen der Geistes- und Sozialwissenschaftlichen Klasse Nr. 19. Wiesbaden 1950.

56 In der Literatur wird meistens das Vaginalsekret als weiblicher Samen bezeichnet. Galen erwähnt allerdings in seinen Schriften eine weibliche Prostata, aus der von Frauen Samen ejakuliert werden könne. Vgl. Sabine zur Nieden: *Weibliche Ejakulation. Variationen zu einem uralten Streit der Geschlechter*. Stuttgart 1994 (= Beiträge zur Sexualforschung; Bd. 70), S. 33. Zur Nieden kommt in ihrer Untersuchung zu bemerkenswerten Ergebnissen, die eine funktionelle Neudefinition der homologen Strukturen der äußeren Sexualorgane von Frauen zum Ergebnis haben.

57 Vgl. die Adaption dieser Theorie in 9.1.5, Bl. 198rb sowie Claude Thomasset: La Représentation de la Sexualité et de la Génération dans la Pensée Scientifique Médiévale. In: *Love and Marriage in the Twelfth Century*. Hrsg. von Willy von Hoecke und Andries Welkenhuysen. Leuven 1981, S. 1-17, hier S. 10f. In hinduistischen Schriften erscheint diese Vorstellung schon tausend Jahre vor dem *Corpus hippocraticum*, vgl. Kusche (1982), S. 10.

58 Wilhelm His: Die Theorien der geschlechtlichen Zeugung. In: *Archiv für Anthropologie* 4 (1870), S. 197-220, hier S. 198.

cher Samen an der Zeugung beteiligt. Dieser sei allerdings von minderer Qualität und Menge als das männliche Sperma.[59] Galen sah die weiblichen Geschlechtsorgane als Umkehrung der männlichen, weshalb er von in den weiblichen Körper eingebetteten Hoden spricht[60] und damit die Grundlage für die bis in die Neuzeit fortdauernde undifferenzierte terminologische Bezeichnung von Gebärmutterhals und Scheide legte:[61]

> Galienus der spricht dz der sam kom von dem hirn vnd vsz der leber vnd usz allen gelidern vnd gat durch die adern die da heist in venilis vnd ere kochet sich jn denen hoden vnd güsset sich denen frowen vs der ro̊ren die sÿ da vornen hand vnd die frowen habend jr hoden jnwendig vnd die adren jr hoden [!] vnd güst sich jnen vs denen hoden jn die ro̊ren als du geho̊rt hast.[62]

Diesem "Gleichwertigkeitsprinzip" des weiblichen und männlichen Samens stand mit der aristotelischen Theorie vom "Leistungsdualismus", nach der der Mann als alleiniger Samenspender galt, ein zweites Erklärungsmodell gegenüber.[63] Nach Aristoteles (384 bis ca. 322 v. Chr.) ist der Anteil der Frau beim Zeugungsakt von untergeordneter Bedeutung; sie übernimmt lediglich die Funktion einer Gehilfin bei der Entstehung eines Kindes. Er vergleicht die Funktion des weiblichen Körpers mit der Erde eines Ackers, in die der männliche Same gesät wird - dieser ist also letztlich für die Entstehung der Nachkommen verantwortlich. Der männliche Samen zeichnet sich nach der aristotelischen Theorie durch Beweglichkeit aus und determiniert durch seine Einwirkung auf das Menstrualblut in einer Art Fermentierungsprozeß die morphologische Bildung des zukünftigen Menschen, ähnlich "wie Lab die Milch im Eimer zum Gerinnen bringt."[64] Dem Menstrualblut als Zeugungsbeitrag der Frau wird eine mindere

---

59 "Galen hat der Frau in hippokratischer Tradition eigenen Samen zuerkannt, doch spärlicheren, dünneren und kälteren als dem Manne." Fischer-Homberger (1988), S. 128. "Nach seiner Vorstellung [...] wird das weibliche Sperma beim Koitus aus den mit den Testikeln verbundenen Samengefäßen durch die Uterushörner in den Hohlraum der Gebärmutter ejakuliert, wo es sich mit dem männlichen Samen vermischt, von dem angenommen wird, daß er den Fundus uteri erreicht hat." Diethard Nickel: *Untersuchungen zur Embryologie Galens*. Berlin 1989, S. 45 (= Schriften zur Geschichte und Kultur der Antike; Bd. 27).

60 Jacquart/Thomasset (1981), S. 75.

61 Fischer-Homberger (1988), S. 128.

62 9.1.5, Bl. 198rb.

63 Kusche (1990), S. 36.

64 Duden (1991), S. 67f; vgl. Wolfgang Gerlach: Das Problem des "weiblichen Samens" in der antiken und mittelalterlichen Medizin. In: *Sudhoffs Archiv* 30 (1938), S. 177-193, hier S. 184: Bullough (1973), S. 487; Fischer-Homberger (1988), S. 21.

Qualität als dem Sperma zugeschrieben. Die Bildung des Spermas erfolgt nach dieser Theorie aufgrund der "Sperma-Blut-Antithese": Das Blut wird durch einen "Kochungsprozeß" in den Blutgefäßen stetig verfeinert, bis als "wertvollstes Produkt" das Sperma entsteht.[65] Wegen ihrer kalten und feuchten Natur ist die Frau auch nach Albertus Magnus, der in den *Quaestiones super de animalibus* die aristotelische Theorie übernimmt, unfähig, einen Zeugungsbeitrag zu liefern, der ähnlich wie das männliche Sperma zu einer aktiven Funktion geeignet ist.[66] Im Idealfall zeugt der Mann in einem Knaben ein Ebenbild seiner selbst. Die Geburt eines Mädchen ist als Folge einer Entartung oder Mißbildung zu bewerten, weil es während der Zeugung zu einer "Abbremsung" des "väterlich-schöpferischen Impulses durch die rohe kalte Materie des Menstrualblutes" gekommen war.[67] Die aristotelische Zeugungstheorie, nach der die Frau als minderes Wesen und quasi als "verhinderter Mann" galt, übernahmen weitere Autoritäten der Scholastik wie z. B. Thomas von Aquin (1225 oder 1226-1274), der Schüler von Albertus Magnus.[68] Nach Isnard W. Frank "kann man mit einer gewissen Vorsicht" sagen, daß das Frauenbild der mittelalterlichen Theologen in Abhängigkeit von deren Beeinflussung durch naturwissenschaftliche und naturphilosophische Anschauungen positiver oder negativer geprägt war.[69] Unter anderen Theorien wurde die Geschlechtsdeterminierung in der Antike damit begründet, daß einer der beiden Partner eine größere Samenmenge abgegeben habe (Alkmaion, 6. Jh. v. Chr.) oder daß bestimmte, im Samen enthaltene Kräfte das Geschlecht festlegen würden (Parmenides, geb. um 515 v. Chr.). Wenn es infolge ungünstiger Bedingungen nicht zu einer Verschmelzung dieser Anteile käme, entwickle sich ein Hermaphrodit.[70] Die "Zweisamentheorie" wird noch in medizinischen Handschriften des 15. Jahrhunderts als Modell zur Erklärung der Ge-

---

[65] Kusche (1990), S. 48. Vgl. Katharina Fietze: *Spiegel der Vernunft*. Theorien zum Menschsein der Frau in der Anthropologie des 15. Jahrhunderts. Paderborn/München/Wien/Zürich 1991, S. 39-42.

[66] Jacquart/Thomasset (1981), S. 77.

[67] Fischer-Homberger (1988), S. 36.

[68] Nach Paul Diepgen, der sich auf ältere Forschungsergebnisse stützt, vertrat Albertus Magnus auch die Zweisamentheorie, vgl. Diepgen (1963), S. 85.

[69] Vgl. die detaillierten Ausführungen zu diesem Thema bei Isnard W. Frank: Femina est mas occasionatus - Deutung und Folgerungen bei Thomas von Aquin. In: *Der Hexenhammer. Entstehung und Umfeld des malleus maleficarum von 1487*. Köln/Wien 1988, S. 71-102, hier S. 74f.

[70] R. Keller: Hermaphroditismus - Das Problem der Geschlechtsdifferenzierung und der Hermaphroditismus. In: *Ciba Zeitschrift*, 6. Jg., Nr. 70 (1939), S. 2422-2428, hier S. 2422.

schlechtsdeterminierung referiert: "Vnd wen der frawen samen herschet ūber des mannes samen so wirt es ein meitlin hers[ch]et aber des mannes samen ūber der frowen so wirt es ein knab".[71] Albertus Magnus vergleicht den Samen mit der Kraft eines Blitzes, der einmal Mädchen, in anderen Fällen Knaben erzeuge.[72] Nach Galen beeinflußt die Mutter durch das Menstrualblut, welches während der Schwangerschaft eine Metamorphose durchmache und als Muttermilch hervorgebracht werde, die Bildung eines Kindes stärker als das väterliche Sperma.[73] Ausgehend von den Theorien der antiken Mediziner entwickelten die mittelalterlichen Theologen eine eigene Einschätzung der Bedeutung des weiblichen und männlichen Samens: der weibliche Same sei für die Empfängnis nicht zwingend notwendig, aber daran beteiligt, indem er dafür sorge, daß das Kind schöner werde.[74]

Abschließend bietet sich noch ein Blick auf die Forschungsergebnisse zu frauenheilkundlichen Texten des 15. Jahrhunderts aus dem mittelniederländischen Sprachbereich und deren Auswertung bezüglich der in ihnen vermittelten Zeugungstheorien an: Zwei von Brigitte Kusche untersuchte Texte in den Handschriften Gks. 1675 und Ms. 593 vermitteln die Zweisamentheorie, Ms. med. 798 hingegen die aristotelische Auffassung. Sie leitet von diesem Ergebnis ab, "daß sich schwangere Frauen in Flandern und Brabant des Gefühls erfreuen durften, gleichberechtigt an der Entstehung ihres Kindes beteiligt zu sein."[75]

7.3 Die "Rechts-Links-Theorie"

Ebenfalls aus den antiken Schriften von Aristoteles und Galen stammt die Auffassung, daß sich Knaben auf der rechten Seite des Uterus in der Nähe der Leber entwickelten und mit besserem und wärmerem Blut versorgt

---

[71] 9.1.5, Bl. 200rb.

[72] Rennau (1912), S. 9; vgl. ergänzend: James Rochester Shaw: Scientific Empiricism in the Middle Ages: Albertus Magnus on Sexual Anatomy and Physiology. In: *Clio Medica* 10 (1975), S. 53-64.

[73] Heinrich Balss: Über die Vererbungslehre des Galenos. In: *Archiv für Geschichte der Medizin* 27 (1934), S. 229-234, hier S. 230. Vgl. allgemein zum Verhältnis von Samen und Blut: Françoise Héritier-Augé: Semen and Blood: Some Ancient Theories Concerning their Genesis and Relationship. In: *Fragments for a History of the Human Body*. Teil 3. Hrsg. von Michel Feher, Ramona Naddaff, Nadia Tazi. New York 1989, S. 159-175.

[74] Flandrin (1992), S. 151.

[75] Kusche (1982), S. 10f.

würden als Mädchen, die auf der linken Seite, in der Nähe der kälteren Milz heranreiften.[76] Der Organismus einer zukünftigen Frau erhielt nach dieser Theorie schon im Mutterleib durch die geringere Wärmezufuhr, die mit "Lebensenergie", "Kraft" und "Seele" gleichgesetzt wurde,[77] eine minderwertigere Versorgung, welche die schlechtere konstitutionelle Verfassung der Frauen im Vergleich mit den Männern begründete.[78] Diese sogenannte "Rechts-Links-Theorie" wird als Erklärungsmuster für die körperlichen Unterschiede der zwei Geschlechter auch in den mittelalterlichen frauenheilkundlichen Texten oftmals herangezogen. Danach sollten körperliche Veränderungen des weiblichen Körpers während der Schwangerschaft wie z. B. ein Anschwellen der Brust auf der rechten bzw. linken Seite auf die Empfängnis eines Sohns bzw. einer Tochter hindeuten (vgl. Kapitel 7.7). Schon bei Galen findet sich die Auffassung, der aus dem rechten Hoden eines Mannes stammende Same sei zur Zeugung von Söhnen bestimmt. Im *Corpus hippocraticum* ist ebenfalls die Theorie überliefert, die auch in den unten edierten Texten immer wieder vertreten wird, daß die Knaben auf der rechten Seite des Uterus, die Mädchen auf der linken heranreiften[79] (vgl. Kapitel 7.4.2). Die frauenheilkundlichen Texte enthalten Hinweise, die, basierend auf der "Rechts-Links-Theorie", Verhaltensweisen beschreiben, um daß Geschlecht des möglicherweise gezeugten Kindes zu beeinflussen. So wird empfohlen, wenn das Paar einen Sohn haben wolle, solle sich die Frau direkt im Anschluß an den Beischlaf auf die rechte Körperseite drehen, damit der Zeugungsgrundstoff auf der rechten Seite des Uterus heranreifen könne. War eine Tochter erwünscht, mußte sie sich auf die linke Seite drehen. Es ist anzunehmen, daß diese Methode in erster Linie die Zeugung von männlichen Nachkommen garantieren sollte:

> vnd ein frow sol ligen recht vf dem rugen vfrecht zů der tatt vnd sunder mit vsz gezognen knůwen vmb das dz sich der sam nit verspile Vnd wen sÿ wellend dz es ein knab werd so leg sich die frow vf die rechten sitten Nach dem schimpf Das sich

---

[76] Zum Ursprung der 'Rechts-Links-Theorie' und zu deren Fortwirken im Mittelalter vgl. Lesky (1950), S. 1263-1293.

[77] Fischer-Homberger (1988), S. 128.

[78] Vgl. ergänzend Sepp Herdemerten: Die "biologische Minderwertigkeit des Weibes". In: *Medizinische Monatsschrift* 22 (1968), S. 75-79.

[79] Lachs (1903), S. 31f.

der sam dar jn fůge wan die knaben wellent dar jnn geboren werden Vnd die tochtren in der lingen siten.[80]

In einer anderen Textpassage wird die Intention, die Zeugung eines Knaben zu begünstigen, noch deutlicher. Die Frau soll sich danach beim Geschlechtsverkehr nicht auf die rechte Seite legen, weil sie sich anschließend vielleicht von ihrem Partner abwenden und zum Schlafen auf die linke Seite drehen könnte. Dann würde der Samen in die linke Seite der Gebärmutter laufen und könnte gegebenenfalls die Entstehung eines Mädchens verursachen:

[M]an sol ŏch merken dz kein frow bin jrem man vf der rechten sitten ligen sol dar vmb lit sÿ gegen jm vf der rechten sitten vnd er den mit jra schertz vnd schimpft vnd ob sÿ sich den nach der arbeit von jm kert vnd sÿ sich nach der arbeit vf die ling sitten leit durch růwen vnd gemachs willen was sich den samens jn jra entzündet hat von der anrůrung des mannes vnd sich den die kamern gelich vf entschlossen hat so s[t]igt den der sam in die kamer zů der lingen sitten die jn der bermůtter sint da werdent das meist teil meitlen vs leit sÿ sich aber vff die rechten sitten so gerat es gewonlich zů knaben.[81]

In einem Trotula zugeschriebenen Rezept wird die Hormongabe aus dem rechten Hoden eines Hasen zur Zeugung eines Sohnes empfohlen: "Jtem nach der Reinigunge der frauwen zÿt[82] So nem ein frauwe den rehten hoden ein [!] hasen vnd drinck in mit win so gebirt sie ein sůn".[83] Klaus Arnold hat festgestellt, daß im Mittelalter ebenfalls auf Grabsteinen und in der Kirche die rechte Seite für die Männer reserviert war.[84] Auch in

---

[80] 9.1.5, Bl. 198$^{rb/va}$. Die in diesem Text beschriebene Anweisung scheint im Mittelalter gängig gewesen zu sein: "The potential parents had two means to influence the sex of the child [...]. If intercourse were performed in the side position, or if the woman at least turned onto her side immediately after intercourse, the sex of the child would tend to be associated with the dependent side. Lying on the right side would favor procreation of a boy, lying on the left, a girl." Thomas G. Benedek: Beliefs about Human Sexual Function in the Middle Ages and Renaissance. In: *Human Sexuality in the Middle Ages and Renaissance*. Hrsg. von Douglas Radcliff-Umstead. Pittsburgh 1978, S. 97-119, hier S. 105 (= University of Pittsburgh Publications on the Middle Ages and the Renaissance; Bd. 4).

[81] 9.1.4, Bl. 197rb.

[82] Gemeint ist die Menstruation.

[83] 9.6.3, Bl. 101^{r}. In einem weiteren Rezept wird die Einnahme der rechten Niere eines Wiesels empfohlen, vgl. 9.4.3, Bl. 124^{r}.

[84] Klaus Arnold: Mentalität und Erziehung. Geschlechtsspezifische Arbeitsteilung und Geschlechtersphären als Gegenstand der Sozialisation im Mittelalter. In: *Mentalitäten im Mittelalter*. Methodische und inhaltliche Probleme. Hrsg. von František Graus.

Sprichwörtern findet sich die Auffasssung, die rechte Seite gebühre den Männern: "A table et au lit, la droite appartient au mari."[85]

7.4 Modelle vom Aufbau des Uterus

In Zeiten, als die Sektion menschlicher Leichen aufgrund religiöser Glaubensgrundsätze verboten war, übertrug man Erkenntnisse, die aus der Sektion von Tieren gewonnen wurden, auf den Aufbau des menschlichen Organismus. Vor diesem Hintergrund sind unterschiedliche Theorien zu verstehen, die den Aufbau des weiblichen Uterus betreffen. Die wichtigsten Vorstellungen werden anschließend kurz vorgestellt.

7.4.1 'Uterus simplex' und 'Uterus duplex'

Seit der Antike wird die Gebärmutter in medizinischen Schriften als Organ beschrieben, das mit einer oder mehreren Höhlungen versehen ist und in dem ein Kind oder, bei Mehrlingsschwangerschaften, mehrere Kinder heranwachsen. In dieser Zeit galt der Uterus[86] als zweiteiliges Organ ("Uterus duplex"). Aristoteles nennt ihn zweispitzig oder zweiteilig, Praxagoras und Philotimos schildern seinen Aufbau als "zweibuchtig",[87] Galen bezeichnet ihn in unterschiedlichen, voneinander abweichenden Darstellungen als gedoppelt oder mit zwei Ausbuchtungen versehen.[88] Er übertrug die Kenntnisse, die er bei Sektionen von Tieren (Ungulaten) mit "Uterus duplex" bzw. "bicornatus" (zweihörnig)[89] gewonnen hatte, auf die

Sigmaringen 1987, S. 257-288, hier S. 271f (= Vorträge und Forschungen. Hrsg. vom Konstanzer Arbeitskreis für mittelalterliche Geschichte; Bd. 35).

85 "Bei Tisch und Bett gehört der Platz zur Rechten dem Ehemann". Zit. n. Loux (1983), S. 46.

86 Die heute gebräuchlichen Bezeichnungen "Uterus" (Gebärmutter) und "Cervix" (Gebärmutterhals) gehen auf den Mediziner Andreas Vesalius (1514-1564) zurück, der 1543 das erste vollständige Lehrbuch der menschlichen Anatomie veröffentlichte. Strauss (1988), S. 381. In den mittelalterlichen Texten wird die Gebärmutter wie erwähnt als "matrix" bezeichnet.

87 Vgl. Christoph Ferckel: Diagramme der Sexualorgane in mittelalterlichen Handschriften. In: *Archiv für Geschichte der Medizin* 10 (1917), S. 255-263, hier S. 255.

88 Nickel (1989), S. 42, 45f.

89 Vgl. zur Beschreibung von Abbildungen einer zweigehörnten Gebärmutter M. Holl: Über die sogenannten "Hörner" des Uterus. In: *Archiv für Geschichte der Medizin* 12 (1920), S. 107-115.

Gebärmutter der Frauen.[90] Lediglich Ruphos und Soranus von Ephesos hatten schon vor Galen den "Uterus simplex" mit einer Höhlung beschrieben.[91] Ihre Auffassungen gingen aber nicht in den allgemeinen Bildungskanon ein, so daß durch das christliche Mittelalter hindurch die anatomischen Auffassungen Galens dominierten.[92] Auch im islamischen Mittelalter scheint die Theorie von einem zweikammerigen Uterus im weiblichen Körper allgemein akzeptiert worden zu sein.[93] Im Laufe dieses Zeitalters wird in medizinischen Schriften allerdings immer häufiger eine Mehrkammerigkeit der Gebärmutter beschrieben, die über die zwei Kammern des "Uterus bicornis" hinausgeht: Drei Kammern erwähnen Bartholomäus Anglicus und Lanfrank, fünf beschreibt ein anonymer griechischer Traktat, sieben Kammern nennen Copho und Richard von Salerno, Wilhelm von Conches, Michael Scotus, Mundinus und Pseudo-Galen.[94]

7.4.2 Der 'siebenkammerige Uterus'

Die weiteste Verbreitung fand im Mittelalter das integrative Modell des 'siebenkammerigen Uterus' und zwar zu einer Zeit, in der erstmals seit Jahrhunderten die Sektion menschlicher Leichen wieder möglich war. Diesem Modell zufolge ist die Gebärmutter in sieben Kammern untergliedert.[95] In den drei Kammern auf ihrer linken Seite, dem kühlen Einfluß der Milz ausgesetzt, entwickeln sich die weiblichen Föten; auf der rechten Seite, in der Nähe der warmen, blutkochenden Leber reifen die männlichen Föten heran und in der darüberliegenden Scheitelkammer gegebenenfalls die Zwitter. Das Modell des siebenkammerigen Uterus

[90] Strauss (1988), S. 381f.
[91] Ferckel (1917), S. 255.
[92] Kusche (1990), S. 28.
[93] Robert Reisert: *Der siebenkammerige Uterus. Studien zur mittelalterlichen Wirkungsgeschichte und Entfaltung eines embryologischen Gebärmuttermodells*. Pattensen/Han. 1986, S. 37 (= Würzburger medizinhistorische Forschungen; Bd. 39).
[94] Ferckel (1917), S. 256, Anm. 1.
[95] Fridolf Kudlien: The Seven Cells of the Uterus: The Doctrine and its Roots. In: *Bulletin of the History of Medicine* 39 (1965), S. 415-423. Daß von sieben Kammern ausgegangen wurde, deutet auf die magisch-mystische Bedeutung hin, die dieser Zahl seit dem babylonischen Reich beigemessen wurde: sie verweist darauf, daß eine Mondphase sieben Tage lang dauert, auf die sieben Planeten, auf die besondere Bedeutung, die diese Zahl in der Bibel hat (sieben Schwerter Mariae, Todsünden, Tugenden), vgl. Reisert (1986), S. 8-12; Thomasset (1981), S. 2f.

bietet Erklärungsmöglichkeiten für unterschiedliche Phänomene, die mit der Reproduktion verbunden sind: Mehrlingsschwangerschaften, Intersexualität, Hermaphroditismus, Geschlechtsdeterminierung, gynäkologische und sexologische Probleme, Gestaltbildung des Embryos usw. und ist damit als theoretischer Entwurf durchaus faszinierend.[96] Viele handschriftliche Texte und später auch Drucke, die den siebenkammerigen Uterus beschreiben, sind mit erklärenden Illustrationen ausgestattet.[97] Eine detaillierte Beschreibung des siebenkammerigen Uterus findet sich in der spanischen Druckausgabe des *Fasciculus medicinae* von 1495. Diese Textpassage wird in der Forschungsliteratur zu diesem Thema bisher nicht erwähnt:

> Und jene Mischung des Samenmaterials, von der wir gesprochen haben, wenn die empfangen wird in dem rechten Teil des Uterus der Frau, wo es 3 Ventriculos oder Sinus gibt, so entsteht männliches Geschlecht, und wenn in dem linken Teil desselben Uterus, wo es 3 andere Sinus gibt [empfangen wird, d. Verf.], so entsteht weibliches Geschlecht, und wenn mitten im Uterus [empfangen wird, d. Verf.], wo es einen anderen Sinus gibt, ausser den andern, so entsteht ein Hermaphrodit, welches eine menschliche Form ist, welche die Natur (Geschlecht) des Mannes und der Frau hat. Und der Grund dieser Verschiedenheit, dass nämlich ein Knabe in der rechten Seite und ein Mädchen in der linken und ein Hermaphrodit in der Mitte erzeugt wird (entsteht) ist, dass in der rechten Seite mehr Wärme und Lebenskraft (Energie) besteht, und die Natur braucht mehr Wärme und Energie um einen Knaben als ein Mädchen hervorzubringen. Deshalb entsteht rechts ein Knabe und links ein Mädchen, und der Hermaphrodit entsteht so von 2 geschlechtlichen Naturen, Mann und Frau, weil die Energie der rechten Seite einen Knaben hervorbringen will und die linke ein Mädchen, derart, dass die Frucht mit beiden Eindrücken, aber unvollkommen bleibt, und sie wird beurteilt nach dem, der überwiegt.[98]

---

[96] Keil (1986) II, S. 58.

[97] Vgl. Reisert (1986), S. 73-90; Gustav Klein: Bildliche Darstellungen der weiblichen Genitalien vom 9. Jahrhundert bis Vesal. In: *Alte und neue Gynäkologie*. Festschrift für Franz Ritter von Winckel. München 1907, S. 1-19, besonders S. 9f.

[98] Zit. n. Adolf Stoecker/Gustav Klein: Eine spanische Abhandlung über Zeugung und Schwangerschaft aus dem Jahre 1495. In: *Alte und neue Gynäkologie*. Festschrift für Franz Ritter von Winckel. Hrsg. von Gustav Klein. München 1907, S. 21-31, hier S. 25f. Der 9. Trakat (*Über die Zeugung und Bildung des Menschen*) mit der zitierten Beschreibung, ist nur in der spanischen Ausgabe des *Fasciculus medicinae* überliefert.

Die einzelnen Kammern des Uterus werden im *Traktat von der Natur der Frauen und ihren Krankheiten* mit Matrizen verglichen, welche die Physiognomie des Kindes prägen:

> welche kinder jn einer kamer werdent entpfangen die sind alle ein andern gelich Vnd hervmbe das der forme der kamern vil ist also werdent die kind mengerleÿ an der gestalt Dz sÿ vnder wilent gelich sind ein andern vnd vnder wilent sind sÿ ain andern vngelich.[99]

Die Ähnlichkeit mit der elterlichen oder familiären Physiognomie wird auf der Grundlage der Zweisamentheorie mit dem Überwiegen des männlichen oder weiblichen Samens erklärt: "Das kompt o͛ch da von wann des vatters sam mer ist denn der muͦtter so wirt es dem vatter gelich".[100] Der Verfasser der grundlegenden Monographie zum siebenkammerigen Uterus vertritt die These, dieses vielseitige theoretische Modell sei wahrscheinlich aus der byzantinischen Medizin hervorgegangen.[101] Der byzantinische Schriftsteller (und Nichtmediziner) Michael Psellos (1018-1079) erörtert in einer Sammlung von 193 Fragen zu unterschiedlichen wissenschaftlichen Themen in sechs Abschnitten die Zeugungsvorgänge und in diesem Zusammenhang auch die Mehrkammerigkeit des Uterus. Einen siebenkammerigen Uterus beschreibt er in zwei Textpassagen allerdings nicht, sondern nach seiner Vorstellung ist die Gebärmutter in mehrere "Buchten" untergliedert.[102] Im 3. Teil zum Thema "Wann männliche und weibliche Nachkommen entstehen" heißt es:

> So wie es einen rechten und einen linken Hoden gibt und wie der rechte mehr warm ist und der linke weniger warm (als der rechte): so besitzt auch die Gebärmutter zwei Buchten für die Aufnahme des männlichen Samens, die rechte und die linke, zumal auch der männliche Samen eben wärmer als der weibliche ist. Der in die rechte Bucht (der Gebärmutter) eingeworfene Samen wird infolge der Wärmewirkung zu einer männlichen, der in die linke hineingelangte wird wegen der Kühle zu einer weiblichen Frucht. Wenn sich der in die rechte Gebärmutterbucht eingeworfene Samen weiblich entwickelt, so hat das Kind dann dennoch ein männliches Aussehen und zeigt auf dem Kinne einen Haarwuchs. Sobald aber der in die linke

---

99 9.1.5, Bl. 198vb/199ra; vgl. 9.3.4, Bl. 146^{r}. Der Vergleich mit Matrizen geht auf die *Vierte Salernitaner Anatomie zurück*, die laut Sudhoff um 1170 entstand; vgl. Christine Boot: Neufunde zum 'siebenkammerigen Uterus'. In: *Sudhoffs Archiv* 71 (1987), S. 233-235, hier S. 234.

100 9.1.5, Bl. 199ra; vgl. 9.3.4, Bl. 146^{r}; 9.4.4, Bl. 139^{v}/140^{r}.

101 Reisert (1986), S. 40.

102 Da dieser Text in der Monographie von R. Reisert nicht erwähnt wird, bietet sich hier die Wiedergabe der einschlägigen Passagen an.

Bucht geworfene Samen männlich auswächst, so wird das Kind einen mehr weiblichen Typus erlangen und weichlicher werden, als es seinem Geschlechte entspricht. Solche Übergangsbilder werden unter den Männern wie unter den Frauen gefunden.[103]

Die Widersprüche in den Ausführungen des Verfassers legen die Vermutung nahe, daß dieser implizit die Annahme vertritt, das Geschlecht des zukünftigen Kindes werde davon determiniert, ob der männliche Same aus dem rechten (= männlich) oder linken (= weiblich) Hoden stammt. Der 5. Abschnitt "Warum Zwillinge und Drillinge zustande kommen" lautet:

Auch für die Entstehung von Zwillingen und Drillingen wird einer viele Ursachen aufzählen (können): die Beschaffenheit des Samens, die Zeugungskraft des Familienstammes, die in der Gebärmutter vorhandenen Buchten; denn es umfassen die Gebärmutter gar verschiedene Hohlräume. Wenn nun in deren weiteren Verzweigungsbuchten der Samen zerteilt worden ist, so entstehen Zwillinge und Drillinge: und die Menge des abfließenden Samens ist schuldig an der Zahl der geschwängerten (Hohlräume). Die Gebärmutter hat (wie erwähnt) viele Buchten und zwei besonders auffällige Höhlungen, die durch einen in der Mitte (zwischen diesen) befindlichen Hymen voneinander getrennt werden; wenn in diese der Samen eingeworfen worden ist, so entstehen dann als Frucht Zwillingsembryonen. ERASISTRATOS leitet davon auch die Überschwängerungsfälle ab wie bei den Tieren: es mag nun einer noch andere Ursachen dafür nennen, sei es, daß er sie selbst herausfindet, sei es, daß er hierbei den alten Autoren nachgeht.[104]

Wie die zitierte Passage verdeutlicht, wird von Michael Psellos das Modell des siebenkammerigen Uterus nicht genau beschrieben, denn er spricht von zwei Höhlungen, die durch ein Hymen getrennt sind und verschiedene Hohlräume aufweisen, die in weitere "Buchten" verzweigt sind. Die Siebenzahl nennt er nicht. Selbstverständlich läßt die Beschreibung in einem einzelnen Werk keine allgemeingültigen Schlüsse auf die gesamte byzantinische Medizin zu, sondern kann hier nur als Hinweis für weitergehende Untersuchungen dienen. Das Modell des siebenkammerigen Uterus wurde in erster Linie in Schriften aus dem Umkreis der Medizinschule von Salerno weitergegeben; daneben sind Einflüsse anderer Quellen zu verzeichnen,[105] unter denen die *Philosophia mundi* des Wilhelm von Conches eine hervorragende Stellung einnimmt.[106] Der bisher bekannte älte-

---

[103] Zit. n. Johann Stur: Zur Geschichte der Zeugungsprobleme. In: *Sudhoffs Archiv* 24 (1931), S. 312-328, hier S. 323f.

[104] A.a.O., S. 326f.

[105] Reisert (1986), S. 41-72; Boot (1987), S. 234.

[106] Thomasset (1980), S. 112; Reisert (1986), S. 65-72.

ste lateinische Text, der das Siebenkammermodell des Uterus einführt, ist der pseudogalenische Traktat *De spermate*, dessen handschriftliche Tradierung im 13. Jahrhundert einsetzt.[107] In einer arabischen Quelle, Albubathers (um 230/844) oben bereits genanntem Buch *Kitāb al-Mawālīd* über Genethlialogie, welches 1218 von Salio in Padua unter dem Titel *De nativitatibus* ins Lateinische übertragen wurde, wird dieses Modell ebenfalls schon erwähnt.[108]

Nach diesem Blick auf die Beschreibung des Gebärmuttermodells in byzantinischen, lateinischen und arabischen Schriften bietet sich eine Übersicht über bisher bekannte landessprachliche Texte an, die das Uterusmodell zur Erklärung heranziehen. Diese werden durch den Verweis auf bisher unbekannte Belege in den Editionstexten der vorliegenden Untersuchung ergänzt. Bisher bekannt ist die Schilderung von Aufbau und Funktion des siebenkammerigen Uterus aus einem mittelniederländischen Pseudo-Trotula-Text.[109] Erwähnt wird das Theorem auch in den *Secreta mulierum* des Pseudo-Albertus Magnus (neben der Beschreibung eines zwei- und dreikammerigen Uterus) und dient hier u. a. zur Erklärung von Mehrlingsschwangerschaften.[110] Einige weitere volkssprachliche Texte sind außerdem bekannt geworden: Drei davon, die in deutschsprachigen Handschriften überliefert sind, werden den Mittelpunkt einer angekündigten Untersuchung bilden.[111] Christine Boot äußert die Vermutung, daß zukünftige Handschriftenuntersuchungen weitere Belege für die Heranziehung dieses Uterusmodells erweisen würden, "die die Annahme einer starken volkssprachigen Verbreitung der Sieben-Zellen-Theorie bestätigen."[112] Diese Auffassung kann ich aufgrund der von mir untersuchten Texte bestätigen, denn in mehreren von ihnen wird das Uterus-Modell herangezogen:

---

107 Insgesamt wird er in 23 Handschriftentexten des 13. und 14. Jahrhunderts überliefert, vgl. Reisert (1986), S. 42.

108 Fuat Sezgin: *Geschichte des arabischen Schrifttums. Bd. 7: Astrologie, Metereologie und Verwandtes bis ca. 430 H.* Leiden 1979, S. 123; Ullmann (1972), S. 308f.; Lemay (1980), S. 135. Robert Reisert stützt sich auf die Forschungen von Ursula Weisser und vertritt die Ansicht, im arabischen Raum sei das Modell vom 'siebenkammerigen Uterus' nicht verbreitet gewesen. Diese Auffassung kann durch die Schrift von Albubather widerlegt werden.

109 Vgl. die Edition bei Reisert (1986), S. 93-99.

110 Schleissner (1991), S. 116-119.

111 Es handelt sich um Texte in folgenden Handschriften: UB Salzburg, Cod. M III 3, Bl. 22^{v}; ÖNB Wien, Cod. 2962, Bl. 8^{rv}; Herzog-August-Bibliothek Wolfenbüttel, Cod. Guelf. 69.14 Aug. 2°, Bl. 47^{v}-48^{r}, vgl. Boot (1987), S. 234, Anm. 9.

112 A.a.O., S. 235.

[N]u sol man verstan dz ein frow wol siben kamer hat vnd wol siben kint mit ein andern getragen mag an wunder vnd die kamern stant gelich in der bermůtter vnd gelich enmitten in der frowen lichnam vnd in der rechten sitten so lit das schlos der knaben vnd in der lingen sitten so lit dz schlos der meitlen.[113]

Als vns meister Trocula beschribet dz die matrix sÿe zůsament gefalten als ein tůch vnd von der wachsunge der frucht so wirt sÿ gewittet Vnd du solt ŏch wüssen dz die matrix ist als ein breitt büttel der vornen eng ist in dem sich der same beschlüsset vnd der mund gat für die porten Vnd jn der matrix jn der rechten sitten sind der kamern drÿ Da die knaben jn werdent entpfangen Vnd in der linken sitten sind der kammern[114] ŏch drÿ da die tochtern jn werdentt entpfangen vnd dar jnn ligend Vnd jn der mitlosten kunt die samen die da zwüschent von beden dem man vnd der frowen jn der vnkünscheit vergosen werdent wen die frow swanger ist.[115]

War vmb geperen etlich frauen mer kindt Dan einß Daß ist zwilling
Antwúrt Aristotiles jn libro de hümano natüra jn der permütter sindt sieben zellen vnd behaltüng deß samenß vnd gemanigklich mugen si geperen kinder Jn welicher zel sich vermist der sam des Manß sünderbar jn der rechten seyten sind Dreÿ zel dar auß sie gepern mügen dreÿ Meydlein[116] Aber ein zel ist jn der mitte dar auß geporen wirt ein kint genant zwidarm Daß do Hat zwaierleÿ heimlicher scham des manß vnd des weibß dar vmb wan ein Fraw tregt siben kint das ist mer wünderlich dan naturlich.[117]

In einem bereits edierten anatomischen Traktat aus dem 15. Jahrhundert wird der Aufbau des siebenkammerigen Uterus ebenfalls erwähnt.[118] Nach dieser Beschreibung sind die rechte und die linke Uterushälfte jeweils in drei Winkel unterteilt, in denen Mehrlinge heranwachsen können. Die nicht in Winkel gegliederte Scheitelkammer ist danach mit der Ader verbunden, aus der das Menstrualblut fließt: Die angenommene schädliche Wirkung des Monatsflusses verursacht also die Mißbildungen. Die Passage über den siebenkammerigen Uterus lautet in diesem Traktat:

---

113 9.1.4, Bl. 196va.
114 Verschreibung, im Text steht: "knaben".
115 9.1.5, Bl. 198vb.
116 Hier liegt wahrscheinlich ein Fehler beim Abschreiben vor, denn die rechten Kammern werden hier fälschlich als Kammern der Mädchen bezeichnet, während die Kammern, in denen die Knaben geformt werden, unerwähnt bleiben.
117 9.4.4, Bl. 137[v]/138[r].
118 Vgl. Erich Hintzsche (Hrsg.): *Ein deutscher anatomischer Text aus dem 15. Jahrhundert*. Bern 1943 (= Berner Beiträge zur Geschichte der Medizin und der Naturwissenschaften; Nr. 2). In der vorliegenden Forschungsliteratur zum 'siebenkammerigen Uterus' wird dieser Traktat nicht erwähnt.

Die muter ist ein holes gelid vnd hutlechtes / vnd in wendig ist es füchtig darumb das es den samen behalten mag / die selbig muter die hat dry zell / die ein zell die an der rechten siten ist da die menlich geburt in lyt / Die mitel zell da die merwunder oder halbe tire oder vnhalbe menschen [!][119] / Darumb so heysset sy der frowen sichtag zelle Wan in Ir endet sich die adern dar ab der frawen siechtum sich lasset / Der rechten siten zelle die hat dry winckl was geburde darIn kumt die gewint menschlichs bilde / vnd was geburd in der linken zelle kumpt Das ist in der lincken siten zelle die gewynnen wiplich gebilde / der frawen sichtag zelle die hat keinen winckl /.[120]

Zwei altfranzösische Quellen überliefern das Theorem ebenfalls. Im Traktat *Die Macht der Liebe* Richards von Fournival aus dem 13. Jahrhundert[121] wird den einzelnen Kammern, die der Entwicklung der Föten dienen, eine Funktion zugeschrieben, die von den Darstellungen der lateinischen Tradition abweicht. In seiner Darstellung werden die Kammern von männlichen und weiblichen Föten im Verhältnis von vier zu drei belegt; für die Entwicklung von Hermaphroditen ist kein Platz vorhanden. Erst in einer weiteren altfranzösischen Quelle, dem Traktat *Les secres as dames*, der zwischen 1418 und 1453 entstand und in vier Handschriften aus der zweiten Hälfte des 15. Jahrhunderts überliefert ist,[122] findet sich wieder eine Zuweisung der Kammern (die hier abweichend als "chambres ou lieulx" bezeichnet werden), welche mit der lateinischen Tradition übereinstimmt.[123] In den *Secres as dames* erfährt die Funktion der in Kammern gegliederten Gebärmutter eine weitere Modifikation, denn sie dient hier nicht nur zur Festlegung des Geschlechts, sondern auch zur Ausprägung weiblicher und männlicher Charaktereigenschaften. Die idealtypische Frau, die in einer "weiblichen" Kammer herangereift ist, zeichnet sich demnach durch Sanftheit, Aufrichtigkeit und Güte aus; an anderer Stelle wird zusätzlich ihre Schamhaftigkeit erwähnt. Entwickelt sie sich hingegen in einer "männlichen" Kammer, so scheint sie äußerlich ebenfalls eine Frau zu sein; in ihrem Inneren verbirgt sich allerdings ein "männliches" Herz, welches ihren Charakter hart und böse macht. Männliche Föten

---

119 Hier wurde in der Vorlage etwas ausgelassen.

120 A.a.O., S. 20.

121 Vgl. Alfred Karnein: Wie Feuer und Holz. Aspekte der Ausgrenzung von Frauen beim Thema Liebe im 13. Jahrhundert. In: *Zeitschrift für Literaturwissenschaft und Linguistik* 74 (1989), S. 93-115. Alfred Karnein übersetzt aus der italienischen Übersetzung: Gian Battista Speroni: *La poissance d'amours dello Pseudo-Richard de Fournival*. Florenz 1975.

122 Reisert (1986), S. 63-65.

123 Karnein (1989), S. 107.

können im umgekehrten Fall weibliche Charaktereigenschaften annehmen;[124] sind sie allerdings "richtige Männer", so weisen sie die positiven Eigenschaften Verläßlichkeit, Mut und Verschwiegenheit auf.[125] Negative Eigenschaften (Eitelkeit, Stolz, Geiz, Habgier und Schändlichkeit) können bei beiden Geschlechtern auftreten und erfahren keine geschlechtsdeterminierte Zuschreibung.[126]

Das Erklärungsmodell des siebenkammerigen Uterus findet sich, wie der Überblick verdeutlichen sollte, mehrere Jahrhunderte lang in der medizinischen Literatur. Es scheint für die Gelehrten so überzeugend gewesen zu sein, daß es Mondino dei Luzzi in seinem 1315 beendeten chirurgischen Lehrbuch sogar noch nach der Sektion zweier weiblicher Leichen vertrat.[127] Noch im 1501 veröffentlichten *Antropologium de hominis dignitate, natura et proprietatibus* des Leipziger Mediziners Magnus Hundt (1449-1519) befindet sich eine Abbildung des 'siebenkammerigen Uterus'. Erst mit der immer größer werdenden Zunahme der anatomischen Kenntnisse widerlegten Verfasser wie Berengario da Carpi im Jahre 1524 dieses Wissenschaftsmodell.[128]

7.5 Hermaphroditismus

Konrad von Megenberg schreibt in seinem *Buch von den natürlichen Dingen* (1350), eine ungünstige Verschmelzung des männlichen und weiblichen Samens verursache die Entstehung von Zwitterwesen:

> Ez geschiht auch, dz zwuo würkent kreft gleich kreftich sint. der aineu würkt manneszaichen vnd diu ander frawenzeichen: die machent ain purt, diu paidez hât volkomen vnd würkt auch paideu werk. die laüt mit paiden dingen haizent ze latein ermofrodite.[129]

Neben dieser relativ einfachen Erklärung des Zwitters bietet sich, wie den bereits angeführten Zitaten zu entnehmen ist, vor allem das Modell vom 'siebenkammerigen Uterus' zur Deutung dieses Phänomens an. In den

---

124 Ebd.

125 A.a.O., S. 107f.

126 A.a.O., S. 108.

127 Diepgen (1963), S. 146; Thomasset (1981), S. 4.

128 Heinrich Schipperges: Art. *Frauenheilkunde*. In: Lexikon des Mittelalters, Bd. 4. München/Zürich 1989, Sp. 876.

129 Konrad von Megenberg: Das Buch der Natur. Hrsg. von Franz Pfeiffer. Stuttgart 1861, S. 487.

Problemata von Pseudo-Aristoteles bildet die Erörterung der Frage nach der Entstehung und gesellschaftlichen Akzeptanz von Intersexualität den Inhalt mehrerer weiterer Fragen. Auch in dieser Schrift wird die Bildung eines Zwitterwesens, hier *zwidarm* genannt, mit dem Modell des siebenkammerigen Uterus erklärt; im Text werden Zellen, keine Kammern erwähnt: "ein zel ist jn der mitte dar auß geporen wird ein kint genant zwidarm Daß do Hat zwaierleÿ heimlicher scham des manß vnd des weibß".[130] Das Heranreifen eines Hermaphroditen wird quasi als Unfall beschrieben, denn eigentlich hat die "natür willen zu geperen Ein knaben vnd nimer nit ein maydlein",[131] und obwohl fast alle Glieder eines "kneb-leins" ausgebildet wurden, kann die Natur "wegen der Vnkeüscheit der materi des samenß"[132] keinen Knaben hervorbringen, sondern bildet eine weibliche Scham. Deshalb ist der Zwitter "an der mandlichen heÿmlicheit vnüermügent".[133] Die im Text daran anschließende Frage, weshalb es keine Frauen mit zwei Vaginen oder Männer mit doppeltem Penis gäbe, wenn es doch zur Entstehung von Hermaphroditen käme, wird damit erklärt, daß sowohl Gott als auch die Natur nichts Überflüssiges entstehen ließen.[134] Die nächste Frage behandelt das Problem, ob ein Zwitter auf den Namen eines Jungen oder eines Mädchens getauft werden solle. Sie wird nach patriarchalischer Weltsicht damit entschieden, daß ein männlicher Name gegeben werden solle, denn der Mann sei würdiger als die Frau. Um seine rechtliche Stellung festzulegen, solle sich der Hermaphrodit entscheiden, ob er seine Sexualität als Mann oder als Frau zu praktizieren gedenke: "welicher heimlicher scham Er mer geniessen mug".[135] Offensichtlich sollte diese einmal gewählte Festlegung beibehalten werden, denn die Nutzung von Vagina und Penis während des Geschlechtsverkehrs wurde als Verstoß gegen die christliche Grundordnung bewertet, der mit dem Feuertod zu ahnden sei: "So ist er nach auf seczung der Cristenlich kirchenn Zü verprennen".[136] Die Forderung an den Hermaphroditen, er müsse sich entscheiden, ob er seine Sexualität mit dem männlichen oder dem weiblichen Geschlechtsteil ausleben wolle, findet sich auch bei Ambroise Paré (1510-90). Dieser wiederholt als Gründe für die Entstehung

[130] 9.4.4, Bl. 137^v.
[131] 9.4.4, Bl. 138^r.
[132] 9.4.4, Bl. 138^{rv}.
[133] 9.4.4, Bl. 138^v.
[134] 9.4.4, Bl. 138^v.
[135] 9.4.4, Bl. 139^r.
[136] 9.4.4, Bl. 139^r.

von Zwitterwesen lediglich die galenische Theorie,[137] um dann hinzuzufügen, daß allein ein Arzt die Geschlechtszugehörigkeit festzustellen habe und daß die Entscheidung für das männliche oder weibliche Geschlecht, egal, ob sie vom Arzt oder vom Zwitter selbst getroffen wurde, verbindlich sei - eine Änderung müsse mit dem Tod bestraft werden.[138] Die in den *Problemata* gestellte Zusatzfrage, ob es einem Hermaphroditen möglich sein könne, Priester zu werden, wird zwar formuliert, aber nicht beantwortet.[139]

Im spanischen Traktat über Zeugung und Schwangerschaft aus dem Jahre 1495 wird das Thema Hermaphroditismus ebenfalls kurz erwähnt. Der Hermaphrodit wird hier als "unvollkommene Frucht" bezeichnet, deren Geschlechtszugehörigkeit danach beurteilt wird, ob männliche oder weibliche Merkmale überwiegen.[140] Der oben bereits genannte Albubather erklärt die Geburt eines Zwitters nicht mit dem Überwiegen des männlichen oder weiblichen Samens bei der Zeugung oder mit der Heranreifung in der Scheitelkammer der Gebärmutter, sondern macht dafür den schädlichen Einfluß bestimmter Sternzeichen auf die Entwicklung des Kindes verantwortlich.[141]

7.6 Zwillingsbildung

Neben der Erklärungsmöglichkeit, die das Modell vom siebenkammerigen Uterus bot, in dessen verschiedenen Kammern sich mehrere Föten entwikkeln konnten, wurde das Heranwachsen von Zwillingen auch mit wiederholtem Geschlechtsverkehr begründet, bei dem eine Mehrfachbefruchtung auftrat, oder mit der Teilung des Samens in zwei Portionen:

> Nu geschicht es doch dik dz zwo frůcht worden sind Wen die frŏw mit jrem man zeschaffen hat Also dz sich ein nüwer sam zůsament gemischet hat gelich als zů

---

[137] "Der Grundgedanke der Auffassung Galens ist: *Alle Teile, die bei den Männern vorhanden sind, kann man auch im Körper der Frauen sehen*. Die Entstehung des Hermaphroditismus führt Galen wie Anaxagoras auf eine abwegige Bahn des Spermas zurück, und zwar entspricht dem Weg vom rechten Hoden zum linken Ovar ein Hermaphrodit mit prädominierendem männlichen Geschlecht, dem Weg vom linken Hoden zum rechten Ovar ein solcher von weiblichem Typus." Vgl. Keller (1939), S. 2424.

[138] A.a.O., S. 2420.

[139] 9.4.4, Bl. 139^r.

[140] Stoecker (1907), S. 26.

[141] Lemay (1980), S. 132.

dem ersten Ovch wirt gesprochen ist es sach dz mit der frucht o̊ch ein andre frůcht entspringt oder gemacht wirt da bÿ macht du merken
Jtem her vmb ist es wen ein fro̊w jetzunt ein kind gebern wil jn kurtzer zitt Als über drÿ tag Oder das ander über vier tag Dar nach dz kompt dar von vnd wen sich die teilheit der same zů einer zitt jetlicher jn zweÿ teÿle so werdent zweÿ kind dar vsz.[142]

In einem anderen Text wird die Zwillingsbildung, wiederum unter Zugrundelegung des Modells vom siebenkammerigen Uterus, damit erklärt, daß sich während des Beischlafs mehrere Kammern "mit bestem Willen" öffneten und daß in ihnen anschließend (wie es öfter geschehe), mehrere Föten gleichzeitig heranreiften: "tůnd sich aber die kamern jn der besten wil gegen ein andern vff jn dem lib vnd der man siner arbeit pfligt mit der frowen so werdent zwey kint da von als da o̊ch oft beschicht".[143] Der in diesem Text vertretenen Theorie widersprechen die Ausführungen zur Zwillingsbildung in den *Problemata* von Pseudo-Aristoteles. Hier wird die Frage beantwortet, warum es unmöglich sei, daß Zwillinge ein unterschiedliches Geschlecht aufwiesen - eine Aussage, die konträr zu möglichem Erfahrungswissen gemacht wird. Es könnten sich lediglich zwei oder drei Knaben bzw. Mädchen entwickeln, denn: "naturlich ist eß nit müglich daß ein Teil des samens val jn die gerechten seyten vnd der ander jn die lincken seyten der müter Sünder er velt nür jn ein teill Eintweder jn die rechten oder jn die lincken seyten".[144]

In den *Problemata* heißt es außerdem, Zwillinge seien eigentlich nur halbe Menschen und nicht so kampftüchtig wie andere. Sie stürben auch früher, weil sich die Materie des Samens, die eigentlich zur Bildung eines Individuums bestimmt war, nun auf zwei Organismen verteile.[145] Die Beschreibung der Existenz von siamesischen Zwillingen geht in den *Problemata* auf Albertus Magnus zurück. Dieser beschreibt siamesische Zwillinge, die am Rücken zusammengewachsen waren und vier Flügel hatten. Mit ihren vier Füßen konnten sie in verschiedene Richtungen gehen. Die darauf bezogene Frage dient zur Klärung des Problems, ob ein solches Doppelwesen als Individuum anzusehen sei oder ob es sich um zwei einzelne Menschen handele. Pseudo-Aristoteles klärt die Frage mit dem Hinweis, man solle untersuchen, ob ein oder zwei Herzen in seiner Brust schlügen und danach eine Entscheidung treffen.[146]

---

[142] 9.1.5, Bl. 199va.
[143] 9.1.4, Bl. 197rb.
[144] 9.4.4, Bl. 138^{r}.
[145] 9.4.4, Bl. 137^{v}/138^{r}.
[146] 9.4.4, Bl. 138^{r}/139^{v}.

7.7 Schwangerschaftszeichen und Bestimmung des Kindsgeschlechts

In den frauenheilkundlich-geburtshilflichen Schriften wird zwischen Zeichen unterschieden, die direkt nach dem Koitus auf eine Konzeption hinweisen und anderen, die erst im Verlauf einer Schwangerschaft auftreten. Systematisch aufgelistet sind unter dem Titel "Czeichen von der entphounge" in Cod. 3007 der ÖNB Wien sechs Zeichen, die auf eine Empfängnis hindeuten. 1. Sollte eine Frau Knoblauch mit ins Bett nehmen. Roch sie am nächsten Morgen dessen Geruch, war sie schwanger. 2. Sollte eine Räucherung mit Muskat oder Nelken vorgenommen werden. Konnte die Frau das Aroma der ätherischen Öle wahrnehmen, war sie nicht schwanger. 3. Begehrte die Frau nach dem Beischlaf aufzustehen, wollte sie die Samenmischung in ihrem Körper, die sie möglicherweise geschwängert hatte, wieder herausfließen lassen. 4. Die jungen Frauen, die erstmals ein Kind empfangen, bekommen Kopfschmerzen und frieren. 5. Nach Avicenna ist das Glied des Mannes nach einer Empfängnis feucht oder trocken[147]. Die Gebärmutter beginnt, sich zu schließen. 6. Der Frau sollte nachts eine Mischung aus Honig und Wasser zu trinken gegeben werden. Fühlte sie anschließend Schmerzen in der Höhe des Nabels, hatte sie empfangen.

1. Das erste das weip sal mit ir nem ein knobeloch in das bette Jst das sy noch dem sloffe rewcht den knobeloch so ist sy nicht swanger rewcht sy [d]en abir nicht zo ist sy swanger

2. Czu dem andern mol saltu ouch machen eynen roch von edelen gecrewten alz von muscaten nelken adir von andern gecrewten Rewcht sye den roch zo ist sy nicht swanger

3. Das dritte das weip noch der besloffenunge begert czu vorlossen wen worvmb sy welde dy materie gerne wedir vorlisen

4. Das vierde dy iungen weyber des ersten so sy entphoen zo thut en das hewpt we vnd sy wenen sich czu haben das kalde [!]

5. Das funfte Spricht Avicenna Jst das yn der czeit der man fulet seyn glet feüchte adir trewge sey vnd das sich dy matrix czu thuende ist enczufangin

---

[147] Der Begriff "trewge" wurde als Nebenform zu "trocken" angewendet, zur Bezeichnung "von Dingen, deren natürlicher Zustand gleicherweise trocken wie feucht sein kann"; vgl. Grimm, Bd. 11, Sp. 348.

6. Das sechste du salt nemen honig vngemenget mit wasser vnd gip ys dem weybe des nachtes czu trincken So froge ap sy ynne fule wetagen vmb denn nabil ffulit sÿ wetagen zo hot sy entphangen.[148]

Weitere Indikatoren, die direkt nach dem Geschlechtsverkehr auf die eingetretene Gravidität hindeuten, sind die Empfindung von Kälte, Schmerzen im Lendenbereich in der Höhe der Nieren und eine Veränderung der Physiognomie.[149] Galen nennt als wichtigste Schwangerschaftszeichen Flecken im Gesicht, das Zusammenziehen des Muttermunds, einen "weichen Uterus", das Ausbleiben der Menstruation, Erbrechen, Schwangerschaftsgelüste und Kindsbewegungen.[150] Optische Zeichen, die nach Leopold von Österreich, einem Astrologen des 13. Jahrhunderts, auf den Beginn einer Schwangerschaft hindeuten, sind Veränderungen der Brust, der Augen und der Hauttönung.[151] Ein "Experiment" in Form eines "Schwangerschaftstests" soll mit Hilfe des "Mellicratums" durchgeführt werden. Dieses Mittel wird mit drei Tropfen dünnen oder zerlassenen Honigs und drei Löffeln lauwarmen Wassers hergestellt. Verspürt die Frau nach der Einnahme des "Mellicratums" ein "gerimpel jm pauch", so hat sie empfangen.[152] Eine Analogie der Zusammensetzung des "Mellicratums" zur Säftemischung während des Geschlechtsakts ist augenfällig. In den medizinischen Texten werden auch Versuche beschrieben, anhand der Analyse körperlicher Merkmale (die häufig auf der "Rechts-Links-Theorie" basieren) zu bestimmen, ob die Frau mit einem Knaben oder einem Mädchen schwanger geht. Auf die Empfängnis eines Mädchens deutet hin, wenn sich die Frau schwer fühlt und sie bleich ist, ihr Bauch an der linken Seite "scheyblot", also rund, an der rechten Seite "langlot", länglich ist und sie in der linken Brust Schmerzen verspürt. Wird die Muttermilch auf einen flachen Gegenstand gegossen, so läuft sie auseinander wie Wasser, gießt man sie in den Harn der Frau, schwimmt sie an der Oberfläche.[153] Schmerzen in der rechten Brust verweisen hingegen auf die Empfängnis

---

148 ÖNB Wien, Cod. 3007, Bl. 4^v, 5^r.

149 9.4.3, Bl. 125^v.

150 Lachs (1903), S. 37ff.

151 Lemay (1980), S. 135.

152 9.4.3, Bl. $120^v/121^r$. Das Rezept geht nach Rodnite Lemay auf Hippokrates zurück: "give her hydromel to drink (a mixture of honey and water) when she is going to sleep. If she has colic in the stomach she is with child, otherwise she is not"; vgl. Rodnite Lemay (1978), S. 396. Es ist auch erwähnt unter Punkt 6. der oben zitierten "Zeichen einer Empfängnis" aus Cod. 3007 der ÖNB Wien.

153 9.4.4, Bl. 120^v.

eines Knabens.[154] Hat die Frau eine rosige Gesichtsfarbe, so deutet diese auf einen Sohn hin, ist sie bleich, trägt sie eine Tochter.[155] Ein Test zur Geschlechtsbestimmung des Kindes soll mit einem Tropfen Blut oder Milch aus der rechten Brust der Frau durchgeführt werden: sinkt der Tropfen in einem Gefäß mit klarem Wasser zu Boden, trägt sie einen Knaben, schwimmt er an der Oberfläche, ein Mädchen.[156] Volksmedizinische "Proben" intendieren, die Schwangere abzulenken, um ihr dann Entscheidungen abzuverlangen, bei denen beobachtet werden kann, ob sie spontan mit der rechten oder der linken Körperseite agiert.[157] Eine überlieferte "Probe" zur Geschlechtsbestimmung, die auch in diesen Kontext paßt, lautet: Man biete der Schwangeren eine Lilie und eine Rose an. Wählt sie die Lilie, geht sie mit einem Sohn schwanger, die Bevorzugung der Rose deutet auf die Empfängnis einer Tochter hin.[158] Bräuche dieser Art sind aus ländlichen Gegenden bis ins 20. Jahrhundert überliefert: In der Haute-Bretagne forderte man beispielsweise die Frau auf, sich auf den Schoß ihres Mannes zu setzen. Hing dabei ihr rechter Fuß stärker zu Boden als der linke, kündigte sich die Geburt eines Sohnes an.[159]

7.8 Kindsbildung im Mutterleib

War das Sperma in den weiblichen Körper eingedrungen, so mußte sich die Gebärmutter nach einer vorliegenden Auffassung fest schließen, um das Herausfließen des Samens zu verhindern und um Mehrfachbefruchtungen unmöglich zu machen.[160] Wie die Kindsbildung in den gynäkologisch-obstetrischen Texten des 15. Jahrhunderts beschrieben ist, soll nachfolgend an zwei Beispielen vorgestellt werden. Der *Traktat von Empfängnis und Geburt*[161] rekurriert vor der eigentlichen Darstellung der Entwicklung eines Kindes im Mutterleib in mehreren Unterpunkten u. a. auf das Buch Genesis, in dem der Beginn der Menschheit beschrieben ist, und

---

[154] Dieses Zeichen erwähnen Aristoteles, Constantinus Africanus und Galen, die Bartholomäus Anglicus als Autoritäten zitiert. Eine frische Hautfarbe und leichte Bewegungen deuten ebenfalls auf die Empfängnis eines Knaben hin. Vgl. Salvat (1980), S. 92f.

[155] Pinto (1978), S. 518.

[156] 9.4.3, Bl. 121^{r}.

[157] Loux (1983), S. 46.

[158] Pinto (1973), S. 518.

[159] Loux (1983), S. 47.

[160] 9.1.5, Bl. 198$^{va/vb}$; Kusche (1990), S. 49.

[161] 9.3.4, Bl. 145^{r}ff.

auf zeitgenössische astrologische Vorstellungen (Einfluß der Planeten, Tierkreiszeichen, unter dem ein Mensch geboren ist etc.), welche nach damaliger Anschauung die Persönlichkeitsentwicklung beeinflußten. Die Kindsbildung im weiblichen Körper wird folgendermaßen dargestellt: ohne daß explizit von einer der beiden Zeugungstheorien ausgegangen oder das Modell des siebenkammerigen Uterus erwähnt wird, ist der männliche und weibliche Zeugungsbeitrag in den "Siegeln" der Gebärmutter angelangt. Offenbar handelt es sich bei den "Siegeln" um die "Matrizen" in den Kammern des Uterus, in denen nach zeitgenössischer Auffassung die Physiognomie des zukünftigen Menschen geprägt wurde. Zu Beginn der Entwicklung ist der Zeugungsbeitrag breiförmig: "als ain ty̌kes mů̊essz"; dies könnte ein Hinweis auf die aristotelische Zeugungstheorie sein, die von der Einwirkung des männlichen Samens auf das Menstrualblut in einer Art Fermentierungsprozeß ausgeht. Für die Darstellung vor dem Hintergrund dieser Zeugungstheorie spricht auch die Beschreibung der nächsten Entwicklungsstufe: "dar nach jst es 3 tag als ain tike milch".[162] Anschließend nimmt der Grundstoff die Konsistenz geronnenen Blutes an: "dar nach wirt es 4 tag als ain erstocktes plů̊ett". In der nächsten Phase, unter dem Einfluß von "Dämpfen" in der Gebärmutter, wird das Geschlecht festgelegt. In dieser Zeit treten häufiger Fehlgeburten auf: "So es das mitell vnd die ab schid hatt genomenn so gewintt dann manige fraw ir plúemenn." In dieser Entwicklungsphase sollen sich die Frauen vor der Einbildungskraft schützen, "wenn das kint fúrmpt sich gernn̄ dar nach"; die Mutter kann über ihre Imagination also direkten Einfluß auf die Körperbildung ihres Kindes nehmen. Hiermit ist die erste Entwicklungsstufe abgeschlossen, auf die Gott direkten Einfluß genommen hat und an der väterliche und mütterliche Anteile beteiligt waren. Bei genügend vorhandener Hitze und Wärme seines Blutes kann das Kind nun mit göttlicher Hilfe Mark, Adern und Gliedmaßen ausbilden. Kopf, Herz, Lunge, Leber, Magen, Gedärme - kurz der übrige Leib entwickelt sich daneben unter dem Einfluß der Sterne. Danach formt der göttliche Einfluß unter einem der 12 Tierkreiszeichen den ganzen Menschen, bevor er ihm anschließend die Seele einhaucht, die im Himmel "subtilich geschepft"[163] wurde. Ist die Mutter in der Zeit der "Eingießung" der Seele gesund, wird sie auch ein gesundes Kind zur Welt bringen und heranwachsen sehen. Mögliche Krankheiten der Mutter gehen auf das Kind über. Ist dieses während der

---

162 9.3.4, Bl. 146^r.
163 9.3.4, Bl. 147^r.

Monatsblutung seiner Mutter gezeugt worden, so erblickt es "feld siech oder ausseczig"[164] das Licht der Welt.[165]

Besonders bemerkenswert an dem hier beschriebenen Entwicklungsmodell ist die Verquickung christlicher Glaubensgrundsätze (der Mensch ist von Gott geschaffen, der ihm die Seele einhaucht) mit astrologischen Vorstellungen (direkter Einfluß der Planeten, Sterne und Tierkreiszeichen auf die Persönlichkeitsbildung),[166] die sich im Spätmittelalter großer Beliebtheit erfreuten. Vergleicht man sie beispielsweise mit der Beschreibung der Kindsentwicklung bei Thomas von Aquin, der, wie oben schon erwähnt, im Hinblick auf die Bedeutung des männlichen und weiblichen Zeugungsbeitrags der aristotelischen Theorie folgte, so gibt es bemerkenswerte Übereinstimmungen. Den thomasischen Darlegungen zufolge wird die Geistseele als "forma" dem Körper erst eingehaucht, wenn das "biologisch-leibliche Substrat" dafür prädisponiert ist, um so das zukünftige Individuum zu kreieren. Er erwähnt ebenfalls äußere Faktoren wie den Stand von Sonne und Planeten, die klimatischen Verhältnisse und den Einfluß der Winde, welche Einfluß auf die Zeugungsbeiträge ausüben und auch an der Geschlechtsdeterminierung beteiligt sein können.[167]

Der Traktat *Von der Natur der Frauen und ihren Krankheiten* beschreibt in einem ersten Schritt wesentlich geraffter die Entwicklungsstadien eines Kindes in den einzelnen Monaten bis zur Geburt. Als Zeugungstheorie liegt hier die "Zweisamentheorie" zugrunde: "So můs jr beder sam gelich zů sament gegossen werden Wenn von eines mentschen samen kein

---

[164] Diese Theorie zur Entstehung des Aussatzes befindet sich auch in 9.1.5, Bl. 199rb.

[165] 9.3.4, Bl. 146^{r}-147^{r}. In der Hs. Cgm 398 der BS München, die ebenfalls im 15. Jahrhundert geschrieben wurde, ist eine deutsche Übersetzung der *Gynaecia* des spätrömischen Arztes Vindicianus überliefert, die hier als Vergleichstext herangezogen werden kann. Wie die Wiedergabe belegt, ist dieser Teil des medizinischen Textes im Vergleich mit den beiden hier erstmals edierten Traktaten weniger detailliert: "Des chind wirt gepildet in der weiss: in dem ersten moneyd so wirt der sam gesammet in dem nabel vnd macht die zusammen runst des plutez. In dem andern monayd so wirt der leib zu samen gefugt. In dem tritten monayd so wachset die nagel vnd das fleisch vnd wird das chind bewegt. In dem virden monayd so wuld den weib vil oft. In dem funften so wird das chind lebentig. In dem sechsten so werdent die adern geuestent. In dem sibenten so erstarckcht das markch. In dem achtaten, so werdent die pain gefestent. In dem neunten so ist das chind zeitig zu der gepurt". Zit. n. Christoph Ferckel: Ein deutscher anatomischer Vindiciantraktat. In: *Archiv für Geschichte der Medizin* 7 (1914), S. 306-318, hier S. 313-315.

[166] Vgl. Heinz Herbert Schöffler: Zur mittelalterlichen Embryologie. In: *Sudhoffs Archiv* 57 (1973), S. 297-314.

[167] Frank (1988), S. 78 und 81f.

fruch[t] wirt".[168] Im ersten Entwicklungsmonat kommt es zu einer Vermischung des männlichen und weiblichen Samens, der seine Konsistenz ändert: "hartet sich die jngegosen natur zů sament".[169] Im zweiten Monat bilden sich die ersten Glieder aus (es wird nicht genau spezifiziert, um welche es sich handelt). Im dritten Monat wachsen Arme und Beine: "scheident sich die bein vnd die arme vsz dem klose". Im vierten Monat entwickeln sich Herz, Lunge, Leber, Milz und Nieren. Die Bildung der wichtigsten Sinnesorgane (Mund, Augen, Ohren und Nase) ist am Ende des fünften Monats abgeschlossen. Im sechsten und siebten Monat bilden sich Mark und Gehirn. In einem zweiten Schritt wird anschließend noch detaillierter erklärt, wie sich das Kind im Mutterleib entwickelt: "Nu soltu merken wie dz kind jn siner můtter lib beginet zū wachsen vnd zewerden".[170]

In den ersten sieben Tagen ist der Zeugungsbeitrag mit Milch zu vergleichen, die durch die Hitze der Gebärmutter eindickt. In den folgenden neun Tagen gerinnt sie zu dickem Blut, welches sich anschließend in weiteren zwölf Tagen zu einem Stück Fleisch formt. Aus diesem bilden sich Herz, Hirn, Lunge und Nieren. In weiteren achtzehn Tagen entwikkeln sich Arme und Beine. Nach dem 46. Tag der Entwicklung wird dem so entstandenen Körper von Gott die Seele eingegossen, wodurch er zu leben beginnt und bis zu seiner Geburt stetig wächst.[171] Anschließend wird, je nach dem Geburtstermin des Kindes im Verlauf eines Monats, die Zuordnung zu einem der vier menschlichen Temperamente festgelegt. Als Autorität, auf die sich die Ausführungen stützen, wird *Alberchtus* genannt.

---

168 9.1.5, Bl. 198rb.

169 9.1.5, Bl. 199vb.

170 9.1.5, Bl. 199vb/200^{rab}.

171 Die Beschreibung der Kindsbildung entspricht den Angaben im ersten gedruckten anatomischen Text in englischer Sprache: *The Englishemans treasure: with the true anatomy of mans body...* by Thomas Vicary (d. 1561), einer Kompilation aus den Schriften Galens und mittelalterlicher Autoritäten: "And thus is the child bread forth in four degrees, as thus: The first is when the said sperm or seed is at the first like milk; the second is when it is turned from that kind into another, yet being as a lump of blood... The third degree is when the principals are shaped, as the Heart, Liver, and Brain. The fourth and last is when all the other members have been perfectly shaped; then it receives the soul with life and breath; and then it begins to move by itself. Now in these aforesaid degrees, in the first, as milk, it continues seven days; in the second, as Foetus, nine days; in the third, as a lump of flesh engendering the principals, the space of nine days; and the fourth, unto the time of full perfection of all the whole members, is the space of 18 days. So there are 46 days (sic) from the day of conception unto the day of full perfection and receiving of the soul." Zit. n. Benedek (1978), S. 105f.

Die Angaben entsprechen der Beschreibung von Albertus Magnus in seiner Schrift *De animalibus*, bei der es sich um eine Paraphrase von Avicennas *De animalibus* IX,10 handelt.[172] Die oben beschriebene Entwicklungstheorie scheint aus Avicennas Werk auch in salernitanische Schriften aufgenommen worden zu sein. In diesen heißt es: In den ersten sechs Tagen ist der Samen vergleichbar mit Milch, in den nächsten neun verwandelt er sich in Blut, in den zwölf Tagen darauf verfestigt er sich, in weiteren 18 Tagen formt er sich, in der Zeit darauf setzt sich die Entwicklung bis zur Geburt fort.[173] Im *Corpus hippocraticum* werden vier Stufen der Embryonalentwicklung geschildert: 1. das Sperma, 2. das Sperma verwandelt sich in Blut; Herz, Leber und Hirn werden ausgebildet; 3. die Organe entwickeln sich,[174] alle Teile des Körpers erscheinen wie der Entwurf eines Bildes; 4. alle Teile des Körpers sind sichtbar, das Kind kann einen Namen erhalten.[175] In dieser Schrift, wie auch in den beiden oben beschriebenen Traktaten wird kein unterschiedlich langer Wachstumsprozeß für männliche bzw. weibliche Kinder angegeben. Aristoteles vertrat hingegen die Theorie, der weibliche Organismus habe wegen seiner Kälte und Feuchtigkeit einen Reifungsprozeß von 80 Tagen durchzumachen, der männliche sei hingegen nach 40 Tagen bereits ein menschliches Wesen; diese Lehrmeinung findet sich auch noch in der handschriftlichen Vorstufe des *Frauenbüchleins*.[176]

7.9 Fehlgeburten

Die Einschätzung, daß eine Frau eine Fehlgeburt verursachen könne, indem sie tanze oder anderen körperlichen Belastungen ausgesetzt sei, findet sich immer wieder in den frauenheilkundlichen Texten:

> wen die frowen entpfindent dz sÿ swanger gand rangent sÿ sich den vil Oder tantzentz vil so tůt sich die materie des kindes wider zů vnd verdirbet da von

---

[172] Vgl. Luke Demaitre/Anthony A. Travill: Human Embryology and Development in the Works of Albertus Magnus. In: *Albertus Magnus and the Sciences*. Hrsg. von James A. Weisheipl. Toronto 1980, S. 405-440, hier S. 426.

[173] A.a.O., S. 424.

[174] In bezug auf die Entwicklung der wichtigsten Organe setzen die meisten Autoren die Bildung der Leber an die erste Stelle, nach Aristoteles wird allerdings zuerst das Herz ausgebildet, dem *Corpus hippocraticum* zufolge das Hirn. Thomasset (1980), S. 116.

[175] Thomasset (1980), S. 111.

[176] A.a.O., S. 115. Vgl. 9.2.4, Bl. 132^r.

vnd wirt ein stuk fleisch von jr gan vnd dz gebern.[177]

Andere Gründe neben diesen zu großen körperlichen Anstregungen waren das "Versehen" und "Erschrecken": In den Annalen des Benediktinerstiftes Melk ist innerhalb der Aufzeichnungen zum Jahr 1498 vermerkt, eine junge Frau sei in der Wiener Neustadt an einem Galgen vorbeigegangen und habe an diesem einen Gehenkten gesehen. Durch den Schreck habe sie eine Frühgeburt erlitten, "deren Hals ähnlich dem des hängenden Verbrechers wie von einem Seil umgeben war."[178] Wahrscheinlich hatte sich die Nabelschnur um den Hals des Kindes geschlungen, und dieses war daran gestorben. Totgeburten führte man darauf zurück, daß die Frau das Kind in ihrem Körper erdrückt habe oder daß der Hebamme während der Geburt Fehler unterlaufen seien.[179]

7.10 Besondere körperliche Merkmale und Mißbildungen

Neben der Entstehung von siamesischen Zwillingen werden in den untersuchten medizinischen Texten noch weitere Gründe für Mißbildungen beschrieben. So konnte, wie schon erwähnt wurde, eine Schädigung des Samens erfolgen, wenn der Geschlechtsverkehr zu Zeiten der "giftigen" Monatsblutung der Frau erfolgte. Zu viele Körperglieder (wie sechs Finger) oder ein Hydrocephalus wurden auf ein Übermaß oder eine Schädigung ("prechenhaftigkeit") des Samens zurückgeführt, beispielsweise wenn der Mann sich längere Zeit nicht im "Werke der Unkeuschheit geübt hatte".[180] Andererseits sollte zuwenig Materie die Ursache für kleine (verkrüppelte?) Glieder sein.[181] Ein Zusammenhang zwischen den Stellungen beim Geschlechtsverkehr und möglichen Mißbildungen eines dabei gezeugten Kindes wurde ebenfalls angenommen. Häufig entstünden aus der "unordentlichen Vergießung" des Samens, der infolgedessen von der Gebärmutter auch nur "unordentlich" empfangen werden könne, Fehlgeburten, Kinder, die bucklig seien bzw. geistig oder auf andere Art behindert:

---

177 9.1.5, Bl. 200rb.
178 Kühnel (1986), S. 160.
179 9.1.5, Bl. 200rb.
180 9.1.5, Bl. 198ra.
181 9.4.4, Bl. 139^{v}.

Von der vnkeusch merck
Jtem die vnordenlich pflegüng der vnkeusch hindert Oder jrt offt die entpfahung deß kinst daß ist wan die fraw mit jrem man Pfligt der vnkeüsch vnd nit ordenlichen dar zu ligent alß dan die natur geordnet Hat eß seÿ an der seiden oder sünst so wirt daß kint prechen hafftig villeicht Jn der seyten krümpt oder an eynem füeß Hinckent vnd daß ist die vrsach wan die vnkeusch ist von jn vnordenlich gehalten worden.[182]

Welche Auswirkungen die mögliche Kenntnis dieser Theorien auf die Lebenspraxis hatte, ist unschwer vorstellbar: Den Eltern wurde von ihren Nachbarn oder Familienangehörigen wahrscheinlich ein Fehlverhalten angelastet, das sie täglich, personifiziert in ihrem behinderten Kind, vor Augen hatten. Auch die Frau konnte durch mögliches Fehlverhalten während des Geschlechtsverkehrs eine Schädigung verursachen:

Ovch kumpt es dik dz der sam jn der geschicht vnd zů sament fůgung wirt verschüttet Als wen die frow vf die selben zit nit stil lit sunder dz sÿ den hin vnd her vnder dem man rukt oder vfstat wen des samens nit genůg dar zů kumpt.[183]

Ein weiterer Faktor konnte die Vererbung körperlicher Merkmale von den Eltern auf das Kind sein: So zeugte nach zeitgenössischer Vorstellung ein hinkender Vater möglicherweise einen lahmen Sohn. Auch die Imagination der Mutter beim "ehelichen Werke" konnte eine Rolle spielen: Dachte diese während des Beischlafs an ihren behinderten Mann, so konnte sie die Körperbildung ihres Kindes beeinflussen. Pseudo-Aristoteles beschreibt die Kraft der Imagination auch als Ursache, um die körperliche Andersartigkeit eines Kindes zu erklären, das bei seiner Geburt eine andere Hautfarbe als seine Mutter aufwies: "Alß dan spricht Aristotiles daß ain fraw aÿnsten Het jn der zeit der vnkeusch geymaginert Vnd gedacht jn jrem pet an aynen gemalten moren vnd sie enpfing alzo eynen moren".[184] Diese Auffassung von der Bedeutung der Imagination auf die Kindsbildung findet sich ebenfalls bei Paracelsus.[185]

---

[182] 9.4.3, Bl. 121^{v}.

[183] 9.1.5, Bl. 200^{vab}.

[184] 9.4.4., Bl. 130^{r}.

[185] "Die imaginatio hat die Kraft eines Magneten, sie zieht das mit den Augen wahrgenommene in die Matrix; sie ähnelt aber auch der Vorstellungskraft eines Malers, der das produziert, was er zuerst mit seinem inneren Auge sieht. [...] Wenn die Matrix [...] im Augenblick der Empfängnis den Samen des Mannes oder der Frau ungenügend stark anzieht, dann entstehen Kinder von unvollkommener Gestalt; es fehlen entweder Glieder, oder es gibt deren zuviele, oder Zwillinge werden nicht getrennt, sind am Kopf oder an einem Glied zusammengewachsen. Je nachdem,

7.11 Sieben- und Achtmonatskind

Im *Corpus hippocraticum* und von Galen[186] wird die seltsame Auffassung vertreten, die im achten Monat der Schwangerschaft geborenen Kinder seien nicht lebensfähig, während Siebenmonatskinder durchaus Überlebenschancen hätten.[187] Tatsächlich ist im siebten Monat die Lungenreife des Kindes abgeschlossen, und daher sind die Überlebenschancen eines Kindes von diesem Monat an gut. Eine Theorie zur Erklärung der Auffassung, Siebenmonatskinder würden eine Frühgeburt überleben, stützt sich auf die seit der Antike verbreitete Zahlenmagie: Da die Zahl Sieben als heilig galt und Glück brachte, hatte das Kind gute Überlebenschancen. Eine medizinische Deutung besagt, der Fötus bereite sich am Ende des siebten Monats auf die Geburt vor und vollziehe im Uterus eine Wendung, so daß er dann mit abwärts geneigtem Kopf bis zum Geburtstermin verharre - die Kopflage wurde als einzige "natürliche" Geburtslage angesehen. Wegen der Strapazen, die der Fötus im siebten Monat auf sich nehme, bleibe er mager und müsse im achten Monat eine Ruhephase einlegen, weshalb er in dieser Zeit anfälliger sei.[188] Übernommen wurde diese Lehrmeinung in den *Secreta mulierum* des Pseudo-Albertus Magnus[189] und in den Beitexten zum Situsbild einer Schwangeren aus dem *Fasciculus medicinae* in deutscher Übersetzung:

---

wer den stärkeren Samen hervorbringt, und welcher Samen zuerst in die Matrix gelangt, der bestimmt das Geschlecht des Kindes. Das Kind erbt demgemäß die Krankheiten von dem bei der Zeugung aktiveren, stärkeren Partner. Gewinnt keiner der beiden die Oberhand, dann entsteht ein hermaphroditus,"obwohl er beider Gestalt hat, (...), ist er weder der Frau vollkommen gleich, noch vollkommen dem Mann - also ein Mißgewächs aus der Irrung der Natur." Zit. n. Gerhild Scholz-Williams: Die dritte Kreatur. Das Frauenbild in den Schriften von Paracelsus (1491-1543). In: *der frauwen buoch. Versuche zu einer feministischen Mediävistik.* Hrsg. von Ingrid Bennewitz. Göppingen 1989, S. 353-371, hier S. 364f. (= Göppinger Arbeiten zur Germanistik; Bd. 517).

186 Ursula Weisser: Die hippokratische Lehre von den Siebenmonatskindern bei Galen und Tābit ibn Qurra. In: *Sudhoffs Archiv* 63 (1979), S. 209-238.

187 P. Diepgen: Wie erklärt man den Volksglauben, daß Siebenmonatskinder lebensfähiger sind als Achtmonatskinder? In: *Deutsche medizinische Wochenschrift* 80 (1955), S. 1059.

188 F. Kudlien: Art. *Geburt (medizinisch)*. In: Reallexikon für Antike und Christentum, Bd. 9, Stuttgart 1976, Sp. 36-43, hier Sp. 37f.; Stoecker/Klein (1907), S. 22, 30.

189 Schleissner (1991), S. 119.

ein jczlichß kind jn Der müeter Helt sich jn dem sibende monat Zu dem aüf nemen vnd gewachß alzo Vnd jn dem achtenden monat so sol eß rüen Von der arbeit so eß gehabt hat jn dem Sibende monat.[190]

Dieser Übernahme der Auffassung bekannter Vertreter der antiken Medizin steht die Darlegung in den *Problemata* des Pseudo-Aristoteles gegenüber, denn in dieser Schrift werden sowohl Sieben- als auch Achtmonatskinder als meistens nicht lebensfähig bezeichnet. Die Erklärung dieses Phänomens ist in diesem Fall astrologischen Ursprungs: Im achten Monat herrsche Saturn über das Kind, und dieser sei ein "widerwertiger vnd vngüetiger" Planet von kalter und trockener Natur, der jeglichem Leben gegenüber feindlich eingestellt sei, deshalb stürben die Achtmonatskinder im allgemeinen. Im siebten Monat herrsche der Mond, der ebenfalls von kalter Natur sei, deshalb hätten auch die "Mondskinder" kaum Überlebenschancen. Eine zusätzliche Erklärung dafür, daß Frühgeburten öfter gegen Ende der Schwangerschaft, also im siebten oder achten Monat auftreten, schließt sich in den *Problemata* der Auffassung Galens an, der die in diesem Zeitraum geborenen Kinder mit den zeitigen Früchten der Bäume vergleicht, die auch leicht abfielen - so geschehe es auch mit den Früchten im Mutterleib.[191] In einer lateinischen Handschrift des 15. Jahrhunderts, deren frauenheilkundliche Texte einem Meister Nicholaus zugeschrieben werden,[192] wird darüber hinaus die Lehrmeinung vertreten, wenn Achtmonatskinder die Geburt überlebten, sorge der schädliche Einfluß des Planeten Saturn dafür, daß sie lahm, blind, bucklig oder leprös geboren würden.[193]

Die Ansicht aus den hippokratischen Schriften, der Fötus wende seine Lage im Mutterleib im siebten Monat, wird ebenfalls in Jakob Rueffs *Trostbüchle* wiedergegeben, das im Jahre 1554 bei Christoph Froschauer in Zürich erschien. Dieses war als Lehrschrift zum Trost aller schwangeren Frauen und "eigentlicher Bericht der Hebammen" verfaßt worden.[194] Gleichzeitig erschien eine lateinische Fassung des *Trostbüchles* unter dem Titel *De conceptu et generatione hominis*, die von dem Zürcher Pfarrer Wolfgang Haller (1525-1601) übersetzt worden war und sich in erster

---

[190] 9.4.3, Bl. 122^r.

[191] 9.4.4, Bl. 143^v.

[192] Lemay (1990), S. 190.

[193] A.a.O., S. 195.

[194] Huldrych M. Koelbing: "De conceptu et generatione hominis" - die lateinische Fassung von Jakob Rueffs "Trostbüchle", Zürich 1554. In: *Gesnerus* 38 (1981), S. 51-58, hier S. 51.

Linie an die studierten Ärzte wandte. In der volkssprachlichen Schrift wie in der lateinischen Übersetzung werden die Sieben- und Achtmonatskinder erwähnt: Jakob Rueff rekurriert auf die hippokratischen Schriften und führt aus, das Kind bewege sich im siebten Monat zum Ausgang der Gebärmutter und werde geboren, wenn es von kräftiger Konstitution sei. Sollte es zu schwach sein, so müsse es noch zwei weitere Monate im Mutterleib verharren und nehme zu diesem Zweck eine Rückwendung vor. Da das Kind durch die zweimalige Wendung im Uterus geschwächt sei, könne es eine Geburt im achten Monat nicht überleben. Der Übersetzer, Wolfgang Haller, ergänzte seine Vorlage durch den Zusatz, der achte Schwangerschaftsmonat stehe unter dem lebensfeindlichen Einfluß Saturns.[195] Wie sich an diesem Beispiel anschaulich ablesen läßt, wurden noch in der Mitte des 16. Jahrhunderts die antiken Theorien sowohl an interessierte Schwangere und wißbegierige Hebammen als auch an gelehrte Mediziner weitergegeben.

7.12 Plazenta

Die Bezeichnung "Plazenta" für die Nachgeburt stammt aus dem 16. Jahrhundert und geht auf den Anatomen Realdo C. Colombo (1516-1559 oder 1577) zurück.[196] In mittelalterlichen Texten trägt die Nachgeburt den Namen "Secundina". In der spanischen Ausgabe des *Fasciculus medicinae* aus dem Jahre 1495 ist im Gegensatz zu den anderen Ausgaben des Textes ein 9. Traktat unter dem Titel *De la generacion o formacion de la criatura* enthalten, bei dem es sich nach Angabe der Herausgeber um ein Unikat handelt. Im 4. Kapitel dieses Traktats wird die Entstehung der Nachgeburt beschrieben und erklärt, weshalb sie im Mittelalter den Namen "Secundina" trug: der männliche und weibliche Samen werde durch die Körperwärme gekocht und bei diesem Prozeß bilde sich eine dünne Haut, die das Samenmaterial umschließe. Diese Haut trage den Namen "Secundina", weil sie in der zweiten Entwicklungsstufe entstehe bzw. weil sie nach der Geburt des Kindes an zweiter Stelle aus dem Mutterleib austrete.[197]

---

195 A.a.O., S. 55f.

196 Strauss (1988), S. 392.

197 Stoecker/Klein (1907), S. 26f.

Der Plazenta, "die als eigenständiges Wesen, sozusagen als Pendant des Föten",[198] angesehen wurde, zollte man nach der Geburt besondere Aufmerksamkeit. Im Mittelalter und bis in die Neuzeit bewahrte man sie, eingeschlagen in ein Tuch, einige Tage lang unter dem Bett auf und vergrub sie anschließend im Keller oder im Garten. Ihre positiven magischen Kräfte sollten sich auf die Bewohner des Hauses übertragen, gegen das Kindbettfieber wirken und Krankheitsdämonen fernhalten.[199]

---

[198] Hans Schadewaldt: Die Frühgeschichte der Frauenheilkunde. In: *Zur Geschichte der Gynäkologie und Geburtshilfe*. Hrsg. von L. Beck. Berlin/Heidelberg/New York/Tokyo/London/Paris 1986, S. 89-93, hier S. 90.

[199] Loux (1983), S. 115-119; Grabrucker (1989), S. 22.

8. Schlußwort

> "Die Welt, in die wir einen Blick geworfen haben, ist der unseren zugleich sehr nah und sehr fern. Sehr nah, weil sie auf die Bedeutung der Symbolik so viel Wert legt und weil sich eine Art "wilde" Psychoanalyse hinter ihren Praktiken verbirgt; sehr fern wegen des permanenten Zusammenspiels von Symbolischem und konkret Wirksamem. Immer wieder gelangt man von einer "Wirklichkeit" in die andere und umgekehrt."[1]

Die gynäkologisch-obstetrischen Texte bieten uns einen genaueren Einblick in Lebensbereiche von Frauen im Spätmittelalter. Überlieferte Rezepte verweisen auf Inhaltsstoffe, die von ihnen selbst gesammelt oder gekauft und mit Geräten weiterverarbeitet werden konnten, die größtenteils dem häuslichen Bereich entstammten. War eine Selbstmedikation nicht möglich, konnte das Gespräch mit einer medizinischen Praktikerin weiterhelfen.

In den vorangehenden Kapiteln wurde eine größere Zahl von inhaltlichen Elementen vorgestellt, aus denen frauenheilkundliche Rezeptsammlungen zusammengesetzt sind. Noch einmal zu nennen sind Segen, Beschwörungsformeln und Zaubersprüche, unterschiedliche "Proben", Anweisungen sowohl zur Steigerung der Empfängnis als auch Abtreibungsmittel, Verhaltensregeln, die sich auf den Geburtsverlauf und die Behandlung von Brusterkrankungen beziehen, Rezepte zur Säuglings- und Kinderpflege etc. Die Einleitungen einiger Traktate informieren, dem zeitgenösssichen Kenntnisstand entsprechend, umfassend über die "Natur der Frau" und ordnen Funktionsstörungen des Frauenkörpers in ein Weltbild mit eindeutig definierten Geschlechtersphären ein.

Wie sich gezeigt hat, ermöglichen die Untersuchung der Benutzungsspuren, die sich an den Handschriftentexten ablesen lassen und die Analyse aller Kommentare, die in den Rezeptsammlungen erscheinen, eine ge-

[1] Loux (1983), S. 235.

nauere Einschätzung des Wirkungskreises dieser anonym überlieferten Texte. Sie geben darüber hinaus Erfahrungswissen der weiblichen oder männlichen Kompilatoren und Verfasser weiter. Allen Rezeptsammlungen, Traktaten und anderen Textformen ist gemeinsam, daß sie für den praktischen Gebrauch bestimmt waren. Die wenigen erhaltenen Benutzereinträge enthalten die Namen von Männern, bis auf eine Ausnahme: Barbara Hollåndersche hinterließ ihren Namenszug, ohne daß wir wissen, ob sie medizinische Praktikerin war oder ihr der Kodex für den häuslichen Gebrauch zur Verfügung stand. Die genannten Handschriftenbesitzer waren hauptsächlich Bader und Wundärzte oder "Physici" mit abgeschlossenem Universitätsstudium. Da nur wenige Einträge von Vorbesitzern und Vorbesitzerinnen erhalten sind, ist davon auszugehen, daß weitere Frauen über Handschriften verfügten, in denen gynäkologisch-obstetrische Texte überliefert sind. Auch wenn diese Kodizes nicht zu ihren persönlichen Gegenständen zählten, könnten sie sich als Hausbücher in Familienbesitz befunden haben, wodurch eine weitere Zugriffsmöglichkeit für Frauen bestand.

Die Auswertung der Vorbesitzereinträge korrespondiert mit Befunden des fünften Kapitels: Es hat zum Ergebnis, daß die meisten medizinischen Berufe im Mittelalter sowohl von Männern als auch von Frauen ausgeübt wurden. Ausnahmen bildeten Gynäkologie und Geburtshilfe sowie der akademische Bereich, weil Frauen nicht zum Universitätsstudium zugelassen waren. Hier zeigte sich allerdings, daß schriftliche Zeugnisse in Form von Rezepten und Traktaten, die von Männern verfaßt wurden, auf ein zunehmendes Interesse von Männern an diesen Tätigkeiten und auf eine langsame Verschiebung vorher existierender Schamschwellen in bezug auf den weiblichen Körper hindeuten. Seit dem Beginn des 16. Jahrhunderts scheinen Männer in Einzelfällen als Geburtshelfer eingegriffen zu haben, auch wenn die Obstetrik insgesamt weiterhin eine Domäne der Hebammen blieb.

Die Vielzahl von Rezepten zur Empfängnisverhütung, die in den Handschriften oftmals als Anweisungen zur Einleitung einer zurückgehaltenen Monatsblutung erscheinen, welche nach der Viersäftelehre eine ernsthafte Bedrohung der weiblichen Gesundheit darstellte, läßt den Schluß zu, daß Frauen im Spätmittelalter Zugriffsmöglichkeiten auf schwangerschaftsregulierende Maßnahmen besaßen. Einschlägiges Erfahrungswissen wird wohl auch mündlich weitergegeben worden sein. Darauf deutet auch das Fragment des bisher unbekannten Textes eines Fastnachtspiels hin, das in diesem Zusammenhang herangezogen wurde, um den Bekannheitsgrad eines gängigen Abtreibungsmittels in der Bevölkerung des 16. Jahrhunderts zu dokumentieren. Zu erwähnen ist auch die Überlieferung von

Rezepten gegen Impotenz zusammen mit frauenheilkundlichen Therapievorschlägen. Rezepte zur Gesunderhaltung des Frauenkörpers zielten u. a. darauf, gesunde Nachkommen zu zeugen und die Erhaltung der Zeugungsfähigkeit des beteiligten männlichen Partners wurde in diesen Zusammenhang häufig mit einbezogen, was in der Forschungsliteratur bisher nicht dokumentiert ist. Vorgehensweisen bei der Partnerwahl und Anweisungen zum ehelichen Geschlechtsleben vermittelt ein Text in detaillierter Form und abweichend von den Normen der Zeit. Die gesellschaftliche Bewertung unehelicher Schwangerschaften wird in mehreren herangezogenen Quellen thematisiert. Es zeigte sich, daß die eindeutige Schuldzuweisung an die Frau in diesem Zusammenhang älter ist, als bisher aufgrund erhaltener Zeugnisse angenommen wurde. Die annähernde Beschreibung des Verlaufs einer Geburt im Spätmittelalter rückte nachfolgend in den Blickpunkt: Berufliche Kompetenz der Hebammen und abergläubische Praktiken waren in diesem Bereich weiblicher Alltagserfahrung miteinander verwoben. Die überlieferten pädiatrischen Rezepten verweisen auf die Sorge um die Neugeborenen und Kleinkinder und sind ein weiterer Beleg zur Entkräftung der These, es habe im Mittelalter wie in den darauffolgenden Jahrhunderten auch, wegen der hohen Kindersterblichkeit keine emotionale Bindung zwischen Eltern und Kindern im heutigen Sinne gegeben.

Die vorliegende Untersuchung hat erbracht, daß die ursprünglich lateinischen *Beitexte zum Situsbild einer Schwangeren* im 16. Jahrhundert in deutscher Übersetzung weite Verbreitung fanden, was unbekannt war. Ein Blick auf die Überlieferungsformen läßt erkennen, daß auch für die frauenheilkundlich-geburtshilflichen Texte gilt, was Peter Amelung folgendermaßen formuliert: "Was am Ende des 15. Jahrhunderts noch populär war, konnte sicher sein, von der neuen Kunst des Buchdrucks mit beweglichen Lettern aufgegriffen und nun erst recht verbreitet zu werden."[2] Die beiden ältesten gedruckten frauenheilkundlichen Lehrschriften, das *Frauenbüchlein* Pseudo-Ortolfs und das in mehr als hundert Drucken und verschiedenen Übersetzungen weit verbreitete Hebammenlehrbuch *Der schwangeren Frauen und Hebammen Rosengarten*, das bisher als Werk von Eucharius Rößlin galt, wurden nicht für die Druckpublikation verfaßt, sondern bereits vorher anonym in Handschriften tradiert.

---

[2] Amelung, Nachwort zur Faksimileausgabe des Albertus Magnus (1966), S. 145.

9. Edition

Anmerkungen zur Transkription:

Die edierten Texte wurden so originalgetreu wie möglich wiedergegeben. Folgende Eingriffe sind zu verzeichnen:

1. Kürzel wurden aufgelöst.
2. Punkte über dem Buchstaben *w* konnten aus technischen Gründen nicht wiedergegeben werden, desgleichen *v* über *O*. Ansonsten erscheinen die in den Handschriften verwendeten Sonderzeichen.
3. Zwischem langem ſ und rundem *s* wurde nicht unterschieden.
4. Namen sind in Großschreibung und kursiv wiedergegeben.
5. Satzanfänge wurden groß geschrieben.
6. Rubrizierte Wörter oder Sätze sind fett gesetzt.
7. Die Fußnoten weisen Schreibfehler, Irrtümer und Tilgungen aus und geben bei Eingriffen der Verfasserin die Schreibweise des Handschriftentextes wieder.

9.1 Von der Natur der Frauen und ihren Krankheiten und andere frauenheilkundliche Texte

9.1.1 Staatsbibliothek zu Berlin, Haus 2, Ms. germ. fol. 1069:

Beschreibung der Handschrift:[1]

Papier 254 gez. Bll. 31x21cm alemannisch 2. Hälfte des 15. Jhs.

Die Handschrift wurde ein- und zweispaltig von zwei Händen[2] geschrieben; sie verfügt darüber hinaus über eine Vielzahl von Nachträgen unterschiedlicher Hände; *Lagen*: VIII(-1)^{15} + 2VII^{43} + VIII^{59} + 5VII(-1)^{128} + VIII^{144} + 2VII(-1)^{172} + VI(-1)^{183} + 5VII(-4)^{247} + VII(-3) + III(-1); *Wasserzeichen*: 1. Berg mit Stange und Kreuz, Briquet, Bd.4, Nr.11796 (Bern 1478) 2. Ochsenkopf mit Stange und Krone, Piccard, Bd.3, Abt. XV, Nr.312 (Como, Basel, Ulm 1474-79); Vorsatzbl. fehlt, Spiegel aus Pergament, Notizen, Einträge von mittelalterlicher Hand; Bastarda; *Schriftraum*: 23,5x17 cm; 40-45 Zeilen; *Einband*: dunkelbrauner Ledereinband; Buchecken aus Metall (mit Rankenornamenten), Buckel, Reste von zwei Schließen vorhanden; rote Foliierung der gesamten Handschrift, rote Überschriften und Initialen; durchgestrichene Textpassagen (bei Zaubersprüchen, "Verworfenen Tagen", Rezepten, Planetenlehre), Teile von Blättern sind herausgeschnitten; Illustrationen: zwei runde Tafeln zur Bestimmung von Schaltjahr und "Goldener Zahl" (Bl. 190^{v}), die zum Kalender gehören; *Schriftdialekt*: westliches Niederalemannisch; *Vorbesitzer*: Hans Schilig vß Wallis (Bl. 251^{r}).

---

1 Eine sehr knappe Beschreibung von Ms. germ. fol. 1069 befindet sich bei Degering, Bd. II. S. 150, die übrigen Angaben stammen von der Verfasserin.

2 Neben der Haupthand, die fast den gesamten Kodex schrieb, lassen sich von einer zweiten Hand Einträge auf folgenden Blättern feststellen: 104-105, 183, 196-197. Diese Einträge scheinen nachträglich erfolgt zu sein und zwar auf Blättern, die wohl ursprünglich für andere Texte vorgesehen waren.

Enthaltene Texte:[3]

Teil 1

Bl. 1^r-4^r:	Auszüge aus der Praktika des Bartholomäus
4^v:	leer
5^r-10^v:	"Verworfene Tage" und Tierkreiszeichentraktat
10^v-18^v:	Planetenlehre
18^v-20^r:	Temperamentenlehre
20^r-27^r:	Aderlaßtraktat
27^r-29^v:	Badetraktat (Fortsetzung: Bl. 44^r)
30^r-43^v:	Älterer deutscher Macer
44^r-48^v:	Aderlaßtraktat, Klistiere, medizinische Ratschläge etc.
48^v-53^v:	Pesttraktat, Rezepte gegen Blattern etc.
53^v-55^r:	Geiertraktat
55^r-89^v:	Älterer deutscher Macer (Fortsetzung von Bl. 30^r-43^v)
90^{rv}:	leer
91^r-169^r:	Medizinische Rezepte, Ordnung: "a capite ad calcem"
169^v-172^v:	Praktische Rezepte: zur Härtung von Waffen, damit ein Baum Früchte trägt, Fischfang, Tieraufzucht etc.
173^r-179^r:	Inhaltsverzeichnis der o. g. Texte
179^{rv}:	leer

Teil 2

180^r-182^v:	Inhaltsverzeichnis des medizinischen Hauskalenders
183^r:	Medizinische Rezepte
183^v:	leer
184^r-191^r:	Kalender
191^v:	leer
192^{rv}:	unvollständiges Glossar dt. und lat. Pflanzennamen
193^r-195^v:	leer
196^r:	Frauenheilkundliche Rezepte
196^v-197^v:	Sieben Erklärungen zur weiblichen Sexualität und zur Reproduktion
198^r-207^r:	Von der Natur der Frauen und ihren Krankheiten
207^v-209^r:	Rezepte zur Wundbehandlung etc.
209^v-223^r:	Rezepte zur Herstellung von Salben und Pflastern

[3] Die Bestimmung der einzelnen Texte wurde von der Verfasserin durchgeführt.

223^{r}-226^{v}:	chirurgische Rezepte
227^{r}-229^{r}:	Rezept zur Herstellung von "Tyriaca Magna" (nach Galen)
229^{r}-238^{v}:	Rezepte zur Herstellung von Latwergen, Tränken, Sirupen, Trochisci, Salben und Pulvern
239^{r}-241^{r}:	Gesundheitsregimen, Anweisungen für Aderlässe
241^{r}-242^{r}:	Rezepte zur Herstellung von Ölen
242^{v}-243^{r}:	Rezepte zur Herstellung von gebrannten Wassern
243^{v}-244^{r}:	leer
244^{v}-250^{r}:	vermischte medizinische Rezepte
248^{r}:	leer
250^{v}-251^{r}:	Rezepte zur Weinveredelung
251^{r}-251^{v}:	Rezepte von Hans Schilig vß Wallis, 16. Jahrhundert[4]
252^{r}:	Trank gegen Wunden und Pest
251^{v}-253^{v}:	leer
254^{r}:	Segen gegen Unwetter, anschließend sieben leere unnumerierte Bll.

Sekundärliteratur:

Francis B. Brévart: The German Volkskalender of the Fifteenth Century. In: *Speculum* 63 (1988), S. 312-342 [diese Hs. nicht erwähnt]; William Crossgrove: Zur Erforschung des "Älteren deutschen Macer". In: *Sudhoffs Archiv* 63 (1979), S. 71-86, hier S. 75; Sabine Kurschat-Fellinger: *Kranewitt. Untersuchungen zu der altdeutschen Übersetzung des nordischen Wacholderbeertraktats*. Pattensen/Han. 1983, S. 211, 249, 260. (= Würzburger medizinhistorische Forschungen; Bd. 20).

Nach der Klassifikation von Volker Zimmermann gehört die Handschrift zum Typus des "Buchs vom Menschen, Tier und Garten".[5] Der zweite Teil der Handschrift, den Degering als "medizinischen Hauskalender" bezeichnet, beginnt mit folgender Einleitung:

Jtem man sol wüssen dz ditz bůch ist geteilt jn zwen teil ein teil vor dem kalender der ander dar nach vnd jnn zwo zeig taffellen vnd zeigt disse nach dem kalender vnd ist dar jnn des ersten von der frōwen natur vnd ir heimlikeit vnd wz zů den

[4] Unleserlich und größtenteils durchgestrichen

[5] Vgl. Volker Zimmermann: *Rezeption und Rolle der Heilkunde in landessprachigen Kompendien des Spätmittelalters* (= Ars medica, Abt. 4, Landessprachige und mittelalterliche Medizin .2.). Stuttgart 1986.

wunden dienet vnd salb vnd pflaster zemachen vnd von bein brüchen vnd tryackers vnd latwerien vnd von trencker zemachen vnd ŏch vom pulß wiee man den sol griffen vnd kennen vnd von den ŏllen vnd ŏch von den wassern vnd von den segnen stand hie zů hinderst vnd zů letz.[6]

Er ist in zwei Abschnitte gegliedert: einen Kalender, der auch Berechnungshilfen bietet und einen umfangreicheren medizinischen Teil, welcher neben der einleitenden Frauenheilkunde humanmedizinische Rezepte unterschiedlicher Art umfaßt. Der frauenheilkundliche Traktat wird von anderen gynäkologischen Rezepten ergänzt (Bl. 196r-197v), die wohl nachträglich eingetragen wurden. Weitere nach der ursprünglichen Zusammenstellung der Handschrift geschriebene Rezepte unterschiedlicher Hände sind identifizierbar. Es könnte sich durchaus um ein praktisches Nachschlagewerk für Wundärzte, Hebammen, Apotheker oder Angehörige ähnlicher Berufe gehandelt haben. In der Handschrift werden außerdem Namen von Rezeptautor/inn/en genannt.[7]

9.1.2 Parallelüberlieferungen

Eine Parallelüberlieferung des frauenheilkundlichen Traktats *Von der Natur der Frauen und ihren Krankheiten* in Ms. germ. fol. 1069, Bl. 198r-207r konnte nicht eruiert werden.

Von den zusammen mit diesem Traktat überlieferten *Sieben Erklärungen zur weiblichen Sexualität und zur Reproduktion* wurden von mir zwei Par-

---

[6] Bl. 180r.

[7] Beim Durchblättern fielen folgende Rezepte auf, die mit den Namen ihrer Autoren versehen sind: Ratschläge zum Verhalten bei ungewöhnlichen Krankheiten von Jacob von Ulm (Bl. 51v), Augenwasser der Frau von Tierstein (Bl. 104va), Rezept gegen "Bauchgrimmen" von Meister Hans Eberhart (Bl. 122rb), Salbenrezept Hans von Tegers (222rb), "Kunst vom Harnstein" Wilhelm von Loicks (Bl. 183ra).
Zu Jacob von Ulm vgl. Heinz Bergmann: Art. Engelin, Jakob (Meister Jakob von Ulm). In: VL², Bd. 2, Berlin/New York 1980, Sp. 561-563; zu Wilhelm von Loick vgl. Gundolf Keil: Zwei weitere Überlieferungen der "Kunst vom Harnstein" Meister Wilhelms von Lack. In: *Sudhoffs Archiv* 50 (1966), S. 309-317 [die Überlieferung in Ms.germ.fol. 1069 kommt neu zu den bisher bekannten Versionen des Rezepts hinzu]. Außerdem findet sich die Bemerkung "Einen gůten zug zů wunden lert min vatter also machen" (Bl. 219v). Auch eine Überlieferung von "Des küngs salb zu Engelland" (Bl. 211v) ist zu verzeichnen, vgl. Gerhard Eis: Salbenrezepte aus einer chirurgischen Handschrift vom Jahre 1578. In: *Medizinische Fachprosa des späten Mittelalters und der frühen Neuzeit*. Amsterdam 1982, S. 286-292, hier S. 287-289.

allelüberlieferungen ermittelt: in Cod. med. et phys. 2°5 der WL Stuttgart, Bl. 147v-149r und in Cgm 723 der BS München, Bl. 216r-219r. Die nach 1480 entstandene medizinische Sammelhandschrift der WL Stuttgart[8] überliefert den Text deutlich abgehoben von anderen medizinischen Rezepten. In der Münchener Handschrift, die ebenfalls vom Ende des 15. Jahrhunderts stammt, ist er Bestandteil einer im Katalog[9] mit "Gynäkologie" bezeichneten Kompilation unterschiedlicher frauenheilkundlicher Rezepte, z. B. der einschlägigen Passagen aus dem Arzneibuch Ortolfs von Baierland.

Der Stuttgarter Text beginnt mit dem Initium:

> Dis bůch haysset die gehaim der frowen dis bůch sol och niemen lessen noch heren dan er sy vernüfftig dan vil gehaimer natur gott an die frowen geschaffet hantt Das es nit gůt wer das es die vnuernyfftigen soltent wissen dar vmb ist es zů hietten.

Der Anfang des Münchener Textes lautet:

> Disew hernach geschribenn stuckh der sein vij die sol nymnat lesenn noch horenn er sei dann vernünftig vnd verstentig wan got hat die frawen vil haÿmlich siechtag an gelegt.

Ein Vergleich der drei Überlieferungen wird dadurch erschwert, daß ihr Inhalt nur teilweise parallel läuft. Während sich der Stuttgarter und der Münchener Text in der Abfolge der einzelnen Abschnitte entsprechen, wird er in der Berliner Überlieferung von frauenheilkundlichen Rezepten gerahmt. Hier erscheint er ohne die an die Vernunft der Leser/innen appellierende kurze Einleitung, die in den anderen Texten (s. o.) enthalten ist. Die einzelnen Abschnitte beginnen in den drei Texten aus der zweiten Hälfte des 15. Jahrhunderts folgendermaßen:

---

[8] Eine Beschreibung der Handschrift von E. Gohl, die ich einsehen konnte, befindet sich in der WL Stuttgart. Es handelt sich um eine 230 Bll. umfassende medizinische Sammelhandschrift von der Hand des Wundarztes Hans Seyff von Göppingen, vgl. Manfred Gröber/Gundolf Keil: Art. Seyff (Seiff, Siff, Syf, Syfer, irrtümlich: Suff), Hans, In: VL², Bd. 8, Berlin/New York 1992, Sp. 1130-1133. Sie wurde möglicherweise in München begonnen, größere Teile schrieb Hans Seyff allerdings in Göppingen und zwar (laut Wasserzeichendatierung) nach 1480 bis zum Anfang des 16. Jahrhunderts. Enthalten sind u. a.: ein "Buch von alten Schäden", Wilhelms von Saliceto: Chirurgie dt., Roger Frugardi: Chirurgie dt., ein Pesttraktat, ein Lehrgespräch über Lanfranks Chirurgie sowie unterschiedliche medizinische Rezepte.

[9] Vgl. Schneider, Bd. 5,5, S. 138.

Stuttgart, Cod. med. et phys. 2° 5, Bl. 147^{v}-149^{r}:
Man sol och mercken wan das ist das ain Junckfrow <Bl. 147^{v}>
Jtem man sol och merken̄ das ain frow hantt vij kammere <Bl. 147^{v}>
Nun sol man mercken̄ das die firbung der lebern <Bl. 147^{v}>
Nu sol man mercken̄ wan ein Junckfrow zů jren jaren kompt <Bl. 148^{r}>
Auch soltu merken̄ das offt ain frow die ain man hat <Bl. 148^{r}>
Och vnder wÿllen̄ kompt in stich vnd ain ding als ob <Bl. 148^{v}>
Man sol och versten̄ das kain frow vff der lincken syten <Bl. 148^{v}>
Och sol man mercken̄ das offt ain frow nit kind tregt <Bl. 149^{r}>
Nun sol ain frow mercken ob sie ire rechtt also von des manß <Bl. 149^{r}>

Berlin, Ms. germ. fol. 1069, Bl. 196va-197vb:
[M]an sol verstan wenn das ist das ein junkfrow <Bl. 196va>
[N]u sol man verstan dz ein frow wol siben kamer hat <Bl. 196va>
[N]u sol man merken das man die sūbrung der leber <Bl. 196va>
[O]uch sol man verstan wen dz ist das ein junkfrow zů jren <Bl. 196vb>
[O]uch so sol man merken das dik ein frow die einen man hat <Bl. 196vb>
... vnd vnder wilent so kumpt jr ein ding in der gro̊sz <Bl. 197ra>
[M]an sol o̊ch merken dz kein frow bi jrem man vf der rechten <Bl. 197rb>
[O]uch sol man verstan dz oft ein frow o̊ch nit kint treit <Bl. 197rb>
[N]u sol ein frow merken ob sÿ jra recht von eins mans <Bl. 197va>

München, Cgm 723, Bl. 216^{r}-219^{r}:
Man sol merckhen wen ain junckfraw oder ain magt chumbt <Bl. 216^{r}>
Jtem das ander capitel das Sol man merckhen das ain Jegliche fraw Siben chamern hat <Bl. 216^{v}>
Jtem das drit Capitel sol man merckhen das ist ain junckhfraw zw iren iaren chumbt <Bl. 217^{r}>
Jtem das Viert capitel sol man auch merckhen das oft ain fraw <Bl. 217^{r}>
... vnd vnder weile chumbt ÿr ains vnder den nabel <Bl. 218^{r}>
Jtem das Fünft capitel sol man merckhen vnd versten das kain fraw sich am ersten von irm man cheren sol <Bl. 218^{r}>
Jtem das Sext capitel sol man auch merckhen vnd verstan das oft ain fraw kain chind trägt <Bl. 218^{v}>
Jtem das Sibent capitel das sol ain Jgliche fraw merckhen ob si yrew recht <Bl. 218^{v}>

9.1.3 Frauenheilkundliche Rezepte

<Bl. 196ra>

Jtem es kompt etwen dz die wib arbeit lident wen sÿ zelang an man sint So geswilt inen die matrix gern vnd die adern vnder dem antlit donent in alle vnd die scham geswilt inen inderthalben wilt ir helffen so nim eins wibs spune Die einen knaben sǒgt vnd er werm die zweÿ bÿ ein andern vnd nim entklein wollen vnd truks dar jnne vnd schūb dz jr an die heimlichen stat vnd helf dz nit so nim einen tutter von eim gebrattnen eÿ vnd stos den mit selbine vnd temper die zweÿ mit entklein hong vnd ters den vnd mach buluer dar vs vnd leg dz den an die stat der geschwolst sÿ wirt balt da von gesont

Jtem wen ein frow ir siechtum nit hat Die nem rutten vnd esse die vast vnd trink ǒch der rutten saft bald er lo̊st sich der frowen recht

Jtem oder eine nem vnd stos der rutten wūrtzen vnd trink das saft so lo̊st es sich ǒch

Jtem oder eine nem wermůt wūrtz vnd stos die in die scham dz hilft

Jtem wen ein frow ir krankheit nitt hat die nem schwebel vnd temper den mit einem starken essich vnd sūtz vnd also las dir den rǒch in die nasen gan vnd stos sin ǒch ein teil in die scham dz ist vast gůtt

Jtem oder schreib dis namen vnd bind sÿ einer vff die scham [getilgt] Oder schreib dis namen mit des selben[10] vnd bint es vf den nabel [getilgt]

Jtem es kumpt etwen dz ein frow ein kint verwirft das kumpt da von dz der frowen matrix die[11] rechten temperung nit enhat oder aber dz sich jr die adern zesament zezogen habent also ver dz sÿ jrs rechten nit gehaben mag vnd wen sÿ des kindes anne wirt so belipt dz ful blůt jn jr legerstat da von gewunt <Bl. 196rb> sÿ dz hǒpt we vnd wirt jr jra gesicht tunkel vnd zerbricht gern jnnerthalben der dz wenden wel der nem neslen vnd sūd die mit starckem win vnd setz sÿ vf einen halben sessel vnd las den rǒch in die scham vntz dz sich der siechtum besert

---

[10] *Getilgt:* re

[11] *Getilgt:* re

Jtem oder eine tue das wen es jr ist also gegangen nem roszzarken vnd pfersich saft vnd wel dz in einem haffen vnd leg dz also warm vff ein tůch dz mit warmem essich genetz sÿ vnd legs vf die scham

Jtem wen dem wib we ist an der kintleger stat oder vmb den nabel oder in dem gescheft so betwingt sÿ ein zwang dz sÿ dunkt dz sÿ jnnen sÿ zů samen gebunden der hilf also nim hirczinmarg vnd ein gebratten eÿ vnd stos dz zů sament vnd temper dz mit rosz oͦl vnd růrs bis es dik wirt als hong vnd leg dz den an die heimlichen stat dz hilft

Jtem oder eine nem dar zů mirren vnd zertrib die jn einem gesottnen win vnd trinks also warm dz hilft oͦch

9.1.4 Sieben Erklärungen zur weiblichen Sexualität und zur Reproduktion

<Bl. 196va>

[M][12]an sol verstan wenn das ist das ein junkfrow ein magt kompt zů sechzechen jaren envollen So hept sich jn jra an ein vrsprung dz heissent die meister menstruum dz ist zů tütsch dz sich jra an vacht jr recht blůÿgen Der selb vrsprung der hept sich von zweÿ roͦren dz sint zwo adern die stant enmitten an der leber vnd gand gelich in die matrix dz ist die bermutter vnd welche frow heisser natur ist so gewünt der vrsprung von der leber einen flus der kompt sÿ an wen der man nüw ist worden Die aber colerica der natur ist die ist weder zeheis noch zekalt die kumpt der vrsprung an an dem vollen manen Die aber flegmatica ist die ist kalter vnd fůchter natur die kompt es dik vnd vil an jn dem manot Die aber melancolica ist die ist in den vier elementen die gewünt den flus wenn der man abnimpt

[N]u sol man verstan dz ein frow wol siben kamer hat vnd wol siben kint mit ein andern getragen mag an wunder vnd die kamern stant gelich in der bermůtter vnd gelich enmitten in der frowen lichnam vnd in der rechten sitten so lit das schlos der knaben vnd in der lingen sitten so lit dz schlos der meitlen Nu sol man merken das man die sübrung der leber dz ist der flus mit nütte verstellen sol mit keinerleÿ sach anders die frow mag

[12] *Die Initialen wurden in der Handschrift nicht nachträglich ausgeführt.*

niemer mer gesont werden Den es sÿ als vil ob ein frow ander krankheit hat das da von essen kompt als dik von fischen vnd ops vnd von schwininem vnd von gensinem fleisch vnd sich nit hůtten kan da von kompt dik grosse kranckheit vnd den selben ist zů helffent dz es sich natūrlich stelle ob sÿ jrs rechten flus zeuil oder zelūtzel hatt denen sol man mit rat dz dar zů hoͦrt helffen <Bl. 196vb>

[O]uch sol man verstan wen dz ist das ein junkfrow zů jren jaren kompt das sÿ wiplich recht entpfindet vnd gewūnt so mag sÿ nach dem nit wol gefarw sin da von wan der vrsprung von der roͦren der leber der ist stark vnd dik vnd wen der kompt so můs er jn die bermůtter die ist den nit geoffnet da von dz sÿ noch keinen man gehept hat So vmb wellet sich den die roͦren bÿ der bermůtter vnd gewūnnent den da von ein kūtzlung dz sÿ den da von jn gedenk kumpt man zů haben wie vast sÿ doch vor laster behůtt ist wenn des das vergat so gewūnt sÿ den dem nach jren flus der ist den rott oͦch etwen schwartz gevar ob den der selben magt eine jn jugent vnd eins froͦlichen gemůtz die můs den bloͦd sin an der varw vnd wirt oͦch schwartz varw vnder den oͦgen

[O]uch so sol man merken das dik ein frow die einen man hat das die jra recht verlūrt vnd dik vast krank wirt dz kompt dz sÿ einen man hat der jra nitt natūrlich pflegen kan das kompt von dem ob das wib da natūrlich ist an jr selber vnd hat doch einen man bÿ dem sÿ můs ungefroͦwt ligen das kompt also wen sich der man zů der frowen legt so ist jm so gach nach jr das er sinen můtwillen verbringt gar behend vnd mit dem anzůnden oder an rūren so ist die frow mit jra natur noch nit bereit das sich jra schlos gegen dem samen nit ofnet wan er zů bald bereit ist vnd sich wider von jr kert nach dem anrūren so er dz sin hat volbracht vnd went er habe es gar wol geschaffet das mag och wol vmb jn sin aber die frow weist dar vmb nūtz wan er hat zů frů die frowen angegriffen eb dz sÿ in den gelust gegen jm kam <Bl. 197ra> vnd den von dem anrūren dz der man getan hat so valt den die frow erst in gelust vnd er hept sich den jra natur ein teil hinden nach vnd entschlūst sich von der begerung die kamer der bermůtter vnd dz sich den der sam der natur ein teil erhept der mag den nit gar fūrsich vnd kumpt oͦch wider hindersich wan sich den die kamer wider zů schlūssett der selb sam der vmb leit sich den vmb die roͦrren die den in die leber gant dar vmb das sich nit enschoͦpft hat al die wil der man mit jr zů schaffen hat gehept in den vnkūnschen werken vnd das verpacht sich den als bald den die frow wider jren rechten rotten flus sol haben so mag er den nit sinen rechten gang haben wan die natur die sich von der minne entzūndet hat lit denocht den jn dem weg vnd von dem selben so schwellet sich den der leber sūbrung von dem selben wirt den einer frowen die matrix schwerend vnd komt jra vil stich vnd schūtze vnder dem nabel vnd in die lende vnd verlūrt da von jr recht vnd mag dem nach nit kind getragen vnd wen jra die selb krankheitt von jrem man wider vert dz sol man da bÿ verstan das sÿ vast schnuft vnd jr der attem schwer ist vnd was sÿ jsset das wider stat jr vnd legt den die hend jn amacht gern vff die knū vnd vnder wilent so kumpt jr ein ding in der grŏsz als ein ŏpffel vnder jren nabel vnd wallet jra jn dem buch vmb vnd bin der scham das weret den als lang ob sÿ nit hilff hat das sÿ die kranckheit da von entpfacht die da heist Edica dz ist dz sÿ an dem lib torret vnd dz jr die brūst schwinent das sÿ den da von sterben můs da von so sol sich kein frow jn einer gåche zů einem man <Bl. 197rb> verpflichten sÿ sŏllent sich vor [der] ee mit ein andern rissen mit schimpffen mit kūssen vnd halsen das sÿ entpfint das sich jra schlos gegen jm entzūndet so mag sÿ den kind entpfachen vnd die natūrlich gebern vnd mag ŏch bin jrem man fūrbas gesunt beliben

[M]an sol ŏch merken dz kein frow bin jrem man vf der rechten sitten ligen sol dar vmb lit sÿ gegen jm vf der rechten sitten vnd er den mit jra schertz vnd schimpft vnd ob sÿ sich den nach der arbeit von jm kert vnd sÿ sich nach der arbeit vf die ling sitten leit durch růwen vnd gemachs willen was sich den samens jn jra entzūndet hat von der anrůrung des mannes vnd sich den die kamern gelich vf entschlossen hat so sigt den der sam in die kamer zů der lingen sitten die jn der bermůtter sint da werdent das meist teil meitlen vs leit sÿ sich aber vff die rechten sitten so gerat es gewonlich zů knaben tůnd sich aber die kamern jn der besten wil gegen ein andern vff jn dem lib vnd der man siner arbeit pfligt mit der frowen so werdent zweÿ kint da von als da ŏch oft beschicht

[O]uch sol man verstan dz oft ein frow ŏch nit kint treit das sÿ jr bermůtter ūber gat mit dem flus der leber das es jr samen vnd al frucht verseret da von so sol sich ein jetlichÿ frow hůtten vor einem man der sich nit verstet won jch mein das tussent vnd dar zů tussentt frowen sterbint das sÿ jr natur nit zeerweken habint vnd doch man habint <Bl. 197va>

[N]u sol ein frow merken ob sÿ jra recht von eins mans wegen verlūrt vnd nit kind getragen mag die sol nemen gantz rogin brott dz wol gebūttelt sÿ vnd brech dz drÿ oder vier morgent oder me jn ein schūssel vnd giesz gůtten win dar vff vnd esse das nůchtern sÿ wirt wider gesont vnd fruchtbar dz ist wol bewert dik ꝛc

Jtem es kompt etwen dz an der kint leger stat eisse werdent dz tůt den frowen als we dz sÿ wenent sÿ habent eisse wo sÿ an den buch griffent darfür nim bern schmaltz vnd zertrib das vntz dz es zergang vnd stos ein linde wol dar inn vnd stos dz in die scham Hilft dz nit so nim peszmalton vnd gens schmer vnd misch dz mit bŏm ŏl vnd legs wo du dich versest dz die geswolst sÿ dz hilft wol

Jtem es kumpt gar dik dz die matrix da dz kind sol inn ligen erstikt eintweders von dem schmer oder aber von dem bŏssen blůtte dz sich nit gesübern mag den sol man also helffen nim grůn rutten vnd rib die wol vnd stos jrs an die heimlichen stat ŏch soltu nemen schwebel vnd temper den mit starkem essich vnd heb dz oft für die nassen vnd stos ŏch dik an die heimlichen stat so wirt dir bas

Jtem es sint etlich frowen oder megt schwerent in der bermůtter dz kompt da von dz sy nit man habent oder die man zů lang von jn sint den hilf also nim salbin vnd beis sÿ wol mit essich vnd hab dz lang in dem mund vnd sol ŏch schwebel in essich beisen vnd die schinbein da mit wol riben

Jtem der den wiben den flus wil uerstellen der nem brun kressen vnd stos den vnd werm dz in einem haffen vnd tů dar zů des wibes siechtum vnd legs jr den also vf den nabel so gestatz bald
Jtem oder eine neme scheffins vnschlit vnd rŏst bonen dar jnn vnd esse dz ez hilft ŏch vast wol <Bl. 197vb>

Jtem ob ein frow jrn blůmen zelang hat die nem chumam vnd temper den mit gens smalcz vnd salb sich an der heimlichen stat

Jtem wen ein frow jrn blůmen zelang hat vnd den niemant kan gestellen so nim negellin vnd süt die inn gůttem wissen win vnd gib jra denn den zetrinken es hilft vnd gesteltz dz hab ich dik selb versůcht

Jtem So die natur jm harn von eim gat oder der wis[13] flus der frowen so nim masticis jn einem eÿ vnd is dz so gestatz bald vnd heilt jnen wider

---

[13] *Getilgt*: flis

9.1.5 Von der Natur der Frauen und ihren Krankheiten

Inhaltsverzeichnis, Bl. 180r:

1. Jtem des Ersten von den frowen
2. Die gebresten der kinden
3. Ein zeichen aber hie
4. **Jtem von der bermůtter hie**[14]
5. **Jtem so ein frow gern kind het**
6. Jtem wen ein frow den samen nit mag behalten bin merc[k] hie
7. **Jtem uil hie von frowen**
8. Jtem von der frowen brusten uil hie abe hie noch me darzů
9. **Jtem ob ein frow ein knaben oder ein tochter trăg uil hie**
10. Jtem ob ein frow gern man hab
11. **Jtem ob ein frow kind überkom**
12. Jtem von der frowen heimlikeit die es nūt hat uil hie nach
13. **Jtem ob ein frow zeuil hat irs blůmen uil hie nach**
14. Jtem fur den wisen flusz den die frowen hand in jr krankheit
15. **Jtem dz ein frow liecht erlőst werd die gebern sol hie**
16. Jtem von denen vnkreften wen dz kind von der můtter kunt vnd nach der geburt uil hie
17. **Jtem welÿ frow ein tot kind treit**
18. Jtem von swangern frowen
19. **Jtem von kalter natur der frowen**
20. Jtem von heisser natur der frowen
21. **Jtem dz schat einer swangern**
22. Jtem ob ein frow ein grosen buch [hat]
23. **Jtem ob ein frow geswilt vmb die brust vnd fur die můtter**
24. Jtem ob einer vmb den nabel we ist
25. **Jtem von vnkunschen wiben**
26. Jtem der die bermůtter geswollen sÿ
27. **Jtem wen einer frowen vnwillet wenn sÿ treit stat hie**
28. Jtem ob ein frow gern uil milch het
29. **Jtem ob ein frow gern die milch uerluer**
30. Jtem ob eini swanger sÿ oder nit
31. **Jtem ob eini ein magt sÿ oder nit**

[14] *Fett gedruckte Passagen, Wörter oder Buchstaben sind im Text mit roter Tinte ausgeführt worden.*

32. Jtem dz eini swanger werd
33. **Jtem ein kint ze kreftigen in der [můtter lib]**
34. Jtem von weichen brüsten
35. **Jtem der siech ist von der unkünscheit**
36. Jtem ob ein frow vast schmőkt
37. **Jtem von fratten kinden**
38. Jtem ob ein kind vast lisped
39. **Jtem ob ein kind ser hůst**
40. Jtem ob ein kind die sucht hat
41. **Jtem wen eim kind die zen wachsent**
42. Jtem ob ein kind nit schlafen kan
43. **Jtem ob ein kind die růr hat**

Hie nach So stat von der frowen natur vnd von jr kranckeit als bÿ eim andern[15] <Bl. 198ra>

Nach nutzbarkeit der vnverstandnen frowen vnd mannen die keins dings vnderscheid wüssend wie sÿ sich halten sőllend vnd wz sÿ tůn dz sÿ dz tůnd mit vnderscheid vnd mit verstantnise ze erkenen dises dinges vnderscheit Hier vmb so schriben jch denn elichen lütten durch nutzes willen mengerleÿ vnderscheit dz sÿ ŏch mőgent verstan der frowen heimlikeit vnd sÿ sich ŏch wüssend dar nach zehalten vnd zeregieren Hier vmb so merk zů dem ersten vff des mannes vnd vff der frowen same dz sÿ frucht bringent So sol jr beder sam von natur wegen der hitz vnd der kelte getemperiert sin Also dz entweders ze vil habe der hitz noch der kelte Welcher same also getemperiert ist der sol geseÿt werden jn dz gelid der frowen Wen des samen aber uil ist dz sich der man nit hat geůbet in der vnkünscheit Darvmb so wirt der sam tümb vnd vnnütz vnd wenig das er zů der entpfachvng nit ensol Den wz kinden da von komend die sind kranker natur vnd krankes libes Der sam wirt von der spisse die der mentsch jsset Vnd hervmb nach mitternacht so ist des samens aller meist oder gen dem <Bl. 198rb> tag wen der mentsch die kost wol hat vertőwet vmb dz das die frucht wol entpfangen werd vnd gern behaft So[16] můs jr beder sam gelich zů sament gegossen werden Wenn von eines mentschen samen kein

---

[15] *Überschriften werden grundsätzlich groß geschrieben.*

[16] *Bei rubrizierten Anfangsbuchstaben, die eine Zäsur im Satz markieren, wurde die Großschreibung durchgeführt.*

fruch[t] wirt Vnd wen den jr beder sam gelich zůsamend gevallen ist so sol man Die natur mit keiner leÿ sachen hindern vf die selben zitt vnd daz der sam nit gehindert werd vntz dz er sich behalte in der frowen licham stat da es den zů der frucht werden sőlle Vnd wirt den der sam vsz dem sendigosten dz ist von dem hindrosten blůt Harvmb so hatz gelich genomen von jeclichem gelide sin natur es sÿ stark oder kranck Galienus[17] der spricht dz der sam kom von dem hirn vnd vsz der leber vnd usz allen gelidern vnd gat durch die adern Die da heist in venilis vnd ere kochet sich jn denen hoden vnd güsset sich denen frowen vs der rőren die sÿ da vornen hand vnd die frowen habend jr hoden jnwendig vnd die adren jr hoden [!] vnd güst sich jnen vs denen hoden jn die rőren als du gehőrt hast vnd sÿ sőllend sich rissen bede mit schimpfen weders sich wels versumen vmb das dz der sam zůsamend gelich gegossen werde vnd ein frow sol ligen recht vf dem rugen vfrecht zů der tatt vnd sunder mit vsz gezognen knüwen vmb das dz sich der sam nit verspile Vnd wen sÿ wellend dz es ein knab werd so leg sich die frow vf die rechten sitten Nach dem schimpf Das sich der sam dar jn fůge wan die knaben wellent dar jnn geborn werden Vnd die <Bl. 198va> tochtren in der lingen sitten Vnd wer des ein zeichen haben well der merke welche fröw einen knaben treit Der ist die recht sitten grőser vnd schwerer den die ander sitt Vnd őch die brust den die ling sitt oder brust Vnd wen sÿ über das halb teil kompt so felt sÿ jn dem gang swerlichen vf die rechten sitten Vnd jn denen vor geschribnen stuken so sol die frow sorg haben durch der natur würkung das die nit gehindert werde Vnd merk wie sich die matrix jn der zůnemung des samens beschlüsset wen sÿ swanger werden wil Also dz der man fulet an dem mentschlichen gelit das den von dem mentschlichen gelid bekenet wirt vnd etlich weit vnd betőwung dar zů geit Dar bÿ so machtu merken wen die frow swanger worden ist oder vf wz zittes nach dissen vorgeschribnen worten allein Dz sich die matrix beschlüsset denn vfen die selben zitt je doch so offnet sÿ sich dike wen sÿ einen andern lust gewünt vnd den überflussig zůsame rodet sich dik jn der frowen vnd wen die frőw őch jren samen nit vergüsset nach des mans zit so erkennet sÿ sich schwanger zewessen Vnd das menstruum bezwinget sÿ dik so sÿ swanger ist dz sÿ der vnkünschekeit begert jn der selben zitt Ovch[18] so soltu wüssen das jn matrix constantino beschriben stat das die matrix het zweÿ mundloch jnwendig vnd dz ein hat sich zů dem magen gestreket Der erste mund ist die frőwlich porte da vornen Der ander mund ist der

[17] *Im Text rot unterstrichen.*

[18] *In der Handschrift ist das* O *in Großschreibung mit übergestelltem* v *geschrieben. Dieses kann hier aus technischen Gründen nicht wiedergegeben werden.*

<Bl. 198vb> beschliesunge vnd dz zů sament zwinget jnwendig da der mentschliche same mit beschlossen wirt vnd je me die frucht grŏsser wirt je mer vnd grosser sÿ wirt Vnd als vil kamern dar jn sind als mag sich ein jeklich kamer offnen zů einem sunderlichen samen vnd als vil kind mogent da ŏch werden Als vns meister *Trocula* beschribet dz die matrix sÿe zůsament gefalten als ein tůch vnd von der wachsunge der frucht so wirt sÿ gewittet Vnd du solt ŏch wüssen dz die matrix ist als ein breitt büttel der vornen eng ist in dem sich der same beschlüsset vnd der mund gat für die porten Vnd jn der matrix jn der rechten sitten sind der kamern drÿ Da die knaben jn werdent entpfangen Vnd in der linken sitten sind der kammern[19] ŏch drÿ da die tochtern jn werdentt entpfangen vnd dar jnn ligend Vnd jn der mitlosten kunt die samen die da zwüschent von beden dem man vnd der frowen jn der vnkünscheit vergosen werdent wen die frow swanger ist Vnd jecliche kamer hat jr sunderlichen porten vnd welche kinder jn einer kamer werdent entpfangen die sind alle ein andern gelich Vnd hervmbe das der forme der kamern <Bl. 199ra> vil ist also werdent die kind mengerleÿ an der gestalt Dz sÿ vnder wilent gelich sind ein andern vnd vnder wilent sind sÿ ain andern vngelich Das kompt ŏch da von wann des vatters sam mer ist denn der můtter so wirt es dem vatter gelich Wüse ŏch an denen frŏwen die nit swanger sind vnd doch nit ze jung noch zealt sind Die da habend die reinung nach des manotz zitt vnd es doch zů ettlicher zit vngelich habend Das kompt da von so die fröw jee suptiler compleixion ist je die sucht schwerer ist vnd je me sÿ es het vnd lenger dar an gehelgot wirt Vnd dar vmb so merk dz der mentsch hat vier quarterne [!] Dz erst quartere ist als ein sangwineus Dz ander heis vnd truken als ein colericus das tritte kalt vnd truken als ein melancolicus dz vierde vnd dz letzte ein flegmaticus kaltt vnd fůcht vnd dar nach jeklichs ist compleixiert dar nach hat sÿ jren vszflusz Nu hant sÿ mentschliche oder gemeinliche jn dem letzten quartere dz meist teill die flegmatice nit vnd der vszflus schindet die wib als der harn die man wen sÿ den harn stein hand Vnd jn der <Bl. 199rb> zitt wenn es die frowen habend so schinent jnen die adern blau[20] vnder denen ŏgen Vnd die natur je grober an ein frowen ist je mer sÿ den dar an liden můsz Vnd je rŏter der vsflusz ist je gesünder die frŏw ist So jr der flusz je grŏszer ist vnd jee mer git je vergifter sÿ ist vnd da von so werdent die frowen mer bleicher da von den sust vnd die jungen megde hand des vsflusses nit Wenn die natur jn jnen heis ist vnd stark dz es bin jnen vertŏwet wirt Vnd welches kind den

[19] *Verschreibung:* knaben

[20] a *mit übergeschriebenem* u

gemacht vnd entpfangen wirt wen die frowen den flusz habend Das kind wirt vssetzig vnd dz kan jm niemant gebůssen Vnd vf dz zit so sol sich ein jekliche frŏw hůtten vor zorn vmb dz das die ader nit bestopft werdint Vnd du solt ŏch merken wen der vsgang der frowen bestopft wirt so sol sÿ sich den vor zorn hůtten vnd vor vngemach vnd vor truren Vnd verstopffent sich den die adern des flusses so swilet jr denn die natur zů der rechten sitten vnd den so wirt jnen we zů dem hertzen So ist jra nütz wis würtz vnd wises ding zů dissem siechtagen Vnd die wil so sÿ nůchtern ist so ist es stille vnd nach dem mitten tag so schwirt jr der lib vnd stigt jr zů dem hertzen Vnd die manne habent des vszflusses nit wen es sich mitt der hitzigen natur zerzert sich vnd der same des flosses ist jn jnnen suptil vnd behende von <Bl. 199va> der hitz Oder jn den frowen ist der flusz wesrig vnd kalter natur Vnd von denen frowen wirt es nit verzeret vnd flüsset von jnen Vnd wen sÿ über fünfzig jar komend so habend sÿ es den nit me wen jr natur den so kalt ist Dz den jn jnen sŏmlich same nit gewürken kan vnd bŏsen wiber die den samen mit künsten vertribent die habend kein kind

Jtem vnd jn denen schwangeren frowen wirt der sam beschlossen vnd der flusz Das das kind da von gespiset wirt jn der můtter lib Wen er denn zů milch wirt Nu geschicht es doch dik dz zwo frücht worden sind Wen die frŏw mit jrem man zeschaffen hat Also dz sich ein nüwer sam zůsament gemischet hat gelich als zů dem ersten Ovch wirt gesprochen ist es sach dz mit der frucht ŏch ein andre frücht entspringt oder gemacht wirt da bÿ macht du merken

Jtem her vmb ist es wen ein frŏw jetzunt ein kind gebern wil jn kurtzer zitt Als über drÿ tag Oder das ander über vier tag Dar nach dz kompt dar von vnd wen sich die teilheit der same zů einer zitt jetlicher jn zweÿ teÿle so werdent zweÿ kind dar vsz Aber dar von vnd wie wol die zůsamentfůgvnge der mentschen schemlichen ist Doch so het es die natur gefůget dz es lustlichen ist vnd sůsse dik dz nit gelassen werde durch zergenklicheit willen des mentschlichen geschlechtes willen vfen ertrich <Bl. 199vb>

Jtem jn dem ersten manode so hartet sich die jngegosen natur zů sament zů hauffe[21] Jn dem andern manode so wachsend den dar vsz die gelider am ersten Jn dem tritten mande so scheident sich die bein vnd die arme vsz dem klose Ovch so spricht ein meister der heist *Alberchtus* wen jm die wame vnd ale gebeine gewachsen sind vntz jn den fierden manode So

---

[21] a *mit übergeschriebenem* u

wachset dem kind sin hertz lungen vnd lebern miltz vnd nieren Jn dem fünften manode so wirt jm mund ŏgen vnd oren vnd die nase vnd Jn dem sechsten manede vnd Jn den sibenden manode so wirt dz marg jn dem gebein vnd dz hirne vnd het erfült die gestalt des antlitz Nu soltu merken wie dz kind jn siner můtter lib beginet zū wachsen vnd zewerden Jtem zů dem ersten jn den siben tagen so gerattet es an fan zewerden vnd wirt dar jn gegossen vnd ist suber milch vnd diket sich von der[22] hitz vnd kochet sich jn der matricen Vnd jn nūn tagen so wirt es zů dikem blůtte Vnd wirt jn zwölf tagen Dar vsz ein stuk fleisch vnd es das blůt zů sament wachset so sind es vier stuk vnd vs dem <Bl. 200ra> einen stuk wirt dz hertz vnd Vs dem andern stuk wirt das hirne vnd vs dem triten stuk wirt die lung Vnd vs dem vierden stuck werdent die nieren Vnd Das libert sich zesament an einen huffen vnd wirt ein gantzes stuk Vnd dem nach jn achzechen tagen wachset dar usz hend vnd fůsz Vnd den so wirt jm den die sele von got jn gegossen so lebet es den vnd wachset zů siner geburt vnd es ist dar nach sechs tag an dem anfang sines lebens Jtem ŏch so soltu wüssen als hie nach geschriben stat dz man wol merken mag als der monod ist geteilt in vier teil Das erst teil dz dik warm vnd fůcht sind die jn dem teil entpfangen werdentt die werdent sangwineÿ complexionis als ver als es keinen widerstand hat jn dem samen Der ander quartere der ist warm vnd truken die jn dem teil entpfangen werdent die werdent den colericÿ vnd sind gelich dem für Das tritte fierteil dz ist truken vnd kalt die jn dem quartere geentpfangen werdent dz werdent melancolici vnd sind gelich der erden Dz vierde quartere jst kalt <Bl. 200rb> vnd fůcht die dan dar jn entpfangen werdent die sind bŏser natur vnd krankes libes Vnd gewūnent bŏs farwen Vnd wen der frawen samen herschet über des mannes samen so wirt es ein meitlin hers[ch]et aber des mannes samen über der frowen so wirt es ein knab Vnd habend alwegen die herten brüste die besten milch

Jtem nu merk ŏch von wannen das kompt das die kind dik jn můtterlib verderbet werdent Zů dem ersten wen die frowen entpfindent dz sÿ swanger gand rangent sÿ sich den vil Oder tantzentz vil so tůt sich die materie des kindes wider zů vnd verdirbet da von vnd wirt ein stuk fleisch von jr gan vnd dz gebern Vnd die materie die bekåme wz do zů der frucht Die wirt gewandelt vnd wirt erschrekt dz sÿ vnges wirt dar zů vnd belibet ein stuk fleisch Vnd die kinder die da das leben villichter jnwendig hand die werdent dik tott geborn Dz kompt wen die frowen jnen selben dik

---

[22] *Getilgt*: milch

wetůnd vnd dz kind jn jnen ertrukent Ovch so verwarlosetz dik die bad můtter jn der geburt Hie vor ist geschriben von der matricen das sÿ vmb vnd vmb zů sÿ als ein büttel bis an das hol das sich offnet zů der entpfachung des samens Jtem nu machtu fragen wie gewünt dz kind Nu die milch von siner můtter brusten jnn <Bl. 200va> die matricen won es doch dar in lit Her vmb so machtu merken Dz sÿ sich vs denen adern zücht die da gand durch den magen in die brüst dz es von der hitz des hertzen zů milch wirt vnd vs jetlicher brust so gat ein adern durch die matricen in der es niderflüsset zů dem kind jn den nabel vnd das ist die adern die von des kintz nabel wirt geschnitten Ovch soltu wüssen das die wetagen der geburt gar vngelich ist vnder dennen frowen die grosses libes sind die geberend gar schwarlichen Ovch die frowen die gar wit sind wenn an jnen die port der geburt gar eng ist vnd betrungen Ovch wen sich die kinder an der geburt verkerent so ist grosser we tag an denen frowen Wenn den wirt hindernüsse an des kindes armen also dz die můtter oder dz kind stirbet Da soͦllent die wissen badmůttern die bÿ denen frowen sind hin jn griffen vnd das kind schiben zů siner rechten geburt Es sind oͦch etlich frowen als eng dz sÿ zerrissend die habend oͦch grossen wetagen Her vmb so ist es gůt dz die frowen vernüftig wis frowen bin jnen habint die jnen jn denen noͦtten helfen soͦllent

Die gebresten der kinden

Jtem nu merk vnd wüsz die gebresten des kindes also dz es nit mer gelidenn noch adern noch minder het wan es haben sol Des gebresten ist wenn die materien der frucht entpfangen ist vnd der selb sam mit tantzen oder mit loͦffen wirt verschütt also dz er nüt bin eim andern belibt Ovch kumpt es dik dz der sam jn der ge <Bl. 200vb> schicht vnd zů sament fůgung wirt verschüttet Als wen die frow vf die selben zit nit stil lit sunder dz sÿ den hin vnd her vnder dem man rukt oder vfstat wen des samens nit genůg dar zů kumpt Oder dz das kint über gelider gewünt oder het Dz kumpt von übrigem samen das sÿn zů vil ist Ovch so kunt es dik dz die natur mit der planetten würkung soͦmlich gebresten schaffet dem kind das es jn einer soͦmlichen stund gemachet wirt

Jtem oͦch so wüsse dz es nütz ist wen ein frow am ersten schwanger wirt oder ist worden Das man sÿ nüt erzürne wan die man grob vnd vnwüsend sind vnd gebend denen frowen nit wz sÿ gelust so werdent sÿ zornig vnd nidig das des kindes materÿe da von den dik wirt Vnd welche frow nach der entpfachung hat ine den eisen oder geswer jn denen frowen sind die kind krank oder tråg Als man dz liset vnd geschriben stat wie dz ein junkfrŏw swanger wz vnd gelust o̊pffel ze essend da sÿ noch nit rif warend Vnd sprach zü denen andern mannen die bÿ jnen warend dz sÿ o̊pfel brechtin oder holtin Nun hattend die man <Bl. 201ra> geho̊rt sagen dz die o̊ppffel vngesund werind denen die das kalt hettind vnd meintend das sÿ der frowen vngesund werind vnd ŏch schedlich vnd getorstend jr die o̊pfel nit holen Da fiel die selb frow nider von amechtikeit vnd beleib ligen einen tag vnd ein nacht vngessen vnd gebar ein tod kind da lag sÿ jn arbeit Drÿ tag vnd drÿ necht eb dz sÿ dz kind gebar Da schos jr einem tag vor blůt vs jra nasen vnd vs jrem mund

Zeichen

Jtem nu merke die zeichen dar an wir erkenen so̊llend dz die frowen swanger sind worden oder nūt Das erste zeichen ist wen die frow swanger ist worden so begint sÿ den serre niessen vnd werdent jn die lende tūn vnd frūret sÿ den gar seren won die hitz die zūcht sich den vs denen vswendigen gelidern vnd zūcht sich zů der materie der frucht vnd hiczgot die dz sÿ der hicz an denen vsern gelidern nit enhat Das ander zeichen ist das sich die fro̊wlich porte beschlūsset vnd bekennet die mentschlichen růtte oder same als jn dem ersten teil gesprochen ist Das tritte zeichen ist dz sÿ den des flusses den nit enhabend jn der gewonlichen zit des manodes als sÿ jn alle manod habend Wan den aber der flusz <Bl. 201rb> den jnwendig behalten wirt bis vntz zů der geburt des kindes so gat er den von jr der den nit zů milch worden ist Das vierde Zeichen ist dz sÿ denn etliche kost nit mogend essen die sÿ vor gern gessen hand vnd begerend den seltzens dings

Wiltu nu versůchen ob die frow schwanger worden ist so nim rein wasser vnd hong seme vnd werme das vnd gib jr dz zů trinken wen sÿ den welle nider gan vnd ist es den dz sÿ den etlichen wetagen gewūnt der zů geberen dienet so ist sÿ swanger

Jtem nu merk zů dem lesten war vmb etliche frowen nit frucht bringent als meister *Ÿppocras* sprichet dz dik der frowen matrix ful vnd schliprocht sÿ so ist sÿ den vnbekåm zů der frucht so verwerfend sÿ den den vngeschikten samen Jst den die matrix denen frowen vast zeheis so verbrenent sÿ den den samen Jst es jra aber von ettlicher bo̊ssen hitze so klebend jr die lespen vnd die hende stetz zů sament vnd das har felt jra vs Ovch wen die frŏw jnwendig mitt fettem bewachsen ist so enkan sÿ nit entpfachen des mannes samen vor der fůchtikeit als ettlich frowen wen sÿ mit jren manen zůschaffen habend so behaltend sÿ nit bÿ jnen den jngeschūtten samen Wen sich die matrix der frowen nit ofnet vnd enthan den samen zū jrer dz kunt dz die frowen keinen lust dar zů habend oder dz die matrix von der frucht wegen beschlosen ist Vnd wen die matrix einer frowen von natur wegen <Bl. 201va> kalt ist so bringt sÿ kein frucht Ovch so werdent die frowen dik verwarlosset jn der geburt dz die matrix dik zerrissen wirt dz sÿ nitt den samen behalten konend Ovch so kunt es dik von denen mannen dz jnen gebrist dz der sam von kalter natur ist so ist er vnfruchtber Dz sint die man die da swach sint vnd treges libes vnd schnellenklichen frūrt vnd der kelte nit geliden mogend vnd sÿ habend ŏch entkeinen gelust dar zů Wiltu nu wūssen wederses die schuld sÿ des mans oder der frowen dz sÿ vnfruchtber sind So nim klÿen vnd tů sÿ jn zweÿ tūpfÿ vnd tů jetliches spis in ein tūpfi vf die clÿen vnd las es zechen tag stan vnd welches den schuldig ist des spis senket fule vnd werdent wūrm dar jnn

von der bermůtter

Jtem welch frow oder magt die bermůtter hat vnd sÿ jra dik we tůt vnd jra vsz stost vnd jr vf dz hertz gat vnd vf die lungen da von so werdent die frowen amechtig vnd mogent den atem kum geholn Dar zů nim ein horn vnd schab dz jn eins tūpffÿ vnd setz dz vf ein gelůt vnd habe sich den ūber des tampfes rŏch vnd schlind den rŏch jn den mund vnd jn die nasen so stirbet die bermůtter oder die haftmůtter vnd wert es als lang dz die bermůtter vsgat so sol man sÿ wider jn stossen mit einem zů gelachten tůch vnd sol sich den hůtten vor hůsten vnd vor niessen <Bl. 201vb>

so ein frow gern kind gewunn

Jtem ein frow die gern kind gewunne Die sol nemen ein gebein dz in des hirtzen hertz ist vnd gewūn es ane jsen vnd schabe es vnd nies es dik wen jr man mit jr wel gan schlaffen gan

vnfruchtber

Jtem welche frow vnfruchtber ist Die neme ein zegen[23] wamen vnd būler die vnd trink dz buluer mit win jn einem bat der plume vnd schlaft sÿ den bÿ jrem man des selben tags oder nachtes sÿ wirt schwanger

---

[23] *Von anderer Hand durchgestrichen und durch* hessin *ersetzt.*

Jtem swines klŏise gebülert[24] vnd getrunken mit warmem win vnd den trink frische warme milch dar nach dz ist gůt

Jtem ŏch so ist gůt dz keslŏp von den hasen magen vnd von eim sŏgling vnd dz hirn vs den sperlanges hŏpte vnd ein můsz Da von gemacht des jekliches gelich vil des keslŏbs des hirnis

Jtem ein frow sol sich ŏch jnwendig swirwen oder salben mit müntzen saft Vnd es ist ŏch gůt der mund vnd dz hertz des hasen

Jtem ŏch so sŏllent zweÿ gebrattnen ziger gegen der nacht essen

Jtem ein frow die nit kindet die neme nessel bletter vnd stos sy vnd leg sÿ vf die můtter oder du nim gros agramonia vnd någellÿ vnd knoblŏch vnd buluer dz vnd temper das buluer mit win vnd trink dz abentz vnd morgentz <Bl. 202ra> warmes

den samen nit behalten mag

Jtem ist es sach dz ein frŏw den samen nit behalten mag So esse pÿonien korner des morgentz gemüschet mit essich vnd nim dz krut vnd mirren vnd leg dz vf die matrix Ovch so nim zů dem selben anchos vnd süd die jn wasser vnd wesch die scham damit

Jtem ein frow die gern kind gewun dz die swanger werd So nim laudanum vnd mach ein pflaster über den lib dz machet die můtter hitzig vnd machtz berhaft die frowen

Jtem der schum den der hasz vmb den mund hat wan er kŏl genagett den trink ein frŏw so sÿ mit dem man gar schlafen gat so wirtz berhaft

Jtem vnd ein frŏw die neme hasen schmaltz vnd sin mist vnd temper dz mit honge vnd las dz stan drÿ tag vnd trink dz ein frŏw mit geschabnem helfenbein sÿ wirtt berhaft

Jtem wen ein frow ze kilchen gat eines kindes so schlinde der man testiculum leporis vnd lige den bin siner frowen so wirtz eins suns swanger

---

[24] *Randbemerkung*: dz sint nieren

Jtem wen ein frow gern kind gewunne so neme esselmilch vnd salbe sich die frowen vmb den nabel wen sÿ welle schlaffen bin jrem man So wirtz berhaft es ist bewert <Bl. 202rb>

So einer frowen die brūst we tůnd

Jtem wen einer frowen die brust wetůnd vnd geswelend So nim[25] oͤl zesamend vnd sold es woll sieden vnd tů dar zů nūws wachs vnd mach dar vs ein pflaster vnd leg dz vf die geswolst so entswiltz

Jtem vnd helfe dz nit so nim burzel dz krut vnd stos dz vnd temper dz mit rosen wasser vnd leg dz pflaster jn ein tůch vnd leg das tůch mit dem pflaster ūber die geswolst so genisest[26] bald

Jtem vnd helfe dz nit so nim scheffin mist vnd leg den ūber dz[27] also warmen so heilt die brust

Jtem vnd helfe dz nit so nim agramonien vnd ber die mit altem schmerwe vnd leg dz ūber das ser zwūrent am tag vntz dz das boͤs geswer als vsrūnne vnd nim den agramonien wūrtzen vnd stos sÿ mit oͤle vnd tů dz den dar ūber so heiletz bald

Jtem vnd helfe dz nit so nim hong vnd ancken vnd ber die zweÿ vnder ein andern vnd leg den dz pflaster dar ūber so wirt jm bas

Jtem wen einer frowen die brūst geswelend vnd eitter dar in wirt so nim andorn vnd stos die mit altem schmer vnd leg dz emtzenklich dar ūber es hilft

Jtem oder eine nem wegrich vnd stos den vnd leg dz ūber die brust sÿ genist bald

Jtem wen einer die brūst schwerend die neme fenchel vnd siede den vnd leg jn dar ūber dz ist vast gūtt

Jtem wen einer frowen die brūst wetůnd die sol nemen einen sok vs einem schů vnd den dar ūber legen so wirt jr bas

---

[25] *Getilgt*: waser vnd
[26] *Getilgt*: s
[27] *Getilgt:* sewe. *Am Blattrand*: als bald sÿ der geswolst enepfint

Jtem wen einer frowen die brūst we <Bl. 202va> tůnd die sol nemen vnd jra sant *Agten* namen dar an lasen schriben Jm [!] nomine patris et filÿ et spiritus sancti amen

Jtem wen einer frowen die brūst geswelend die neme vnd menge būlsen samen mit wine vnd bind den ūber die brust

Jtem wen einer frowen die brūst wetůnd Die sol nemen ein krut dz wachst an denen wegen vnd gewūnt einen langen stengel vnd zertůt sich oben von ein andern vnd gewunt kleine gelwe blůmlÿ oben daran am stengel vnd der stengel zertůt sich zeobrost vnd wachsend bletter den stengel vf vnd sind enklein von stengel als ob sÿ nebent an jetwedren ort am blat syent ab gezwongen vntz an mitz jn dz blat Die sol man dar uber legen jm sumer grun vnd jm winter[28] tūr

Jtem dem die brůst wetůnd der nem koͦl krut vnd mach da von ein pflaster vnd legs dar vf vnd mit dem saft bestrichs dz hilft vnd enschweltz ob sÿ geswollen sint

Jtem dem die brūst geschwellent der neme ebhoͦw bletter vnd stos die vnd legs darvf so entschwellentz

Jtem dz einer die brūst nit mer wachsint die nem wilde malten vnd legs dar vf so wachsentz nit mer

Jtem dem die brūst schwerent der nem tuben mist vnd leg den dar ūber es hilft

Jtem dem die brūst ze gros sind der nem eins hasen magen vnd bestrichs damit seū gantz gar Oder nim nūwen schafmist vnd leg in dar vf dz hilft wol

Jtem wen einer fidwen die brūst hert werdent vnd gros zerblassen dz kompt etwen von gesūcht oͮch etwen von geswer dz da heist der brust kreps dz soltu also bůssen nim grůn koͦlkrut vnd stos dz recht wol vnd mach dar vs ein pflaster vnd legs dar vf es hilft

---

[28] *Durchgestrichen*: kalt

Jtem der frowen so we ist sol da zwüschent zuͦ keinem man komen mit vnkünschen werken es hilft anders kein artznie den es ist gar stoͦrig vnd schedlich nit allein zuͦ brüsten sunder zuͦ allen geswolsten vnd wunden sol sich einer rein halten vnkünsch so genist er dester ee <Bl. 202vb>

Ob ein frow ein knaben oder tochter trag

Jtem wiltu wüssen ob ein frow ein knaben trag oder ein tochter so nim vnd las sÿ jra brüst melken jn lutten waser dz von eim brunnen kom vnd falt den die milch zeboden so ist es ein kneblÿ schwimpt die milch aber enbor so ist es ein meitlin

Jtem wiltu aber mer versuͦchen so soltu nemen epffen würtzen vnd krut vnd leg dz y[r] vf dz hoͦpt dz sÿ es nit wüsse vnd nempt sÿ den zem ersten einen man so treitz einen sun nemptz aber ein frowen zem ersten so treitz einen tochter

Jtem ein anders hab acht vf die frowen wen sÿ wel vf stan vnd gan wedern fuͦs sÿ den zuͦm ersten vfheb het sÿ den rechten vf so treitz einen sun heptz aber den linken vf so treitz ein tochter

Jtem ob ein frow einen knaben oder ein tochter trag So nim jren harn vnd tuͦ den jn ein nüwe schüslen vnd stek ein nüwe nadlen jn die schüslen vnd luͦg den oben an die nadlen ist dz die feces von dem harn sich vmb die nadlen henket so treit sÿ einen sun ligend sÿ aber vnden vmb die nadel so treit sÿ ein tochter zerspreit sich aber die feces after dem geschir so treit sÿ nicht aber sÿ ist siech <Bl. 203ra>

Jtem sichstu aber jr antlitt huͦpsch vnd clar[29] vnd wol gefarw so treitz ein tochter

Ob ein frow gern mann hab

Jtem wellest du versuchen ob ein frow gern man habe So soltu nemen ein [getilgt] vnd [getilgt] die in ein linin tuͦch vnd leg die dem wibe an blose hut jn dem tuͦch vnd luͦg den über ein wile vindest du dar jnn würme so mannot sÿ gerne jst aber nüt darjn so ist sÿ nit vnkünsch

---

[29] a *mit übergeschriebenem* u

Ob ein frow kind ūber kome

Jtem wiltu versůchen ob ein frow kind ūber kome Oder nūt so nim jra harn vnd schut dien uf eine pappellen vnd lůg den ūber drÿ tage ist die pappel den tūre so ist sÿ nit berhaft belibt sÿ aber grůn dz sÿ nit toret so istz berhaft

Jtem wen zweÿ nit kinder bÿ ein ander habent wes die vrsach sÿ so nim 50 oder 60 gersten korner vnd schūt jeders harn bÿ sunder an so uil gersten vnd weders bekimet dz ist fruchtbar dz aber nit grůnet dz ist nit fruchtber <Bl. 203rb>

Von der frowen heimlikeit dz da heist menstrua

Jtem nu wil jch dir sagen von der frowen heimlikeit vnd von jra blůmen das heist in latin menstrua vnd spricht man jm der flusz vnd Die meister nementz [!] einen blůmen wan als kein bŏm ane blůst vnd blůmen kein frucht bringt also mag ŏch kein frow kein kind anen den selben blůmen gewūnnen oder gebern Vnd welche frowe an der selben sucht arbeit hat dz sÿ sin nit en hat zů rechter zitt die sol die buggen sieden mit win ob sÿ jn hat oder mit bier oder jn wasser es hilftz wol ob sÿ es trinkend

Jtem es hilftz ŏch wol ob sÿ sich jn dem bad da mit beript niderthalb dem nabel

Jtem oder ob man den bibos dz ist bugen Des abentz begūset mit win vnd am morgent stosset vnd vsringt vnd den dz saft trinket Oder ob man jn grůn stosset vnd vsringt vnd des nachtz vf den buch leit

Jtem es ist zweÿer hand buggen eine ist rot an dem stengel die ander wisz welches wib ūber die zit jres siechtagen beittet Die sol nemen rotte bugen vnd brech jr bletter zetal vnd sūtz vnd nūs wert aber jr siechtag ze lang so brich der wisen bugen bletter ze tal vnd sūtz vnd nūsz dz wertz ze hand

Jtem welche frow zevnbehend ist mit dem blůmen die sol nemen rein wasser vnd wintruben korner vnd die wol zerriben vnd wol sieden vnd sich den da vnden mit dem selben waser weschen

Jtem oder wen sÿ gespilt hat mit dem[30] <Bl. 203va> man so sol sÿ sich weschen mit alant waser dz mit poleÿen oder mitt lŏch gesotten sÿ

Nit komen mag

Jtem welcher frowen jr blům nit komen mag Die sol nemen bit würtzen saft vnd rosen waser vnd temper dz mit bo̊m o̊l vnd salb sich damit vmb den nabel bin einem füre vnd vmb jr lendÿ vnd sol dz dik tůn

Nit en hat

Jtem welche frow jren blůmen nit hat der neme rutten vnd seffebo̊m vnd poleÿen vnd stosse dz zesament vnd siede dz jn einem haffen vnd wen es gesied so nim vnd setz den hafen zwüschent bein vnd stand darüber vnd betek dich wol zů vnd růr dz krut vast dz die hitz jn dich gange vnd wol erschwitz jr wirt jr samens zeüil

Jtem das dz wib jra rotten nattur oder blůmen gewünne Die sol trinken geisharn vnd man sol jras geben dz sÿ es nit wusse dz es jra nit widerstand

Jtem oder nim jpschen vnd süd die mit wasser vnd sitz den über dem tampf oder wen es er kaltÿ dz es den den lib vnden růr so gewünt sÿ den die rotten natur

Jtem welche frow jren blůmen nit hat die neme vnd esse rutten vnd jsnern es kunt jr bald

Jtem oder eine neme abrothanum vnd epffen beder gelich vil vnd süd die bede jn einem nüwen hafen mit altem gůtem win es hilft

Jtem oder eine neme bergwürtz vnd siben pfeffer korn vnd stos vnder ein andern vnd trink dz mit gůtem altem wine zenacht wen sÿ wil gan schlafen gan es kunt

Jtem oder eine neme ko̊schen krut vnd süd dz mit win vnd trink dz vnd legs vf die bermůtter

---

[30] *Doppelschreibung*: dem dem

Jtem ein[31] lidwurtz dz sont die jungen frowen nemen vnd <Bl. 203vb> sechs malen als vil rosen vnd leg dz jn[32] boͮm oͮl vnd salb sich da mit bÿ einem fūr vmb jren nabel vnd vmb jr lendi vnd tůg dz dik

Jtem welche frow jren blůmen nit gewůnnen kan die nem vnd stampfe nesslen mit mirren vnd leg dz an die stat da die sucht soͮlle sin so wirtz jr zehand

Jtem welche frow des manotz zit nit enhabe die neme bÿbos oder antorn vnd stos den vnd leg in den vf den buch vnder den nabel des nachtes so kuntz jra

Jtem wele frow jr zit nit hat die neme vnd siede poleÿen mit win vnd trink da von es kompt jr

Jtem wele es nit hat die neme camillen vnd alantz wūrtzen vnd win vnd versūd dz halb des wins jn vnd trink das ander teil

Jtem wele sin nit hat die neme holwūrtz vnd mirren vnd sūd dz mit win vnd trinks es kunt jr

Jtem die sucht der blům heisent die meister in latin menstruum mulierum vnd ist also boͮs wer es isset der wirt da von tobend vnd kein lim ward me so hart oder so vest erweichette von dem blůtt

Jtem wele sin nit habe die sol nemen ein krut dz heist jn latin ipuricio vn[d] in tūtsch sant Johans krut dz siede vnd legs vber die scham <Bl. 204ra>

Jtem ob ein frow jr siechtagen nit enhat Die sol nemen chenellen vnd vast brenent neslen vnd beitze dz mit griesmel vnd leg dz also warm vf die scham es kunt jr zehand

Jtem ob ein frow jra zittz betarf vnd da von krank ist die sol nemen gůtten win vnd grůne eppfen vnd misch dz zesament vnd legs jra vmb den nabel da jra we ist vnd mach dz warm es hilft vnd kompt jra bald

---

[31] *Getilgt*: krut dz heist
[32] *Getilgt*: waser

Jtem welcher der blům nit recht komen wil die neme vnd siede lŏch vnd nutz den vnd esse jn ŏch row dz bringt denen wiben jren blůmen wider

Jtem welchi frow jr zit nit enhat vnd des jr nit komen wil die nem den rotten krallen die do wible sind vnd stos die mit rottem win vnd sütz wol vnd trink dz den jnsich also warm so kunt jr die zit wider bald

Jtem so ein frow jr zit nit haben mag die sol nemen geisz fleisch vnd alten speck vnd win vnd süt dz an saltz vnd nim wolgestosnen jmper vnd wel in ŏch da mit vnd esz dz so gewünt sÿ jr recht zitt

Jtem wen ein frow jr zit nit hat die nem mirren vnd temper die mit pesmalten vnd la dz truknen vnd nim hirtz horn vnd mach dz ŏch zůbuluer vnd misch dz den vnder ein andern vnd sütz vnd sitz dar ob vnd dek dich wol zů vnd las den rŏch jn die scham gan so wirst gesont <Bl. 204rb>

Ob ein fro zeuil hat jrs blůmen

Jtem wen ein frow jres blůmen zeuil hat Die sol disen brieff[33] vmb jren lib tragen gegürtet Sanat te cristus qui sanauit *Feronicam* tangente ea fimbriam vestimentÿ eÿus ipse te afluvio liberet amen sanctus *Longinus* perforauittis latus domini et exiuit sangwis et aqua per hunc sacrum sangwinem coniuro te sangwis vt stes et amplius non exeas a famula dei vnd schrib den jren namen hie entzwüschent + cristus vincit cristus rengnat cristus inperat [!] in cristo nomine amen vnd dise nach geschribnen bůchstaben soltu ŏch dar an schriben also: [Buchstaben getilgt]

Jtem ob ein frow zeuil hat jres blůmen Die sol trinken geissin harn Oder neme jpschen vnd süde sÿ in waszer vnd setze sÿ dar über sÿ gewünt die rotten natur vnd verstat

Jtem welchi frow jres blůmen zeuil hat Die neme hopffen vnd win vnd essich vnd leg dz über denn magen wen es wel zelang weren

Jtem weler es zelang weret die sol nemen fisch můlelin die man von sant *Jacob* bringt vnd die brennen vnd den dz buluer trinken dz hilft wol

---

[33] *Geburtsbrief mit 'St. Longinus-Segen'.*

Jtem welchi frow des blůmen zevil hab oder zelang wert die neme vnd siede lattich wūrtzen mit win vnd trink dz

Jtem oder eine neme kantpfer vnd lauche[34] vnd stos dz mit win vnd trink dz es hilftz

Jtem oder eine neme vollen vnd weich die mit wegbreitten saft vnd stos dz an die stat der geburtt <Bl. 204va>

Jtem welchÿ frow jr blůmen zeuil hat die neme hirtzenhorn vnd schabs klein vnd būluer es mit tūrem nessel samen vnd gib dz jra zeessen oder zetrinken

Zeuil

Jtem welchi frow zeuil hat jres blůmen die sol essen der fleckochten aron bletter so verstatz

Jtem welche frow aber zeuil hat jrs blůmen die bratt bonen jn schefinem mist vnd esse die dik so verstetz bald

Jtem welchÿ frow den blůmen zelang hat die neme drÿ coriander korn vnd niesse die dz gesteltz

Jtem welche frow den blůmen zelang hat die sol nemen serpentin vnd die zů waser brenen vnd des wassers trinken nůchtern vnd dz selb krut ŏch teren vnd zebuluer machen vnd dz buluer niessen vast dz ist gůt vnd gesteltz

Jtem welchÿ frow den blůmen zelang hat die sol nemen wissen bugen vnd die bletter vnder sich gen tal abbrechen vnd die sieden wol mit gůttem win vnd dz trinken es wirt gůt vnd gestat an der stat

Jtem welchi frow jren blůmen zelang hat die schrib disen namen mit dem blůtte: on: on: on: inclitus milus dz ist bewert

Jtem also do vnser herre Jhesus Cristus betwang den flus des blůttes des siechen wibs also betwinge ich den flus des wibes vnd sin blůt vnser her

---

34 a *mit übergeschriebenem* u

Jhesus Cristus spricht + o crux admirabilis + generacio mulieris + restitucio sanitatis et sÿ tetigero fimbriam vestimenti eius salua esse potero abinfirmitate mea[35]

Jtem wen ein frow der siechtum zuͦ vast muͦtt so blet sÿ sich vmb den nabel <Bl. 204vb> vnd krimpt sÿ dz bluͦt vnd wallet sich jra vnder den rippen als eÿer vnd blent sich jra die adern vnd gat jr der kampf in dz hoͮpt als ein diker roͮch wiltu jr helffen so nim nessel samen vnd sūd jn wol in win oder in lutterm hong vnd bestrich den buch jr wol da mit so wirtz gesont

Jtem aber dz zegestellen so nim linsÿ vnd weissen [!] vnd sūd dz mit guͦttem win vnd tempers dem nach mit guͦttem hong vnd nūtz dz altag du wirst bald gesont

Jtem dz ein frow bald gesont werd die nem nesselsamen vnd sied den jn win vnd misch dz mit hong vnd leg jr dz in die scham sÿ wirt gesont vnd gestat

Fūr den wissen flus den die frowen hand jn jr krankeit

Jtem welche frow dz wis we hab Die neme wissen klee vnd wisen win vnd sūt dz jn einem nūwen gelesten haffen vnd trink dz warm jn sich so gestat jr dz wisz flusz wider

Jtem ein guͦtz gewertz stuk fūr das wisz flos einer frowen So soltu gewūnnen magkūmich an sant Johans tag so er bluͦt mit wūrtzen vnd mit allem vnd behalt den wol vnd wen jr we sÿ so sūtz vnd sitz dar ūber so du heisest macht geliden so genisest ander stund probatum est <Bl. 205ra>

Das ein frow liecht erloͮst werd die ein kint gebern sol

Jtem dz ein frow liechtlich erloͮset wirt Die gebern sol So nim buggen vnd bind die jra vf dz ling bein vf die huf vnd als bald als sÿ geber so bind es bald dannen

Jtem wen ein frow eines kintz genesen sol vnd jr begint anfan die we komen So sol man disen brief schriben vnd jra den vf den buch legen De

---

[35] *Bibelstelle: Auszüge aus Mt 9,20-21*

viro virgo de virgine vincit leo de tribu juda Maria peperit cristum Elisabet sterilis peperit Johannem baptistam adiuro te infans per patrem et filium et spiritum sanctum sÿ masculus es aut femina vt exeas de [v]ulua ista exinanite exinanite[36] vnd als bald als dz kindlin den geborn wirt so sol man den brief bald ab legen

Jtem dz es einer frowen nit mise gang an jr geburt So zerstos einen kreps mit win vnd gib dz einer tragenden frowen zetrinken so misgatz ir nit an jr geburt

Jtem dz ein frow licht erlőst werd So leg jra vnder jr bein artemesiam oder sütz vnd legs jra vf den buch

Jtem wen ein frow eins kintz genesen sol die mach vsz jsnern krut einen ring vnd leg den vf jr hőpt so genistz <Bl. 205rb>

Jtem dz die frowen liechtlich gebern So sol eine trinken rotten bÿbos mit win gemischt dz sol warm sin so geberentz es sÿ lebend oder totz vnd vnderrichtet sich mitt rutten es hilft

Jtem jn der geburt so hilft die frowen serre dz sÿ sont trinken frowen milch oder burretz mit win

Jtem welche frow einen engen lib hat vnd dz gebern můs vaster sorgen Die sol den nechsten manod vor der gebürt senfte spisse als jung tuben oder weiche eÿer oder murwe hůnder vnd kalb fůs vnd bade dik jn waser Da saleÿen jn gesotten sÿ vnd nach dem bad so sol sÿ jren lib mitt roswasser weschen vnd eine sol enwenig wiswürtz jn die nassen tůn Dz reiniget den lib Vnd soltz vast waser baden vnd gib jnen enwenig wiss wurtz jn die nassen Dz ofnet jnen die bermůtter

Jtem wen ein frow wel gebern so sol sÿ einen stein der heist magenes jn der hand haben

Jtem vnd ist es sach dz sich ein kind verkert so sőllent die hebammen Jr hend netzen jn warmem waser vnd jn die geburt griffen vnd dz kind zůrecht schiken

---

36 *Jedes einzelne Wort des Gebärmuttersegens ist durch rote Beistriche besonders hervorgehoben.*

Jtem man meint wo ein atzel oder ein has jn einem husz sÿe das die frowen nit sanfte dar jn geberint

Jtem wen ein geburt bin einer frowen stirbet so trink jsoben jn warmem wasser so v̄ber windetz sÿs vnd gebirtz

Jtem oder eine nem swartz huntz har vnd misch dz mit hong vnd wasser vnd trinks gegeniscz <Bl. 205va>

Jtem wen einer frowen jn der geburt jr wampen zerbrechent den ist we in dem buch vnd so sÿ zestuͤl sont gan so ist jnen als ob jnen ein spies jm rugen stechÿ der hilf also nim kalch der vsz kislingen gemacht sÿ vnd kaslup vnd seiffen vnd stos dz klein jn einem holczin fas vnd mach vsz dem allem ein pflaster vnd legs an die stat so wirt jr bas dz ist bewert

Von denen vnkreften nach der frowen geburt wen sÿ geberend erst

Jtem von vnkreften nach der frowen geburt vnd dz sich eine nit gelūttern mag Die sol essen ze sechs malen drÿzechen lorberen gemalen vnd essÿ mit essich so wirtz gelūtert

Jtem zuͤ der frowen we tagen so sÿ gekindet hat So nim gesottni eÿer jn win oder in wasser ob sÿ vngelūtert sÿ vnd nim den tutter vnd stos jn mit gensen schmaltz vnd kūmich vnd temper dz den mitt buggen saft vnd leg jr dz vf jr scham

Jtem oder du nim proniam vnd stos sÿ mit schwininem schmer vnd mit wissem weissen mel vnd eÿer tutter vnd misch dz wol vnd legs jr vf die scham

Jtem oder du nim jpschen wūrtzen vnd mischs mit eÿer tutter vnd legs jr vf die scham

Jtem zuͤ dem we dz ein frow hat wen sÿ ein kind gebirt die sol stossen loͮrinden vnd die mischen mit win vnd dz trinken

Jtem zuͤ der frowen sieche jm lib so sÿ eines kintz genessen ist So <Bl. 205vb> sol sÿ nemen wisse wullen die suber vnd vngebrucht sÿ vnd stos sÿ jn oͤl gesig vnd machs vnder ein ander vnd legs jra ūber den nabel so sÿ es heisest erliden mog

Jtem für den schmertzen vnd we nach der frowen geburt So nim buggel zwo hand vol vnd zwelf eÿer ob sÿ es hat vnd sūtz jn wasser sieden hert vnd den den tutter dar vsnemen[37] vnd bruchen vnd nim rein bergin smer acht lot vnd stos dz wol vnd dz vorgeschriben vnder ein andern vnd sol es jn einem glesten haffen wol zerrůren vnd den dem nach durch ein tůch schlachen wen es jm glesten hafen gesotten vnd wol gerůrt wirt vnd den ein lot zimet rinden vnd dz būluern vnd dz buluer jn dz selb tůn vnd dem nach aber er wellen vnd růren vnd dz salb an ein breit linin tůch tůn zwūschent dem nabel vnd der scham es hilft

Jtem welcher frowen we wirt jn der geburt die sol die scham salben mit gensen schmaltz dz hilft

Jtem welchi frow die afterrmůtter bin jra behept wenn sÿ gebirt Die sol man setzen vf einen holen stůl vnd den berŏchen mit knoblŏch so gatz bald von jra <Bl. 206ra>

Welÿ frow ein totz kind bÿ jr treit

Jtem welchi frow ein totz kind bin jr treit Die sol serrpentin terren die blůmen vnd dik dar an schmeken Oder eine tůe serpentin wūrtzen jn wendig in den lib vnden vf dz kint kūnt von jra

Jtem welchÿ frow ein totz kind bin jr treit Die stosse bugglen vnd leg es zenacht ūber jren lib vnd stosse ŏch salbinen vnd trink dz saft so kuntz von jra

Von Schwangern frowen

Jtem die schwangern frowen sŏlent sich hůtten vorr grosser keltÿ vnd vorr fasten vnd vor niessen vnd vor bŏssem gesmak vnd vor lŏffen vnd vor schwerem heben vnd vor grossem trinken vnd sol lůgen dz sÿ nit fålle mit dem sitzen oder nider pletschen

Von kalter natur der frowen dz eine nit Swanger wirt

Jtem welche wib von kalter natur nit schwanger werdent die habent eÿtterflūsse von dem blůmen vnd die leber vs dem lib <Bl. 206rb>

---

[37] *Doppelschreibung*: vsnenemen

Von heiser natur der frowen

Jtem welchÿ frow ist heisser natur Die hat wenig vsflusses von jr blůmen

Dz schat einer schwangern frowen

Jtem dz schadet einer frowen die da schwanger ist Die sol nit poleÿen bin jr tragen anders sy gewūnt dz kind zů vnzitten

Ob ein frow ein grossen buch hat

Jtem welche frow einen grossen buch hat Die sol nemen mirren saft vnd dz temperen mit win vnd dz trinken Dz vertribt jra den buch wen er joch wer als ob sÿ eins kintz so̊lte genessen

Ob ein frow geswollen ist vmb die brust stat hie vnd fūr die můtter

Jtem wo ein frow geswollen ist vmb die brust vnd fūr die mütter so nim zweÿ lot birbo̊min mistel vnd ein lot zuker darvnder vnd die drū lot soltu bruchen vnd niessen in drin tagen vnd den an dem fūnften tag so mach ein gůtte gelůt vnd wirf enwenig wis wiro̊chs dar vff vnd hab dich den dar ūber mit diner macht dz geho̊rt denen frowen dien die můtter we tůt vnd vast er kaltet sint jm lib vmb dz hertz

Ob einer frowen we ist vmb den nabel

Jtem welcher frowen we ist vmb den nabel Vnd da vast krimpt die trink mirren saft mit warmem win <Bl. 206va>

Von vnkūnschen wiben hie

Jtem welche frow vnkūnsch sÿ die nem werenmůt vnd grensung samen vnd salbin vnd buggen vnd rutten jeklichs gelich vil vnd weich dz vnd gib jr da von zetrinken oder esse die krūtter vnd als meng blat sÿ der krūtter aller zesament jsset als mengen tag hat sÿ kein not Jtem ist eine vast vnkūnsch so gib jra zetrinken von eins ÿgels hertzen vnd lebern dz sol wol gebrant sin

Der die bermůtter geswollen sÿ

Jtem welcher frowen die bermůtter geschwollen sÿ Die sol nemen nessel bletter vnd sich da mit dar an beriben

Dem von der bermůtter we sÿ

Jtem wem von der bermůtter we sÿ der nem ein hand vol steinrutten vnd heb sÿ fūr die nassen es hilft

Wen einer swangern frowen vnwilet wen sÿ treit

Jtem wen einer schwangern frowen vast vnwillet So neme nepten wūrtzen vnd stosse die vnd geb jrs zetrinken mit geissiner milch Dz hilft wol Oder trink fenchel sam mit waser dz warm sÿ oder stos miltzen in geiszmilch vnd trink dz drÿ tag

Dz ein frow gern vil milch gåb

Jtem wen ein frow gern vil milch geb Die sol nemen lattich samen vnd den essen vnd trink oͦch poleÿen saft

Jtem wen ein frow gern vil milch geb so nem fÿolen vnd stos am abent vnd trink dz saft am morgent Dz gibt vil milch

Jtem wen einer frowen milch gebrest die neme grůnnen venchel vnd sied den jn win oder in milch vnd trink dz nůchtern drÿ stund so gewūnt sÿ der milch genůg <Bl. 206vb>

So ein frow gerne die milch verlure

Jtem welche frow gern die milch verlur Die sol nemen bonnen vnd sol sÿ zebuluer stossen vnd sol das buluer mit wasser temperieren vnd sol ein tůch denn dar jn netzen vnd dz vf jra brūst legen so vergat jra die milch bald

Jtem oder eine neme federn von einer swartzen hennen vnd sied die wol jn waser vnd legs also warm vf die brust so vergatz jr

Jtem wen einer frowen die milch wetůt so nim můtter am boden von gůttem essich vnd misch dz mit wachs vnd legs dar über

Ob ein frow schwanger sÿ oder nit

Jtem wiltu wüssen ob ein frow swanger sÿ oder nit so nim einen veltmalten vn zo̊ig jr sÿ vnd behalt sÿ den drÿ tag vnd wirt sÿ den dur so istz nit swanger ist sÿ aber fůcht so istz schwanger

Ob eine ein magt sÿ oder nit

Jtem wiltu wüssen ob eine ein magt sÿ oder nit So nim einen stein der heist gagaten vnd schab jn oder rib jn zebuluer vnd tů jn in win vnd las den win den damit stan drÿ tag vnd nacht dz es wol durch beitz werd vnd gib jr den win zetrinken <Bl. 207ra>

Dz ein frow [nit] schwanger werd

Jtem dz ein frow nit schwanger werd so trage sÿ eins hassen hertz bin jrr als lang sy dz tůt so wirtz nit swanger

Ein kint zekreftigen jn můtter lib

Jtem eins kind zekreftigen jn můtter lib So neme vnd esse altag rotter buggen samen so kreftigetz vnd wirt dz kind da von tugenthaft

Von weichen brüsten

Jtem welcher frowen Oder magt die tutten weich sind die neme wurtzelinges saft vnd bestrichs da mit so werdentz hart

Der siech ist von der vnkünscheit

Jtem wer da siech ist von der vnkünscheit der neme vnd trink batonien mit gůtem win der warm sÿe vnd mirren dar jn gesotten vnd klein gestossen Oder nem vnd trink nessel samen mit win so wirt er frisch

Welÿ frow vast schmo̊kt

Jtem welche frowen da vast schmo̊kent oder stinkent Die neme müntzen vnd süde die jn wasser vnd netz ein tůch dar jn vnd wesch sich den da mit so vergat jr der geschmak <Bl. 207rb>

Von fratten kinden stat hie

Jtem welches kind vast frat wirt dz bestrich mit nůchterm spǒichel vast so hilftz

Ob ein kind vast lissped

Jtem welches kind dz lispen hat dz es nit kan da von gereden der neme wegrich saft vnd misch dz mit hůner schmaltz vnd bestrich jm die lespen da mit

Ob ein kind serre hůstet

Jtem welches kind serre hůstet dem gib zetrinken frischen anken mit hong gesotten dz ist im gůt

Ob ein kind die grosen sucht hat

Jtem welches kind die grossen sucht hat Dem sol man bononien wurtzen an den hals henken

Wen eim kind die zen wachsend

Jtem welchem kind die zend erst wachsend Dem soltu wegrich vnd rutten jn den mund tůn dz hilftz wol wen jm dz zanfleisch we tůt

Welichs kind nit schlaffen kann

Jtem welches kind nit schlaffen kan Dem sol man strichen rossen wasser vornen an die stirnen gemischet mit frowen milch ǒch so ist gůt dz man sÿ mit hol würtz berǒcht Oder man salbe jnen die schlafadern mit hirtzen marg oder mit man ǒl

Ob ein kind die růr hatt

Jtem welchs kind die růr hat das bade man jn wasser da rossen jn gesotten sÿend

9.2 Die handschriftliche Vorstufe des 'Frauenbüchleins' von Pseudo-Ortolf und Auszüge aus den 'Problemata' des Pseudo-Aristoteles

9.2.1 Österreichische Nationalbibliothek Wien, Cod. 2967

Beschreibung der Handschrift:[1]

Papier 156 Bll. 21x15,3cm 2. Hälfte 15./Anfang 16. Jh.
oberfränkisch (Nürnberg?) und bairisch

Die Handschrift wurde einspaltig von zwei Händen geschrieben. Der *Einband* ist mit weißem Leder (mit eingepreßtem Renaissancemuster) bezogen; eine Schließe fehlt. *Wasserzeichen*: Ochsenkopf mit Stange, Krone und Blume, ähnlich Piccard, Bd. 3, Abt. XV, Nr. 216: Hechingen, Innsbruck, Rain, Sindelfingen, Wiener Neustadt 1482.[2] Menhardt datierte die Handschrift auch anhand des Schriftduktus': Der größere Teil der Handschrift stammt von Hand 2: Vorderdeckel innen bis Bl. 2^{v}, Bl. 74^{r} bis 155^{r} und Rückendeckel innen, während die erste Hand nur Bl. 3^{r}-67^{v} ausführte.[3] Die Schrift von Hand 1 weist nach Menhardts Einschätzung in die 2. Hälfte des 15. Jahrhunderts, die von Hand 2 auf den Anfang des 16. Jahrhunderts; *Schriftdialekt*: Hand 1 oberfränkisch (nürnbergerisch ?), Hand 2 bairisch; *Vorbesitzer*: -.

Enthaltene Texte:

Bl. 1^{v},128^{v},129^{v}:	Sprüche
2^{rv}:	Rezepte
3^{r}-9^{v}:	Vom Aderlassen (Fragment)
10^{r}-67^{v}:	Arzneibuch (unvollständig)
68^{r}-72^{v}:	Mattheus Würgenbock, Arzneibüchlein (Inkunabel)
74^{rv}:	Fünf Fragen und Antworten vom Herzen
74^{v}:	Deutsch-welsche Stundentafel

---

[1] Die Fakten zur Beschreibung der Handschrift sind übernommen aus: Hermann Menhardt: *Verzeichnis der altdeutschen literarischen Handschriften der Österreichischen Nationalbibliothek*. Bd. 2, Berlin 1961, S. 684-687.

[2] Für die Kopie des Wasserzeichens danke ich Frau Dr. Eva Irblich, Österreichische Nationalbibliothek.

[3] Schriftraum bei Hand 1: 160/172 x 98/112, einspaltig, 22-29 Zeilen, keine Rubrizierungen. Schriftraum bei Hand 2: 155/160 x 105/110, einspaltig, 27-29 Zeilen, rote Majuskeln, Strichelungen und Überschriften.

75^r-84^v:	Astrologie
85^r-128^r:	Zehn Fragen und Antworten über die Kunst der Arznei
129^v-132^r:	Pseudo-Aristoteles: Auszüge aus den Problemata, dt.
132^r-141^r:	handschriftliche Vorstufe des Frauenbüchleins von Pseudo-Ortolf
141^r-146^r:	Von den Wildbädern
146^r-149^r:	Petrus von Tussignano über das 9. Buch Almansors
152^v-155^v:	Medizinische Ratschläge

Sekundärliteratur: -.

9.2.2 Vergleich von Handschriften- und Druckversion des Frauenbüchleins

Das Frauenbüchlein[4], welches unter dem Namen des bekannten Würzburger Arztes Ortolf von Baierland (Ende 14. Jh.) firmiert, stammt nicht von diesem, sondern von einem anonymen Verfasser. Er war wahrscheinlich ein in den Bereichen Frauenheilkunde und Geburtshilfe erfahrener Wundarzt aus dem schwäbisch-alemannischen Raum[5] und benennt als Adressatinnen seines Textes die schwangeren Frauen und Hebammen. Sein Inhalt konzentriert sich in drei Kapiteln, die von Vorrede und Schlußwort gerahmt werden, auf die letzten beiden Wochen vor der Geburt, den Geburtsverlauf und das Kindbett. Bisher waren lediglich mehrere Druckversionen des *Frauenbüchleins* Pseudo-Ortolfs bekannt, dessen Erstdruck um 1495 in Augsburg[6] erschien. Die bei den Recher-

---

4 Gundolf Keil, Art. *Ps.-Ortolfisches Frauenbüchlein*. In: VL^2, Bd. 7, Berlin/New York 1987, Sp. 82-84; vgl. die Textausgabe: *Das Frauenbüchlein des Ortolff von Bayerland*, gedruckt vor 1500. Hrsg. von Gustav Klein. (= Alte Meister der Medizin und Naturkunde in Facsimileausgaben und Neudrucken .1.). München 1910.

5 Keil (1987), 82f.

6 Weitere Auflagen des *Frauenbüchleins* nach Keil, VL^2, Bd. 7 Berlin/New York 1987, Sp. 82 sind erschienen in: Freiburg i.Br.: Hans Wörlin 1525 und Augsburg: Melchior Raminger 1525. O. Feis erwähnt außerdem einen Druck von 1534 in der Frankfurter Stadtbibliothek, ohne allerdings Druckort und Drucker zu nennen, vgl. Oswald Feis: *Ortolff und Rößlin, ihre Bedeutung für die ärztliche Entbindungskunst*. In: Monatsschrift für Geburtshilfe und Gynäkologie 57 (1922), S. 171-178, hier S. 171. Ein Exemplar dieses Drucks befand sich im Nachlaß von Gustav Klein; er erschien im Jahre 1534 in Hagenau, vgl. *Verzeichnis der medizinischen und medizin-geschichtlichen Bibliothek des Professor Dr. Gustav Klein*. Antiquariat Paul Graupe, Berlin [um 1920], S. 17, Nr. 877. Das VD 16 führt unter der Nr. O 973 ebenfalls einen Druck von

chen zu dieser Untersuchung in der Österreichischen Nationalbibliothek Wien ermittelte Version unterscheidet sich in mehreren Punkten von der Textfassung des Erstdrucks. Dem Text des sogenannten *Frauenbüchleins*, der als Druckversion bekannt ist, sind eine Reihe anderer Passagen vorgeschaltet (Bl. 129^{v}-132^{r}), die größtenteils in Frageform formuliert sind. Es werden Fragen zur weiblichen Physiologie, z. B. zu Entstehung und Verlauf der Menstruation, zu Veränderungen infolge einer Schwangerschaft etc. beantwortet. Wie eine vergleichende Lektüre mit der Transkription der Auszüge der *Problemata*, dt. des Pseudo-Aristoteles nach der Überlieferung in der Handschrift Cent. VI,1 der Stadtbibliothek Nürnberg beweist (vgl. Editionstext 9.4.4), handelt es sich um Auszüge aus dem pseudo-aristotelischen Text. Die Fragen, die in Cent. VI,1 tradiert sind, werden nicht wortwörtlich wiedergegeben; inhaltliche Entsprechungen sind aber signifikant. Ein Beispiel: In Cod. 2967 heißt es über die unterschiedliche Länge der Menstruation bei einzelnen Frauen:

> Es ist ain frag wůr vmb haben die frawen jren außflüß als vngeleich aine lenger dan die ander Dar vmb dz dy <Bl. 130^{v}> natur der frawen vngleich sind die kalter natur sind die haben dz dester lenger vnd die warmer natur sind die haben dz dester kürczer.[7]

In der Nürnberger Handschrift Cent. VI,1 lautet die Frage auf Bl. 133^{v}:

> War vmb ist daß: das etlich frawen lenger leiden jren fluß vnd etlich kurczer vj oder vij tag
>
> Die antwürt die frowen die den fluß lang haben die sein kalter natür vnd wechst der fluß vil jn jn dar vmb so müssen si lenger leÿden den selben vnd wirt langsam aüß getriben aber ander Frawen die jn minder haben die sind heisser natür darvmb haben si sein wenig.

Dieser Befund läßt sich auch anhand anderer Textbeispiele stützen.[8] Der in Cod. 2967 fortlaufend geschriebene Text setzt sich also aus zwei inhaltlichen Teilen zusammen, die in der Handschrift allerdings nicht optisch

---

1534, Augsburg: Melchior Raminger 1534; außerdem unter den Nr. O 974, O 975 zwei Drucke von 1570, ohne Ort und Drucker.

7 Bl. 130^{rv}.

8 Die Frage warum ältere Frauen, wenn sie ins Klimakterium eintreten von - wie angenommen wurde - von giftiger Natur seien, wird in beiden Texten ähnlich beantwortet, vgl. Cent.VI,1, Bl. 131^{v}/132^{r} mit Cod. 2967, Bl. 131^{v}; die Schmerzen während der Menstruation werden in beiden Texten ähnlich begründet, vgl. Cent.VI,1, Bl. 134^{v}/135^{r} und Cod. 2967, Bl. 130^{r} usw.

voneinander abgehoben sind: aus Auszügen aus den *Problemata* des Pseudo-Aristoteles und aus dem Text, der seit seiner Drucküberlieferung als *Frauenbüchlein* bezeichnet wird und in der Handschrift auf Bl. 132ʳ beginnt. Der Titelholzschnitt des Erstdrucks von 1495 stellt den vermeintlichen Autor des Textes, *Ortolffus*[9], im Gespräch mit einer Frau (vgl. Abb. 15). Auf dem Titelblatt ist zu lesen:

> Disz biechlin sagt wie sich die schwangern frawen halten süllen vor der gepurt in der gepurt vnd nach der gepurd. Ich Ortolffus doctor in der erczney. von fleyssiger gebete willen bin jch gebeten worden von erberen frawen / das jch jnen geschriben wår geben ein kurcze lere / als wenn die schwangeren frauwen sind nachnen der gepurd / wye sy sich darinn hallten sőllen vnd auch die hefamme zů der frauwen vindest du hienach in disem bůchlin geschriben.

Den Text des *Frauenbüchleins* leitet eine Passage ein, in der, wie oben schon erwähnt, der Text ebenfalls als Werk Ortolfs von Baierland bezeichnet wird:

> Vmb sunders gebetes willen bin jch Ortholffus doctor in der ercznej gebeten worden von erberen frawen etwas kurczlichs zeschreiben wie sich die schwangeren frawen hallten sőllen in jrem tragen / auch in jrem geperen vnd wie sich die hefamme bey der frawen vor vnd nach halten sőlle daruon dises bůchlin sagen wirt. So vermerckt zů dem ersten drey stuck (aii).[10]

Der Holzschnitt und die zitierten einleitenden Passagen fehlen in der Handschrift. Bis Bl. 136ᵛ laufen der Text der Druck- und der Handschriftenfassung inhaltlich parallel. Dann ergibt sich eine wichtige Abweichung: In der Handschrift folgen gleich im Anschluß an die Beschreibung, wie sich eine Frau vor und während der Geburt verhalten sollte, Anweisungen für die Zeit im Wochenbett, während eine Aufzählung der Krankheiten, die nach der Geburt im Kindbett auftreten können, den Text beschließen. In der Druckversion ist es genau umgekehrt: Hier werden erst Krankheiten beschrieben, die möglicherweise nach einer Geburt auftreten können; den Text beenden Ernährungsregeln für das Kindbett. Im Gegensatz zur einzigen bekannten Handschriftenversion endet die Druckversion des *Frauenbüchleins* mit einigen abschließenden Worten des fiktiven Autors *Ortolffus*, die dieser direkt an an seine Adressatinnen richtet:

---

9 Der Autorenname erscheint im Text in abweichender Schreibweise als *Ortholffus* und *Ortolffus*.

10 Zit. n. Klein (1910), S. 3. Die Kürzel im Text wurden für das Zitat aufgelöst.

Disz biechlin sagt wie sich die schwangern frawen halten söllē vor der geburt in der geburt vnd nach der gepurd.

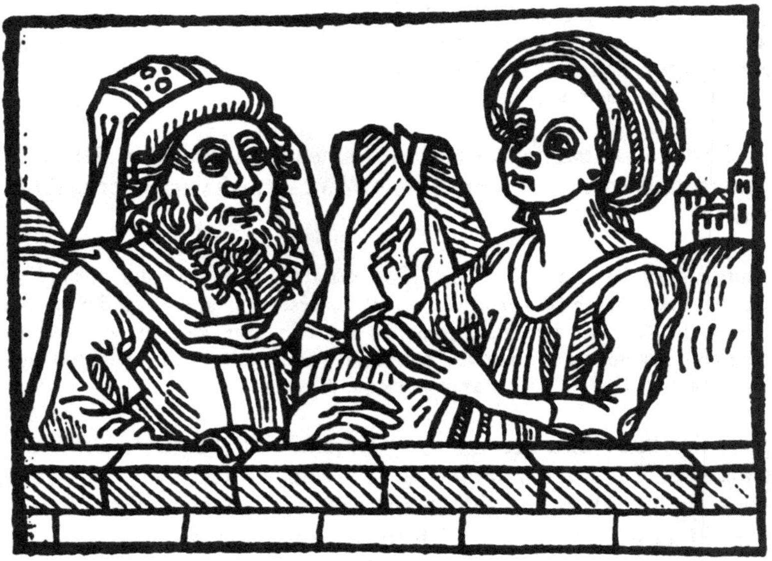

Jch Ortolffus doctor in der ertzney. von fleyssiger gebete willen bin jch gebeten worden. von erberen frawen/das jch jnen geschriben wär geben ein kurtze lere/als wenn die schwangeren frawen sind nachnen der gepurd/wye sy sich darinn halten söllen vnd auch die hefamme zů der frawen vindest du hienach in disem büchlin geschriben.

Abb. 15: Titelblatt des *Frauenbüchleins* von Pseudo-Ortolf. Erstdruck o.O.o.J.: Augsburg um 1495. Exemplar der Bayerischen Staatsbibliothek München, Signatur: 4° Jnc. s.a. 1377

¶ Darumb jr allerliebsten frawen nach dem als jch gebeten bin worden von eüch etwas zů schreiben den schwangeren frauen / bitt jch eúer liebe dz in keinem argen auff czůnemen wa jch zů grob wůr gewesen / wann soliches hab jch nit vmb vnd vmb verklůgen künden. wenn es wår noch gar vil daruon zeschreiben / will jch yeczo czemal vnderwegen lassen / vnd will eüch got dem herren vnd seiner werden můter Marie empfelhen dye eüch erfreüen mit einem frőlichen anplick.[11]

Die Befunde ergeben also, daß die Druckversion durch Titelholzschnitt, Vorrede und Nachwort erweitert wurde und eine Umstellung der Reihenfolge der letzten beiden inhaltlichen Teile des Textes erfolgte. Bei einem Text, der in der Inkunabelzeit, also der zweiten Hälfte des 15. Jahrhunderts, zuerst in einer Handschrift erscheint,[12] kann damit gerechnet werden, daß es sich um keine handschriftliche Textvorstufe, sondern lediglich um die Abschrift eines Druckes handelt. In diesem Zusammenhang ist beispielhaft das *Ehebüchlein* Albrechts von Eyb ("Ob einem manne sey zunemen ein eelichs weyb oder nicht") aus dem Jahre 1472 zu nennen, dessen sämtliche handschriftlich überlieferte Versionen Abschriften von Drucken sind.[13] Cod. 2967 der ÖNB Wien ist aufgrund des Wasserzeichens (vgl. Kapitel 9.2.1) in die 2. Hälfte des 15. Jahrhunderts zu datieren: Ein vergleichbares Ochsenkopfwasserzeichen stammt von 1482. Menhardt datierte in seiner Katalogbeschreibung die Handschrift nicht aufgrund des Wasserzeichens, sondern analysierte die Schrift. Er kommt zu dem Ergebnis, daß die vom zweiten Schreiber ausgeführten Teile der Handschrift, zu denen auch die handschriftliche Vorstufe des *Frauenbüchleins* von Pseudo-Ortolf zählt, zu Beginn des 16. Jahrhunderts zu Papier gebracht worden sind. Diese Datierungsmethode ist inzwischen überholt, denn Kriterien zur Bestimmung des Alters einer Schrift sind nicht so genau, daß zwischen einer Entstehungszeit am Ende, vielleicht im letzten Jahrzehnt des 15. bzw. im ersten Jahrzehnt des 16. Jahrhunderts unterschieden werden könnte.

Ich bin der Überzeugung und habe dieses auch durch meine Ausführungen zu belegen versucht, daß der Handschriftentext vor der Druckversion entstanden sein muß. Erstens handelt es sich höchstwahrscheinlich um die Abschrift eines älteren handschriftlich überlieferten Textes - auf jeden Fall um eine Abschrift, wie es die Verschreibungen belegen. Zweitens er-

11 A.a.O., S. 14.

12 Von diesem Faktum muß ausgegangen werden, weil bisher keine anderen/älteren Versionen des Textes in handschriftlicher Überlieferung bekannt sind.

13 Gerhard Klecha, Art. *Albrecht von Eyb*. In: VL^2, Bd. 1 (1978), Sp. 180-186; Alan R. Deighton: *Zwei unbekannte Handschriften des "Ehebüchleins" Albrechts von Eyb*. In: ZfdA 61 (1987), S. 134-140.

scheint er anonym - die Berufung auf den bekannten Wundarzt Ortolf von Baierland als vermeintlichen Verfasser des Werks ist wohl als Mittel zur Absatzsteigerung des Druckes zu werten. Bei der Abschrift eines Druckes hätte es keinen Grund gegeben, sie in der Handschriftenfassung nicht zu übernehmen. Drittens würde sich eine Druckabschrift genauer an der Vorlage orientieren - es wäre also nicht nötig, in einer Abschrift plötzlich die Reihenfolge einzelner Textpassagen zu wechseln. Der Handschriftentext ist außerdem ohne gliedernde Strukturelemente, wie z. B. die Hervorhebung einzelner Absätze oder Sinneinheiten durch Alinea-Zeichen. Diese sind in der wesentlich stärker gegliederten Druckversion enthalten. Außerdem würde eine Druckabschrift wahrscheinlich optisch deutlicher vom Kontext abgehoben erscheinen und nicht ohne Überleitung mit Teilen aus einem völlig anderen Text, hier den schon erwähnten Auszügen aus den *Problemata* des Pseudo-Aristoteles, kombiniert worden sein.

9.2.3 Pseudo-Aristoteles: Auszüge aus den *Problemata*, dt.

<Bl. 129v>

Das aller gro̊best in der kost dz beleibt in dem magen vnd wirt in der natur dürch dz gedårm auß getrÿben von dem menschen ꝛc
Dar nach dz ander wirt verwandelt sich in dz grob plůt oder in schwais ꝛc
Dar nach dz drÿtt geet in die adern vnd verwandelt sich plut vnd flaisch ꝛc Dar nach dz viert seübert auß dem plut vnd wirt laütter vnd geet in die nÿeren Da geselt es sich zu seinem geleichen in der gestalt ains pilds Das dassig wirt gehaissen menstruum amense Das da alle monat außfleüst von den jünckfrawen / dz helt sich vn[d] in dem dreyzechenden jar vnd werd in dz fünfczig jar vnd dar nach volgt die vnfrů- <Bl. 130r> chtperchait / Es ist ain frag wů das menstruum sein auf haltüng hab E es auß fleüst Die antwürt dar auf Es sind etlich adern in dem rückgrad da selben hat es sein anfenchtüng Des hab wir ain v̈rkünnt bey dem dz sich die frawen[14] zu zeiten ser clagen wie sy vil stich vnd schmerczen in den lenden haben ꝛc

Wür vmb haben die frawen schmertzen in jrem außflüß des menstruum / dar vmb dz menstruum hat aingleichnüß mit der feuchtüng des harms / gleich wie der harm scharpff wirt auß vngedewtem tranck vnd versert die statt da dürch der harm get vnd da von hat der mensch schmerczen Also thut auch die vngedewt materÿ des menstruum Dann die weg des harms

14 *Doppelschreibung*: wir wir

sind vast süptil dar durch dz menstruum auch geet da von wirt der harm rott ꝛc

Es ist ain frag wür vmb haben die frawen jren außflüß als vngeleich aine lenger dan die ander Dar vmb dz dÿe <Bl. 130^{v}> natur der frawen vngleich sind die kalter natur sind die haben dz dester lenger vnd die warmer natur sind die haben dz dester kürczer

Es ist ain andre frag ob dz menstruum dz da alle monat außfleüß / vnnd dz dasige menstruum dz da zu ainem kind enpfangen wirt ob die zwaÿ menstroum on ain ander gleich sind So sprich wann[15] dz menstruum das da alle monat außfleüst dz / ist gancz vnrain zu der enpfachüng ains kinds Aber dz annder zu der enpfnegnůß dz ist ain gůtz laüter plut[16] dar zu ꝛc

Wann ain fraw schwanger wirt so verleüst sy jren außflůß wann dz menstruum verwandelt sich zu milch vnd da von nert sich dz kind in müter leib durch seinen nabel vnd nit dürch sein münd vnd da von hat es kain stulgang / aber es hat sein harm in müter leib da von kümpt dz wasser vor der geburtt vnd dar nach dz kind ꝛc

Wür vmb fleüst etlichen fräwen dz menstruum die ersten drew monat Die <Bl. 131^{r}> antwürtt dar auf dz kint ist noch zů jünck vnd mag dz menstruum nit über all verzeren newr ain tail / vnd dar beÿ ist es gar sörlich ains töten kinds wann *Ÿppocras* Es ist vnmüglich das dz kind gesünd sey dann alles plůt dz da in der matrix ist Das wessett dem kind in fleisch vnd in plůtt / vnd die narünge[17] nÿmpt dz kind von auß wendig der prüsten die im behendlich kommet durch dz flos der matrix / vnd darumb was nün in der zeit fleüsset von plůt dz geet ab dem kind vnd also wirt es den verweset in mütter leib / vnd solchen frawen sol man geben was sy gelüst auf dz das sy zu irer macht kümen möcht Oder so sy dar zů ain kind seüget so nymmt dz kind in mütter leib ab vnd stirbt ꝛc

Wür vmb ist dz das etlich frawen nit schwanger werden vnd nit seügen vnd den noch dz[18] menstruum nit haben Die antwürt[19] dar auff dz geschicht

---

[15] *Doppelschreibung*: wann wann
[16] *Durchgestrichen*: zu
[17] *Verschreibung*: narnüge
[18] *Durchgestrichen*: mensch
[19] *Verschreibung*: antwünrt

von kranckhait wegen der natur dz sy magel vnd geprech <Bl. 131v> en hat on der auß treibenten krafftꝛc

Die alten frawen nach den 50 jaren die haben kain menstruum mer das kümpt von kranckhait[20] wegen der natur dz sy die materÿ nit auß treiben mag / vnd den noch wirt dz menstruum vast in in gesamet vnd da von werden sy on rain vnd gifftig mit jrem aütten da von sind sy selten oder nÿmer nit vnstraüchen oder hüsten vnd da von sind sy schedliche bey den menschen wů sy wününg Haben aber sy vergifften[21] sich selber nit an jrem leib Dann solche frawen haben der gifftigen matery gewont vnd dar vmb schadt es in nit ꝛc

Das gifft hat die artt dz es sich selber nit vergifft aber ander ding vergifft es wol ꝛc

Ain philosophus spricht ein ÿetlich ding dz ein leben hat dz materÿgt sich auß den .4.[22] ellemennten / vnd was jrdisch ist dz wandelt sich ÿn grobe materÿ als ein leiblicher kůchen ꝛc was wesserig ist dz wandelt sich <Bl. 132r> jn plůt / zfeür jn hicze. lüft jn redsamchait / Dar[23] macht sich den dz antlicz So schickt sich dann die formirerüng des leibs mit dreÿerleÿ schickung als in die lenge in die praitte vnd in die dicke / vnd dz geschicht jn 18 tagen vnd von der zeit so begÿnnet sich die matery zů stercken So lang biß dz das kind aüs müter leib geet / vnnd wann nün dz antlich vnd die schickűng des leibs zu gefügt ist / So volkümet die frücht in .45. tagen biß zu der ein giessüng der sel in dem knåblein / vnnd in dem maidlein zwyspelt es sich durch der kelten willen der weiplichen artt glosa die theologi sprechen in 14 tagen so wirt die sel ein gegossen new von gott geschaffen / Das naturlich wessen in ainem menschen ist von dreÿen sachen[24] zu samen seczt vom leib vnd der sel vnd mit naturlicher wermen die drew behalten dz leben in dem naturlichen wessen ꝛc

---

20 *Durchgestrichen*: der
21 *Verschreibung*: vergissten
22 *In der Handschrift sind die Punkte mittig gesetzt, die Wiedergabe ist technisch nicht möglich.*
23 *Doppelschreibung*: mach macht
24 *Durchgestrichen*: dingen

9.2.4 Handschriftliche Vorstufe des 'Frauenbüchleins' von Pseudo-Ortolf

Wie sich ein schwangre fraw halten sol beÿ 14 tagen Ee sy geperen sol Zů <Bl. 132^{v}> dem andern wie sy sich gegen der hebammen halten sol sy sey recht oder vngerecht in der gepürd / Zů dem dritten / wie sy sich halten sol dieweil sy in der kindtpedt leitt ꝛc

Zům ersten so die zeit schier ist das sy geperen sol / so sol sy gedencken dz sy lind seÿ mit jrem stülgang / wann die hertüng der stüll grossen vngemach pringen zu der zeitt in der gepürd. vnd ob man die nit naturlich hat. so sol man sy machen mit zåpflein oder mit gepratten ŏpflen vnd mit zucker frů essen vnd dar auff getrüncken ainen trünck weins oder mit ŏpffel safft der auß süssen ŏpffeln getrückt sey. doch wolt ir kains helffen so nymmt ain geringe cristiere von einer hennen prů oder flaischprü als ir wol wist vnd mit ainem all vnd ist on alle sorg vnd pringtt zů den zeiten grossen nücz / Auch kain schwangre fraw die letzten .14. tag nitt fast bewegen dz da besŏrglich seÿ ꝛc

Auch sol sich ein ietliche fraw hüten die letzten .14. tag vor lang baden <Bl. 133^{r}> in schwaiß oder sünst in trückem bad vnd als schad es den schwangern frawen ist also nücz ist in dz volbad her wider vmb / Auch sol kain tragende fraw als ir vil gewonhait haben die pürsten mit schmalcz oder ŏll salben vnd in also darnach strålen oder pürsten dann es pringt in schaden / Auch sol sich ein ÿetliche fräw die letzten .14. tag hůten vor vallen. schlahen vor grossem zorn vor grosser träurigkait. vor grossem erschrecken vnd vor vnkeüscheit wann sy vast ist zu der zeitt / Auch sol ein yetliche schwangre[25] fraw auff jrem leib tragen ein .4. oder ein .6. fahes tůch / oder ein gůtes lindes lemmers fel auff jrem leib gancz hinab ꝛc

Aüch dz prot dz sy essen dz sol gancz laütter on alle kleÿen sein vnd sol nit vil v̈rhaubt haben / Auch was sy ist von essen ben den[26] .14. tagen so ist gesünder gesotten dann gepratten sy sol vil essen von süpen die sol ein faistikait haben dar vmb dz der leib gelindert werd / vnd dz sich die flůß <Bl. 133^{v}> leicht auff thůen / Auch sol sy sich hůten vor den dingen dz saür vnd bitter ist als senff knoblach kren vnd der geleichen / Auch sol sy

---

25 *Verschreibung*: schwangne

26 *Doppelschreibung*: tagen .14. tagen

sich hůten vor[27] allem dem essen vnd erczney die da frawen kranckhait pringen als da ist petersil würcz. råtich würcz. langer pfeffer. saffran. rőrlein vnd der gleichen / Auch sol ir wein laütter vnd weiß sein vnd on alle gemåchtt vnd der sich geren harmen last / vnd der ain gute krafft hab vnd doch nit zu starck /. Auch die frücht die sy essen sőlen die sőllen nit saür oder bitter als weinber vnd őpfel. Jch wil auch nit ratten dz kainerleÿ gewůrcz gůtt sey vor auß die letzten .14. tag / Aůch sol ein ÿetliche fraw in der zeit besehen vmb ein gute wolbewårte hebamme die suptil hend[28] hab / vnd nit erschrocken sey oder vil wordt hab sy sol ain auffmercken haben zů den wercken der geberenden frawen. Vnnd die letzten 10 tag so[ll] sy die tragenden frawen salben mit gamillen őll das sich die schloß <Bl. 134r> dester leichter őffnen in der gepůrdt der frawen / Auch sol die hebamme mercken auff die stück / wan man[29] ein figür vindett an der nider kummenden frawen so ist dz die best / wenn sich dz haübt / am ersten erzaigt / vnd die hendlein baide dz kind[30] gestracktz hat auff den hüffen. was aber ander figür sind die nit die gestalt haben die sind all sorgksam. als wann sich am ersten ein hand erzaiget oder all baid. oder sich am ersten erzaiget ein hüff. oder ein seÿten oder ein knie oder kümet zwifach her. oder kümet mit aim bain gestrackts oder zwifach / die sind alle sorgksam / vnd die bedürffen wol einer hebammen die solich figür wånden künden vnd dz kindt vmb keren / vnd ein ÿetliches glid wider an sein stat zu pringen. vnd die letzt vnnatürlich figür ist / wann es m[i]t baiden[31] füssen her geet / vnd die hendlein gestracktz auff den hüfftlein hat die figür ist der bösten aine vnder den sorgksamesten / vnd man sol die nit wenden. Aber die andern all sol man <Bl. 134v> nit lassen also her kümen / auß genůmen die erst vnd die letzt / vnd dar nah[32] sol die hebam darob sein dz sy das kind in mutter leib vmb kere. vnd die glider lege als dann gehőrt / vnd wann sich dz kind recht erzai[g]t / da sol sy der frawen helffen vnd die fraw ir selbs aüch dz sy nit schreÿ oder den aůtem nit vast auff zieh vnd des gleichen. Es sol die hebam zu der zeit gar lindiglich nach daühen vnd den bauch ober halb des nabels vnd die huff trücken Auch sol die hebam mit kainer fraüen an fahen zu arben / Es seÿ dann dz sich das kind ain ersten erzaig zu dem greüffen oder so man es sicht wann ir arbeÿt ist vmb sünst vnd man krencket die frawen dar mit

27 *Verschreibung*: vorr
28 *Dreifachschreibung*: hend hend hent
29 *Nachtrag über der Zeile*
30 *Nachtrag am Rand*
31 *Verschreibung*: laiden
32 *Nachtrag am Rand*

vnd arbenten sich ab / vnd wan sy dann arbenten sol so ist sy gancz schwach vnd kranck worden ꝛc

Jst aber sach dz die frawen nit also nÿder kümen vnd verzüg sich / so sol man jr ein nießstüpp in die nasen plasen dz sy niessen würd / vnd die håimlichen stat salben mit einem <Bl. 135r> baümo̊l oder mit einem schmalcz / dar ein gemischt sey .2. gersten[33] ko̊rner schwår gestossen saffran / vnd ein gersten koren schwår bissen dz als vnder ein ander gemischt / vnd die frawen an der haÿmlichen stat salben ꝛc

Wie sich ein fraw stellen sol so sy nider wil komen / so ist dz die best gestallt dz sich ein fraw leg an den růck / doch dz sy nit gancz lige vnd nit recht stee sůnder ein mitel haben vnder dem ligen vnd sten / vnd dz haubt mer hinder sich legen dann fürsich. Vnd in wålschen landen hat man besünder stůll dar zů wann sy geperen so̊llen vnd sind schier als die stůl die man für tisch ist seczen in vnssern landen da man sich hinden an[34] lainet mit dem rügken vnd fullen die hinden auß mit tůchern vnd lainen dann die frawen mit dem růgken dar an vnd sy lassen dz haubt ein wenig hinden über den stůl hangen / vnd sind nit hochstůll vnd so es zeit ist so sol die hebamm die diecher wol erheben / vnd sy <Bl. 135v> keren ÿeczünd aüff die rechten seyten ÿeczünd auff die lincken / vnd[35] sol sÿ selten nider lassen. die frau sol jr selber auch helffen nit ansich zu ziehen den atem / auch sol man jr dz beůchlein gemåchlich trücken oberhalb des nabels[36] vnd der hüff vnd dz ist dz besst wessen den mageren frawen. Aber den faisten frawen ist es nuczer sy legen sich auf den baůch / vnd die knie gegen dem herczen / als die hebamm waiß So sich erzeiget dz pürdlein in der gepurt vnd zerpricht nit so sol man es mit den neglen o̊ffnen / oder einem tail nemen zwischen zwen finger / vnd dz offnen mit einem scherlein dz die feuchtikait herauß sey lauffen Ob es sich wår begeben dz dz půrdlein zerpråch bey einer frauen vnd dz kind nit bald hernach volget / vnd dz die håimlich stat etwas trücken würd so sol man sy feüchtt vnd flüssig machen mit o̊lle oder mit maÿschem bůtter oder dz weÿß von einem aÿ wann es thut den fraüen <Bl. 136r> grosse hilff / vnd ob die nach pürd nit von stat wolt geen / nach dem so das kind geporn ist / so sol man die frauen niessent machen mit ainem nießstůpp vnd sol iren můnd vnd nasen verhalten so lang sy můg erleÿden. vnd ist sach dz sich dz

---

[33] *Verschreibung*: gresten

[34] *Durchgestrichen*: laid

[35] *Verschreibung*: vn.

[36] *Verschreibung*: nabels els

pürdlein erzaigt so sol man es nit mit krafft ziehen. sünder gemåchlich dz es nit zerrissen werd vnd ein tail bey der fraüen beleib. vnd ist sach dz man es zeücht vnd will es nit leichtiklich geen so pind es zů dem bain dz herfornen ist / vnd dz ander tail inwendig laß rüen vnd gebent jr mer nießstüpp dz sy niesent werd / vnd salbet sy auff dem nabel / vnd pindett jr ein nüßschal vol baůmo̊ls darauff vnd salbt sy inen vnd aüssen mit paumo̊le vnd reibt sy an baiden seyten vnd kert sy[37] hin vnd her so lang dz es gancz her aüß geet. Die welhin nemen ein hebamm die klein hend hat / die thůen darumb ein tůchlein dz da gedünckt ist in baümo̊l / vnd <Bl. 136^{v}> die thůt dan die hand in die heÿmlich stat vnd ledigt da ab dz půrdlein vnd dz ist ein gůter sÿn wo es ein fraw mag erleiden / Dann so dz půrdlein / ein weil beleibt so hebt es an zu faůlen / vnd die faulen[38] dåmpff gen auff an dz hercz. in dz haubt an die leber vnd vmb den magen / vnd also verderben sy die / vnd darumb sol die hebamm sere eÿlen damit dz dz půrdlein von der frawen kům. vnd ob dz nit helffen wolt so gebt jr raüten safft zu trincken oder abraüten safft / vnd das offt jm tag oder seffenbaüm wasser dz treibt auch ꝛc

Nůn wil [ich] kürczlichen schreiben. wie sich die kindtbeterin halten sollen nah der gepürt so jr gepertt habt. so seidt gedencken dz ir dar nach nit erkaltet / sunder dz man eüch auff den baůch ein leÿlach leg dz lindes faden sey / vnd .8. fach oder mer hab / vnd dz sol sy allwegen auff dem bauch haben / vnd wann sy dar vnder schwiczt / so nem man jr ein ander leylach / vnd die <Bl. 137^{r}> kindpederin sol sich hůten dz sy nit schwicz die ersten .14. tag / oder so lang der flußan jr weret / wann dz schwiczen verstellt den fluß / Auch so bald die fraw geporen hat / ist sy so starck so sol man sy ein wenig vmb füren / ist sach dz sy den flüß nit recht hat vnd sol nit barfůß geen / vnd die fůß alwegen warm halten die weil der flůß an jr werett. / Auch sol kain kindtpedterin zu vinster ligen / sünder sy sol ein wenig liecht haben wa sy dann ligen ist. jch hab es gesehen dz frawen erplindet sind die zu vinster sind gelegen in der kindtpedt Die kindtpedterin sol ligen in dem pedt die weil sy den flüßs hatt / Auch sol dz haubt vnd schülder hoch ligen / so mag die vnsaüberchait desterbas hin auß fliessen vnd wirt auch desterbas gereiniget. Auch sol man ein groß auff mercken haben auff die kindtpeterin am ersten so der flüßs groß ist vnd sol sy nit allein lassen / dann sy haben groß onmåcht vnd mo̊chte also

[37] *Durchgestrichen*: vnd her
[38] *Verschreibung*: fauben

villeicht eine dar in sterben wann zu meÿnn <Bl. 137v> zeitten ist es geschehen auß verlasenhait. vnd darumb wann etwar bey inen ist so mag man es gewar nemen damit dz man sy pind als die hebammen wol wissen vnd ander frawen ꝛc

Ein ÿetliche kindtpedterin sol sich hůten vor aller schwermütikait. traůrigkait[39] vnd zoren / vnd sol jr auch nit fürchten / wann solich sach pringt den frawen vil übels / vnd haben sy forht so sol man jr wol hůtten ꝛc

Die kindtpedterin sol auch ein ståtten laůttern wein haben der on alle gemåcht sey / vnd den nit verkeren wann es thů dann grosse nott ꝛc

Die ersten tag vnd so lang der flüßs weret so sol sich die fraw halten mit flüssigen essen / als da sind frische laůttre aier die gesotten sind vnd nit gepratten Oder ein laüters süpplein von einer hennen / oder von einem lamb flaisch / oder von einer arbeis prů dar jn langer pfeffer gesotten sey vnd auch wol gegilbet mit saffran vnd <Bl. 138r> on den tagen dar on man nit flaisch ÿst / Wann die kindtpedterin kompt über .3. oder .4. tag so mag sy woll essen eins gestossens hünleins / über 6 tag ein gesottens hünlein / vnd ein lamb flaisch dz jünck seÿ / oder einer gestossen hennen / über 10 tag mage sy essen gestossen vőgel die jung seyn oder allte hünner / gesotten aier / auch vnder weilen ein milch sůpplein so der frawen dz haubt nit wee thůt / oder ein waiczens můßlein / oder eins krafft můßlein. oder ein kåßprů von einem frischen kåß. ꝛc

Jtem aier in schmalcz gepachen / oder ein gerůret / oder ein geseczt vnd wie man sy macht so ist es den fraüen nit gesündt / auch sőllen sÿ kaÿnerleÿ küchlein essen wie man die machen oder bachen ist

Jtem kainerleÿ obs ist den frawen gesündt / als lang sy in der kindtpedt ligen / auch die weil sy den flůß haben so sollen sy mit nichten baden ꝛc <Bl. 138v>

Jtem sÿ sőlen kainerleÿ visch essen wenig oder vil / sy sollten auch weder mett noch bier trincken Sy sőllen jnen auch nit strålen lassen / so verr sy dz überig mügen sein die weil sy den flüß haben / vnd alle nach so sol man den kindtpedterin die füß reÿben mit warmen thüchern / vnd sol jnen auch die füß gar warm halten mit den thüchern ꝛc

---

[39] a *mit übergeschriebenem* v.

Jtem wer sach dz ein kindtpedterin am ersten so sy gelegen ist jren flüß nit fürderlichen hette so mag man jr machen der tranck eines. welches man am allerliebsten gehaben mag. Das erst. nempt 6. lorber vnd schneÿd sy klain vnd .3. lange pfeffer körner / vnd ein halbs quintlein saffran / vnd pindt dz alles in ein thůchlein / vnd giestet dar an als vil als zwo eÿer schalen voller weins / vnd gebt jr dar von ain[40] guten trünck vmb vesper zeitt / auch wenn sy schlaffen wil geen so geb man jr ain trünck da von

Ein andre erczney den flüß zů machen <Bl. 139ʳ> Es ist vast gut den kindtpedterin so sy am ersten jren rechten flüß nit haben dz sy trincken poley wasser oder maÿoran wasser / kon man aber der wasser keÿnes gehaben / so sied man der kreütter eins welliches man am allerbasten gehaben mag vnd die frawen so̊llen darab trincken wie oben gemeldet stat von den .2. wassernꝛc

Wie woll sich vil kranckhait begeben nach der gepürt / So wil jch doch eüch allein von ainer kranckhait schreÿben die am sorgsamesten ist vnd von der vil ander kranckhait kümen / ist aber sach dz die frawen woll gereÿniget werden von dem vnflat der sich da ist samlen als lanng dann ein fraw schwanger ist dz selb sol da wider von jr fliessen vnd kümen ꝛc

Vermercket die kranckhait nach der kindtpedt[41]

Am ersten kompt es dz die frawen den harm nymmer mügen verhalten / Die .2. kranckhait ist dz sich die můtter ist zerreissen vnd die o̊ffnet wie ein trück- <Bl. 139ᵛ> ens erdtrich zerschrindet also ist dem auch. Die .3. kranckhait / ist dz die frawen appostem vnd aiß inwendig gewinnen. Die .4. kranckhait / ist dz die frawen inwendig gewinndigen den krebs. Die .5. kranckhait ist / das die mütter den frawen gancz heraüß geett miteinander. Die .6. kranckhait ist / dz die frawen jren gelůst gancz verlieren. Die .7. kranckhait ist / dz die frawen wassersuchtig werden Die .8. kranckhait ist / dz die frawen dz fieber gewinen vnd gewonlichen dar an sterben. Die .9. kranckhait ist / dz den frawen die füß geschwellen vnd groß werden. Die .10. kranckhait ist / dz die frawen die walgüß ůberkůmen vnd also durchseihen als ein auß getrückens tůch. Die .11. kranckhait ist / dz die frawen den flüß durch den leib gewÿnnen / vnd alles[42] dz sy essen vngedeüet von in geet. Die .12. kranckhait ist / dz die frawen alles dz

---

[40] *Verschreibung*: aim

[41] *Im Text nur durch eine neue Zeile hervorgehoben*

[42] *Durchgestrichen*: sy enssen

vndeüet dz sy essent. Die .13. kranckhait ist / dz die frawen erkalten als bald dz kindt von <Bl. 140^{r}> jnen kompt / dz sy darnach nymmer berhafft werden. Die .14. kranckhait ist / das[43] ein fraw nit mer geschickt wirdt dz sy schwanger werd. Die .15. kranckhait ist / dz den frawen die mütter faůlet. Die .16. kranckhait ist / dz sich die můtter in den frawen hin ysset vnd haist das wild feür. Die .17. kranckhait ist / dz die frawen die jücken ankůmet / dz ist ein grosse pein vnder den allen Die .18. kranckhait ist / dz die frawen die fistel geren gewinen Die .19. kranckhait ist / dz den frawen die můtter vnd der leib zu samen kummen. Die .20. krankhait [!] ist / dz die frawen allwegen wee an der můtter haben. Die .21. kranckhait ist / dz den frawen allwegen vnsaůberkait heraüß rinnet Die .22. kranckhait ist / dz in den frawen wechßt ein stůck als so sy schwanger sey. Die .23. kranckhait ist / dz sich die můtter in den frawen auff ein seÿten legt / es sey auff die rechten oder auff die lincken[44] / vnd ist in allwegen wee darinen. Die .24. kranckhait ist / dz sich die můtter <Bl. 140^{v}> in den frawen ůbersich zeůcht vnd jnen den atem verstellet / dz geschicht gar offt / Die .25. kranckhait ist / dz den frawen in der můtter wachssen[45] warczen oder ander überig flaisch. Die .26. kranckhait ist / dz sich in der frawen mütter wasser samlet als ein halbe flasch mit wasser also schwanczet es in der frawen wann man sy hin vnd her keret. Die .27. kranckhait ist / wan sich wind samlen in der frawen / vnd gend dann von jnen als die stůll thün. Die .28. kranckhait ist / als wenn die stůl jren außgang haben zu der heimlichen statt / als ich es dann offt gehöret hab sagen von den frawen / vnd die kranckhait ist hartt zů wenden Die .29. kranckhait [ist] / wenn ein fraw erkaltet dz sy nit mer berhafftig ist / die selben frawen sind allwege weiß plaich vnder den aůgen. Die .30. kranckhait ist / dz den frawen geren würm in der můtter wa- <Bl. 141^{r}> chssen als die kürbis keren. Die .31. kranckhait ist / dz dÿe frawen zům dicker mal erprechen in der gepürdt / dz jnen dz gedårm ainen tail herauß geet. vnd sünst vil ander kranckhait da von kümen mügen vnd zů steen ainer geperenden frawen die nit woll bewartt sind mit ainer gůten bewerten hebammen / als sy dann schuldig sind vnd nit also eÿlen von den frawen vnd in sunderhait von den armen frawen ꝛc

43 *Durchgestrichen*: d
44 *Verschreibung*: glincken
45 *Verschreibung*: w warczen

9.3 Traktat von Empfängnis und Geburt und frauenheilkundliche Rezepte

9.3.1 Bayerische Staatsbibliothek München, Cgm 728

Beschreibung der Handschrift:[1]

Papier 169 Bll. 20,2-20,5x15cm Bayern-Österreich 4.V.15.Jh.
Nachträge 16.Jh. Herkunft unbekannt Mundart: südbairisch

Alte Foliierung 1-88, neuere Fortsetzung 89-189, springt irrtümlich von Bl. 151 auf Bl. 172;[2] *Wasserzeichen*: verschiedene Ochsenköpfe und Kronen, alle datiert ins letzte Viertel des 15. Jahrhunderts;[3] *Lagen*: $(VI\text{-}2)^{10} + 7VI^{94} + IV^{102} + VI^{114} + (VI\text{-}7)^{119} + (V\text{-}4)^{125} + (V\text{-}1)^{134} + (VI\text{-}3)^{134} + (VI+3)^{143} + (VI+3)^{178} + (VI\text{-}1)$;^{189} *Schriftraum*: ca. 14,5x 11,3-13,5; einspaltig, Bastarda, 23-35 Zeilen; Hauptteil von einer Hand, Nachträge der Vorbesitzer Friedrich Panthail, Michael Gscheyd, Anselmus Gfässer (16. Jahrhundert) und einiger anderer Hände; rubriziert mit Ausnahme der Nachträge; rot-grüne Initialen, Majuskeln in Form grotesker Vogel-, Hunde- und Menschenköpfe, teilweise in Pflanzenform; kolorierte Federzeichnungen von 38 Pflanzen aus dem *Gart der Gesundheit* (nach dem Druck Hain 8949); *Einband*: neuer Pappdeckeleinband mit grauem Papierüberzug; beide Pergamentspiegel aus einem Lektionar des 10. Jahrhunderts; *Vorbesitzer*: anonyme Familienchronik 1502-1509 (Bl. 118^r); Friedrich Pantail (s. o.), Michael Gscheyd, Bader zu Rietz 1545-61, Anselmus Gfässer, Schulmeister zu Rietz 1610 (nach Schneider vermutlich Rietz in Westtirol, Inntal), keine weiteren Bibliotheksvermerke.

Enthaltene Texte:

Bl.	
1^r-10^v:	Bernardus Gordon: De regimine sanitatis Kap.1-2, 4-5, dt.
11^r-33^r:	'Ordnung der Gesundheit'
33^r-37^r:	Meister Alexanders Monatsregeln
37^v-42^r:	Aderlaßregeln

---

1 Die Angaben zur Handschriftenbeschreibung wurden übernommen aus: Die deutschen Handschriften der Bayerischen Staatsbibliothek München. Bd. 5,5, Cgm 691-867. Neu beschrieben von Karin Schneider. Wiesbaden 1984, S. 158-164.

2 Innerhalb des *Traktats von Empfängnis und Geburt*.

3 Vgl. Schneider (1984), S. 159.

42^{v}-45^{r}:	Pestschriften
45^{r}-46^{v}:	Esdras' Weissagung
47^{r}-49^{r}:	Verworfene Tage
49^{r}-51^{r}:	Monatsregimen
51^{v}:	Kurzer anatomischer Traktat
51^{v}-52^{r}:	Blutschautraktat
52^{v}-58^{v}:	Auszüge aus Ortolf von Baierland: Arzneibuch
59^{r}-70^{v}:	Pflanzenglossar lat.-dt.
71^{v}-110^{r}:	aus dem 'Gart der Gesundheit'
110^{v}-115^{r}:	Heilpflanzen, z. T. aus 'Macer'
120^{v}-136^{v}:	Medizinische Rezepte
136^{v}-141^{v}:	gynäkologische Rezepte
144^{r}-176^{r}:	Traktat von Empfängnis und Geburt
176^{r}-181^{r} und 182^{r}:	Frauenheilkundliche Rezepte in Streuüberlieferung
181^{v}-186^{r}:	Heilkräuter und andere Heilmittel
186^{v}-189^{v}:	Medizinische Rezepte

Sekundärliteratur:

Assion (1973), S. 145; Francis B. Brévart: Art. *Regierung der Kinder*. In: VL^2, Bd. 7, Berlin/New York 1989, Sp. 1103f.; Christa Hagenmayer: *Die "Ordnung der Gesundheit" für Rudolf von Hohenberg. Untersuchungen zur diätetischen Fachprosa des Spätmittelalters mit kritischer Textausgabe*. Bamberg 1972, S. 24, 59; Hartmut Hoffmann: *Buchkunst und Königtum im ottonischen und frühsalischen Reich*. Bd. 1. Stuttgart 1986, S. 292 (= Schriften der Monumenta Germaniae historica; Bd. 30); Gundolf Keil: Art. *Peter von Ulm*. In: VL^2, Bd. 7, Berlin/New York 1989, Sp. 458-464, hier Sp. 460; Loren Mc Kinney: *Medical Illustrations in medieval manuscripts*. Teil 1: Early medicine in illuminated mansucripts. Teil 2: Medical miniatures in extant manuscripts. A checklist compiled with the assistance of Thomas Herndon. London 1965, S. 153 (= Publications of the Wellcome Historical Medical Library; Bd. 5).

9.3.2 Parallelüberlieferungen

Eine Parallelüberlieferung des von Karin Schneider benannten 'Traktats von Empfängnis und Geburt' in der Handschrift Cgm 728 konnte nicht ermittelt werden. Die Gruppe der dem Traktat vorangestellten gynäkologische Rezepte befindet sich innerhalb der in die Untersuchung einbezogenen frauenheilkundlichen Texte nur in dieser einen Überlieferung. Parallelüberlieferungen einzelner Rezepte und "Proben" liegen in anderen Handschriften vor.

9.3.3 Frauenheilkundliche Rezepte

<Bl. 136v>

Von der spünn der frawenn̄

Jtem̄ So dem weib der spünn zer rine so trink sÿ púter mit warmem wein Oder sÿ trink latich mit essich Oder sÿ trink venichell samen mit weibes spünn als auch die júngen kind vast schreint so nÿm hirschein marck vnd smir in denn schlaff

Ob ain fraw perhaft seij

Jtem̄ wiltů versuchenn ob ain fraw frúchpar seÿ oder nitt so gews jren harnn̄ aúff wilde papplenn peleiben die paplen grünn nach dreÿ tagenn so jst sÿ perhafft werdent sÿ dürr so jst sÿ nit perhaft

Das ain fraw kindes peköme

Jtem̄ wiltů machen ain fråwen kindes pekömenn So nÿm ainer eslin wampenn vnd prenn die zů púlúer vnd gib das der frawen in wein zw trinnkenn in dem pad vnd des selbenn nachtz so sÿ peÿ ainem man ligen sÿ wirtt swanger

Jtemb wan ain swanger wirtt die sol <Bl. 137r> sich mit gútem fleiss hüttenn vor frost vor lawffenn vor vastenn vor grossem geschraÿ das die kind nit vndúltig werdent wann es schadt in hartt ***Galiennůs*** spricht das die tragenten frawenn söllent epich meiden̄ wan die kind gewinen daúon platernn̄ vnd pösse geswer **aůch söllenn̄** die säwg amen oder die müter die das kind sewgt die sollenn den epich meidenn das das kind nit darocht werdennt ||

Für die vnkäwsch

Jtem̄ wider die vnkäwsch der weiber So nÿm wermüett nesslenn seůen paúm peÿpos celidonia vnd raütten vnd stössz die kraütter vnd trinck den saft dar aús vnd gib den saft dem weib ze trinken sÿ wirt kaüsch

Wer siech seÿ von mÿnnen

Jtem̄ wer siech jst von mÿnneñ der siede petonienn vnd mirren in wein vnd trink es also warms im wirt pald pas

Wer das weib nit geminen mag

Jtem̄ wer das weib nit müg geminen der neme die rintenn des holczes da es sich zw samen fügt die mach zw pullúer vnd sol das mit wasser trinkenn **oder** seūd haselwúrcz vnd trink es in dem pad ‖ <Bl. 137^{v}>

Für die múter frawen vnd mannen

Jtem̄ für die muter frawen vnd mannen So nÿm langenn pheffer vnd stossz den klain zw puluer vnd nÿm dan kümich vnd stossz den auch klain zw púllúer vnd nÿm der zwaÿ puluer mit geleicher wag vnter ain ander vnd nÿm dann ain gůetten milchrom̄ vnd temperir die zwaÿ púllúer in denn milchrom vnd schneidt dann miten aus ainem ganczen prott denn podenn vnd päe es wol auff ainer glůett vnd streich dan den rom mit den zwain puluern auf das haisse prott vnd leg es oberhalb der můter also haissz auff denn paüch so wirt jr passz

Für die můter frawen vnd mannen

Jtem̄ für die müter frawen vnd manneñ So nÿm piber gaill als gros als ain ponn vnd als vil ästricz vnd mach die zwaÿ so du klainest magst vnd nÿm dan 2 oder 3 löffell vol wein vnd lass denn vast haissz werdenn ob ainem fewr vnd als pald der wein wallett so thüe die zwaÿ stúck dar ein vnd thūe es palt ab dem fewr vnd gÿb es ainer frawen oder man zu trinkenn so es haissest mūg trinckenn vnd teck es dann woll zw das es wol schwÿczenn werde es hÿlf woll‖ <Bl. 138^{r}>

Für die muter den frawen ein tranck

Jtem̄ den frawen ain tranck[4] für die můetter nÿm ain serkert[5] vnd zertreib denn in ainem wasser vast woll vnd seÿch es dann durch ain tůch vnd gÿb es ainer frawenn zú trinckenn es hilft ꝛc

---

[4] *Durchgestrichen*: den frawe

[5] *Unleserlich*

So ain fraw erkaltett ist vnd vnfruchper ist

Jtem̄ so ain fraw erkaltett vnd vnfrúchtpar jst wiltu jr helfenn So nÿm nessel samen vnd stoss in woll vnd nÿm dann perwürczen vnd stoss sÿ auch woll vnd nÿm 3 tail nessel samen̄ vnd das viertaill der perwůrczenn vnd seūd das in ainem gúettenn wein das kain tampf davon müge vnd gÿb es[6] ainer frawen zw trinckenn alles mit ain ander des morgens nüchter vnd des nachtes nach allem essenn das hilft für die můtter vnd erwermbt die frawen̄ an der gepůrtt vnd machett die frawenn frúchtpar vnd ob der wein zu stark wär So sewd den nessel samen vnd die perwůrczenn jn gůter milch geleich als in dem wein vnd trink es alles mit dem wein des morgenns vnd des abenns nach allem essenn es macht die frawenn frúchtpar ꝛc <Bl. 138ᵛ>

Das ain fraw frúchtpar werde

Jtem̄ das ain fraw fruchtpar werde So nÿm zelidoni krawtt vnd verbenna kräut vnd haber stro vnd sewd es alles mit ainander in ainem wasser in ainem kessell vnd mach da mit ain schwaÿss pad in ainem vasz oder pad zúber vnd wann sÿ aus dem pad gett So nÿm weÿssen weirach vnd römischen kümich der auch weÿssz seÿ vnd wirff die zwaÿ auff ain glúett vnd raúch sÿ dar ob das jr der rauch woll vnten auff gee vnd leg sÿch dann also warm nider an jr pett zw ainem mann so wirt sÿ fruchtpar ‖

So ain fraw erkaltet jn jr

Jtem̄ so ain fraw erkaltet in jr so nÿm sinan vnd wolgomnett vnd pach - mÿnczen vnd madelger vnd gůendlenn die krewter sewd ale mit ain ander in ainem wasser vnd pade aine dar in so sÿ aller wermest mag vnd wan sÿ aus dem pad gett so nÿm die vnterrinten ab ainem ganczen[7] prott vnd päe sÿ wol auff ainer glúett vnd thúe dann dar auff des schmalczes das da v̈ber jst pelibenn zw osternn von vnssers hernn marter vnd leg jrs also warms auf den nabell vnd teck sÿ warm zw das sÿ wol erschwÿcze ‖ <Bl. 139ʳ>

---

[6] *Verschreibung*: er

[7] *Nachtrag von anderer Hand*

So ain fraw die walgüs trett

Jtem so ain fraw die walgüssz trett so sewd zwiůöllenn in wasser vnd pad jr hend vnd füessz dar jnn so sÿ es aller wermist mag[8] erleidenn es hilft||

Für die muter den frawenñ

Jtem für die múeter den frawenn nÿm das weÿssz aús ainem húnnts krett vnd pintt es in ain tüchle vnd túe es in ainen wein oder in ain wasser vnd gib es ainer zw trinkenn sÿ gewint die můter nÿmer

Für den flús frawen vnd mannen

Jtem̄ für den flús frawenn vnd manneñ so mach teschell kraut wasser vnd welliche fraw jrnn flüs zw vil hat die trink des wassers so verstelt es vnd verstelt den denn flůssz des pauchs vnd wer vast plüet zw der nassenn das verstelt es vnd wer es trinckt den hilft es für das rott vnd weissz roigk[9]

Den frawen jr súcht zw stellen

Jtem̄ wiltu ainer frawen jr sucht stelen so schab hirssz hornn vnd preñ daz zw půluer vnd misch es mit dürrem nessel samenn vnd trink sÿ das mit wasser so verstet es pald || <Bl. 139[v]>

So ain fraw jr plumen nit gehaben mag

Jtem̄ so ain fraw jr plúmen nit gehabeñ mag So nÿm kümich vnd salcz vnd zwÿföllenn vnd temperir es wol vnter ain ander vnd ÿssz es nüchter ||

Oder sewd kümich in wein vnd pint es also warms auff denn nabel er pringt den frawen die plúmen

So ain fraw jr plúmen verlorn hat

Jtem̄ so ain fraw jr plúemen verlorenn hatt So nÿm der wůrczen von der arthamessia die die prawnnen stingell hatt vnd sewd die[10] in ainem was-

---

[8] *Durchgestrichen*: es
[9] *Oder*: reigk
[10] *Verschreibung*: d

ser vnd küel es vnd trinck das wasser des nachts nach essenns vnd des morgenns so gewint sÿ jr plůmen wider wie vor

So ain fraw jr plúmen zw vil hat

Jtem̄ wann ain fraw jr plúmen zw vil hatt So nÿm die wurczen von den arthamessia die die grünnen stingl hatt vnd sewd sÿ in wasser oder in wein vnd trinck das nüchter so verstet es natürlichenn ‖ <Bl. 140r>

So ain fraw jr plúmen zw vil hat

Jtem̄ so ain fraw[11] jr plúmenn zú vil hatt So nÿm eÿssenn krawtt pleter vnd prich die pleter v̈ber sÿch vnd gÿb sÿ ainer frawen zw essenn so verstelt es jr die plúmen̄

So ain fraw jr plúmen nit gehaben mag

Jtem̄ so ain fraw jr plúmen nit gehabenn mag So nÿm eÿssenn kraüt pletter vnd prich die nÿder werts vnd gib die pleter ainer frawen zw essen so gewint sÿ jr plúmenn ‖

Jtem die muter frawen vnd mannen der prest der kümt mit grimenn vnd stechtenn in den leib vnd benÿmt dem menschen schnel das wort vnd kümpt von **vierlaÿ** sachenn zúm **erstenn̄** wann ain mensch grosz arbait hat vnd dan dar auf zú vast oder zu gächlingen trinckt **zūm andern̄** mal wenn ain valer mensch zu vast get oder loft **zum ditenn̄** mall wenn der mensch zw vil vnkaüscht **zum vierten̄** mal wenn der mensch an der hicz vast gearbait hat vnd jst vast in hiczig vnd trinckt ee das er gerastet oder ain wenig erkůlett <Bl. 140v>

Jtem so ainer frawenn die permůter vnrain vnd vnsaúber jst vnd vnperhaft jst

So nym langenn pfeffer vnd můschgat plües vnd můschgat nůssenn alles geleich vil vnd stoss es wol zw pulúer vnd tüe es in ain haffenn vnd tue ain güetenn weissenn wein dar ann vnd schneid dann ab ainem plassenn roggenprot als prait als ain hafenn decke vnd dek es v̈ber denn haffenn vnd verstreich es dann wol zú das kain tampf davon müg vnd tůe dann

---

[11] *Durchgestrichen*: so

aber ain rechte haffenn teke obenn aüff das prott vnd lass das tritaill woll ein siedenn vnd wann ain fraw jr plůmenn hat so trinck sÿ das so sÿ wermest müg vnd tek sÿ warm ann ain pett vnd túe jr dann ain warms tůch aüf denn paůhh das sy wol werde schwiczenn das tüe 3 ader 4 stundt das rainiget die permůter vnd machet die frawenn perhaft ꝛc

So ain fraw schwerlich kindes genÿsst

Jtem̄ So ain fraw aines kindes schwerlich genist so gÿb jr ainer andernn frawenn milch oder spünn in essenn oder in trinkenn so genisst sÿ rinklichen̄

Aber ains

Jtem̄ so ain fraw aines kindes schwerlich genist So nÿm mÿrrenn als ain mitere nůssz jst vnd temperir in in warmem wein vnd gÿb es ainer frawenn zú trinkenn so machet es die frawen gepernn das kindt seÿ lebentig oder todt

Aber ains <Bl. 141r>

Jtem So ain fraw aines kindes schwerlich genÿsst So nÿm hunnds milch vnd hönig vnd wein vnd temperir das woll vnter ain ander vnd gÿb ÿr das zú trinkenn das hÿlfft der frawenn zú der gepůrdt ||

Aber ains

Jtem̄ So ain fraw schwerlich kindes genÿsst So nÿm eÿssenn kraůtt vnd stos es woll vnd temperir es woll mit warmem wasser vnd gÿb es der frawen zů trinkenn das machet dÿe frawen genessenn vnd rainiget die můter nach der gepurtt ||

Aber ains

Jtem̄ So ain fraw kindes nit genessenn mag So nÿm gaÿssz hörnn vnd gaÿssz kloö vnd mach dar aus ain raůch vnd heb dÿe frawenn dar vber so wirt sÿ pald geperenn

Von den kindenn

Jtem̄ wiltu ainem kind ain gůtenn sÿnn machenn zů lernnenn So nÿm nessell samenn vnd kraüt vnd wůrczenn vnd sewd das in öll vnd lassz es[12] stenn **3** oder **4** tag dar nach nÿm das selb öl vnd salb das kind vmb sein hercz also warm in ainer pad stůbenn ꝛc

Von den kindenn

Jtem̄ das ain kind der vogell stim merke So nÿm aines geÿres hirnn schallenn vnd thůe ain gůte milch dar ein vnd gÿb es dem kind dar aus zů essen vnd zw trinkenn ee das das kind sein můetter oder ÿemand ander saůge ꝛc

Jtem für dÿe můter der frawenn schreÿb dÿe wort aúf ain prieff[13] vnd pint in ainer frawen auf den nabell

Jch peschwer dich permuter peÿ dem heiligen plůett das gott aus seiner heiligenn seÿtenn gieng da er zwischen den schachern an dem heiligen kreúcz hieng **Jch** peschwer dich permůter peÿ[14] dem sper gůtt das gott durch sein raine seÿtenn wůtt da in der plinte jůde stach das im sein hercz vnd sein leib zerprach **Jch** peschwer dich permůter peÿ den heiligenn dreÿ naglen die got dürch seine heilige hend vnd füessz würdenn geschlagen **Jch** peschwer dich permůter peÿ der dürnnein kronn die got getrůckt ward in sein heiliges haůpt vnd[15] <Bl. 141v> nie kain dornn was er hett seinenn fliessennten pach da mit püessz jch dier alles das dier werde vnd allenn deinen vngemach **Jch** peschwer dÿch permůter peÿ den dreÿ tritenn da got an die marter tradt da in die jůden fiengennt vnd in an das heÿlige fron kreücz hiengennt vnd die heilige gottes kraft die treibe[16] dÿch permůter an die rechten statt das dú machest weder hir noch geschwer pis das mein sancta Maria ainen andernn súnn gepere nún müessz dier als war werden pas als war got in den himel tradt was mein fraw sancta Maria

---

[12] *Verschreibung*: ees

[13] *Es handelt sich um einen 'Geburtsbrief'*

[14] *Verschreibung*: peÿ deÿ

[15] *Doppelschreibung*: vnd vnd

[16] *Verschreibung*: dier die

vmbe graÿff es als war sÿ vmbe fieng es alles er gienng vnd beüt **N**[17] dier permůter peÿ meiner frawenn sancta Maria das dú dich an die rechten stat legest vnd dÿch nÿndert regest samer der heillige tag *Maria* deine wort sint war vnd gůtt das heÿllige fronn kreücz habe dich in seiner hůtt amenn̄

9.3.4 Traktat von Empfängnis und Geburt <Bl. 144ʳ>

Hie merk von natůris rerum̄ der menschenn̄ werdúng auf erdenn da von vindet mann in dem puch der schepffúng[18] vnd der doctoreÿ der naturis rerum̄ auch in der maisterschaft der erczneÿ vnd auch an vill endenn der freÿenn kv̄nst vor aūs jnn der kv̄nst geometria Das sibennlaÿ sintt die ein ÿeder mensch kv̄mt von sibennlaÿ irrúng wirt gehindertt das ain mensch ÿe nit mag emphangenn werdenn an mangell oder prestenn an dem leÿb

Das erste jst zu vill kranchait der man vnd der weÿb ‖
Das ander ist jūgenntt oder kinthaitt dar in plúett vnd natůr noch nit zeÿttig jst vnd auch nit perhaft
Das dritt jst zw vill essenn vnd trinkenn dar von wirt die natúr v̈berladenn oder peswertt
Das virtte jst zornn vnd traürikaitt dar von zerstrewtt sich die frúchparikhaitt der natür auch des plúettes vnd wo die zerstrewúng jst da mag ÿe kain kintt nit werdenn empfangenn aún allenn zweÿffell <Bl. 144ᵛ>
Das fünft jst pösse speÿss vnd trannck dar von wirtt die natůr getrůckt vnd das plúett peswertt alle zeÿtt
Das sext[19] jst zw vill vnkawschaitt dar von wirtt die natúr ee vnd das plúett vnperhaft des menschenn antlücz plaich das hirnn swindlen vnd die gedechtnüs krannch der magen vnuerdewig ‖
Das sibenntte ist verbarlossúng oder vnordnung in kindellpettenn vnd in andernn kranckhaitt der weiber dar von die matrix erkaltenntt vnd verdirbtt ‖

Jtem die obgeschribnne ding nit sintt an mannen noch an frawenn das jst gar ain grosse hilf zw der perhaftighaitt vnd geperůnge der kinder emphachúnge natürlich zw verstann̄
Jtem̄ vil natürlich maister lernnent als doctor *Pollinūs Maior Aůicenna*

---

[17] *Hier sollte der Name der Frau eingefügt werden*
[18] *Durchgestrichen*: w
[19] *Über der Zeile durchgestrichen*: feünft

Righardus Plinius vnd etlich maister mer vnd sprechennt So ain fraw mit den mannen vnkewschennt so sÿ in kindelpetteñ seintt das seÿ der permúetter gar grosser schadt wenn sÿ jst zw krannck zw new zw zartt auch vnsaúber vnd perawbt seÿ die perhaftúng vnd fruchtparikaitt an zweÿffell <Bl. 145r>
Jtem̄ es sprechennt etlich maister in der künst naturis rerum̄ das es vil v̈ber die massenn schad seÿ als ob er mit ainem tottenn menschen habe gevnkawschett vnd küm̄t seell vnd leÿb zu grossem̄ schadenñ **ꝛc**

Da peÿ vindet mann war von ein mensch kümpt

Jtem̄ das hannt die altenn haidnischenn probirtenñ doctores vnd maister woll erkanntt daůon aúch besúnder geschribenn statt in dem puech *Gennesis* an dem aller erstenn taill in dem 15. Capittell da selbs jst ain ler von ainer vnterschid der púrdt der menschenn **das erste** jst die půrtt von laim als *Adam die ander* jst die půrdt von pain als *Eúa* das erste weÿb **die dritte** jst die purdt des worttes der vermüschúnge dreÿer plúetz tropfenñ allain von muter leib an allenn natürlichen vater vnd hÿlf das jst *Kristús* der aingepornn vnd gemainer sún *Maria* vnd gottes vaters aüch des heilligen geistes von dem er emphangenn jst wordenn mit der menschait ‖ **Die viertte** gepürtt jst gemain allen menschenn die küm̄pt von sibennlaÿ als von erst jst die zw samlúng vater vnd múeter das jst der ane fang **Das ander** jst das ellemenntt dar ann statt des menschenn lebenn fůrbar darvon kümpt denn menschenn in der zeÿtt gesunntt vnd vngesunthaitt <Bl. 145v> **Das dritte** jst die plannettenn da von hatt ein mensch die naigúnge **Das viertte** jst der himell lauff dar von ein mensch hatt sein wonnúnge **Das fv̈nft** jst der sternn wie ein mensch dar vnter jst geporenn also wirtt er reich oder arm̄ **Das sexte** jst das zaichenn dar von hatt ein mensch war mit er sich soll nerenn **Das sibennte** jst die zeÿt dar in er geporenn jst auf erd vnd wie die selbe zeÿtt geformiertt jst also jst sein lebenn getailt aůff merúnge vnd aúff mindrúnge seiner tag aůch gelük vnd vngelück natürlichenn was aber gott der almechtige dem menschenn geÿtt von genadenn oder nitt das jst nit alles natürlichen zw verstann das vindet man in[20] kainer geschrift auf erdenn nit wann gott geÿtt vnd nÿmpt als denn menschenn aller pest zimpt aber seltenn versteett es ein mensch gott túett alle ding jm pestenn was lo̊blich vnd nücz jst für war <Bl. 146r> **So** walgett die natür in der frawenñ sigell die da sintt in der per můtter in der selbenñ zeitt so wúrtt es als ain tÿkes můessz dar nach jst es **3** tag als ain

[20] *Durchgestrichen*: denn

tike milch dar nach wirt es **4** tag als ain erstocktes plůett So gewinnt denn die permůtter vill newer tämpf nach dem so nÿmpt es[21] erst den fürm̄ was dar aús werdenn soll knab oder magt So es das mitell vnd die ab schid hatt genomenn so gewintt dann manige fraw ir plúemenn vnd in der selbenn zeÿtt so söllennt sich die frawenn woll ebenn mit allem fleÿssz in habenn vnd merkenn das sÿ sÿch nindertt an vergessenn wenn das kint fúrmpt sich gernn̄ dar nach als vil peschicht als man oft sicht da mitt geÿtt im gott den erstenn taill das es hatt vnd hann soll von vater vnd von múetter vnd so es natürliche hicz hatt vnd <Bl. 146v> werme so emphacht es denn andernn taill seiner natürlichenn notturft so es aigenūs plúett hatt vnd gewintt mark vnd adernn so hatt im gott die dreÿ taill gebenn dar von hatt es die namünge dar nach nÿmpt es **9** tag alle gelid massz so geÿtt[22] im gott denn virttenn taill so schleüst her für vnd waxsennt
<Bl. 147r>

Dÿe andernn zw gehörůng als haupt hercz lungell lebernn magenn därm pauch vnd der ganncz leib noch so waxennt auch arm bein füessz vnter dem sternn dar vnter er empfangenn wÿrt also hat er den **5** taill empfangenn **D**en **6** taill geÿt im gott so er im den leib zú samen seczt mit aller zú gehörūg vnd substancz vnter ainem zaichen der **12** zaichen̄ das zaichen seÿ pös oder guett oder der mitern̄ da mit es hatt mark pain fleisch vnd plůett **M**ÿtt dem **7** taill so geÿtt im gott die seell dÿe geüsst jm gott schönn rain vnmaillig vnd vnschuldig ein das peschicht so die weiber handt halbes zill getragenn die sell jst jm himell gefürmiertt nach götlicher pildnüs vnd amplik gocz gar súbtilich geschepft vnd nit peschaffenn vnd wirt zú sammen̄ geseczt nach der eingiessúng zúsamengefügt als hönig vnd waxs in ainem peÿn haůs vnd so die weib in der selben zeit gesúntt sint so sint auch die kint gesúnntt in der púrdt vnd nach der purd vnd so vill die weib an allen notürfften abgang handt So vill handt dÿe kinder ab gang vnd welliche kindt emphangen vnd geporenn werdenn so die weib jr kranchait hand die selbenn kindt werden gemainiklich vnd natürlichen feld siech oder ausseczig ꝛc <Bl. 147v>

Jtem̄ fürpas vindet mann in der natürlichenn maisterschaft vnd in dem půch *Genesis* der peschepfúng auch in den freienn künstenn der *Astronomia* Das des menschen har aller kinder waxett aus dem taw das aus dem magen kůmpt vnd welliche weib haÿsser natur sint die hant oder

---

[21] *Über der Zeile nachgetragen*
[22] *Durchgestrichen*: geÿtt

tragennt rauche kindt Welliche weib kalter natur sintt habent nit so raüche kindt aber pös kalt vast vngesúnntt magen vnd vill pösse peüch Vnd mann soll in nit vill kalter speis gebenn oder sÿ sint vnd werdenn vast viebrig vnd alle zeit vngesúntt Vnd die kinder die pösse augen habent oder rindent augen oder sūnst pösse das kūmpt von der weiber wasser-plater So sÿ das wasser verhebenn oder zw lang pehaltenñ so sÿ nit kindt swanger sintt das reücht in die permůetter zw den augenn der kinder da peÿ die plater jst vnd welche kindt oft vnd vill swiczenn vmb das haupt die habent ammechtige hercz **Jtem̄** welliche kinder gesúnnte magen vnd frische hercz habennt die habennt schönn negell an den vingerñ vnd zechenn vnd wellichem nagell vnd har vast waxett das kümpt von der kraft des gesúntenn herczenn vnd magen auch des natürlichenn plůetcz ꝛc <Bl. 148r>

Jtem̄ denn kinden die krancke hercz habent auch vngesúntte magen den waxett har vnd nagel nit vill vnd sint in albeg vngestalt vnd abfarb **Jtem̄** aus plůett feuchtikaitt vnd von des fleisch girlichaitt waxent den menscheñ adernn vnd gelider aber das mark in deñ gelidernn waxett aus der leipli-chenn kraft vnd gaillikaitt der natúr für war ꝛc

Jtem̄ die gesúnthaitt des leibs jst das pest vnd wer nit gesúnnt jst der mag klukait jst vnwillig zw pettenn mag nit vastenn oder er můessz kraftlos vnd vill ammechtig sein So das haupt kranck jst so jst der gancz leib dester sweher das kúmpt von vngesunthaitt des magenns wenn die pesen temph riechennt aus dem magenn in das haupt vnd uerstoperentt die zell des hiernns vnd die aderñ des haupts vnd von der kranchait des haůpts swachett der leib natürlich das alles jst ain verkürczúng vnd mÿndrúnge des menschen lebenns Also aůch gesúnter magenñ pringt gesúnthaitt das machet gesúntenn leib von dem kümpt das natürlich langklebenn jedes menschenñ

Wie sell leib vnd lebenn jst zú samen veraintt <Bl. 148v> **für gesechenn vnd geainett**

Jtem̄ die dächtnus jst in dem hÿrnn vnd gestirnñ vnd dÿe verstantnus hindtenn in dem hirnñ vnd die sterk jst in dem hauptt vnd die vernůnft jst in der krafft des hirnns vnd des haúpts Das sal man da peÿ erkennen so ainem das haupt wee tuett dem jst der gancz leib dester krencher die geÿtikaitt jst in der lebernn das merk peÿ dem geitigenn trinkenñ +

Jtem der zornn jst in der gallenn: [...][23] hatt ain grosse gallenn
Jtem die vorcht jst in dem herczenñ
Jtem̄ der gedannk jst in denñ niernn [!]
Jtem̄ dÿe gesúnthaitt jst in dem milcz vnd sangbines habennt gemainiklichen grosse milcz
Jtem̄ die kraft jst in denn painenn vnd in denn gelidernn die pain jm[24] fleÿsch vnd das fleÿsch in der hawtt vnd die adernn in dem fleÿsch vnd das pluett jst im fleisch vnd hat seinenn lauf vnd wůrkúnge vnd fürgang in denn adernn nach dem wie ain mensch nach der zeÿtt geporenn jst nach dem mannat aines[25] menschenn <Bl. 149r>

Jtem ob ain fraw perhaft seÿ oder nitt

So haÿssz sÿ nüchter prúnczenn auf veldtmÿnczenn peleibent sÿ grůnn ÿber dreÿ tag so jst sÿ perhaft
Jtem vil manige fraw jst perhaft von natur vnd von plútt aber so sy erkaltett oder das sÿ vill pösser tämpf in jr hatt so mag sÿ nit leicht emphachenñ so sol sÿ padenn jnn perhaftenn kraüttern vnd wúrczenn die haisser natúr sintt **als** nessellñ vnd petonia dostenn pukell wermüett zentaůr holler laůb oder plüed in ainem såkke <Bl. 150r>

Die hůestenn schadett vill den frawen vnd erstekt vill kinder so sÿ lang wertt
Dar für nÿm pibergaill hönig ÿssopensaft seüdt das mit süessem wein vnd saim es schon ab seudt es nur als lang als herte aÿr dar nach seich es schonn durch ain saubers tůch das so[l] sÿ trinken so sÿ wermist mag jst es jr zu starck nüchter so trink sÿ es zú airenn oder zw fleisch tue jr ain löffel vol gestossenn můscatt dar inn vnd rür es zú samenñ vnd zu trikenn gebenn

Wenn doch zeit seÿ ain swangere frawen an zú treibenn zw kindt arbaitt

Jtem es peschicht oft vnd vill das man die swangerñ frawenn zw frũe an treibt zu arbaiten in kindes nötenn e die recht zeitt jst da mit maniges kindt vnd auch die frawenn vmb das lebenn kömennt Die weissen peberten hebamenn söllen sölliches künnen so sÿ es aber nit wÿssenn noch

---

23 *Auslassung*
24 *Die Passage ist fleckig*
25 *Fleckig, nicht lesbar, evtl. auch*: des

künden so söllenn sÿ es[26] hie aus der pewertten maister geschrift lernneñ wan dÿsse kunst wÿssen gar lüczell hebamenn vnd jst doch ain grosse notturft zú wissenñ aber die hebamen so̊llenn es an dem greÿffenn <Bl. 150^{v}> erkennenñ ob das kind noch in der permúter jst oder nitt jst noch darine so soll mann die frawen nur rúes lassenn Jst es aber nit in der permúetter so hatt es die speis in der můetter leÿb gelassen so steigt das kindt her auff genn dem herczenn vnd mag niden in dem leger der per-můetter nit lenger peleibenn so sol man dem kindt helfen vnd soll es scheibenn also das das haúptt köme gen dem ausgang[27] der welt dar nach so sol man die fraweñ erst an treibenn

Wie man das kindt im můter leib scheibenn [!] soll

Jtem̄ nach der ler der natürlichen alten maister geschrift so soll mann ein nassz feichts linds tůch nemeñ fur die henntt vnd das kindt greÿffenñ wol peschaidennlichenn wo es haupt vnd füessz hab das sol mann im růkenn mit den vingernñ aussenn auff můetter leÿb so vil es die swanger fraw erleidenn mag nit zw vil hartt greÿffenñ

Jst ain fraw vast amechtig

Jtem̄ für amechtikaitt stoss muscatt plüett in wein oder in wasser vnd leg jrs auf die zúngeñ oder sūnnst in denn můndt das sÿ es kew ꝛc
vnd gÿb jr auch gestossenn negelle zitwer vnd ein wenig muscatt in süssem oder lindem wein zw trinkenn ÿe ain wenig ꝛc <Bl. 151^{r}>

Ein hübsche ler von dem das hilft kinder vnd kindelpeterin

Jtem̄ nym ain lebentigenn jgell der gesunt vnd frisch seÿ vnd der nit mäūs hab gessenn den man peÿ průneñ wasser findett vnd las in aus deweñ vnd lebentig die hautt ab ziechenn vnd das ÿnnder schon aus säubernn aus ainem kaltenn wasser dar nach erwallen in ainem wasser dar nach las in prattenñ vnd gÿb jr in zw essenn an dem morgenn nach ainem haber preÿ an dem morgeñ das machet die kraft woll pehaltenn vnd hÿlft den selben menschen vast woll für die amecht fürwar ‖

[26] *Durchgestrichen*: aus
[27] *Durchgestrichen*: das

Für pauch pleÿenn̄

Jtem für pauch pläenn jst des ÿgels gallen guett in ainer prūe gesotten **Jtem̄** es hilft auch für die swer vnd haiddrües vnd für vill ander sölliche prestenn warlichenn

Jtem̄ so das kindt geschÿbenn seÿ oder nitt so das kindt jst aus der permuetter gerukt so jst es jr nott
So zeūcht es sich her auff zú dem herczenn so greift mann im doch das haupt woll Jst es nū hin auff <Bl. 151v> so jst es vein geschibenn so so[l] man es woll fein gemach scheibenn vnd nit zw hant noch zw vast trůkenn oder dauchenn das man es nit er steke vnd den hals nit verreid Jst es aber genn ainer seÿtten mit dem haupt so sol man es hübschlich gar vmb reidenn jst aber das haupt hin auff so jst es geschibenn ꝛc

So ainer das gederm in die haiddrües geett

Jtem̄ so ainer das geder̄m in die haiddrūes geett so nÿm aÿr schallenn vnd prenn die zw puluer vnd seūd die in wein vnd auff pintten also warmes auf die haiddrües das hat manige frawen geholffenn̄ vnd tue es oft pis es hilft

So aine gar geprochen jst

Jtem̄ so aine geprochenn jst So nÿm pinnetschenn fanikell vnd gros lapatica kraůtt vnd wůrczen in wein gesottenn vnd dar auf pintenn oft vnd vill es darf nit mer siedenn den woll hais werdenn̄ vnd stossenn vnd v̈ber pinttenn ꝛc

So ainer frawen die kindes we in die pain genntt

Jtem so ainer frawen die kindes wee in die pain gennt hilf ir also so verpintt sÿ mit ainem hantt tůch oder mit ainem schleir so köment sÿ nit so liederlich dar in das jst versucht || <Bl. 172r>

Für den krebss an den prūsten der frawenn

Jtem̄ für den krebs an der frawenn prust So seūd linssenn oder lein samenn in millich vnd pint es also warmes v̈ber die prūst vnd warmenn schaff mist leg auch dar v̈ber

So ainer die prüst faüllent oder swernt oder wasser dar aus fleüssett

Jtem̄ so ainer frawen die prüst faullent oder swernt oder wasser fleüsst So nÿm ain krautt mit der wúrczenn haist bietscherling oder půchalter vnd prenn wasser dar aůs da mit pestreich es oft vnd leg ein nassz tůchle von dem wasser dar v̈ber das selbe krautt hat lange grossz ruten

Jtem̄ mann sol sÿ padenn jnn prúnnen wasser da holler laub oder plüedt vnd haÿsse nesslen̄ jnn gesottenn̄ sintt **10** oder **12** tag vor der půrdt vnd sich hüettenn vor aller speis die da pladenn geÿtt oder keltenn ||

Jtem̄ hat ein fraw die wilden weenn So pint jr ain nater schlaüch vmb denn paúch so vergett es jr sūnst so konnt[28] sÿ dem kind vill schadenn vnd treibenns mer von der púrdt <Bl. 172^{v}> hinter sich aber die rechtenn ween die treibenntt das kindt zw der purdt vnd hebenntt sich in denn lendenn ||

9.3.5 Gynäkologische Rezepte von griechischen Medizinern in deutscher Übersetzung

Jtem hie nach volgennt vil hüpscher pewerter kriechischer künst vnd ler die ausgezogen̄ sintt aus denn altenn pewerten maister püchernn der kriechischenn ercznеÿ manigualtikleichenn pewert vnd versucht an vil menschenn durch die altenn pewertenn̄ doctores
Darvmb jst von erst zw wissenn vnd mit fleiss zw merkenn das die merung aller welt kümpt von frawenn Nún jst gar vil vnd manigerlaÿ jierung vnd swachaitt der weiber in wendig vnd aus wendig dem leib die denn weiben köment oft von vnuerstantnus
Vnd merlich die vast zart sintt vnd das an̄ in se[l]ber nit erkennennt oder ain taill grob mann habennt die jr nit schonnent <Bl. 173^{r}>

So die weib lang an man sint also das in die permuter geswellennt

Hilft man jr nit so wirtt si collicus passia vnd den selben siechtum erkenne da peÿ die adernn dorrent jn vnter dem antlūcz vnd geswellennt in wendig vnd aussen an der fulfa vnd erplaichent in die augenn̄ als ob sÿ seint peÿm mannen gelegenn̄

[28] *Verschreibung*: konnnt

Den hilf also So nÿm air tutter vnd temperir das mit mirren vnd mit hönig vnd mach daraus ain puluer vnd leg das auff die geswulst
So nÿm dürrenn galgen gepuluertt vnd temperir in mit rossenn öll vnd salb die geswůlst[29] vnd fulfam da mit
Vnd so die alle nit wil helfenn so nÿm rossen öl vnd weiber millich die ainen knaben saügtt vnd temperir das zw samenn vnd salb sÿ

Jr jst vast wee in dem pauch vnd so sÿ zw stúell siczt So jst jr als ob jr ein stek in dem <Bl. 173v>[30] rúken stek der den siechtům püssenn will dauon lernnt doctor *Jpocrais* vnd *Gallienús* dú solt nemenn kallich der aus kisling jst geprenntt vnd krelup die vngedert seÿ auch saiffenn das stos in ainem hülczin vas dar von mach ain phlaster das leg[31] ausenn an die statt da jr wee jst

Von dem verswornen leib der weiber vnde das erkenne also das die weiber gewineñ vnd habennt ain prestenn in der permůetter das sÿ maintt jr seÿ der leib gar ersworenn vnd so sÿ greÿft an den pauch so maint sÿ sÿ greÿffe an ainen swirigenn ais auch geswilt jr die fulfa
Hÿlf jr also nÿm ain wenig pern smer das zertreib mit ainer wenigen woll das leg an die selbenn stat das hilft die weib vast woll so es nit veraltenn jst
Will das nit alle weiber helfenn So nÿm peÿpos vnd genns smalcz vnd misch das mit rossenn öll das leg an die geswůlst das tue mit gutem fleis || <Bl. 174r>

Von dem faullen pluett der permůter

So die weiber nit zw rechter zeitt jr krankait habent oder genúg verfliesentt in kindelpett so legt sich das selbe faull plůett inwendig an die permůter vnd swechet die ser vnd machett sÿ rauch vnfrüchpar dauon so werdenn die weiber so swach vnd so wee das sÿ ain gedank gewinent vnd mainent das sÿ mannen nit mer mügen nücz sein vnd habennt dauon vil vnrúew vnd wee so sich das weter verkertt oder so der man newr wirtt
Denn hÿlf also nÿm hirssen mark vnd aine ais totter vnd růr das zu samen vnd temperir es mit paúm öll v̈ncz das es dik werde als ain hönig dar nach leg es an die fůlfa v̈bergepunteinn mit ainem tůch **Will das** aber das nit helfenn alle weibe ob es sich verlengert heette So nÿm gůtte weÿsse

[29] *Durchgestrichen*: dam
[30] *Doppelschreibung*: in dem
[31] *Durchgestrichen*: ause die statt

mirrenn vnd zertreÿb das in wein vnd praůch es also gesottenn verprenn dich nitt ||

Für das magtlaid oder junkfrawenñ

Für magtlaidt oder junkfrawen das kümpt von vill ṽbrigem gestank vnd pössem aitter oder faũllem plůett <Bl. 174v> jn mater das erkenn dapeÿ die augpra werden jn engstlich vnd die augen werdenn in rotfar vnd gewinennt gemainiklichenn das stark vieber den hilf alse der permůtter Nÿm cipressenn holcz vnd wein kräutt vnd seüdt es in wein gar woll vnd soll das trinkenñ ||

So die weÿb zerprechen in der wampenñ

Doctor *Ÿpocras Pollinus Diascorides* sprechent das es vil peschech das die weiber zerprechen in der wampenñ nach der purdt der kinder den hilf also ee es sich verblüett So nÿm denn nierenn aůs ainem farich vnd verseüdt in in ainem wasser vnd temperir das mit wallenntem öll vnd streich es auf ain túech vnd leg es an die selbenn haimlichenn statt da jr wee jst das hilft gar woll vnd hailt schonn ||

So ain weib jr plůmen oder kranchait zw vil hatt So stossz prũnnen[32] kressenn vnd seüden in ainem newen haffenn dar nach nÿm darzw der selbenn frawen menstrúm̃ vnd leg das mit ain a[n]der ṽber denn nabell es will aber nit alle frawenn gänczlich helfenn vnd ab es aine nit hÿlft So nÿm wider kräut das jst eben wie erper kräwtt vnd sol das vnter dem lenngken fũessz habenn vnd sol teschell kraůt oder fissen kraůtt jst siserlocht ann den stingell auf vnd stet auf den <Bl. 175r> rainenn peÿ denn wegenn gemainiklich das habe in der rechtenn hannt vnd dar zw oft vnd vil schmekenñ so verstett jr die pluem̃ es hilft vich vnd leütt was doch plüettett oder wůntt jst probatum est ||

Für das selb de cederis

Maister Alexander hat sein weib also gelernnet So ein weib ze massenn vil plůettett an der menstrúa So nÿm̃ der kernnlein die in denn wein pernn sindt vnd seüd die in wein in ainem messenn phenndle oder in ainem ver-

[32] *Verschreibung*: k

glastenn haffenn vertekett vnd sol das dan trinkenn das hilft gar wol die weiber probatum est ‖

ain anders

Maister Parthollomeūs hat seine liebe kinder also gelernnett für die plúemen der weiber So nÿm die grünnen papellen pletter vnd seüd die in wein vnd nÿm darzw basillicúm kraütt das tue dar zúe vnd pint es darv̈ber machttu aber den passillicúm nit gehabeñ So vermach die papellen jn essech in ainen newen haffenñ vnd leg es dar nach an die statt da das plutt fleust so verstet es ꝛc

Jtem de cederis

Jtem *Maister Ovidius* hat sein dochter gelernnett vnd ***Maister Plinius*** schreibt auch dar von in dem beibspůch So die weib zw vill plüettenntt vnd man in das nit verstellenn mag so schreib dise namen auf ain prott vnd gib jrs zw essenn *on on on inclus milůs* das tůe nüchter dreÿ ferr dreÿ morgenn ꝛc <Bl. 175^{v}>

So die weib nit rechte temperirung habent in der permůter So verhaft vnd verswilt das pös plůtt in dem̄ leib vnd sinket dar nach ab in die permůetter vnd wirtt ir vast wee in denn lenten oder so sÿ mit mannen zw schaffen habennt hilft man jr nitt So wirt jr das haupt swer vnd tunklett jr das gesicht vnd so das selb pös plúett in dem leib verswilt vnd erstokett So zerpricht sÿ in dem leib vnd valt in ain swachaitt vnd so das selb pluet aus pricht so plüetent sÿ vast welliche mellancollica jst so erstokett es in jr vnd kümpt knollen weis von jr vnd stinkett vast v̈bell das haissent prennt der permuetter die machent die frawen vast vnfrūchtpar vnd werdent vast vnkreftig darvon dann pain vnd arm vnd alle gelider werdenntt in vast swer vnd müedt das kümpt von der verswellúng des pössen plůets vnd der selbenn temph So jst jr schrephenn vnd lassen vast gůett vnd notturft in ainem guetten zaichen zu tuonñ ‖

Vnd wanñ die schlehenn darnn plüeñt So hawe[33] die dornn ab mit dem holcz pis auff die wurczenñ **Vnd grab** dan die selbenn wurczenn **3** oder **4** viertaill voll vnd ÿe ain viertaill voll sieden in ainem grossen haffen oder kessell vnd daraus ain pad machenn jnn ain wannen vnd die wurczen auch ain tag darein tuenn vnd dar nach aus werffenn aber das wasser pehaltenn

---

[33] w *mit übergeschriebenem* e

vnd sünst kain ander wasser nemeñ vnd darjnne padenn **10** oder **11** tag vnd nacht <Bl. 176^{r}> mit gueter starker speis fleÿsch vnd aÿr gewürczten wein trinkenñ vnd nach dem pad wermüett wein vnd saluaÿ wein

Auch pranter wein jst jr alle zeitt vast guet sich da mit zw reibenn Aber die abgeschribenñ wurzenn woll gesotenn sein vnd das selbe pad wirt darnach nott vnd ye sterker vnd hÿlft mann vnd weib die swere müde gelider habennt Es machet aúch vnperhaft leütt oder die erkaltett sint vast perhaft vnd fruchtpar **x**
Vnd sterkett das plůett es erfrischett das mark vnd saübertt oder rainigett menschliche natůr

Von allium̄ persillon
Von hollerplüett vnd haissenn nesslen vnd patonia ain pad gemachett vnd hessen fleÿsch vnd wampen zw puluer gemachett vnd das genossenn vnd hollerwein getrůnkenn das machet auch perhaft vnd fruchtpar vnd die frawenn vast woll in dem probatu ||

9.3.6 Weitere frauenheilkundliche Rezepte[34]

[34] Weitere frauenheilkundliche Rezepte, vermischt mit allgemeinmedizinischen Anweisungen von der selben Hand: gegen Kopfschmerzen (8 Rezepte, Bl. 176^{r}-178^{r}), gegen Steine in der Leistengegend (2 Rezepte, Bl. 178^{r}), gegen den Weißfluß (1 Rezept, Bl. 178^{v}), gegen *platern* (1 Rezept, Bl. 178^{v}), *wiltnüs* im Haupt von Kindbetterinnen (3 Rezepte, Bl. 178^{v}), gegen die "ziehende" Gebärmutter (1 Rezept, Bl. 179^{r}), gegen Unfruchtbarkeit bei Frauen (2 Rezepte, Bl. 179^{v}), gegen einen "kalten Magen" (1 Rezept, Bl. 179^{v}), gegen die "lange Sucht" (1 Rezept, Bl. 180^{r}), vom Meerrettich (1 Rezept, Bl. 180^{r}), gegen Kopfschmerzen (1 Rezept, Bl. 180^{v}), gegen "B Z", Krankheitsname abgekürzt (1 Rezept, Bl. 180^{v}), gegen schwarze *plater* (1 Rezept, Bl. 181^{r}), gegen zu lange Menstruation (1 Rezept, Bl. 181^{r}), gegen die Gelbsucht (1 Rezept, Bl. 181^{r}), vom Enzian (1 Rezept, 181^{v}), *für plut saichenn* (2 Rezepte, Bl. 182^{r}), gegen Gelbsucht (1 Rezept, Bl. 182^{r}), vom Honig (1 Rezept, Bl. 182^{r}), vom Weihrauch (1 Rezept, Bl. 182^{r}), vom Mastix (1 Rezept, Bl. 182^{v}), vom Gummi (1 Rezept, Bl. 182^{v}), vom Weinstein (1 Rezept, Bl. 182^{v}), gegen "Magensucht" (1 Rezept, Bl. 183^{r}), von den Birken (1 Rezept, Bl. 183^{v}), von der Hirschzunge (1 Rezept, Bl. 184^{r}), vom Pfaffenkraut (1 Rezept, Bl. 184^{r}), vom Kümmel (5 Rezepte, Bl. 184^{v}), vom Farn (1 Rezept, Bl. 185^{r}), von der Natterwurz (14 Rezepte, Bl. 185^{v}, 186^{r}), gegen den *hin vallenden siechtagen* (1 Rezept, Bl. 186^{v}), für *vergicht* (5 Rezepte, Bl. 186^{v}, 187^{r}), gegen das Schwinden der Glieder (1 Rezept, Bl. 187^{r}), gegen "kurze Adern" (1 Rezept, Bl. 187^{v}), von den Ringelblumen (1 Rezept, Bl. 188^{r}), gegen "heiße Geschwülste" (1 Rezept, Bl. 188^{v}), gegen schlecht heilende Wunden (1 Rezept, Bl. 188^{v}), Wasser gegen Harnsteine (1 Rezept, Bl. 188^{v}), zur Öffnung von Wunden ohne chirurgische

<Bl. 178v>

Für das reissennt denn frawenñ

Jtem die doctores *Ypocras* vnd ander maister lernnent für das reissent der frawenn Man soll nemenn die rotten betonia mit wúrczen vnd mit kraütt vnd mit dem samen vnd seúdt das ain taill in wein vnd das sol man trinkenn den andern taill sol man sieden in wasser vnd sol das ṽber pintenn vnd vast waschenn vnd sich warm haltenn die zeytt ꝛc

So ainer kindelpeterin ain wiltnüs in das haupt kümpt oder sünnst es seÿ von man schein oder von wildem luft spricht doctor *Yppocras* vnd ander maister man sol nemen pollaÿ vnd stosz jnn vnd siede jnn vnd tue essech oder starken altenn wein darann vnd las ain stúnd dar inn ligenn vnd pint es vmb das hawpt ‖ <Bl. 179r>

Ain anders von dem̄

Jtem hat er aber lang gewerett so tue als vor nüchter vnd dar nach nÿm pesmaltenn mit dostenñ gesottenn vnd mit ainem nassen tůch an das hawpt legenn vnd dar nach mit dem wasser zwachenn also warms vnd mit dem nassen tuch nüe vor vnd halt dich warm dar zw vnd mit růeb ‖

Fur die haupt schüs

Jtem̄ so es aber die frawenn solicher wee tag zw vill ṽbergangenn hatt so köment die wilden schüs dar zw hÿlf in also vnd merk eben jst es mit hÿcz so nÿm die weÿssenn pedonia in wein gesottenn vnd dostenn da mit **Jst es** aber von keltenn So nÿm dÿe rotenn patonia vnd pesmaltenn vnd veld quendell jnn agässa

Fur die ziechennte permuter

Jtem die *kriechischenn doctor* lernnent für die ziechennte permuter sol

---

Eingriffe (1 Rezept, Bl. 189r), Pulver aus Süßwurz zur Wundenheilung (1 Rezept, Bl. 189r), Pulver aus Schafslunge zur Wundenheilung (1 Rezept, Bl. 189r), gegen "stinkende Wunden" nach Hippokrates (1 Rezept, Bl. 189v), gegen "Lidwasser" (1 Rezept, Bl. 189v). Die Beschreibungen der einzelnen Pflanzen stammen aus dem *Älteren deutschen Macer*. Dazwischen zwei Einträge, dat. auf 1650 und Rezeptnachträge 15./16. Jh.

man nemenn roken brossem̄m̄ prott vnd gestampfte gerstenn weisse rossen pleter guette kūttenn vnd gramant rindenn vnd zerstos oder zerreib das ales dar nach tue gutenn altenn starkenn essech dar zw vnd werm es in ainer phannen oder in ainem verglastenn haffen̄ vnd tue es in ain sekle vnd leg es also warms vnter den nabell vnd halt dich warm̄ ꝛc <Bl. 179^{v}>

Hie merk ob ain fraw kind müg tragen̄
Jtem̄ ob ain fraw fruchpar werde

Jtem̄ jnn dem hirczenn hercz leÿt ain pain das soltú gewinenn an messer vnd solt das ainer frawenn wol siedenn jnn wein oder in gaiss milch vnd gÿb jr das zw trinken̄ so wirt sÿ tragen̄ ‖

Ain andere ler

Jtem̄ jst aber ain fraw erkaltett So pad sÿ in feüchtenn zepfenn vnd rintönn vnd gÿb ir auf das padt eines hassenn wampen̄ gesottenn vnd wol gekochett vnd so der man peÿ jr leitt so wirt sÿ swanger ꝛc <Bl. 181^{r}>
So ain fraw jr kranchaitt zw lang hatt[35]

So nÿm ain muscat nússz oder 2 oder 3 vnd nÿm ain aÿ vnd klock es woll denn tutter vnd das weÿssz vnd reib ain halbe můscatt klain vnd nÿm ein waiczein mell oder ein linneins vnd mach ain taiglein dar aus vnd salcz es nicht vnd tůe die můscatt dar in vnd pach es auf ainer warmen hertstatt vnd newssz es so dw haissest mügest des nachts so dw dich des nachts schlaffenn wilt legenn des morgens mach aber ain taigle wie vor vnd nÿm die ander halb muscatt dar vnter vnd pach es auch wie vor vnd ÿssz es nüchter vnd pis nüchter lang dar auff ꝛc

---

[35] *Die Überschrift ist nicht rubriziert*

9.4 Beitexte zum Situsbild einer Schwangeren aus dem 'Fasciculus medicinae' und Auszüge aus den 'Problemata' des Pseudo-Aristoteles

9.4.1 Stadtbibliothek Nürnberg, Cent. VI,1

Beschreibung der Handschrift:[1]

Papier I+200 Bll. 20,8x15,5 cm 1500, 1509 Nordbairisch

Neue Blattzählung; unbeschriebene Blätter: I, 86-93, 145-200. *Lagen*: $4VI^{47}+V^{57}+$ 3 $VI^{93}+(VI\text{-}1)^{104}+8VI^{200}$; *Wasserzeichen*: 1. Krone, ähnlich Piccard, Bd. 1, Abt. XII, 34 (1493-1506); 2. Ochsenkopf ähnlich Briquet, Bd. 4, Nr. 14874 (Brescia 1489); *Schriftraum*: 15,5-16,5 x 10-10,5; 22-28 Zeilen; einspaltig; Buchkursive von zwei Händen: Hand 1: Bl. 1^r-85^v; Hand 2: Bl. 94^r-144^v, auf Bl. 144^v Initialen *J W* von Hand 2; Marginalien jüngeren Datums; Bl. 1^r-85^v rote Überschriften, Strichelungen; ab Bl. 94^r keine Rubrizierungen. *Einband*: Halbledereinband des 16. Jahrhunderts; auf dem hellen Lederrücken Rollen- und Einzelstempel; zwei Schließen fehlen; *Mundart*: nordbairisch, Bl. 1^r-85^v mit schwäbischen Anklängen. *Vorbesitzer*: Georg Palma, Nürnberger Stadtarzt[2] (sein Wappen befindet sich im Vorderdeckel); außerdem auf Bl. 1^r die Initialen *M.B.*.

Enthaltene Texte:
Bl.1^r-85^v: Pseudo-Albertus Magnus, *Secreta mulierum*, dt.[3]
94^r-116^v: Pseudo-Trotula, *De ornatu*, dt.
116^v-125^v: Beitexte des Situsbildes einer Schwangeren aus dem *Fasciculus medicinae*, dt.
125^v-144^v: Pseudo-Aristoteles, Auszüge aus den *Problemata*, dt.[4]

---

1 Die Beschreibung der Handschrift ist übernommen aus: *Die Handschriften der Stadtbibliothek Nürnberg. Bd. 1. Die deutschen mittelalterlichen Handschriften*. Bearbeitet von Karin Schneider. Wiesbaden 1965, S. 445f.

2 Vgl. Klaus G. König: *Der Nürnberger Stadtarzt Dr. Georg Palma (1543-1591)*. Stuttgart 1961 (= Medizin in Geschichte und Kultur; Bd. 1). Die Handschrift wird von König im Verzeichnis der Schriften Palmas innerhalb des Bestands der Nürnberger Stadtbibliothek (S. 91-93) nicht erwähnt.

3 Diese deutsche Übersetzung der *Secreta mulierum*, die von einem anonymen Bearbeiter stammt und nicht mit der Übersetzung von Johannes Hartlieb identisch ist, liegt als Textausgabe (nach einer anderen Hs.), vgl. Schleissner (1987).

4 Im Katalog der Stadtbibliothek Nürnberg erscheint der beschreibende Titel: "Kosmetische und gynäkologische Ratschläge", Bl. 94^r-144^v; vgl. dazu 9.4.2.

Sekundärliteratur:

Margaret Rose Schleissner: *Pseudo-Albertus Magnus: Secreta Mulierum cum Commento, deutsch. Critical Text and Commentary*. Phil. Diss. Princeton 1987 [= unveröffentlichtes Manuskript], S. 59f. Die Publikation ist angekündigt, vgl. Schleissner (1992), Sp. 990.

9.4.2 Parallelüberlieferungen

Bei dem in der Nürnberger Handschrift Cent.VI,1 überlieferten Text, der im Katalog mit dem Titel *Kosmetische und gynäkologische Ratschläge* (Bl. 94r-144v) bezeichnet wird, handelt es sich um die Kompilation zweier eigenständiger Werke: 1. um eine bisher unbekannte deutschsprachige Version des kosmetischen Traktats *De ornatu* von Pseudo-Trotula (Bl. 94r-116v, vgl. dazu Kapitel 1.1.1), 2. um eine Fassung der frauenheilkundlichen Beitexte des Situsbildes einer Schwangeren aus dem *Fasciculus medicinae*, der fälschlich als vermeintliches Werk von Johannes Kirchheimer/de - Ketham galt, in Verbindung mit Auszügen aus den *Problemata* des Pseudo-Aristoteles (vgl. Kapitel 1.1.4, den daran anschließenden Exkurs und den Anhang). Der ehemalige Beitext zum Situsbild (Bl. 116v-144v) schließt sich ohne Überleitung an den kosmetischen Traktat an. Die Verbindung der frauenheilkundlichen Beitexte aus dem *Fasciculus medicinae* mit den *Problemata*, wie sie in Cent. VI,1 überliefert wird, ist identisch mit einer Reihe von Texten, die in der Forschungsliteratur unter dem beschreibenden Titel *Medizinisch-gynäkologisches Fragenkompendium*[5] erscheint (vgl. Kapitel 1.1.4). Eine Parallelüberlieferung aus der Mitte des 16. Jahrhunderts befindet sich im Ms. 93 der Universitätsbibliothek Marburg, drei weitere aus der zweiten Hälfte des 16. Jahrhunderts in den Handschriften Cpg 480 und Cpg 488 der Universitätsbibliothek Heidelberg, in der Hs. 11168 der Österreichischen Nationalbibliothek Wien, in Ms. 3 (38066) der Library of the John Hopkins University, Baltimore/ Maryland, in Cod. Guelf. 69.8 Aug. fol. 2°der Herzog-August-Bibliothek Wolfenbüttel und in der Handschrift Nr. 120 der Dombibliothek Breslau. Außer dem Breslauer Kodex beschreibt die genannten Handschriften Kristian Bosselmann-Cyran in seiner Ausgabe der deutschen Bearbeitung der *Secreta mulierum* von Johannes Hartlieb, ohne sie zu identifizieren.[6]

---

5 Vgl. Bosselmann-Cyran (1985), S. 52-58.
6 A.a.O.

9.4.3 Beitexte zum Situsbild einer Schwangeren aus dem 'Fasciculus medicinae' in deutscher Übersetzung

<Bl. 116^{v}>

Das die prúst nit wachsen[7]

Nÿm allein daß kraüt daß do heist wilt pappelen vnd zerreib sie wol vnd leg eß vber die prúst Ein Anderß Nym magen daß ist olkolben vnd Seudt jn wol jn regen wasser vnd dar ein Tünck ein leÿneß tůch vnd legß dreÿ tag Aúf die prúst alß heiß dw eß magst erleiden

Zw bebaren die vnfruchperkeit

daß ist ab Der man oder die fraú vnfruchper seÿ So nym jr peider harm̄ jn zwey besundere schir vnd thü dar zu cleÿen alß Man eynen teich macht vnd jn welchem <Bl. 117^{r}> harm̄ würm̄ oder maden werden der bedeüt deß selben menschen vnfrúchperkeit oder Nym siben ponnen vnd vij gersten korner vnd[8] vij weicz korner vnd lege si alle jn ein hafen vnd saich[9] dar aúf ist das sie jnder [!] vij tagen dorn̄ so ist die person nicht fruchper ist daß si aber nit dorn̄ so ist die person fruchper

Zú Erkennen ob die frucht oder daß kyndt jn der frauen gesünd sey oder nit

Jst daß die Milch der průst fleüst von der swangern̄ Frauen so ist daß kyndt kranck wan *Arystotiles* spricht die milch ist ein aÿgne narung deß kinst vnd alzo wen die milch fleúst von den prüsten Szo ist eß ein zeichen daß sich daß kint nit nert Súnder eß wirt dar aüß gekrenckt ist aber daß die prust hert seÿ so Jst das kint gesündt vnd daß ist die vrsach Wan der fraüen prechen menstrüa bekert sich Jn ein milch vnd alzo ein solche milch die nert genůgsamlichen das kint vnd fleüst nit ausz Da von sich auch der hebt deß kinß Oder der frucht sterck

---

[7] *Der Text ist fortlaufend geschrieben. Um eine größere Übersichtlichkeit zu erzielen, wurden die Rezeptüberschriften hervorgehoben. Die Groß- und Kleinschreibung bzw. Zusammen- und Getrenntschreibung orientiert sich an der Handschrift. Die Majuskeln am Zeilenbeginn wurden in der Wiedergabe beibehalten. Nasalstriche im Auslaut wurden nicht aufgelöst.*

[8] *Getilgt*: s.

[9] *Getilgt*: seige

Ayn frag[10] wie sich daß kint jn der mütter <Bl. 117v>

Yppocras spricht daß die prüst haben ein anhangüng mit der per müter durch etlich cleinee Aderñ die die heff ammen abschneiden vnd durch die fleüst die milch zu dem nabel der kinder Aber daß ist nit war daß etlich sprechen wie sich daß kind ner durch den mündt wan alzo můst eß auch pflegen seinß haymlichen gemachß daß doch alzo nicht geseyn magt oder macht

Jtem daß ein fraw nit ein tote oder vnzeÿtige frücht pring

Nym eynen pach kreüsen vnd erstoß den wol vnd gib jn der fraüen zu trincken jn eynem güten alten wein Nota Ein vnzeittige frücht ist die die noch nicht volkümmenlichen ist komen jn ayn menschliche natür sünder nür zu eynem knollen des fleÿsch oder ist in ain materi der milch geformirt Oder aÿntweder die materj der menstrúa Jst zerrürret oder zerprochen oder von vbriger b[e]begung[11] der arbeit durch die sich die matery zerrürt oder durch andre gleiche vble ding vnd ein soliche vnzeittige frucht Arbeit gemanigklich her fur zu kümen Jn dem Sibenden monat

Wan der frawen die prúst swern oder sünst wee thün

Szo Nym plantago vnd zerstoß die <Bl. 118r> Wol vnd pind sie vber die prúst Oder Nÿm gepraten zwifel vnd stoß die mit schmer daß Alt seÿ Aber daß schmer soltú am ersten jn Ayn wasser legen das eß daß salcz heraüß Ziech dar nach mach ein pflaster dar auß Vnd lege eß vber die prust

Ein fraw die ein kint saugt vnd hat abganck an der milch

die sol trincken met vnd neüeß Pier vnd hüth sich vor aüsz daß sie Nit wein trinck Oder seüd fenichel kraüt mit seynem samen jn gütem jüngen pier daß da süß ist vnd trinck daß selb so wirt si vber flüssick mit milch Jtem aber nÿm pulegium Polley vnd misch den mit wein vnd gib daß der ammen zu drincken daß mert auch die Milch Jtem den Frauen die do kint seügen den ist auch guth daß sie offt essen münczen oder palsen

---

[10] *Fehler des Schreibers*: fraw

[11] *Verschreibung*: bbegung

Zu machen Vnd zu erwecken die menstrüa

So Nym feyel vnd mirren vnd leg das jn eynen Hafen der vol sey mit regen wasser vnd laß eß wol sieden vnd vermach das gar Wol daß der rauch nit da von ghe vnd Laß alzo sieden peÿ vij stünden so nym dan daß hefen von dem feüer vnd die fraw <Bl. 118^{v}> Sol den raüch vnd den tampf jn sich fachen Durch die scham alß haiß si eß mag erleiden vnd die ercznei macht den fraüen menstrüa Ob sie jr nit gehabt haben vor hin Jtem Aber nym wermůt vnd raúten vnd seúdt die jn wein vnd dw dar zū v pfeffer korner Vnd trinckß alzo

Jtem aúß zu treiben die frucht von der frawen Die neulich enpfangen ist

So nym castorm vnd seud den jn wein oder jn pier vnd Drinck deß morgenß vnd deß nachtß vnd ist Eß ein knab so kümbt eß herfur ist eß aber Ein weibl so machteß eß dü mit nichte her fur treiben

Jtem fur den vbrigen flußder menstrúj

seud die rinden von den chraw weiden jn wein oder jn essich mit sampt Den pernn vnd trinck daß

Jtem nym esel milch vnd misch die mit honig vnd hasen gallen oder nym esel milch dar jn gesotten sey ysopp daß enthept auch den fluß der menstrúa

Jtem verpren eynen grunen frosch zu pulfer oder zu aschen vnd trag den jn eynem secklein pey dir Dw verleúst auch nichst deinß plütß <Bl. 119^{r}> Jtem Wiltü daß bewerñ so pint daß vorgenant púlfer eyner hennen an halß vnd vber eynen tag so er tot sy so get auch nit plut von jr

Jtem wer daß wann daß pålgel jn dem daß kint gelegen ist nach der pürt nich her auß zeugt so pulferisier eynen agstein vnd gib jr den jn eynem Tranck zu trincken

Jtem oder mach aynen rauch von hennen federñ vnd heiß sie dar vber siczen vnd daß sie den rauch jn die scham vach so wirt sie gesundt vnd trinck stettiglichen ab wegrich pletter

Jtem von der reinigüng der permütter

So leg petersilien der fräuen jn jr tranck daß pürgirt oder firbet die matrix vnd nym feyel würcz mit sampt den pleterñ vnd seüd sy wol jn pier gib daß der fraüen Zu trincken deß morgenß

Zw vertreiben die menstrúa nach der gepürt

So nym daß gepaÿn von eynem krebß heúbt vnd zerstoß daß zu pülfer vnd gib jr daß Zu trincken jn wein oder gib jr die wurcz mille folÿ teglich jn jrem tranck daß sye dar ab trinck vnd daß ist guth Auß zu treiben die menstrüa wan sie fleissent <Bl. 119v> Wider die rechten maß daß ist nach l jaren Oder leg mirrum jn ein zerschnitten apffel vnd thu jn dan wider zu vnd leg jn dan Auf arbaß So man dan die seüd daß er Alzo gepraten wer so nim jn dan vnd gib Jn der fraüen zu essen mit mirrum oder leg Aber raüten daß ist gertol jn die schug vnd ghe dar auf so wirt sie gesůndt

Zú Er wecken die vnlaútrikeit der vnkeúschheit

Nym verbene safft alß[12] auf zwey laß tropfel vnd xij peffer korner vnd j pockß gallen Oder einß andern Thirß alß vil dich gedúnck zu nemen die drey ding misch mit honig daß man sie genissen mag vnd behalt eß alzo vncz seyn not wirt vnd Gib eß dan jn wein zu trincken Jtem der Sewdt hirsen nieren jn guttem wein vnd trinck dan wan dw wilt So wirstü sehen wúnderlich ding

Jtem von der empfahüng

Jtem Jn dem ersten monat wirt ein zamfügun[g] Des plüczß jn dem anderñ monat so wirt Ein formirung oder lauterung des leichnamß[13] vnd jn dem dritten monat So wirt ein zamheftüng des leichnamß vnd der sele Jn dem vireten [!] monat so gewint eß negel an den henten vnd vingern <Bl. 120r> Jn dem fünften monat So gewint eß geleichnüß deß vaterß Oder der müeter Jtem des sechß monat so gewint eß züsamen ziechüng der geader jn dem sibende Monat so wirt daß marck erstarckt jn Dem achtende monat So wirt das gepayn Vnd daß geader gekreftigt jn dem ix

---

[12] *Verschreibung*: alß al
[13] *Durchgestrichen*: vnd der sele

Monat So wewegt sich die menschlich Natür vnd wirt daß kint mit allen gutten Dingen Erfult

Ein ercznei den frawen jn der kindel peth

Jtem die wurcz verbena jst jn nücz jn dem kint peth ist daß ein daß die selben wurczen pey jn haben wan sie vertreibt alle fantesey vnd alle[14] anweÿhüng vnd sie haben Auch gütte rüe Jtem zu gleicher weiß ist Daß man dem kint an den halß oder hant Henck die wurcz verbene So wirt eß auch nit beschwert mit schwer mutikeit Sunder Eß wirt dar durch pflegen gütter rüe vnd wer nit geschlaffen mocht der hielt Sie auch peÿ jm Er wurd schlaffen vnd <Bl. 120^{v}> Rüen vnd welicher dan verreyten wolt der Pund verbena dem roß jn schopf mit der Arthemesia daß roß wirt nit mūdt

Jtem ist daß aÿn weibß pild enphan[g]en wirt jn müter leib So ist die fraw schwer vnd pleich vnd ir paůch ist langelot jn der Rechten seyten vnd jn der lincken seytenn Scheyblot vnd die linck prūst ist versert mit wetägen vnd die milch ist vndeuig pleich vnd wesserig vnd ist daß die milch wirt gegossen vff ein palirst oder Ebenß Ding So ist sich nachen gleich dem wasser vnd wirt die milch der selben frauen gegossen Jn jren harm̄ vnd schwimpt ob daß syn Die zeichen der enphagung eyneß weiblenß

Jtem leydt aber die fraw schwerczen an der gerechten prüst daß ist ein zeichen der enphahung eynes knebleinß

Jtem aber ein Anderß warß Exempel oder experiment Ob ein fraw hat enphangen oder nit So geb man jr mellicratum alß her nach Stet zu trincken ist das si vmb den nabel Hat daß gerimpel jm pauch so hat Sie Enphangen hat si aber deß nit so hath Si nit enphangen <Bl. 121^{r}>

Daß selb mellicratum sol man alzo machenn̄ Nym Ein loffel vol dun oder zerlassenn honigk vnd zertreib das mit drey loffel Laweß wasser vnd misch eß wol vntereinander vnd gib irß dan alzo zu trincken

Jtem ein anderß zeichen zu erkennen die Emphahūng ein knebleinß so nym ein reinß Clarß wasser von einem claren prünnen vnd Laütern̄ vnd werft dar ein ein tropfen Milch oder des plúst [!] von der rechtenn prūst der frawen ist daß der selb tropf ghen poden velt So ist eß ein knablen

[14] *Getilgt*: yn

Velt er aber nit ghen poden so ist eß ein Meydlein Jtem welche fraw ser jn der purt arbeit so nym mirrum vnd zerreib den wol vnd gib jrß alzo zu trincken So wirt si erledigt

Jtem jn welicher maß oder wie kūmpt daß kint von müeter leib

Do merck daß Etlich frawen mer schmerczenß leyden jn der gepürt etlich mynder vnd das geschicht alzo daß kumpt vnter stünden jn dem aüsz gang her fur reck ein füeß <Bl. 121v> Oder ein hant vnd daß ist gar schedlich So Sollen den die heffammen daß kint wieder Hinder sich schieben vnd aüsz dem selbenn̄ kumpt der fraüen grosser schmerczen vnd zu solichen sachen sol man nemen frawen die zu den sachen wol kunden dar vmb Haben etlich Hebammen aÿn salben do mit sy salben die stat der purt So kumpt Dan daß kint leichter her fur vnd dar vmb so wist daß daß kint ausz natur Jm auß gang von der müter sich von Ersten mit dem heupt erzeigt vnd daß Selb ist guth vnd nücz

Von der vnkeusch merck

Jtem die vnordenlich pflegüng der vnkeusch hindert Oder jrt offt die entpfahung deß kinst daß ist wan die fraw mit jrem man Pfligt der vnkeüsch vnd nit ordenlichen dar zu ligent alß dan die natur geordnet Hat eß seÿ an der seiden oder sünst so wirt daß kint prechen hafftig villeicht Jn der seyten krūmpt oder an eynem füeß Hinckent vnd daß ist die vrsach wan die vnkeusch ist von jn vnordenlich gehalten worden <Bl. 122r>

Von dem aüßgang deß kindes

ist daß eß Jn dem achtende monat seyner entphahung Seinen aůß gang hat so lebt eß selten vnd daß ist vrsach Wan ein jczlichß kint jn Der müeter Helt sich jn dem sibende monat Zu dem aüf nemen vnd gewachß alzo Vnd jn dem achtenden monat so sol eß rüen Von der arbeit so eß gehabt hat jn dem Sibende monat ist aber sein aüsz gang jn dem neu[n]ten monat so wirt eß gesundt Vnd rūt da von der arbeit alß jch vor gesprochen hab

Jtem von der leichten gepürt der frawen

Nÿm pilsen würcz vnd pind si der frawen Aüf die gerechten Huef vnd so dü si hin An gepindest So mach eynen knopf den Man leicht auf mag losen vnd zu hant Wenn si geperet hab so thü dan die würczen Wieder von dan daß nicht die derm̄ oder Jngewayd her nach ghe

Jtem das her noch geschribene remedium hat vil fraüen Erledigt jn der gepurt

Nym lorper pletter Zerreib die vnd leg sie der fraüen auf Den nabel So wirt si zü hant geperñ Wan daß ist offt bewert ꝛc <Bl. 122v>

Ein wares experiment zü [v]ertreiben Vnd zw werñ der menstrüa

Nym dreÿ püchsenn wegrichß mit der würczen daß ist drey wegrich mit sampt den pletterñ vnd seüdt die Wol jn regen wasser vnd gib eß der kranchen [!] Frawen zü trincken zu hant vnd an zweifel so vertreibstü jren fluß Jtem trinck Rosen wasser morge[n]ß vnd zu nachtes daß wert aüch den vbrigen flueß der müeter vnd daß sol thün ein fraw die den fluss vber Ein gancze wochen leydet

Jtem zu reinigen die frawen die sich nach der gepürt nit reinigen mügen oder mag

Nym[15] linsen samen vnd stoß den wol vnd seud jn jnn neüen jungen schmer vnd gib jr das zu trincken

Jtem welicher frauen jr scham geschwilt außz vnkeusch

die sol siczen jn wasser Dar jn gesotten sint papelen daß ist malüa So wirt sye erledigt

Jtem weliche fraw Zu vast vnkeüsch ist

die sol trincken bethonicam daß ist patenig vnd wegwart jn Essig So hort die begir auf

---

15 *Getilgt*: pils

Jtem das sint die zeichen So die empfahüng[16] nit mach geschehen

von jnwendiger <Bl. 123^{r}> Feuchtikeit wegen daß ist so die menstrüa jn der vnkeüsch feüchten vnd wer dan vil dicker dan sunst vnd den sol man geben zü niessen trückne speiß vnd die obristen glider sollen arbeten vnd sich reiben vnd jn vndeüen machen vnd der matrix sol man Helffen mit herber saürer ercznei oder ist aber die müter trücken So sol man niessen Feuchte speiß vnd pad machen vnd salbenn vnd soliche ding vnd man sol meslich Wenig wein trincken

Hie volgt her nach ordenlich von der emphahung wie sich die frawen halten sullen Die enphahen wellen

Ein fraw die enphahen[17] wil die sol sechen daß die matrix Das ist die permütter nicht seÿ zü feücht Vnd zu kalt der jr ordenung der menstrüa Vnd jr reinigung vnd sol nit haben manigerley[18] feuchtigkeit weiß oder ander sünder Rot farb fluß vnd der nit zu vil vnd Zü wenig sei jn geordnent lieb jn dem Werch der natür vnd halt jren lieb Jn rechter schicküng vnd ordnůng Zů der genemen zeit zü Enphahũng <Bl. 123^{v}> Vnd zü meisten jn der zu künfft oder abnemüng der reinigung So der leib nit vol ist mit speiß vnd nit zu ler jn dem vbrigen nemen der Speiß vnd deß weinß dar vmb anzusehen Jn der vngenemen reinigung so wirt gemindert Die enphahung jn dem man auch jn dem Weib wan die messigkeit deß leibß hilfft Wol zu der emphahůng

Jtem die feisten frawen sin gar vngeschick zü emphahen Oder swanger zu werden Von deß wegen daß si die sam nit gleich Zü samen fügen gar dün fräuen sint aüch nit gar geschick vnd ob etlich frawen nit emphahen von wegen etlicher poser Feuchtigkeit so sollen sie die selbigen auß Reinigen vnd zu dem ist nichß Alß güth alß theodoricon vnd yera pigra vnd dyamargariton vnd ist so dw nachent verstest zu kümmen die menstrüa

Jst das ein fraw vnfruchper wirt vbriger hiczd daß bedeũt die wenigkeit Der menstrüa Die do mit smerczeñ ist Vnd die geswer der schamen vnd hicz deß Ganczen leichnamß So soltü in dann <Bl. 124^{r}> Geben erczneí zü mittermaß kelten vnd Früchten als lactücas malúas pletam portulacam attriplicem Jst aber der eingang Der mútter offen So gib jr dan saüer

---

[16] *Großschreibung trotz Trennung, da Zeilenanfang*: empfa-Hüng
[17] *Großschreibung trotz Trennung, da Zeilenanfang*: enpha-Hen
[18] *Großschreibung trotz Trennung, da Zeilenanfang*: Maniger-Ley

Ercznei alß dan sein magram opfel schel vnd die wü[r]cz leúisticj vnd mirtus vnd Aÿch opfl ist aber die müter verstopt oder Sůnst plod so gib ir sueß ercznei

Jtem ab ein fraw trinck den gest oder das geseÿffer daß der haß[19] hat pey dem maul so er ein wurczen oder ein kraüt Jst die wurd von stündt emphahen Jtem Stoß eynen rechten nÿeren von eÿnem wiesel mit der salben ypericon vnd sol do mit salben peyd Heymlich stet vnd dar nach vnkeusch So wirt si zu hant Emphahen Jtem gib jr zu trincken rossmilch vnd jn der selbigen stündt sol der Man mit jr vnkeüschen so wirt si emphaen

Jtem ist aber daß die emphahung gejrt wirt von der beschliessung oder züthueüng[20] wegen der permüter so sol sie <Bl. 124v> Auf gethan vnd auf geschlossen werden mit [...][21] jn dem gesotten seÿn papelen vnd linsen vnd fenum grecum vnd püterñ ôl vnd mel Vnd mit sterckern alß da ist arthimesia vnd Calamentum pulegium comomilla vnd das thúe jr jn die scham Oder stoß lentinam vnd nitrum Vnd safft von Casiosis vnd mach electúarium

Zu der Herten gepůrt gib der frawen etlich Dragmas diptamj mit fenum g[r]ecum wasser vnd ein swalben nest wol gewaschen vnd[22] durch gesihen daß gib jr zu trinkken Oder gib jr fenum grecum daß hilfft aüch Jtem serapinum mit klicher wasser getrüncken Hilfft wol Jtem die fraw sol trincken eyner Andern frawen milch vnd pind jr arthemesiam vber zu dem nabel So gewint jr gepurt iren ganck

Jtem zu der leichten púrt oder geperüng vnd auch wen daß kint[23] todt ist jm müterleib[24]

Nym kranbet pleter die seud jn honigk vnd jn wasser vnd gib jr zu trincken vnd dan so pringt die ercznei daß kint her für Jtem eyner anderñ fräwen milch getrüncken mit ol zeuch auch her für daß todt kint

---

[19] *Getilgt*: ge
[20] *Großschreibung trotz Trennung, da Zeilenanfang*: zu Thueüng
[21] *Auslassung*
[22] *Doppelschreibung*: vnd vnd
[23] *Verschreibung*: d
[24] *Großschreibung trotz Trennung, da Zeilenanfang*: müter-Leib

<Bl. 125r> Jtem der stein Jaspis Hat aúch die krafft Her fur zu treiben daß todt kint Jtem hünscz milch gemist mit wein vnd honigk vnd getruncken zeucht auch her fur das Todt kint Jtem mirrum wol gesotten jn wein gewermet vnd alzo getrüncken hilft wol Jtem mach aber die emphahung nicht geschehen von wegen der feysten feuchtigkeit So sol die müter gereinigt werden mit theodoricon vnd jerapigra vnd gib jr alzo Die ob geschribene wider wertige ercznei dar ein auch gesotten oder gethan seÿ eüforbium pfeffer vnd weyrach enpfint sie Aber pesserung daß ist die menstrüa wol fleissent vnd wan dan aufhort die reinigung So sollen die eeläut mit eÿnander pflegen der mynn so[25] befindest thü pesserung

Zu erkennen die júnckfrawschafft

Nym linsen samen vnd portulacaol[26] vnd spren eß auf glüent kolen vnd Heiß sie alzo dem rauch jn sie vachen durch Die scham ist si zerrůt So wirstu wünder werck sehen <Bl. 125v>

Hie sind zu mercken etlich zeichen der emphahung jn der frawen

daß erst zeichen erkent man auß der vnkeusch ist daß die fräu nach dem eelichen werck empfindt eyner kelten vnd hat schmerczen hinden an den lenden do die nÿeren liegen daß ist ein zeichen daß Sie empfangen hat Jtem ist das antlicz vber maß vnd aúß alter gewanheit verkert Daß ist auch ein zeichen der enphahung

9.4.4 Auszüge aus den 'Problemata' des Pseudo-Aristoteles

<Bl. 125v>

1. Jtem war vmb vnkeüschen die thirer[27]

Darauf Antwort *Aristotiles* jn dem anderñ püch der sel vber die geschrifft die do spricht daß Etlichst werck daß eß geschech von wegen der behaltung der gestalt wan wer die Vnkeüsch nit So wer vor lengt alle thier vergangen

---

[25] *Getilgt*: em

[26] *Großschreibung trotz Trennung, da Zeilenanfang*: portulaca-Ol

[27] *Die Numerierung der einzelnen Fragen wurde ergänzt.*

2. Waß ist die vnkeusch

Antbürt *Aüerroÿs* daß die vnkeusch ist ein jn mischung Deß manß vnd deß weibß durch die jnstrüment die die natur dar zu geordnet hat zu behalten aller thier gestalt darumb so sprech die theologÿ daß die vnkeüsch die do geschicht von wegen der perung seÿnes Geleichen sey nit grosse sündt <Bl. 126ʳ>

3. Warumb ist die messig vnkeüsch So gar zimlich[28]

antwort *Aúicenna* vnd *Constantinus* jn dem Púch von der vnkeüsch wan ein messigung vnkeusch die erfreút daß gemüet vnd ringert den leib vnd entebt den zorñ vnd besterck daß heupt vnd die sin vnd nympt hin alle Melancolei prechen vnd vertreibt den dünst deß spermaß von dem hirñ mit aller vnfletigen materÿ vnd dar vmb spricht *Aúicenna* daß ausz dem treiben der vnkeusch kümpt finsternüß der aügen Swindel des Heubst vnd die verhalnüß deß manß sperma vber die rechten zeit verkert sich jn gift

4. Warumb ist die vnmessig vnkeüsch vnd die gar Embsig vnd stat vnkeüsch schedlich

antwürten Sie wan sie zerrüt daß gesicht vnd aúsz trucken den leichnam vnd verzert auch das hirñ wan *Aristotiles* spricht jn dem püch der geperung Der thier die vnkeúsch ist ein auß lasssüng der lauteren feúchtikeit Si pringt auch das scharft fieber vnd kurczt daß leben alß *Aristotiles* Spricht von der leng vnd kürcz deß lebenß Das spricht auch *Albertus* die von vbriger vnkeúsch leben <Bl. 126ᵛ>

5. Warumb verdent [!] die frawen vil stercker vnd schoner durch die vnkeusch

Antwúrt *Aristoteles* vnd spricht daß die natürlich Hicz deß sperma die auß getriben wirt durch die vnkeüsch Von den mannen jn wirt genummen jn die Frawen die arbeit wurckt daß jn jnn

6. War vmb schadet die vnkeusch den melancholicis vnd den colericis mer dan ander complexionen

---

[28] *Großschreibung trotz Trennung, da Zeilenanfang:* zim-Lich

Antwúrt wan die vnkeusch trůcknet sie vast auß seid sie dan von jn selbß trücken Sein darumb vallen sie jn die krancheit ethicam Offt daß ist die derre

7. War vmb ist die vnkeusch den flegmaticis vnd Sangwineis nücz vnd guth

Antwürt *Aúicenna* wan jn jnn ist vil solicher materi die do ausz Sol getriben werden von jn wan ein jczlich veist Die hat wenig sperma vnd sein narüng Geth jn die veistigkeit vnd darvmb spricht *Aristoteles* Das der jgel wenig sperma hab wan eß geth Alles jn die perster

8. War vmb ist daß die weibel aller thier nit begerñ der vnkeusch nach der enphahung

Antwürt *Albertus* wan die matrix ist dan vest vnd verschlossen vnd die menstrüa sind dar <Bl. 127^{r}> Jn verhalten darumb wirt jn wehalten der lüst vnd die begir

9. War vmb haben die frawen vnd die stüten die begir nach der enphahung alß do spricht *Aristoteles* jn dem achten püch von den thirñ

Antwurt auch *Galienus* von dem weib wan die fraüen gedencken an die vnkeüsch vnd werden dar jn mütig vnd gefreüt vnd gedencken dan an den wollust der jn der vnkeusch jst dar vmb so deß selbigen lust auch nach der enphahung gedencken aber die antwürt von der stuten wan eß ist ein thier daß do gar vil isset vnd gar vil deüet dar vmb Hat eß gar vil sam vnd vil menstrüa wachsen Jn jm vnd wan dan alzo sein heimlicher gemach erhiczt wirt So wirt eß erzünth jn vnkeuscher begir

10. Warvmb ist nit zü vnkeüschen mit vollem leib

Antwürt *Aristoteles* wann eß hindert vnd jrt die deüung

11. Warvmb ist nit zu vnkeuschen mit hüngrigem vnd girigem pauch

antwürt *Aristoteles* wann Eß krenck die narung vnd die glider werdent Da von geswecht

12. War vmb ist nit guth vnkeuschen nach der <Bl. 127^{v}> Vndeüung vnd nach der reinighung deß leibß

antwurt wan eß wer gar schedlich zü machen zwo purgacion nach ein ander

13. Warvmb ist nit guth vnkeusch nach dem padt

Antwürt wan die sweiß locher sindt dannach Offen vnd die naturlich hicz gestreit sich vnd dem ganczen leib vnd dar vmb die vnkeúsch Die nach dem padt geschicht pringt dem leib vnd dem menschen kelt

14. Wan ist Die pest vnd Die genemst zeit zü vnkeüsch

Antwort wan nün volpracht Sein alle deüng daß ist zwischen mitternacht vnd der morgen rott alß *Constantinus* spricht wan eß ist gar gesünt zu schlaffen nach der vnkeusch

15. War vmb sin alle wilde thier gar zornig vnd Freÿsam von der vnkeüsch

alß die raben die vor krackaczen vnd alß die esel die vor wifig werden vnd hin vnd her laüffen von der vnkeüsch Antwort wan alle jre glider sindt dan gar vast entzünt auß der vergifftenñ begier vnd die natür arbeit die selben auß Zu treiben waß jr zu vil ist vnd soliche Enczindung der begier macht zorñ vnd <Bl. 128r> Freysamigkeit oder aber als pald sÿ jr pegir volprin-gen so werten sie güttig vnd senfft mütig Als die laͤmlein

16. War vmb sein die menschen zu der zeit der vnkeúsch nit zornig oder fraissam

Antwort *Aristotiles* die scham die do ist die erst gestalt der vernüft die last si nit zürnen wie wol doch ein yder zu der Zeit der vnkeüsch mer ist geschick zü zorñ wan zw Ein anderenn Zeit

17. War vmb ist jn der vnkeusch so grosser Lust vnd begir

Antwort wan die vnkeúsch jst jn jr selbß ein verschnecz werck vnd so gar poͤß daß alle thier da selb verswachen vnd dar vmb die g[r]osse[29] begir macht dz werck lústig

[29] *Nachtrag:* o *steht über der Zeile*

18. War vmb mach die vergissung des samen Zw der Zeit der vnkeüsch dem menschen so grossen lust

Antwürt *Aristotiles* jn dem vj puch von den thiern̄ ein solicher lust Erhebt sich aüß der züsamen füegüng zweÿer gleicher menschen die do habenn̄ gleich proporcion jn jrem samen zu ein nander [!] Ain andre antwürt vnd ein pessere <Bl. 128^{v}> Wan der samen der alzo natürlich vergossen wirt der macht auß seiner hicz ein erweckung deß lustzt deß manß gemachten darumb so wirt der lust pald erzünd

19. War vmb ist daß daß die menschen die da offt vnkeüschen minder lust haben dan die do selten vnkeüschen

Antwurt daß ist von Dreÿer leÿ sach wegen züm ersten wan der aüß ganck[30] Der menlichen samen ist milt vnd weyt darumb macht der samen da selb seynenn̄[31] ganck vnd der selb milt[32] ganck macht den lust zu dem Andren mal wan die da offt vnkeüschen Haben wenig samen züm dritten mal wan Ein solicher menschen wirt offt aÿn stat des samenß vergossen rotß plüt vnd vngedeutsz oder ein andre wasserige materÿ die nicht hiczig ist vnd dan pringt eß kein lůst

20. Ob der lust der vnkeusch grosser in dem man dan jn der fräuen [seÿ]

antwürt die Arczt die do sprechen daß der lust grosser seÿ jn dem man jntensiue dan jn den frauwen wan gemainclichen jr sam ist hiczig vnd warm aber cleyner ist er jn den frawenn wan gemainclichē jr sam ist hiczig vnd warm̄ aber cleyner ist er jn der frawenn̄ <Bl. 129^{r}> Extensiúe wan die vergiessen jren samen vnd nement ein andern an die stat dar vmb ist jr lust Cleyner dan der man Alß das schreibt *Aristotiles* Seption ethicorüm et in principio de animalibusz

21. War vmb vnkeüschen die visch nit mit einander Seit das sein kein vischer nie hat gesehenn̄

---

30 *Getilgt*: macht den lust; *die Fortsetzung des Satzes erscheint unten auf dem Blatt, sie wurde an der richtigen Stelle eingefügt.*

31 *Getilgt*: samen

32 *Getilgt*: samen

Antwurt *Aristotiles* jn secundo de generacione animaliüm daß die visch fur war mit ein ander[33] vnkeúschen Aber jr werck ist gar schnel darvmb mach daß gesicht daß nit enphinden

22. Jtem ob die vnkeüsch rainig dúrch dein mündt geschech Alß etlich sprechen von den raben die mit jren Schnabelen an ein ander küssen vnd alzo dar durch vnkeüschen vnd enphahen vnd sprechenñ Auch etlich daß die wisel emphachen vnd gepirt durch den mündt vnde *Aristotiles* argú-mentiert Alzo alles daß da get durch den mundt das kumpt durch den magen vnd erdeút sich aber geschech die vnkeusch dürch den mündt so verzert Sie sich jn dem deüen vnd kann nit zu der natür

23. Ein frag von wannen gepert sich der samen Des manß oder waß ist daß selb hie sint etlich Opinion der årcz vnd der naturlichen meister vnd sprechen daß der sam seÿ ein vbrige flüs <Bl. 129ᵛ> sigkeit eyner volko-men deüung an den glidernñ geleichet Aber etlich sprechen daß der sperma kom fliessent von dem hirñ vnd alzo an der virbung deß leibß wirt er weiß Aber etlich sprechen daß der samen sey ein vberflussigkeit Der ersten vnd der anderñ deüng wan von solichen dingen kumpt der sweiß der harm̃ vnd speichel deß flegma vnd die colera vnd dar vmb da spricht *Aristotiles* jn dem anderen puch de generacione animalium daß die gepe-rüng deß sperma seÿ auß vbriger feuchtigkeit vnd Auß vil pluts vnd zerstra sich durch den ganczen leichnam

24. War vmb kumpt der fluß der fraüen nit zw Einer gemessen zeit als die menstrüa

Antwürt Wan der sam ist nit gifftig alß die menstrua Dar vmb treibt jn die natür nit auß súnder die behelt jn ze perung Ein andre antwúrt Wan der sam gepiret sich nit jn so grosser Maß Jn den mannen alß die menstrüam Jn den fraüen dar vmb bedarf daß nit Auß treiben Oder auß treibüng

25. Ob daß sperma kôm von den gliderñ oder von der feüchtigkeit

Antwurten vnd Sprechen etlich daß eß chom von denñ <Bl. 130ʳ> gliderñ vnd bewerñ daß wan wir sechen Offt daß ein hinckender vater piert einen Lamen sün vnd ein vater der ein massent Hat piert auch eynen sun der ein massent Hat alß daß auch *Aristotiles* spricht Ein andre frag antwürt

[33] *Verschreibung*: nander

nach der warheit die do spricht daß daß sperma chom von der feuchtigkeit vnd von der leczten narung Nün ist die Narüng kein glid Sünder eß ist ein feuchtigkeit dar vmb so kumpt der sam von der Feuchtigkeit vnd nit von gliderñ daß aber Ein lammer sün geporñ werdt von Eynem Lamen vater Spricht *Aristotiles* jn dem anderen Puch de generacione animalium daß geschich von vbriger ÿmaginacion wegen der müeter die Sie hat von jrem lamen man so sie sein an den Eelichen wercken dar vmb so gepern sie Eynen lamen sün

26. War vmb auß gedechnüß der müeter von dem Lamen vater gepirt eynen lamen sün

Alß dan spricht *Aristotiles* daß ein fraw aÿnsten Het jn der zeit der vnkeusch geymaginert Vnd gedacht jn jrem pet an aynen gemalten moren vnd sie enpfing alzo eynen moren <Bl. 130^{v}> Antwort *Aristotiles* vnd spricht daß die ymaginacioñ vnd daß gedencken von eÿnem val Macht den menschen vallen vnd von der auß merckigkeit zu ymaginyren mach den menschen auß merckig Alzo zu gleicher weiß die krafft der ymaginacioñ ist die obrist formirüng deß kindß dar vmb gebent si jr zw formiren ein solichß kindt daß si dan ymaginert hat

27. Jtem Ob der sam deß manß gee jn die natur deß weibß Oder jn die permüter des kindß

Aristoteles vnd ander naturlich meister die Antwürten daß der sam deß manß sei ein anfanck vnd ein würckung deß kindß als ein Zimmerman ein würcker einß hauß Er spricht Aüch eß ist ein einige materi der narúng vnd Der geperüng vnd auß der wir sein wesenlich Vnd dar aüß wir vnß neren vnd die sperma mag nit sein an materi der narúng Alß Spricht *Auerrois* vnd dar vmb nach der Warheit ist zu wissen daß sich nün payd samen schliessen jn der permutter so schickt vnd ordinet dan der sam die sell des Kindß vnd als palt daß selb geschicht So Verkert sich der samen deß manß jn eynen Dünst vnd rauch vnd reucht dan auß <Bl. 131^{r}> Jn den sweiß Locherñ der permúter dar vmb So ist offenbar daß allein die materi der menstrüa ist ein materi deß enphangen kindß

28. War vmb zeucht die matrix alß vast an sich den samen deß manß

Alzo daß spricht *Aüerroÿs* daß ainsten in einem padt Ein Jünckfraw sass an der stat do ein man seyn samen het verrert die wart do von swanger vnd enpfing vnd gepar ein kindt Wan Die matrix zoch alzo an sich den samen Deß manß die antwürt *Aüerroÿs* wan Die matrix aüß ganczer jr materi vnd gleich gestaltlicher form zeücht den samen an sich Alz zu eyner aÿgen volkummenheit

29. War vmb habent die fraüen roten samen Daß ist menstruum

wan eß ist vberflussigkeit Der anderñ deüng die do geschicht jn der Leber vnd die leber ist von natür rott Dar vmb ist daß menstruum auch rot Ein Ander antwürt wan die menstruum ist ein zerücz vnd vngedeücz plüet darumb hat eß ein plütige varb

30. War vmb wechß oder gepiret sich das <Bl. 131ᵛ> daß menstrüum jn den frawen

Die antwürt aller Arczt vnd aller der naturlichen meister wan sie sind kalter natür gegen den mannen vnd mügenß nit alles verkeren jn pluet dar vmb wirt der meist tail menstruum jn jn

31. War vmb fliessent die menstrúa von den Fraüen

Die antwürt wan eß ist ein vergiffte materi alß daß spricht *Aristotiles* an dem ersten Puch de generacione animalium daß menstruum daß Do ser fleüst perürt eß aynen paümb oder Eynen wachseten nast [!] so müß er da von Dorren Jst das ein hündt neust oder nÿmpt daß menstruum der fräuen jn sich so wirt her an dem dritten tag wütig ob eß nit alle monat fleüst So eß den frauwen vill kranckhait pringt

32. War vmb fliessent die menstrúa vor den xiij jaren nit

Antwürt wan die Junckfrawen sindt nach gar heisser natür vnd deüen all jr speiß wol vnd dar vmb So wachsent jn die menstrüa vor der Zeit nit

33. Jtem war vmb habent die alten frauen nach <Bl. 132ʳ> den lj jaren nit die menstrúa

Die antwúrt Wan sy sindt vnfruchper ein andre antwurt Wan die natúr ist dan gekrenckt vnd mag nit aúß treiben dar vmb samet sich ein grosse menig der selben menstrüa vnd werden vnrein vnd dürch jren atten vergifften sie Die kint vnd dar vmb jst jn vberflüessiglichen die straüchen vnd die hüsten vnd vil andre geprechen dar vmb so raten die Arczt daß man sich wol vor jn hüten sol vor den alten weiben jn den sachen

34. Seitten mal daß die frauen so gifftig seÿn war vmb vergifften si sich selbß nit

antwurt Die gifft wurckt jn sich selbß nit mer jn Eynem andern Antwürt vnd ein pessere Die frauen habent solicher ding gewont dar Vmb so schat eß jn nit wan eß spricht *Albertus* daß ainsten war ein junckfraw die wart zu jm gefurt zü Kolen die aß kroten daß war jr genemeste speiß vnd *Aristotiles* schreibt ad *Allexandrum* de regimine Principiúm von eyner junckfräuen die do genert wart von gifft vnd die selb junckfraw wart von wünder wegen gefurt <Bl. 132[v]> Oder gesandt der künigin *Allexandrj*

35. War vmb Haben die Swangeren frawen Jr menstrüa [nit]

Antwurt wan daß menstrüa verkert sich jn milch dar auß sich daß kindt nert dar vmb ob ein swangere fraw het Menstrüa daß wer ein zeichen des todß eyner vnzeitigen frücht vnd eÿnes vnzeitiges kindß

36. War vmb habent die frauen die do kinder seügen nit die menstrüa

daß ist darumb wan Daß menstrüum verkert sich jn milch vnd eß Sprechen die arczt daß ein fraw die swanger ist vnd seügt ein ander kint die selb verderbt vnd vergifft daß kint daß noch jn múter Leib ist wan die narüng die si jm nÿmpt Oder enzeucht die ist den zweÿen kinden Nit genügsam

37. Warumb Habent Etlich fraüen nit die menstrüa Die weder swanger sein noch kinder seúgeñ

Daß geschicht auß grosser kranckheit oder Auß andern prechen Der auß treibenden kraft darumb so raten die arczt ein solichē Fraüen zu lassen auf der saffena daß ist Die ader peÿ dem Halß vnd so die selb ader geschlagen wirt So zwingt sie die vberflússigen <Bl. 133[r]> Menstrüa vnd pringtß Her fur zw jrem flüeß die verhalteñ

38. War vmb ist das die augen eyner menstrüosen frauen vermailigen oder vergifften aÿn Spigel

alß das *Aristotiles* spricht De sompno et vigilia daß plüetigen flecklin sich erheben von dem gesicht eyner solichen frauen Jn Dem spigel die antwürt daß ist gar natürlich vnd auß solicher sach wan zu der Zeit So die menstrüa jren ganck habenñ jn der fraüen so zerfleüst der giftig dünst vnd rauch vnd steigt jn dein heubt vnd begert da selbß seynen auszganck dar vmb Thúend den fraüen zú der zeit jrß geprechenß Daß heubt wee vnd vmb pinden eß jn vil schleyrlein wan die aügen sindt gar vol mit solichen tempfen vnd dar vmb begert Der selb poß dampf sein auß ganck da zü haben dar durch dan die aûgen werden vergift daß jn jn gesechen werden plüetige Ederlein vnd die aügen werden rinnen vnd zeherñ vnd der lüft zwischen aügen vnd deß spigelß wirt vergift vnd dar vmb Daß der spigel liecht vnd clar ist So wirt <Bl. 133^{v}> Er gar leicht vnd vervnreint durch daß vergifft gesicht Eß spricht *Aúicenna* daß die aügen Ayner solichen kranchen frawen ain kemel thier werfen jn ein grücken

39. War vmb nympt das wort menstruum seynen nam von dem worte mensis

antwürt wan die kranckheit kumpt den naturlichen fraüen alle monat jn xxvij tagen vnd viij stundt vnd der mon herschet vber alle feuchte Ding vnd daß menstrüüm ist an jm selbß Feucht vnd dar vmb so nympt eß den nam von dem mon wan die päuren sprechen Das alle feuchte ding auf nemen jn dem neúen mon vnd so der mon alt wirt so nemen si auch ab

40. War vmb ist daß: das etlichfrawen [!] Lenger Leiden jren fluß vnd etlich kurczer etlich vj oder vij tag

Die antwürt die frowen Die den fluß lang haben die sein kalter natür vnd wechst der fluß vil jn jn dar Vmb So müssen si lenger leÿden den selben vnd wirt langsam aüß getriben Aber ander Frawen die jn minder haben die sind heisser natür dar vmb haben si sein Wenig <Bl. 134^{r}>

41. Ain frag wo sich die menstrüa aüfhalt von jrem flúß

Etlich sprechen jn der permütter Aber *Aüerroÿs* spricht daß die permüter allein sey ein stat der geperung vnd eß seÿ ein Ader jn dem rucken Dar jn sich die menstrua verhelt vnd gibt des ein zeichen wan Die selben zeit haben die frauen vil grosser stich jn dem rúck von auß treibung wegen Deß flüß vnd der natur

42. War vmb geperen die swangerñ frawen Zu der Zeit jres prechenß auß merckiger Oder sunst krancke kinder

Antwürt wan die materi deß flúß ist gifftig vnd versert daß kint natürlich mit prechen wan die geleichnüß der sach erscheint jn jrem werden

43. War vmb leÿdent die fräwen nit zu eyner Zeit Deß monets jren fluß

dan etlich habent jn jn vollen mon vnd etlich jn abnementen Etlich jn neüen mon Antwürt daß ist von manigerleÿ complexion der fraüen wie wol die fraüen mer flegmatice sein dan die man doch so ist eine mer sangwinea dan die Ander Nün Hat ein jczlichß mensch ein vier <Bl. 134ᵛ> vierteil[34] Alzo hat ein jczliche fraw vier complexion die erst sangwinea die ander colerica Die drit melancolica die viert flegmatica vnd alzo die sangwine frawen die leyden den fluß jn dem ersten virtel deß monß vnd doch ist aúch ein vrsach wan der alt Mon begert Junger menschen Versus Lüna vetus veteres júúenes Lüna noüa requirit[35]

44. War vmb Leident die fraüen gemaniglich Jren fluß jn abnemenden mon

Antwúrt daß Jst von abnemüng wegen Deß monß wan sein Kelten würckt die kelten jn den fräuen

45. War vmb kümpt der fluß der fräuen mer jn dem winder dan jn den sümmer alß sie selber wol wissen

Antwürt wan jn dem winder Arbeit der fluß zu der aüf nemung der glider Aber jn dem summer So verzert er sich Durch den vbrigen schweiß dar vmb fleüst er mynder

46. War vmb leident die fräuen Jn jren menstrüa den schmerczen

dan er ist gleich dem prechen der harm̄ winden die jren harm̄ verzeren tropfen weiß vnd langsam zü gleicher weiß alß die harm̄ wynden kumpt aüß <Bl. 135ʳ> Vngedeütem tranck daß geschicht nach dem padt Vnd den subtilen harm̄ wegent vnd jrt alzo die materi der menstrüa ist auch jrdisch vnd Auch vngedeüt vnd laÿdigt gar vil den weg dar durch sie fleissen sol

---

[34] *Doppelschreibung*: vier vierteil

[35] Luna vetus veteres, iuvenes nova luna requirit, Quolibet in mense prodest incisio vene. Zit. n. Hans Walther: Carmina Medii Aevi Posterioris Latina. II/2: Proverbia Sententiaeque Latinitatis Medii Aevi. Lateinische Sprichwörter und Sentenzen des Mittelalters in alphabetischer Anordnung. Teil 2. Göttingen 1964, S. 779, Nr. 11.

47. War vmb enfacht die fraw Leicht nach dem Fluß menstrüa So sie mit jrem man vnkeüsch

Antwürt wan si ist dan vil paß geschickt Zu enphahen vnd si ist nün gereinigt von Jrem fluß jn aller maß die gehort zu der geperüng vnd darvmb find man nit vil vnfruchper judin Si sin gar fruchper Alß man List in exodi[36] da die juden in Babilonia warn̄ da würden die juden gar ser gemert vber babiloniaz vnd waß kein andre vrsach wan die rechten juden die vnkeüsten nit mit Jren fräuen nür allein sy sein züm ersten gereinigt von jrer menstrüa So werden si gar geschickt zu der enpfahung

48. War vmb verbandelt sich die farb der krancken flussigen fräuen jn ein pleiche farb

Antwürt wan zu der selbigen zeit deß fluß so weicht Die hicz von allen glidern vnd kümpt zw Hilff der natur auß zu treiben die menstrüa vnd soliche beraübüng der hicz macht die fräuen <Bl. 135v> Pleich an dem antlicz Ein andre antwürt Wan die menstrüa sind eÿner groben vngedeuten Feuchtigkeit dar vmb wan si fleissen so verwandelt sich die gestalt

49. War vmb sind die frauen so vnlustig zü essen zu der zeit jrer kranckheit

Antwürt wan die natúr arbeit vil mer zu der auß treibung dan zu der deüung vnd ob sie alzo nem ein Roche speiß so plib si roch vnd plib alzo einß Pey dem anderñ roch vnd gancz vngedeut

50. War vmb werdent die mann Heiser die mit den krancken fraüen zu schaffen haben Oder vnkeuschen

Antwürt wan der man zeůcht dürch den attem vnd durch die glider der stim an sich den vergifften Lúft von der fräuen So er nún an sich gezogen wirt Szo macht er den man Heiser

51. War vmb enphahen die feisten fräuen selten

Antwürt wan sÿ haben ein schlipffige permütter Jn der enphaúng den sam nicht behalten mag werden Ayn andre antwürt vnd ein pessere wan die

[36] *Gn 10*

feisten frauen Haben gar ein engen Einganck der permütter daß der sam nit leicht <Bl. 136r> Hin ein tringt vnd wirt alzo gehindert vnd So er dan hin ein geth so geth er lancksam Hin ein vnd jn der selben zeit so wirt er kalt da die enpfahüng wirt vngeschickt

52. War vmb enphahen die heisen fraüen selten

Antwürt Der sam wirt jn jnn erleschet vnd verzert zu gleicher weiß alß ein cleinß wasser so eß gegossen wirt jn ein feüer Dar vmb so sehen wir wol daß die fräuen Die da grosse begier haben Zu der vnkeusch selten enphahen

53. War vmb enpfahen Die gemeÿnen fraüen nit

Antwürt wan durch ein lassung manigerleÿ sam so werdenß jre jn strüment Der enpfahüng vinster vnd schlipffig daß sie jren samen nit behalten mügen

54. War vmb ist daß alß *Albertus* spricht so ein Fraw trinck von salüeÿ der jn wein gesoten ist deß selbigenß jarß nit enpfecht

antwürt wan der salüeÿ ist ein kalst kraút dar vmb Sein kelten die hindert die enpfahüng

55. War vmb ist daß: daß das thier daß da genennt wird exul vnfruchper ist vnd das auch nit Emphacht

Antwürt *Aristotiles* vnd spricht das <Bl. 136v> Ein maül geporen wirt von eÿnem roß vnd eslin vnd die zweÿ thier werden gar leicht vnfruchper vnd dar vmb daß thier daß von jn geporen wirt daß wirt gancz arm vnd vnfrüchper Ain andre antwürt die aüch *Aristotiles* gibt Wan der samen deß roß ist gar kalt alß er daß schon bewert vnd der eslin ist warm Darümb wan die samen zü samen vermischt Werden So wirt dar auß geporen ein vnfruchper maül vnd daß sein die thier wunder Die geporen werden auß manigfaltigen thirenJn manigerleÿ gestalt maulus wird geporen Auß eyner stůten vnd von eynem Esel bůrdus von eynem Hengst vnd eyner eslin vrix von Einem geiß pock vnd von eynem schwein Thitirus von eynem schefflein vnd eynem pock müstira von eyner geiß vnd von eynem wider Centarus von eynem menschen vnd eyner stütten Münicentarus von eynem menschen vnd Eyner eslin

56. Jtem war vmb enphahen etlich fräuen allein kne[b]lein

Antwürt *Constantinus* vnd *Aristoteles* daß ist wan der menlich sam velt von dem rechten Nÿren Jn die rechten seyten der permütter So wirt dan geporen ein kneblein dar vmb <Bl. 137r> nach dem alß *Albertus* spricht so arbeit die hicz nach dem manß pild Aber etlich antwürten Alzo wan daß ist daß der samen vaterß vber wint den sam der müter So wirt geporen Ein kneblein vber wint aber der sam der müter den sam des vaterß so wirst ein tochter

57. War vmb enphahen Etlich frawen allein Maidleyn

Antwürt wan der samen velt Ein die lincken seyten der permütter die da kalt ist von deß milcz wegen dar vmb so würck das milcz die weiplickheit

58. War vmb Hat die fraw ein permütter

Antwürt *Auerroys* wan die permüter ist ein eigne stat der peruñg vnd ist alzo geformirt jn der mit der fräuen alß ein kloacken jn der mit der stat zu gleicher weiß als Alle vnsäuberheit der stat fleust jn die kloacken Alzo fleust daß vnrein plüet vnd die menstrüa zu der müeter

59. War vmb gepern etlich fraüen cleine lange magre kint vnd etlich gepern kürcze vnd Dicke kint

Antwürt *Auerroys* vnd *Galienus* Daß daß kint geformirt wirt nach der groß <Bl. 137v> Der permüter vnd weliche fraw ein lange vnd Enge permüter Haben Die selben kint werden Auch klein vnd weliche weit permüter haben werden dick vnd kúrcz

60. War vmb geperen etlich frauen mer kindt Dan einß daß ist zwilling

Antwúrt *Aristotiles* jn libro de hümano natüra jn der permütter sindt sieben zellen vnd behaltüng deß samenß vnd gemanigklich mugen si geperen kinder Jn welicher zel sich vermist der sam des Manß sünderbar jn der rechten seyten sind Dreÿ zel[37] dar auß sie geperen mügen dreÿ Meydlein Aber ein zel ist jn der mitte dar auß geporen wirt ein kint genant zwidarm Daß do Hat zwaierleÿ heimlicher scham des manß vnd

---

[37] *Auslassung*

des weibß dar vmb wan ein Fraw tregt siben kint das ist mer wünderlich dan naturlich

61. War vmb sind die zwilling geschecz als Halb menschen vnd sint nit alß starck alß ander vnd die gesecz des rechten halten Eynen zwilling fur eynen halben menschen jn Eÿnem kampff

Antwürt daß ist naturlich wan Die materi deß jn samen die sich verwandlen solt jn ein kint allein die wirt verkert Jn <Bl. 138[r]> Zweÿ kint vnd dar vmb so werden die zwilling gekempft vnd leben selten lang

62. War vmb ist das alß *Aristotiles* spricht vnmüglich ist eß das zwen zwilling sind peyder geschlecht

daß ist: daß einß ein kneblein sey das ander ein meydlein Econuerso sunder sint eß Albeg zwey oder dreÿ kneblein Econuerso Antwurt naturlich ist eß nit müglich daß ein Teil des samens val jn die gerechten seyten vnd der ander jn die lincken seyten der müter Sünder er velt nür jn ein teill Eintweder jn die rechten oder jn die lincken seyten

63. Jtem wie wirt geporen ein Zwidarm̄

Antwürt Jn eynem solichen maß wan jn der permutter sind drey vodrist zel aÿn jn der rechten seÿden die ander jn der lincken seÿten vnd eÿne jn der mitte der peydt seyten auß der geporen wirt ein zwidarm̄ Jn so getañer maß wan die natür hat nün willen zu geperen Ein knaben vnd nimer nit ein maydlein Wan meydlein ist naturlich alß ein merwünder vnd alß geschriben stet jn dem püch de animalibus vnd dar vmb so wirt zu zeiten geformirt Ein kneblein zu allen seynen meisten[38] glidern Aber dar nach von wegen der <Bl. 138[v]> Vnkeüscheit der materi des samenß mag die natür nit volpringen ein kneblein Sünder Sy gepiert ein meydlein vnd dar vmb So ist der zwidarm̄ an der mandlichen heÿmlicheit vnüermügent

64. War vmb Ordent die natür an dem zwidarm̄ nicht zwo mandlich oder zwo weibßscham Sünder nür ein weibß scham vnd die ander Einß manß scham

[38] *Getilgt*: zeitten

Antwürt wan jn der natur So wer ein vbrige wurkung das da wider *Aristotilem* ist primo celi et quarto methaphisice wan got vnd die natür würcken nichß vbrigß

65. Jtem ob ein solicher zwidarm so[l] getäufft werden Fur ein knaben Oder fur ein maydlein

antwürt fur eynen knaben wan nach dem wirdigisten wirt der nam gegeben vnd der man [ist] wirdiger dan die fraw dar vmb so sol er werden getäuft fur eynen man alß do selbß *Aristotiles* Spricht jn tertia libro de anima Omne generationibus prestancius suo passio ein jczlicher wirckender ist wirdiger dan sein Leydender

66. Ob ein zwidarm̄ jn eynem rechten sol sten an̄ Eynes manß oder weibß stat

Antwürt Nach dem weg der rechten daß er züm Ersten sol sweren Ee vnd er zu dem rechten <Bl. 139[r]> Gelassen wirt welicher heimlicher scham Er mer geniessen mug vnd nach dem ist Er an zu lassen an daß recht Núczt er aber Peyd heimlich scham zu der vnkeüsch So ist Er nach auf seczung der Cristenlichkirchenn̄ Zü verprennen vnd des gleichen ist ein frag ob Ein solicher mocht priester werden oder nit

Jtem zu den zeiten *Albertj Magni* ist zü Kolen Ein kint geporen worden so sich daß selb kint mit der gerechten seyten an ein schloß leÿnet So wart eß geoffnet vnd wan eß sich mit der lincken Dar an leynet so sperret eß sich Jtem *Albertus* spricht daß jn eymen dorff ein kúe heth geperet ein kalb daß waß gleich Eynem halben menschen do verdachten die paüren den hirten vnd sprachen Er heth mit der küe vnkeúscht vnd wolten jn verprennen Aber ein sterñ seher sprach daß wer der warheit nit geleich vnd dem Hirten geschach vnrecht vnd die natur het da gejrt Jtem *Albertus* spricht daß er gesehen Hab daß Zwen leichnam der menschen jn eynem leichnam Zü samen sein gefüget gewesen an dem rúck vnd hetten zwen leichnam vier flůg vnd vier füeß vnd gingen welichen enden sie wolten Ob ein solicher leychnam Ein mensch seÿ oder zweÿ Antwürt *Aristotiles* daß da zu sehen ist <Bl. 139[v]> Zü dem herczen Wan hat ein solicher mensch zweÿ Hercz so ist er fur zwen menschen zu reÿten Hat er aber nür ein Hercz so ist er nür ein mensch

67. War vmb wirt zu zeiten geporñ ein mensch mit eynem grossen Heüpt oder mit vj fingerñ an eyner Hant oder nür vier finger

Antwürt *Albertus* aber daß ander puch phisicorum das daß selb geschech von wegen der vberflussigkeit Oder prechenheit der materi wan so der materi zu vil ist so wirt zu zeiten geporeñ Ein kint mit eynem grossen heupt oder mit vj finger ist aber der materi zu wenig so werden die glider cleiner vnd mynder dan si sunst werden

68. War vmb ist daß: daß auß vngeschickter vnd vnordenlicher vnkeüsch die do geschicht an der seyten oder stent[39] vnd vngeschick plede kint geporen werden

Antwurt wan der sam ist vnordenlich vergossen worden jn die permüter vnd ist auch von jr der sam vnordenlich emphangen worden vnd dar vmb so werden jn solicher weiß pucklete vnd plede kint geporen mit vil ab gengen vnd prechen

69. War vmb sint etlich kint gancz gleich jrem vater vnd etliche gancz gleich jrer müter <Bl. 140r>

Antwürt daß ist dar vmb wan der sam der müter vberwint den sam deß vaters So wirt daß kint gancz gleich der müter Et econuerso ist aber daß ein samen zü gleicher weiß vber wint den anderñ so wirt daß kint eynem tail gleich dem vater vnd den anderñ tail gleich der müeter

70. War vmb sind etliche kinder vil gleicher den anherñ oder een vnd vren dan jrem vater vnd müter

Antwürt *Aristotiles* wan die krefft der an vnd der vr an ist jn machtigkeit wegen vnd jn den herczen vater vnd müter die sie gepert haben vnd auch zu zeiten vngeleicheit wegen der narung so wirt dan das kint geformirt nach gleichnüß der an vnd der anherñ

71. War vmb ist daß alß *Aristotiles* spricht daß sich die gleichnüß der kinder zü der gleichnüß jr an herrñ oder jr an nicht erczeigeth vncz vber daß vier geschlecht

---

[39] *Getilgt*: oder

Antwürt *Albertus* wan ein yde krafft wirt gemessen[40] jn vier[41] grad vnd dar vmb die geperung mag sich nit jn gleichnüß erzeygen vber das vierd geschlecht wan die leng der zeit entept die gleichnúß vnd schickung der elteren <Bl. 140v>

72. War vmb sint die kinder von manigerleÿ schickung Geformirt Etlich sint hert Etlich lindt vnd waich

Antwürt daß ist von der herschüng wegen maniger Element jn jnn wan die gepein von der Menstrüa wegen wirt mer jrdisch vnd erhertet vnd hiren vnd das marck von seynen wegen mer Wesserig aber die leblichen naturlichen geist mer Lüstig vnd die naturlich hicz mer feürin

73. War vmb wirt das kint ainziger weiß sterck

Antwürt wan ein meidlein jn dem [!] erstenñ vj tagen hat eß die gestalt eyner milch vnd Jn den nechsten neün tagen dar nach so hat Eß ein plúet farbe gestalt so wirt eß dan verhert jn ein natur einß verstockten plücz daß do mit zerfleust alß ein knollen fleisch wan eß ist dan nachent dec schicküng zu dem fleisch Aber dar nach jn den xij tagen nach den for genanten viiij tagen so wirt dan die materi gesterckt vnd gevestet daß sie dan genemen mag glidmaß vnd formirung deß leibß vnd alzo von tag zu tag vncz aüf die gepurt wirt das kint anderß geschickt wie sich Aber die kneblein schicken zu der purt ist vor gesagt worden vnd dar vmb so ist zü <Bl. 141r> Mercken Als *Galienus* spricht jn dem ersten monat so wirt die frücht deß kinst ein reinigüng Deß plüts wan jn dem anderñ monat Szo wirt ein erzeigúng eyner plütigen substancz Jn dem dritten monat so formiret sich die Negel vnd die har deß kinsz jn dem vierden Monat so rürret sich daß kint jn der müeter Dar vmb haben die fräuen aÿn wüllen alß si vnd an wellen jn dem fünfften monet So nympt daß kint an sich die gleichnüß Deß vaterß Oder der müter jn dem vj monat So ziechen sich zü samen die adernñ Jn dem vij monat so formirt sich daß paÿn jn dem viij monat so arbeit die natur zu bewegen den auß ganck deß kinß jn dem viiij Moneth So treibt die natür nach dem gemeinen laüf Daß kint von der vinster der permüter an Daß liecht der welt

---

[40] *Nachtrag*: e *über der Zeile*

[41] *Tilgung (unleserlich)*

74. Jtem ob das kint jn müter leib seinß heimlichen gemach thüe oder nit

Antwürten die arczt vnd naturlich meister Nün die vrsach wan eß Hath nit sein erste deüung die jn dem magen ist vnd deß kinß narung kúmpt nit jn den münd nür durch den nabel dar vmb harm̄st nit noch sweist nicht jn müter leib vnd seinß Harm̄ß ist wenig wan er wirt behalten <Bl. 141^{v}> Jm palgel der permüter vnd so dan daß kindt geporen wirt so harmet eß vil des dermercz

75. War vmb ist daß daß die kint nach dem gemeinen laúf gemeÿniglich geboren werden Jn dem viiij monet

Antwürt wan daß kint Jst dan gancz volkumen vnd regniert die Selben zeit ein gütter planet Jupiter der eyner gutigen natür ist Wan nach der astromonj sag so ist er[42] feücht vnd heiß vnd dar vmb so temperiert er die poßheit des satürnj Der kalt vnd trücken ist vnd alzo alle kint die jn dem selben viiij monet geporen werden Die sindt gemaniglichen gesündt

76. War vmb sterben die kinder gemeyniglich die jn dem viij monet gepornn werden

antwürt Wan jn dem viiij monet so herstet [!] Satúrnús Vber daß kint der do ein wider wertiger vnd vngüetiger planet ist wan er ist kalt vnd trücken vnd ain yetweder teil satúrnj wider streit dem lebenñ

77. War vmb sterben die kinder auch gemainiglich die jn dem vij monet geporen werden vnd war ist das man heist soliche kinder des monß kinder

Antwürt wan der mon ist kalt vnd herscht vber ein solichß kint vnd Dar vmb hat er eß auch zu todten <Bl. 142^{r}>

78. War vmb weinet das kint als pald eß geporen wirt

Antwürt das geschicht von gacher verwandlüng wegen der wirm Oder der hicz jn die kelten wan die kelt leydigt ser des kinst zartlichait

79. War vmb arbeit daß kint Als *Aristotiles* gemaÿniglich nach dem vj monet zu seyner aüß ganck

---

[42] *Getilgt*: weiß

Antwürt wan die pand damit eß jn der müeter gepünden ist die heben an kranck zu werden vnd von der gross wegen des kinds so verzeren sich die narung des selben pands

80. War vmb ist das so das kint geporen wirt So legt eß den vinger jn den mündt

Antwürt das ist naturlich wan das kint kumpt von der permütter Alß von eynem warmen padt vnd darvmb so kumpt eß von eyner warmen luft vnd legt dan den vinger jn den mündt von kelt wegen des lüfts

81. War vmb ist daß poß vnd nit güth daß daß kint schreÿt jn müter leib so es jn dem aüßganck von müter leib ist

Antwurt wan Eß ist ein zeichen daß eß nit lebentig her <Bl. 142v> Fur kumpt vnd darvmb so sprechen die theologi wan eß erkent daß es beraubt sol werden des Gotlichenß angesicht von mangel wegen Der taüf vnd dar vmb so schreÿt eß Ein ander antwürt wan das nit swerlich Leydet so schreit eß nit vnd dar vmb so jst sein geschreÿ ein zeichen einß swerlichen leydens

82. Jtem ein frag wie daß kint[43] von müter leib kom

Antwürt daß eß an dem ersten mit dem heüpt her für kom vnd ob eß mit eynem andern glyd her fur kåm das jst mit eynem arm oder fueß so totet eß sich mit sampt der mueter

83. War vmb ist daß die frawen Oder so die frauen Essen vergiffte kost oder speÿß ertotünd des kinss

Antwürt wan auß solicher vergiffter speyß So wirt der sam aüch vergifft vnd der sel Scheüczt dar ab vnd wirfft das von dem acker der natür daß ist von der permütter vnd si ist nit dar zu geschickt das jr ein Gegossen werdt ayn so edle form das Jst die menschlich natur

84. War vmb machen die ding daß ist danczen <Bl. 143r> vbrigs klagen vnd springen vnd andre swere arbeit alß daß etliche posse weyber wol wissen Daß das kint vnzeittigs oder todt geporen wirt

43 *Doppelschreibung*: wie daß kint

Antwürt wan durch ein soliche swere pawgung So lassen sich auf vnd zertrennent sich die pandt der Sweren materj dar auß das kint sol werden geporn vnd mag seyn die permütter nit lenger behalten vnd die natur treibt eß dan vnzeittig aüß

85. War vmb tottet der wolck der plicz vnd der tonner die kint jn müter leib

Antwürt wan die verpr[e]nnen tunst des plicz leydingt gar leicht die permutter So er geth durch die sweißlocher dar vmb so spricht *Albertus* ob ein kint wirkenlichen lebet jn der müter noch wirt eß getot durch den plicz des tonderß

86. War vmb pringen die jüngen frawen mer vnzeittiger vnd toder kint dan die alten

Antwürt wan die leib jünger fräwen sindt mer tempfig vnd habent mer sweiß locher dan so geth der tünst daß plicz vil leichter jn sie aber die alten frawen sindt gesterckt vnd erhert jn jrem leiben vnd sindt nit tempfig <Bl. 143v> vnd dar vmben pringen sÿ selten tote kindt

87. War vmb ist daß alß *Aristotiles* spricht daß vbrige Freüdt ist Ein vrsach einß vnzeittiges oder totes kinds

Antwurt wan zu der zeit der freudt So geth die hicz von der permutter jn die außwendigen glider alzo von der wenig wegen der wirem gepiert die fraw ein vnzeittigß kint zü gleicher weiß die vbrig forcht ist auch ein vrsach ein todes oder vnzeittiges kinst wan die hicz fleucht von der permutter zu dem herczen

88. War vmb sterben die gemaniglich die vnzeittige frucht jn dem aüß der enphahüng jn dem ersten andern vnd dritten monet

Da antwürt *Galienus* gar schon wan alß die Frucht opfel oder pieren gar leicht ab felt jm anfang von wegen der pand der natur Wan sy sein gar kranck alzo geschicht auch eyner soliche früchtjm müeter leib

89. War vmb kumpt die vnzeittig Früchtjn das Endt der enphahung daß ist jn dem vij odr viij monet leicht her fur

Antwürt *Galienus* wan die gar zeittig frucht des päumß leicht ab felt alzo geschicht auch dem kint jn müter leibn <Bl. 144^{r}>

90. War vmb haben Etlich frawen grossen schmerczen jn jrem gepern

Antwurt das ist von vil sach wegen alß das offt geschicht daß die zwai locher der heimlicheit zu eynem werden vnd zü stünden daß die heffammen zü den sachen wol künden zu zeitten das das kint todt jn müter leib vnd hat kein außganck nach der enpfinlicheit

91. Jtem wie wirt die verstenlich sel dem kint jn mütter leib eingegossen ob doch der vater jm geperen schick vnd orden die materj zü Enphahen

Die verstentikeit alß do selbs spricht *Aristotiles* jn primo decelo et mundo Der wirkent gibt die gestalt vnd die zamenfugung der complexion Aber ein solichs ist nit Die verstenttikeit alß er da selbß wewert jn tercio De anima et conmentum *Aüerroys* Dicit tercio de anima comento quarta distinctiones prima quod jntellectus die verstentikeit wirt dem menschen zu gefügt durch die züsamenfugung der ymaginacion alß der scheffman mit dem vnd der selb artikel ist Jn dem gelauben verdampt vnd dar vmb <Bl. 144^{v}> So ist das die antwürt vnd ist Cristenlich vnd gelaublich das der almechtig gott genugsamlich die materj der frucht des kinds ein geüst die vernüft vnd das sprichet *Augustinus* die sel wirt jn der schopfung Ein gegossen vnd jn dem ein giessen Wirt Sÿ geschöpfft ꝛc

anno 1509 secunda feria post letare2[44]
J Laus sit deo W

[44] *19. März 1509*

9.5 'Traktat über die Menstruation' - Auszug aus Pseudo-Trotula: 'De passionibus mulierum'

9.5.1 Württembergische Landesbibliothek Stuttgart, Cod. med. 4°24

Beschreibung der Handschrift:

Papier 284 Bll. 19,5x14,5 1484

Alte Foliierung rot, römische Ziffern; *Wasserzeichen*: Affenkopf; gotische Buchschrift der zweiten Hälfte des 15. Jahrhunderts, am Schluß Nachträge von jüngerer Hand; *Schriftraum*: 13/14 x 9 cm; 22 Zeilen; einspaltig; *Datierung*: 1484 (Bl. 278^{v}); *Vorbesitzer*: Benediktinerkloster Wiblingen (Ulm), Erhardt Truchseß von Warthausen, 1604 (Bl. 282). *Schriftdialekt*: bairisch.

Enthaltene Texte:

Bl.1^{r}: Arzneibuch
6^{v}: Temperamentenlehre
11^{r}: Von den zwölf Monaten
18^{v}: Von der Gesundheit (Ernährungsregeln)
32^{r}: Von den Getränken
36^{v}: Vom Schlaf
39^{r}: Wie man die überflüssige Natur vertreiben soll (Baden, Aderlaß etc.)
51^{r}: Von der Luft
52^{v}: Ernährungslehre
87^{r}: Von den Krankheiten (bis Bl. 281^{v})
87^{r}: Auszug aus Pseudo-Trotula: 'De passionibus mulierum'
Traktat über die Menstruation

Sekundärliteratur: -.

9.5.2 Parallelüberlieferungen

Als Ergebnis dieser Untersuchung können zu dem in der Stuttgarter Handschrift überlieferten *Traktats über die Menstruation* zwei Parallelüberlieferungen vorgestellt werden. Die erste ist in Hdschr. 319 (alter Name:

"Kodex Kohlhauer")[1] der Staatsbibliothek zu Berlin, Preußischer Kulturbesitz, Haus 2, enthalten. Diese 56 Bll. umfassende Papierhandschrift wurde im 2. Viertel des 15. Jahrhunderts in südrheinfränkischer bzw. oberfränkischer Mundart geschrieben. Die Sammelhandschrift umfaßt 20 Texte medizinisch-pharmazeutischen bzw. hauswirtschaftlichen Inhalts. Die Parallelüberlieferung wird hier unter dem Titel *Von der frauwen krangheit* (Bl. 49-54) tradiert. Es handelt sich nach Gundolf Keil[2] um einen Auszug aus Trotula: *De secretis oder passionibus mulierum* in deutscher Übersetzung. Der Traktat beginnt folgendermaßen:

> Jn disem capitel wil ich sagen nach dem als dan schribet der meister in dem büche der heimligkeit von den gemeinen naturlichen sachen der krankcheit die die frauwen alle monet haben züm ersten wo von es komme zü dem ander mal wie es den frauwen verget vnd wo von es sei züm dritten mal wie man den zü hulffe komen sol mit der ertzney

Die zweite, bisher unbekannte Parallelüberlieferung des Stuttgarter Textes ist im Kodex Nr. 283 der Wellcome Historical Medical Library in London überliefert.[3] Die Handschrift umfaßt 260 Seiten + 6 Bll. und stammt aus dem späten 15. Jahrhundert (Wasserzeichen: Augsburg 1476). Sie überliefert neben Gabriel von Lebensteins *Von gebrannten Wassern aus Kräutern und Blumen* unterschiedliche medizinische Texte und ein lat.-dt. Glossar, das Pflanzennamen enthält. Der 'Traktat über die Menstruation' befindet sich unter dem Titel: *Von der kranckhayt und geprechen der frawen* auf Seite 160-172 und beginnt mit folgendem Initium:

> Zu dem ersten von wann er käm zu dem anderen mal. Wie er etwann verget wovon das sey Zw dem dritten mal wie man den zu hilff söl kömen mit ertzney

Wie ein Vergleich der beiden Textanfänge zeigt, fehlt der in der Berliner Handschrift überlieferte einleitende Satz in der Londoner Version. Da der in der Stuttgarter Handschrift enthaltene Traktat von den drei nun bekannten Fassungen den besten Text überliefert, wurde er als Editionstext

---

1 Vgl. die Beschreibung der Handschrift und die Identifikation der Einzeltexte in: Gundolf Keil: Der 'Kodex Kohlhauer'. Ein iatromathematisch-hauswirtschaftliches Arzneibuch aus dem mittelalterlichen Oberfranken. In: *Sudhoffs Archiv* 64 (1980), S. 130-150.

2 A.a.O., S. 147.

3 Vgl. die Beschreibung der Handschrift in: S. A. J. Moorat: *Catalogue of Western Manuskripts on Medicine and Science in the Wellcome Historical Medical Library*. Bd. 1, Mss. written before 1650 A. D. London 1962, S. 177f.

gewählt. Ein Vergleich der drei Texte läßt folgende Unterschiede hervortreten: Der Traktat im Berliner Kodex mit der Signatur Hdschr. 319 weist neben der oben zitierten Überschrift lediglich eine weitere Zwischenüberschrift "Von den totten kinden die dÿ frauwen by in tragent" (S. 53) auf, d. h. der Text wirkt weniger gegliedert als der Editionstext aus der Stuttgarter Handschrift. In Hdschr. 319 fehlen außerdem zwei Rezepte,[4] die im unten edierten Traktat überliefert sind. Der Schluß von Hdschr. 319 differiert völlig: Das in Cod. med. 4° 24 mit dem Anfang "Als vor gesagt ist von der gepreche der frawen" (Bl. 93[r]) überlieferte Rezept ist noch enthalten,[5] dann folgen diese drei Rezepte:

> Jtem welcher frauwen ire krangheit ist die sol nicht zü der aderñ lassen sÿ mage wol baden aber die frauwen die sullen in der selben zÿt kein pfaffer nüczen noch kein warmen brot essen noch auch kein honig noch methe trincken noch essen

> Jtem wiltu versüchen vnder zweihen menschen weliches vnder jn fruchtber sÿ So harnen iegliche in ein haffen vnd werffe darnach gersten oder bon darjnn weliches nit kyment die ist nit fruchtber.[6]

> Jtem weliche frauwe nit balde mage ein kint gehaben der binde man eynes gyherñ federñ an das lyncke bein ader yrget süst an sÿ So genist sÿ balde vnd darnach so tu sÿ wider herabe.[7]

Auch die in Cod. med. 4° 24 enthaltenen lateinischen Bemerkungen ("Sequitur") fehlen in der Berliner Handschrift. Der Text der Londoner Handschrift Ms. 283 steht der Stuttgarter Überlieferung insgesamt näher. In diesem Kodex fehlt der in Cod. med. 4°24 überlieferte einleitende Satz, der die Quelle des Textes "als den schreybt der maister yn dem püche von der haymligkait" benennt. Diese Version des Traktats weist keine Zwischenüberschriften auf. Der Inhalt der Stuttgarter und der Londoner

---

4 Es handelt sich um Rezepte auf Bl. 92[v], die folgendermaßen beginnen: "ES spricht ein meyster heysst Cariastes" und "Es spricht ein maister genant Dÿascorÿdes".

5 Es beginnt in Hdschr. 319 folgendermaßen: "Item als vor geschriben stet wo von der frauwen gebrechen kommen".

6 Bei diesem Rezept handelt es sich um eine in den frauenheilkundlichen Texten sehr oft überlieferte Fruchtbarkeitsprobe.

7 S. 54. Das letzte Rezept entstammt dem *Geiertraktat*, einem der mittelalterlichen Wunderdrogentraktate. Vgl. dazu: Joachim Stürmer/Gundolf Keil: Art. *Geiertraktat*. In: VL^2, Bd. 2, Berlin/New York 1980, Sp. 1137-1140; Joachim Stürmer: "*Von dem gire*". *Untersuchungen zu einer altdeutschen Drogenmonographie des Hochmittelalters*. Pattensen/Han. 1978 (= Würzburger medizinhistorische Forschungen; Bd. 12., Mittelalterliche Wunderdrogentraktate; Bd. 1).

Handschriftenüberlieferungen verläuft weitgehend parallel, in der letztgenannten Handschrift fehlt im Vergleich mit dem Editionstext lediglich ein Rezept.[8] Auch in der Londoner Textfassung fehlen die lateinischen Anmerkungen, die den Stuttgarter Text kennzeichnen.

9.5.3 'Traktat über die Menstruation' - Auszug aus Pseudo-Trotula: 'De passionibus mulierum':

<Bl. 88ʳ>

Von den naturlichen frawen sichtagen[9] oder wie er yn werd[10]

IN dißem capitell will ich nü sagen nach dem vnd als den schreybt der maister ÿn dem püche von der haymligkait von dem gemeinen naturlichen seuch oder kranckhait <Bl. 88ᵛ> die dÿ frawen alle monad haben Zw dem ersten wo von er kum Zw dem andern mal wie er etwan den frawen verget wo von das seÿ Zw dem drytten sag ich wie man den zw hilff sol kumen mit ertzneyen Sequitur

Wo von er werde ¶

ZV dem ersten mal wirt der naturlich geprech die frawen kranckhait do von als der maister spricht ÿn dem ob genanten puche der haÿmligkait das er da von wirt von uberflussigkait der natur die samet sich vnd fleúßt yn die kindlege das ist yn die muter Nún sein die frawen kalter natúr vnd feuchter vnd von der kelt wegen mag die nature die úberflussigkait nit verczern von der feüchtigkait wegen wirt ir ye mer vnd mer vnd samet sich also an der egeschriben stat zw sammen[11] vnd wirt nit verczert als vor ge <Bl. 89ʳ> sagt ist Wann der werme als vil nit ist vnd das muß ÿe uber ein monadt ettwann ee etwan lenger sein außganck haben vnd das ist sache der plödigkait oder des siechtagens der frawen An den mannen ist die natür haÿße vnd starck vnd verczert die vberflüssigkait der speys dar vmb

---

[8] *Es handelt sich um das Rezept in Cod. med. 4 ° 24, Bl. 92ᵛ*: "ES spricht ein maister genant Dyascorydes".

[9] *Verschreibung*: von von

[10] *Die fett gesetzten Überschriften und Buchstaben sind im Text rot.*

[11] *Verschreibung*: zu samnen

haben sie die geprechen nicht Vnd welcher frawen die kranckhait nit redlichen ist die ist alleczeit gern kranck vnd plode Sequitur

Wo von er des ersten vergett

DJße egeschriben kranckhait haben die frawen nit als der maister spricht an der egeschriben stat so sie schwanger sein wann zw der zeÿtt die muter oder die kindlege verslossen ist also das kein außganck do mag gesein vnd daz kint wirt von der materÿg gespeyßt

Wo von er zw dem ander mal vergee <Bl. 89v>

DJse egeschriben geprechen verget ettwen den frawen als derselbig maister spricht So die frawen der úberflussigkait der vnuerczerten feúchtigkait peÿ ÿn zw vil haben so wirt die mutter verstopfft von v̈briger uberflússigkait wegen also das eins das ander ÿrrett vnd die materig iren freyen außganck nicht mag gehaben vnd das ist gar schedlich vnd krenckt gar sere vnd die vergifft materig erfaullt auff ein ander vnd erkeltett vnd zw stort ettwann die muter das ist die kindleg das die fraw darnach vnfruchtpar wirt vnd den frawen wüllet die materig vber sich ein ÿn vnd werden gar plod vnd dick amechtig das sie vor tod ligen vnd die das an ÿn erkennen sullen vast messig sein mit essen vnd mit trincken Vnd offt zw der ader loßen so wirt die vberflussigkait gemÿndert <Bl. 90r> vnd die mugen yn selber zw hilff kumen als hernach geschriben stet Sequitur

Wie man ÿn zw hilff sol kumen

ZV dem ersten mal sullen die frawen die des also enpfinden wann es sie dúnckt das es schÿer an ir zeÿt seÿ dreÿ tag oder vier dar vor So spricht der maister das sie sullen laßen an dem fuß zw der röß ader wann das plut vbet den naturlichen fluß vnd macht ÿn fertig vnd raÿnigt die muter das ist die kindtlege vnd offent die verstopffung der egeschriben v̈berflussigkait ich habs gesehen von rechten maistern das sie eß hießen tün das es woll halff ꝛc

Ein ander ertzneyen ¶

ZV dem andern mal sol man also zw hilff kumen das man neme peÿpas ein michel taill vnd den woll sieden ÿn wasser yn einem kessel vnd so er woll gesotten ist so sol <Bl. 90v> man ÿn ettwan ÿn also haÿß mit dem wasser vnd ander der frawen zwischen die paine seczen vnd den dunst vntten auff an sie lassen geen vnd sich vmb vnd vmb schone verdecken so offnet der dünst der da von get die muter vnd enttweicht die muter vnd das geeder dar vmb vnd raÿnigt sie vnd hilfft wol Das hab ich gesehen zw ertfurt von einem guten meyster das er eß seinem weybe tett vnd halff sie

Ein ander ertzneÿen ¶

ZV dem drÿtten mal sol sie ir zw hilff kümen das sie so die fraw eins solchen enpfindt das sie vntter andern wein ÿn yttlichen trinck besünder ein trünck ein loffel vol geprantzs weins tün vnd also nüchtern ein tag oder drey trincken vnd des abents das mag sie an schaden thun dauon wirt die muter erwermpt vnd geraÿnigt vnd geoffent vnd die <Bl. 91r> vergifft materig verczert vnd außgetriben

Ein ander erczneyen ¶

ZV dem vierden mal sol man nemen honig vnd sol den mischen oder temperirn mit peÿpas safft des krawttes vnd sol das trucken laßen werden Vnd darnach sol man woll wellen oder sÿeden eins hirßhörn ein wenige vnd sol das forder mit dem mischen vnd die frawe sol sich vmb vnd vmbe schon vermachen oder vmb heben vnd sol von dißem egeschriben ding ein rauch zwischen die paÿn machen der vndten auff an sie gee der zewcht dann an sich vnd offent die verstopfften geng der muter vnd wirt ir recht denn gar redlichen

Ein ander ertzneÿ da fúr

AVch ist gar gut dar zw die rawtten essen vnd das safft trincken das hilfft der múter mit seiner sterck das sie gar ser krefftig wirt

Ein ander ertzney da fur ¶

AVch ist dar zw gar gut wer müt die sol man stoßen vnd den safft trincken vnd sol die würczell zwÿschen die paine stoßen Vnd von der wermüt ein rauch zwischen die pein machen als vor das pringt eß schir vnd vast ꝛc

Ein anders Re[medium]

AVch ist gut dar zw so man nÿmpt das krawt tosten vnd es schon weschet vnd woll sewdt mit wein vnd es trinckt macht das recht auch gar redlichen vnd reÿnigt die muter gar woll vnd von dem selben einen rauch zwischen die pain machen ist gut vnd zewcht an sich vnd offnett die muter die verstopffet ist

Ein ander remedium da fur ¶

JTem so man hefen von oll nÿmpt vnd dauon einen rauch zwischen die peine macht vnd sich vmbe vnd vmb schon verhebt so zeücht der rauch alle vnraynigkait der muter <Bl. 92r> auß vnd macht das recht redlichen vnd hilfft gar woll

Ein ander dafur

JTem polleÿ das krawtt gesotten vnd getruncken vnd das lediget vnd vertreÿbtt alle geswulst der muter das ist der kindlege vnd raÿnigt sie gar woll

Ein anders dafur

JTem lilligen würtzeln gesotten mit pawmoll vnd dauon der frawen ein raúch zwischen die pein gemacht macht das frawen recht auch gar redlich

Ein ander Re[medium]

JTem so ein tod kint peÿ einer frawen were so sol man ir lilgen samen yn dem trincken geben so treÿbt es die toten gepurt auß vnd das spricht ein maister genat [!] *Macer*

Jtem fur das selb

EJn meister spricht der heÿßt *Aristorides* das auch gar gut dar zw seÿ pappeln wurczel die sol man schon haben vnd sie bespreng <Bl. 92v> en mit puluer das die apotecker woll kennen vnd haist stamonee vnd das zwischen die pein stoßen Sequitur

Jtem fur das selb ¶ ¶

ES spricht ein meyster heyßt *Cariastes* das gar nucz vnd gut dar zw sey das man das krawtt genant peÿpas schon wasch vnd eß darnach zw stoß vnd eß pinde der frawen vmb den nabel es raÿniget es die muter

Jtem für das selb ¶

ES spricht ein maister genant *Dyascorÿdes* das peÿpas safft gemischt mit meretich von dem ein rauch der frawen zwischen die pein gemacht hilfft vnd raÿniget woll Die maister schreÿben vil von dem geprechen das zw lange were zw sagen doch hab ich auß ÿn allen das aller peste vnd das bewerts genumen

Wo von es kümpt das den fräwen ir seüche zw offt vnd zu vil kumpt
<Bl. 93^{r}>

ALs vor gesagt ist wo von der gepreche der frawen kumpt vnd was gut dar zw seÿ so es vnnaturichen verget Nun kumpt es auch ettwan von kranckhait wegen der muter das ist der kindleg das es zw vil kümpt oder zw vil den frawen ist Vnd das ist do von als die naturlichen meyster sprechen so die muter vor grosser ẅbriger feúchtigkait wegen dÿ ÿn der muter erfault sein Vnd die muter corrumpirt das die vnhebig wirt vnd kalt da von kumpt das es etwan den frawen zw vil oder zw lang wert vnd das ist gar schedlich vnd dar vmb sag ich an disem nach geschriben taill ob das were das sein zw vil oder zw vnczeytten das ist an die naturlichen zeÿtt das zw ÿedem monden kum wie man dem geprechen nach leren der maister zw hilff sulle kumen Sequitur <Bl. 93^{v}>

Wie man ÿn zw hilff sull kumen

ZV dem ersten welche fraw ires naturlichen seuchen zw vil hat da sol man nemen rawten vnd wermut vnd eberichen vnd salbeÿ vnd die sol sie alle mit ein ander einer als vil als der ander yn einem wolbedeckten haffen woll erwellen Also das kein dampff dauon müg kümen den ein roren sol durch den häffen deck[ell] hÿn ein lassen geen die sol an dem deckell vmb vnd vmb verkleÿbt sein vnd die rören sol sie an der stat als sie woll weÿß yn dem leÿb lößen gen also das der dampff zw der selben stat durch die roren ein sie zw der muter kümen So sterckt es die naturlichen krefft das ir paß wirt

Wie man dem sull zw hilff kümen mit einer ander ertzneyen ¶

ZV dem andern mal ist auch dar zw gut das man neme <Bl. 94^{r}> ein hirß hörne vnd das schab kleine vnd das zw puluer prenne vnd mÿsch das mit dürrem neßel samen vnd gibe ir das mit zerstoßen wermut safft zw nüczen

Oder nÿm wermüt mit waßer vnd pindt das v̈ber den nabel daz hilfft es seÿ dann wider die nature ein plage von got

Ein ander Rem[edium]

ITem müßeln oder merschalen die man peÿ dem mer vindet oder von sant *Iacob* pringt so man sie stost vnd sie mit wasser trinckt das hilfft dar fur

Ein ander

JTem so des geprechen zuuil ist so nym geÿß mist vnd plut krawt vnd mach der frawen ein raüche dauon zwischen die pein es hilffet

Ein ander ertzneÿ ¶

JTem es spricht ein maister der heÿßt *Dÿascorides* das corell geschabt yn wein vnd gedruncken sein gut fur den vbrigen fluß des <Bl. 94^{v}> siechtagen

Sequitur aliud capi.

9.6. Frauenheilkundliche Rezepte

9.6.1 Staatsbibliothek zu Berlin, Preußischer Kulturbesitz, Haus 2, Ms. germ. oct. 121

Handschriftenbeschreibung:[1]

Papier 175 Bll. 13,6x10cm schwäbisch 1474, 1483

Die Handschrift wurde einspaltig von acht Schreibern[2] ausgeführt. Sie Bestand urspünglich aus zwei Teilen, die nachträglich zusammengebunden wurden. Teil 1 der Handschrift (bis Bl. 102) in ostmitteldeutscher, Teil 2 in schwäbischer Mundart. Die erste Lage ist aus anderem Papier als die übrige Handschrift. *Lagen*: IV (8)+ VI-2(18)+VI(39)+5 V(71)+IV(79)+ VI(91)+ VI-1 (102)+2V(125)+VII(139)+IX(157) +VI(169)+IV-1. Die Numerierung der Blätter 70-80 ist irreführend.[3] *Wasserzeichen*: Die fragmentarischen Wasserzeichen: 1. Ochsenkopf mit Stange, die von einem Stern (?) gekrönt wird, 2. Ochsenkopf mit Stange und Blume reichen für eine genauere Datierung der Handschrift nicht aus. *Schriftraum*: 10,5 x 7,5 cm; Begrenzungslinien vorhanden; *Zeilenzahl*: 20/21; Rezeptanfänge und Majuskeln sind rubriziert, viele Marginalien; Maniculae; *Datierung*: auf dem Vorsatzblatt *1474*, auf dem Buchrücken *1483*; auf dem Buchschnitt alte Signatur: "No.6"; *Einband*: der Buchdeckel ist mit marmoriertem Papier bezogen, Rücken und Buchecken sind aus lateinisch beschriebenem Pergament; auf dem Buchrücken befindet sich mit schwarzer Tinte folgender Titel: *Mss. Medicum Kalendarium 1483 Jun. Mss. Astrologicum*. *Vorbesitzer*: Einträge über seine Familie von Hans Bereiczgelt (Bl. 175^{v}, mit Datierung 1501, 1502); 1681 Exlibris des Vorbesitzers Dr. med. et phil. Johannes Laurentius Löelius, von diesem stammt auch ein handschriftlicher Eintrag auf einem der ersten Bll. mit der Datierung *1694*; Karl Ferdinand Friedrich von Nagler (Stempel auf Bl. 1).

---

1 Eine knappe Beschreibung der Handschrift befindet sich bei Degering, Bd. 3, S. 50f., die übrigen Angaben stammen von der Verfasserin.

2 Schreiber 1: Bl. 1^{r}-71^{v}; Schreiber 2: Bl. 72^{r}-74^{r} und 80^{r}-102^{r}; Schreiber 3: Bl. 74^{v}-75^{r}; Schreiber 4: Bl. 75^{v} und 78^{rv}; Schreiber 5: Bl. 76^{r}-77^{r} und 79^{rv}; Schreiber 6: Bl. 77^{v}; Schreiber 7: Bl. 103^{r}-175^{r} (vgl. folgende Anm.)

3 Reihenfolge: Bl. 71, 72, 73, 74, 75, *78*, *79*, *76*, *77*, 80.

Enthaltene Texte:

Teil 1:

Bl.	
1^{r} - 24^{v}:	Tierkreiszeichentraktat
24^{v}- 47^{v}:	Das Buch von der Gesundheit (Ernährung, Schlaf etc.)
48^{r}- 71^{v}:	medizinische Rezepte aus der *Praktika* des Bartholomäus
72^{r}- 74^{r}:	zwei Wurmsegen, Anweisung, Degen zu härten, Viehsegen
75^{r}- 79^{v}:	medizinische Rezepte
75^{v}- 76^{v}:	Inhaltsverzeichnis für Bl. 1-100 (vgl. Anm. 2)
80^{r}- 93^{r}:	Älterer deutscher Macer
93^{r}- 97^{v}:	Harndiagnostik
97^{v}- 99^{r}:	Rezepte zur Zahnbehandlung
99^{r}-102^{r}:	Frauenheilkundliche Rezepte

Teil 2:

103^{r}-114^{v}:	Monatsregeln
115^{r}-123^{r}:	Tierkreiszeichentraktat
123^{v}-125^{r}:	Mondwahrsagetext
126^{rv}:	Ausführungen über Tierkreiszeichen (mit Zeichentabelle)
127^{r}-133^{v}:	Aderlaßtraktat
133^{v}-135^{v}:	Badetraktat
138^{v}-139^{v}:	Vom Puls
140:	leer
141^{r}-142^{r}:	Planetenlehre (lat.)
142^{r}:	Verworfene Tage
143^{r}-154^{v}:	Planetenlehre
155^{r}-157^{v}:	Wetterregeln etc. (lat.-dt.)
159^{r}-167^{v}:	Krankheitslunar
168^{r}-169^{r}:	Tierkreiszeichenauslegung (lat.)
170^{r}-172^{v}:	Wochentagsprognosen
173^{r}-174^{r}:	Haec somnia composuit Joseph dum captus fuerat a pharaone
175^{r}:	Wetterregeln
175^{v}:	Einträge des Vorbesitzers

Sekundärliteratur:

Nigel Palmer/Klaus Speckenbach: *Träume und Kräuter. Studien zur Petroneller 'Circa instans'- Handschrift und zu den deutschen Traumbüchern des Mittelalters.* Köln/Wien 1990, S. 157, 166 (= Pictura et poesis; Bd. 4); Christoph Weisser: *Studien zum mittelalterlichen Krankheitslunar. Ein Beitrag zur Geschichte laienastrologischer Fachprosa.* Pattensen/Han. 1981,

S. 176-183 (= Würzburger medizinhistorische Forschungen; Bd. 21).

9.6.2 Parallelüberlieferung

Eine Parallelüberlieferung dieser Rezeptsammlung konnte nicht ermittelt werden.

9.6.3 Frauenheilkundliche Rezepte

<Bl. 99^{r}>

Alhie hebet an wie man den frauwen ir czyt wider bringen solle ꝛc[4]

¶ Jtem nym Rot toste oder Rott myntz vnd Syde die in win vnd trinck den selben win vnd lege dz crut uber die macht das hielfft fasst

¶ Jtem nym Ratten mele vnd honig vnd mach ein teyck dar usz vnd lege es uber die macht dz bringt den frauwen iren monlichen flusz

¶ Jtem nym oleheffen vnd lege es vnder die macht vnd dar jnne das subert alle vmrinkeit der beremutter

¶ Jtem mach ein lynin seckel als ein finger vnd do es vol gestoszes <Bl. 99^{v}> knoblauchs vnd sydes[5] in ole vnd stosz es in die macht das reinigt die muter gar ser Doch sol sie ein faden dar buszen das es iht in der macht blibe wan es gar sorglich were

¶ Jtem stosze hinclaffen krut oder die stengel des selben krutz vnd do es in die macht das bringt den frauwen iren monlichen flusze

¶ Jtem nym lylgen ole oder lyn ole vnd ysz das vnd salbe die macht da mit das hielffet fast vnd wol

¶ Jtem stosz bibusz oder burckeln vnd lege es uber die macht das hilfft

---

[4] *Die fett gesetzten Teile des Textes sind in der Handschrift rot.*

[5] *Verschreibung*: sydes es

Wie man den monlichen flusze den frauwen verstellen sol ꝛc

¶ Jtem nym geisz myst oder safft von blutkrut oder safft des groszen wegerichs vnd musze es vnder eyn ander vnd mach einen czappffen als <Bl. 100r> ein finger vnd stosz yn jn die macht es hilfft vaste

Dyascorus ein meister

¶ Jtem mach ein bade von der mitteln Rinden der eychen wegerich vnd kunges hertz[6] oder kaczenkrut blutkrut vnd von regen waszer das hielffet vasst

Ysaac ein meister

¶ Jtem ein Cornlin Coryanders getruncken das verstellet den flusz ein tag zwey kornlin czwen tag iij kornlin iij tage
¶ Jtem nym eycheln vnd bern die zu buluer vnd salbe[7] die macht da mit vnd stosz das buluer dar jnne das deret alle fule vnd fuchtickeit der bere mutter vnd heylet sie

Dyascorus

¶ Jtem trinck ein Corallen berlin das verstelt den flusz vnd heilet jne

Auicenna ein meister

¶ Jtem drinck abe[8] wegerich oder schaffczungen vnd stosz es in die mutzen das verstelt den flusz vnd ist kein artzenie ir glich <Bl. 100v>

Galienus

¶ Jtem siede Boleyen jnne waszer wol vnd drinck das selbe waszer das hielfft wol vnd vast ꝛc

---

[6] *Verschreibung, gemeint ist*: kunges kertz
[7] *Verschreibung*: salle
[8] *Getilgt*: ge

Jtem wie man die frauwen berehafftig sol machen ꝛc

¶ Jtem ob einer frauwen die mutze zu wytt were also das der hals der bere mutter den samen nit enpfahen moht vnd desselben halbe ein fraue vnberhafftig were So soltu sie also enge machen nym Bechstein vnd drachenblut von Atramentt das fint man in den Apoteken vnd mysche das mit starckem esich vnd lasz es jn die mutzen vnd halt es lange dinn so schlust sie sich gantz zu als ein Junffrauwe vnd wirt berhafftig

Galienus ein meister

¶ Jtem nym winstein vnd stosz sie zu puluer vnd regen waszer vnde <Bl. 101r> mische es vnder einander vnd sude es wol vnd syhe es durch ein duch vnd[9] wesche ein frauwe die mutze da mit so blibt sie alle wegen enge

¶ Jtem wan ein frauwe ir czyt hat gehebt so mach sie ein seckel als ein finger vnd do es vol Ratten melle vnd stosz es jn die macht das Reinigtt die bere muͤtter vnd schickt sie zu enphahen doch sol man es nit lange din laszen wan es schet der macht

¶ Jtem nym kaczenkrut waszer vnde giesz es in die macht dick dz macht die kalten bere mutter warm vnde schickt sie zu enpfahen

Trotula

¶ Jtem nach der Reinigunge der frauwen zÿt So nem ein frauwe den rehten hoden ein [!] hasen vnd drinck in mit win so gebirt sie ein suͤn

Der selbe Meister Trotula

¶ Jtem nym die Eberhoden vnd dere die vnd stosz sie zu puluer <Bl. 101v> vnd gibe ir das puluer drÿ tage zu drincken so enpfaht sie

[9] *Durchgestrichen*: so blibt

Exemplator

¶ Jtem nym Stendel wurtz saff vnd salbe ein man vnd ein frauwe ir macht da mit das macht die vnberehafftigen frauwen enpfahen vnd meret die liebe der frauwen zu dem man

Exemplator ꝛc

¶ Jtem nem ein frauwe Stendel wurtz vnd stosz die zu puluer vnd selbe oder do es in die mutzen das drucket die natur vnd macht sie behalten den menlichen samen zu enpfahen

Auicenna

¶ Jtem mach ein salben von Eppehauwe holtz vnd salbe sich die frauwe dick da mit von dem nabel bisz vff die macht vnd die lenden das stercket die bere mutter vnd die fuchtikeit vnd schickt sie zu der geburtt

Rogerus ein meister

¶ Jtem wan der man vnd die frauwe bede den sa <Bl. 102r> men geben So lasz die frauwe zu stundt Rutten safft in die macht mit bauwollen das schickt sie zu enpfahen

Rogerus ein meister

¶ Jtem wan der man mit der frauwen sin werck schaffen wil so sol sie den buch von den nabel bisz vff die macht bestrichen mit esels milch das macht sie enphahen

Et sic est finis

10. Glossar der im Editionsteil genannten Arzneimittel und Ernährungshinweise

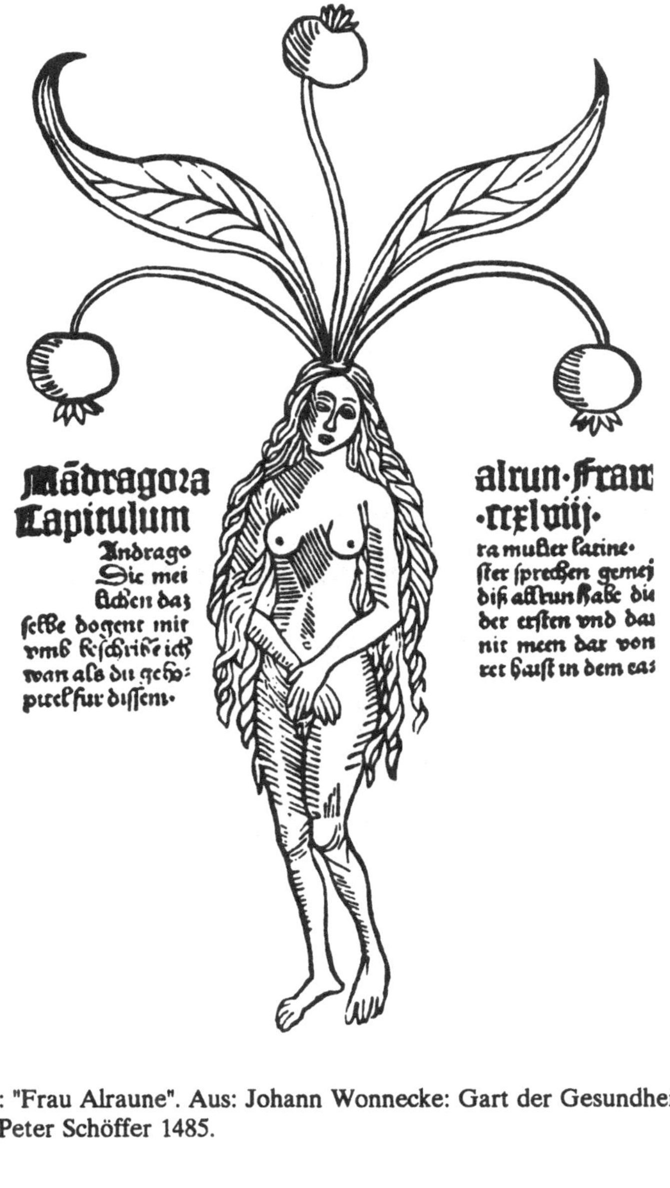

Abb. 16: "Frau Alraune". Aus: Johann Wonnecke: Gart der Gesundheit. Mainz: Peter Schöffer 1485.

Liste der Verfassernamenkürzel, die als Referenz angegeben wurden:[1]

ARE	Arends (1971)
BRO	Broszinski (1968)
GÄB	Gäbler (1982)
GRI	Grimm (1877)
KEI	Keil (1961)
LEI	Leibrock-Plehn (1992)
LEX	Lexer (1872-78)
LIN	Lindgren (1977)
LÜS	Lüschen (1968)
MAR	Marzell (1943-79)
PRI/JES	Pritzel/Jessen (1882)
SCH	Schneider (1968-74)
STO	Stoll (1992)
TAB	Tabernaemontanus (MDCLXIV)
TEN/KEI	Tenner/Keil (1984)
ZIM	Zimmermann (1975)

abrothanum Artemisia abrotanum L.
Eberraute, Stabwurz
LEI 190; KUS 236; STO 416.

abraſtensafft → abrothanum

ästricz Helleborus purpuracensis L.
Purpur-Nieswurz oder
Helleborus niger L.
Schwarze Nieswurz
MAR 806f; PRI/JES 179; SCH V,160-163.

agramonia Agrimonia eupatoria L.
Odermennig
TEN/KEI 183; LEH 228.

agramonien → agramonia

1 Vgl. die ausführlichen Literaturangaben in Kapitel 12.1 und 12.2.

agstein	Zincum sulfuricum Bernstein ZIM 203, 236.
aier	Eier
airtutter	Eidotter
aistotter	→ airtutter
alant	Inula helenium L. Alant LEI 199; TE/KE,183; FIS 271.
alliū̄ persillon	nicht genau identifizierbare Lauchart → lauche
anchos	Anchusa officinalis L. Gemeine Ochsenzunge LEI 191; ARE 279; TAB 804,e.
ancken	Anke, Butter TEN/KEI 184; LEH 146f.
anken	→ ancken
andorn	Marrubium vulgare L. Andorn LEI 214; TE/KE 184; FIS 261, 274.
antorn	→ andorn
apffel	Frucht von Malus domestica Borkh. Apfel LEH 147.
arbaß	Pisum sativum L. Erbse FIS 278.
arbeis prů	Erbsenbrühe

aron	Arum maculatum L. Aronstab TEN/KEI 184; LEH 148; PRI/JES 19.
artemesiam	Artemisia vulgaris L. Beifuß LEI 192; FIS 260.
arthamessia	→ artemesiam
arthemesiam	→ artemesiam
arthemisia	→ artemesiam
arthimesia	→ artemesiam
Atramentt	Kupfer- und Eisenvitriol ($CuSo_4$ und $FeSO_4$), mit Kristallwasser dunkel gefärbt. Schusterschwärze TEN/KEI 184; LIN 156; KUS 240.
attriplicem	Atriplex hortensis L. Melde MAR I,510; PFE 566; PRI/JES 51.
aÿ	Ei
aÿch opfl	Früchte von Quercus Arten Eicheln PRI/JES 51; FIS 280.
aÿrn schallenn	Eierschalen
basillicum	Ocimum basilicum L. Basilikum LEI 192.
batonien	Stachys officinalis L./Betonica officinalis L. Betonie STO 452; FIS 262.
baumöl	Öl von Olea europaea L. Olivenöl TEN/KEI 187; LEH 161.

Bechstein	Pechstein, Gagat (→ gagaten) LEX I,138.
bergin smer	Fett vom kastrierten Schwein 'Schweineschmalz' KUS 242; LEH 155.
bergwurtz	Arnica montana L. Arnika PRI/JES 40; SCH 130-132.
bern schmaltz	Fett vom 1. Bären (Ursus arctos L.), 2. männl. Schwein (Sus scrofa L.) oder Wildschwein KUS 242.
betonia	→ batonien
bethonicam	→ batonien
bibos	→ artemesiam
bibusz	→ artemesiam
bier	Bier
bietscherling	Conium maculatum L. Schierling SCH V,357-59; FIS 264.
birbŏmin mistel	Viscum album S. Birnbaummistel SCH 404-406.
bit wurtzen	Gentiana lutea L. Enzian TAB 1103a; TEN/KEI 189; LEI 200.
blutkrut	→ attriplicen → artemesiam
boleyen	Mentha pulegium L. Poleiminze LEI 208; TEN/KEI 186; KUS 282.

boͮm oͦl	→ baumoͦl
bonen	Samen von Vicia faba L. Saubohnen TEN/KEI 187; LEH 161.
bonnen	→ bonen
bononien	Paeonia officinalis L. Pfingstrose PRI/JES 260.
brun kressen	Nasturtium officinale R.Br. Brunnenkresse LEI 206; MAR III, 301.
bugen	→ artemesiam
buggel	→ artemesiam
buggen	→ artemesiam
bugglen	→ artemesiam
bulsen	Hyoscyamus niger L. Schwarzes Bilsenkraut MAR II,925ff; PRI/JES 186.
burckeln	→ artemesiam
burretz	Borago officinalis L. Borretsch LEI 194; SCH 182-184; MA V,625ff.
burzel	Portulaca oleracea L. Portulak SCH 111f.; PRI/JES 303.
buͦtter	Butter LEH 166.
bÿbos	→ artemesiam

calamentum	Calamintha officinalis Moench Ackerminze, wilder Poley LEI 194; TAB 732c; KUS 246; SCH 208-210.
camillen	Matricaria chamomilla L. Echte Kamille LEH 178; SCH 298-302.
casiosis	eingedickter Saft von Cassia fistula L. Röhrenkassie LEI 195; KUS 247.
castorm	Bibergeil (Castoreum) von Castor fiber L. TEN/KEI 186; BRO 155; KUS 243.
celidonia	Chelidonium maius L. Schöllkraut MAR I,923ff.; SCH 298-302.
chenellen	Cinnamomum verum J. S. Presl Zimt LEI 196; SCH 305-315.
chumen	Früchte von Cuminum cyminum L. Kümmel LEH 209; PRI/JES 121; SCH 398f.
cipressen holcz	Holz von Cupressus sempervirens L. Zypressenholz
cleÿen	Kleie
comomilla	→ camillen
corallen berlin	Madrepora oculata L. bzw. Gorgonia nobilis Sol Skelette der weißen oder roten Koralle Korallenperlen LEH 206; KUS 250.
corell	Koralle KUS 250.

coriander	Coriandrum sativum L. Koriander LIN 153; KUS 250.
coryander	→ coriander
diptamj	Dictamnus albus L. Diptam LEH 168; TEN/KEI 211.
dostenn	Origanum vulgare L. Oregano FIS 277; STO 441.
Drachenblut	Calamus draco; Dracaena draco Drachenblut PRI/JES 172.
dyamagariton	aus Perlen hergestelltes Mittel KUS 253; SCH I,50.
Eberhoden	Eberhoden
eberichen	Fragaria vesca L. u.a. Erdbeere ARE 94; PRI/JES 153f. SCH 105-107.
ebhδw	Hedera helix L. Efeu LEI 200; KUS 256; SCH 155f.
epffen	Apium graveolens L. Eppich, Sellerie TEN/KEI 189; KUS 256; PRI/JES 35f.
eppfen	→ epffen
epich	→ epffen
eppehauwe	→ ebhδw

erper kräwtt	Blätter der Walderdbeere TEN/KEI 189; LEH 174. → eberichen
esel milch	Milch des Esels (Equus asinus L.) KUS 257.
esich	Essig LEH 175.
eslin wampenn	Eselsbauch
esselmilch	→ esel milch
essech	→ esich
essich	→ esich
essig	→ esich
eüforbium	Euphorbia lathyris L. u. a. Wolfsmilch LEI 199; KUS 256; SCH 73-81.
eÿ	→ aÿ
eycheln	→ aÿch opfl
eychen	→ aÿch opfl
eÿssenkraůtt	Verbena officinalis L. Eisenkraut LIN 155; LEH 281.
eÿssenkraüt	→ eyssenkraůtt
eÿssenn krawtt	→ eyssenkraůtt
fanikell	Foeniculum vulgare Mill. Fenchel LIN 153; LEH 281.
farich	Ferckel
flaischprů	Fleischbrühe

federn	Federn
fenchel	→ fanikell
fenichel	→ fanikell
fenum grecum	Trigonellea foenum-graecum L. Griechisches Heu, Bockshornklee LIN 155; KUS 257.
feyel	Viola odorata L. u. a. Veilchen SCH 400-403; PRI/JES 439-442.
fissen krautt	Actaea spicata L. Christophskraut MAR I,113ff.
fräwen milch	Frauenmilch, Muttermilch
frawenn milch	→ fräwen milch
frosch	Rana Frosch SCH I,59f.
frowen milch	→ fräwen milch
fÿolen	→ feyel
gagaten	Jett, Gagat (Pechkohle) LÜS 222.
gamillen ðl	Kamillenöl → camillen
galgen	Alpinia chinensis Roscoe. Galgant LIN 152; PRI/JES 22; SCH 74-76.

gaÿssz hörrn	Hörner von Capra hircus L. Ziegenhörner LEH 180.
gaÿssz klöo	Ziegenhufe
gaÿß mist	Ziegenmist
gebein aus des hirtzen hertz	Sklerotische Ablagerungen an der Herzkammescheidewand, entspricht der 'Os de corde cervi'-Droge ZIM 152; KUS 263.
geisharn	Ziegenurin
geissin harn	→ geisharn
geissiner milch	Ziegenmilch
geiszmilch	→ geissiner milch
geisz myst	→ gaÿß mist
genns smalcz	Gänseschmalz
gens schmer	→ genns smalcz
gens smalcz	→ genns smalcz
gensen schmaltz	→ genns smalcz
geisz fleisch	Ziegenfleisch
geprantsz weins	Branntwein
gersten korner	Hordeum vulgare L. bzw. Hordeum distichon L. Gerste LEH 181.
gerstenn	→ gersten korner
geÿres hirnn schallenn	Geierschädel

gramant rinden	Schale des Granatapfels ? → magram opfelschel
grensung	→ burzel
griesmel	Gries
gůendlein	Thymus serpyllum L. Quendel MAR IV,699ff.
haberstro	Hafer
haselwurcz	Asarum europaeum L. Haselwurz TEN/KEI 193.
hasen mist	Kot von Lepus europaeus Pall. Hasenmist LEH 193; LIN 156.
hasen magen	Hasenmagen
hasen schmaltz	Hasenfett
hasen gallen	Hasengalle
haß	Hase
hassenhertz	Hasenherz
hassenn wampenn	Hasenbauch
hefen	Hefe
heffen	→ hefen
helfenbein	Elfenbein
hennen federn	Feder von Gallus domesticus L. Hennenfedern

hennen prů	Hühnerbrühe
hessen fleÿsch	Hasenfleisch
hessin wamen	→ hassenn wampenn
hinclaffen krut	evtl. Cerastium caespitosum Gilib Gemeines Hornkraut (Hinkelkraut) MA I,897f.
hirczen hercz	→ gebein aus des hirtzen hertz
hirczinmarg	Hirschmark
hirn	Hirn
hirtzenhorn	Hirschhorn, Hirschgeweih KUS 263.
hirtzen marg	→ hirczinmarg
hirschein marck	→ hirczinmarg
hirsen nieren	Hirschnieren
hirssen mark	→ hirczinmarg
hirßhorn	→ hirtzenhorn
hirssz hornn	→ hirtzenhorn
hirß hörne	→ hirtzenhorn
hirtz horn	→ hirtzenhorn
hönig	Bienenhonig von Apis mellifica L. LEH 194.
holler laůb	Sambucus nigra L. (oder Sambucus racemosa L.) Holunder TEN/KEI 194; FIS 283.
hollerpluett	Blüten des Holunders

holwurtz	Aristolochia clematitis L. Osterluzei TEN/KEI 194; FIS 260,266.
hong	→ hönig
honigk	→ hönig
hopffen	Humulus lupulus L. Hopfen TEN/KEI 194.
horn	→ hirtzenhorn
hůnder	Gallus gallus L. Hühner LIN 156.
hůner schmaltz	Hühnerfett
hünlein	→ hůnder
hünscz milch	Milch von Canis familiaris L. Hundemilch
hundsmilch	→ hünscz milch
hunnts krett	Stercus canis, Album grecum weißer Hundekot BRO 118; KUS 264; SCH I,25.
huntz har	Hundehaare
jaspis	Jaspis
jerapigra	'Heiligbitter-Latwerge' Abführmittel ZIM 145.
jgell	Erinaceus Igel

jmper	Zingiber officinale Rosc. Ingwer LIN 155; TEN/KEI 195; LEI 201.
jpschen	Althaea officinalis L. Eibisch LIN 152; PRI/JES 23; SCH 77-79.
ipuricio	Hypericum perforatum L. Johanniskraut PRI/JES 94.
johans krut, sant	→ ipuricio
jsnern	→ eÿssenkraůtt
jsoben	Hyssopus officinalis L. Ysop LIN 153; PRI/JES 188.
kåßprů	Käsebrühe
kalbfůs	Kalbsfüße
kallich	Kalk ($CaCO_3$)
kantpfer	Camphora lauri L. Kampfer LEH 201.
kaslup	Labferment
katzenkrut	→ calamentum
keslǒp	→ kaslup
kislingen	Aluminiumsilikat Kieselsteine BRO 157; ZIM 157.

klee	Trifolium-Arten Klee
klÿen	→ cleÿen
knoblach	Allium sativum L. Knoblauch TEN/KEI 196; KUS 270.
knoblauch	→ knoblach
knoblŏch	→ knoblach
kŏlkrut	Satureia hortensis L. Bohnenkraut TEN/KEI 196 oder Brassica oleracea capitata L. Blätter des Weiß- oder Rotkohls LEH 206.
kŏschen krut	→ kŏlkrut ?
krafft müßlein	Kraftmus
krallen	→ corell
kranbet	Juniperus communis L. Wacholder TEN/KEI 199.
krebß heubt	Krebskopf
krelup	Bedeutung war nicht zu ermitteln
kren	Nasturtium armoracia L. Meerrettich TEN/KEI 199; PRI/JES 244.
kreps	Astacus fliviatilis R. Krebs LIN 155.

kůchlein	Küchlein, kleine Kuchen
kümich	→ chumen
kumich	→ chumen
kunges hertz	Verbascum thapsus L. Königskerze Are 216; PRI/JES 429f.
kutten	Früchte von Pyrus cydonia L. Quitten ARE 302; PRI/JES 286.
lactücas	Lactuca sativa L. Lattich TEN/KEI 197.
lamb flaisch	Lammfleisch
lapatica	Rumex aquaticus L. Mengenwurz SCH 193-196; PRI/JES 347.
latich	→ lactücas
lattich	→ lactücas
lauche	Allium porrum L. Lauch ARE 235; KUS 248.
laudanum	Harz von Cistus cretus L. (oder anderen Cistus-Arten) Zistrose, Opium LEI 203; KUS 268.
leinsamenn	Linum usitatissimum L. Leinsamen LEH 213.

lentinam	Mehl aus Lens culinaris M. Linsenmehl GRA 334.
leuisticj	Levisticum officinale W.D.J. Koch Liebstöckel TEN/KEI 197; KUS 269; SCH 249-251.
lidwurtz	Rubia tinctorum L. Krappwurzel oder Galium verum Klebkraut, Labkraut ARE 240; SCH 116-118; 189f.
lilgen	Lilium candidum L. Madonnenlilie, Schwertlilie TEN/KEI 197.
lilligen	→ lilgen
linneins mel	Mehl aus Leinsamen
linsen	Vicia lens L. Linsen PRI/JES 437.
linsÿ	→ linsen
linssenn	→ linsen
lorber	Laurus nobilis L. Lorbeer LEH 214.
lorperpletter	Lorbeerblätter
loͮrinden	Lorbeerrinde ?
lylgen ole	Lilienöl KUS 277. → lilgen

madelger	Gentiana cruciata L. Kreuz-Enzian MAR II, 619ff.
magen	Papaver somniferum L. Mohn TEN/KEI 198.
magenes	Magnet LEH 217.
magkumich	Mohnsaat ? → chumen → magen
magram opfelschel	Punica granatum L. Granatapfelschalen TEN/KEI 192.
malten	→ attriplicem
malūa	→ attriplicem
maluas	→ attriplicem
man ől	Mohnöl → magen
masticis	Harz von Pistacia lentiscus L. Harz des Mastixstrauchs TEN/KEI 198; KUS 272.
maÿoran	Origanum majorana L. Majoran LEI 204; PRI/JES 256f.
mel	Mehl
mer schalen	Conchae, Testae Muschelschalen LIN 155; SCH I,32.
meretich	→ kren

met	Met
mett	→ met
milch	Milch
milchrom	Sahne
milchromm	→ milchrom
mille folym	Achillea millefolium L. Schafgarbe GÄB 14; SCH 36-39.
millich	→ milch
miltzen	Milz
minczen	Mentha spec. Minze LIN 153.
miren	Commiphora molmol Engl. Myrrhe LEH 223.
mirtus	Ledum palustre L. Myrte SCH 242f.; FIS 275.
mirren	→ miren
mirrenn	→ miren
mirrum	→ miren
muͤlelin	→ mer schalen
munczen	→ minczen
müßeln	→ mer schalen

mů̊scatt	Myristica moschata L. Muskat LEI 205; SCH 339-343.
muscatt	→ mů̊scatt
muscatnussz	Samenkern des Muskats → mů̊scatt
muscattplv̈ett	Muskatblüten
muschgat nů̊ssen	→ muscatnussz
muschgat plües	→ muscattplv̈ett
myntz	→ minczen
mÿrren	→ miren
någelly	Blütenknospen von Eugenia caryophyllata T. Gewürznelken TEN/KEI 200, KUS 258.
naterschlauch	Natterhaut
negelle	→ någelly
negellin	→ någelly
nepten	→ calamentum
neslen	Urtica spec. Nessel LEI 206; KUS 276.
nessel	→ neslen
nessellnn	→ neslen
nessell	→ neslen
nesslen	→ neslen
nesslenn	→ neslen
neßel	→ neslen

nitrum	Sal nitrum Salpeter BRO 121.
obs	Obst
öll	Öl
ôpfel	→ apffel
ôpffel safft	Apfelsaft
ôpflen	→ apfel
oleheffen	Ölhefe
pachkreüsen	Bachkrebs → kreps
pachmynczen	→ minczen
palsen	→ bulsen
papelen	→ attriplicem
papellen	→ attriplicem
pappelen	→ attriplicem
pappellen	→ attriplicem
pappeln	→ attriplicem
papplenn	→ attriplicem
passillicum	→ basillicum
patenig	→ batonien
patonia	→ batonien
paumôle	→ baumôl
paům öll	→ baumôl
pawmoll	→ baumôl
pedonica	→ batonien

peffer	Piper nigrum L. oder Piper longum L. Pfeffer LIN 154; KUS 281.
pern smer	→ bern schmaltz
perwurczen **perwůrczen** **perwůrtzen**	→ bergwurtz → bergwurtz → bergwurtz
pesmalten **pesmaltenn** **peszmalton**	→ artemesiam → artemesiam → artemesiam
petersil	Petroselinum crispum M. Petersilie LIN 154; PRI/JES 36.
petersilien	→ petersil
petonia **petonienn**	→ batonien → batonien
peÿpas **peÿpos**	→ artemesiam → artemesiam
pfeffer	→ peffer
pfersich saft	Saft von Prunus amygdalus persica L. Pfirsichsaft PRI/JES 310f.
pheffer	→ peffer
pibergaill	→ castorm
pier	→ bier
pilsen	Hyoscyamus niger L. schwarzes Bilsenkraut SCH 184-187; PRI/JES 147.

pinnetschenn	Spinacis oleracea L. Spinat MAR 449ff.
plantago	Plantago maior L. Wegerich LEI 214; LIN 154.
plut krawt	→ blutkrut
pockß gallen	Bocksgalle
poleÿen	→ boleyen
poley	→ boleyen
pollaÿ	→ boleyen
polleÿ	→ boleyen
ponnen	→ bonen
portulacam	→ grensung
portulacol	Portulaköl → grensung
pranter wein	Branntwein
proniam	wahrscheinlich verschrieben aus "peoniam" → bononien
prott	Brot
prunnen kressenn	→ brun kressen
půchalter	Anthriscus cerefolium L. Kerbel oder Sambucus ebulus L. Holunder PRI/JES 34; SCH 106f.
pütern oͦl	zerlassene Butter

pukell	→ artemesiam
pulegium	→ boleyen
puter	→ ancken, anken, bůtter
pÿonie	→ bononien
quendell	Thymus serpyllum L. Quendel LEI 211.
råtich	Raphanus sativus L. Rettich TEN/KEI 203; LEH 239.
ratten	Ruta graveolens L. Raute LIN 154; LEH 244.
rauten	→ ratten
raŭten	→ ratten
raüten	→ ratten
raütten	→ ratten
rawten	→ ratten
rawtten	→ ratten
regen wasser	Regenwasser
regen waszer	→ regen wasser
rŏrlein	Taraxacum officinale L. Löwenzahn GÄB 154 oder → chenellen
roggenprot	Brot aus Secale cereale L. Roggenbrot
rogin brott	→ roggenprot

roken brossemm protte	→ roggenprot
rosen	Rosa corymbifera Borkh. Rosa canina L. u.a. Rose TEN/KEI 203.
rosen waser	Rosenwasser, Destillat (oder Dekokt) aus den Blütenblättern der Rose TEN/KEI 203.
rosenwasser	→ rosen waser
rosen wasser	→ rosen waser
rossen	→ rosen
rossen ŏl	Rosenöl, öliger Absud von Rosenblütenblättern in Olivenöl LEH 242.
rossen pleter	Rosenblätter
rossen wasser	→ rosen waser
rossenn ŏl	→ rossen öl
rossmilch	Pferdemilch
roswasser	→ rosen waser
rosz ŏl	→ rossen öl
roszzarken	Bedeutung von "zarken" unklar, der Name "Rosz" bezeichnet die Honigwabe GRI 14,1286f.
rutten	→ ratten

saffebŏm	Juniperus sabina L. Sadebaum, Sebenbaum TEN/KEI 206.
saffran	Crocus sativus L. Safran LIN 153.
saiffenn	Seife
salbey	Salvia officinalis L. TEN/KEI 204.
salbin	→ salbey
salbinen	→ salbey
salcz	Salz
saleÿen	→ salbey
salüeÿ	→ salbey
saluaÿ wein	Salbeiwein
scamonien	Convolvulus scammonia L. Purgierwinde, Springwurtz (eingetrockneter Wurzelsaft) KEI 455; STO 446.
schaf mist	Schafsmist
schaffcungen	→ mille folym
schaff mist	→ schaf mist
scheffin mist	→ schaf mist
scheffins vnschlit	Schafsfett
schefinem mist	schaf mist

schlehenn	Prunus spinosa L. Schlehen STO 443.
schmalcz	Schmalz; Fett
schmer	→ schmalcz
schum (hasz vmb den mund)	Labferment
schwebel	Schwefel
schwininem schmer	Schweinefett
seffenbaüm	→ saffeboͮm
seiffen	→ saiffenn
senff	Brassica nigra L. oder Sinapis alba L. schwarzer oder weißer Senf GÄB 46; LEH 253.
serpentin	Polygonum bistorta L. Schlangenknöterich BRO 199 oder Serapinharz von Ferula persica Willd. LEH 254.
seuͤen paum	→ saffeboͮm
sinan	Alchemilla vulgaris L. Frauenmantel TAB 248h,249.
speck	Speck, Fettgewebe, vor allem von Sus scrofa L. LEH 260.
spoͮchel	Speichel

spünn	'Muttermilch' oder Spumavirginis'Jungfernschaum'(Arzneimittelname) LEH 261.
steinrutten	Asplenium ruta-muraria L. Steinraute, Mauerraute LEH 261.
stendelwurtz	Orchis morio L. Orchidee PRI/JES 256.
swalben nest	Schwalbennest
swines kloͤise	Schweinenieren (Randglosse in 9.1.5, vgl. S. 281)
testiculum leporis	Hasenhoden
theodoricon	Theodoritum emperistum Latwerge des Antidotarium Nicolai KUS 297.
teschell krauͤt	Capsella bursa pastoris L. Hirtentäschel TAB 512d. 513b; KUS 246.
toste	→ artemesiam
tosten	→ artemesiam
tosthell	→ artemesiam
tuben	Tauben
tuben mist	Taubenmist
tutter	Dotter
veldt mẏnczenn	→ minczen
veltmalten	→ malten
venchel	→ fanikell

venichell	→ fanikell
verbena	→ eÿssenkraůtt
verbene	→ eÿssenkraůtt
verbenna	→ eÿssenkraůtt
visch	Fisch
vőgel	Vögel
wachs	Wachs
waiczeinmell	Mehl von Triticum aestivum L. Weizenmehl
waiczens můßlein	Weizenmus
wasser	Wasser
waßer	→ wasser
wegbreitten	→ plantago
wegerich	→ plantago
wegerichs	→ plantago
wegrich	→ plantago
wegwart	Cichorium intybus L. Wegwarte MAR I,990-998
weiber millich	→ fräwen milch
weibes spünn	→ fräwen milch
weicz korner	Weizenkörner
weiden	Folia Ligustri L. Weidenblätter oder Herba Lysimachiae L. Weidenkraut oder Lonicera pericymenum Geißblatt

	Prunus padus Traubenkirsche Rhamnus chatartica / frangula Kreuzdorn Ulmus campestris Englische Ulme Tilia parvifolia Winterlinde Viburnum lantana Schlingbaum PRI/JES II,208.
weinber	Passulae minores Weintrauben ARE 397.
wein kraütt	Weinblätter
weinperrnn	→ weinber
weirach	Boswellia carteri Birdw. Weihrauch ARE 397; LEH 295.
werenmůt	Artemisia absinthium L. Wermut ARE 402; LEH 295.
wermuett wein	Wermutwein
wermut	→ werenmůt
wermůt	→ werenmůt
wermüt	→ werenmůt
wermůett	→ werenmůt
wermv̈ett	→ werenmůt
weyrach	→ weirach
wibs spune	→ fräwen milch
wider kraütt	→ weiden

wiesel	Mustela Wiesel
win	Vitis vinifera L. Wein LEH 296.
wine	→ win
winstein	Kaliumbitartrat Weinstein LEH 297.
wintruben korner	Weintraubenkerne
wiroͮchs	→ weirach
wiswurtz	Veratrum album L. weiße Nieswurtz oder → diptamj TEN/KEI 211.
wisswurtz	→ wiswurtz
wolgommett	→ dostenn
wolgemeut	→ burretz
wurtzelinges saft	Succus Dauci inspissatus Lakritze ARE 412.
yerapigra	→ jerapigra
ÿgels gallen	Igelgalle
ÿgels hertzen	Igelherz
ypericon	→ ipuricio
ÿsopensaft	→ jsoben

ysopp	→ jsoben
zelidoni	→ celidonia
zentaur	Centaurea centaurium L. Grosses Tausengüldenkraut oder Centaurium minus Moench Kleines Tausengüldenkraut LIN 152.
zige	Capra hircus L., Fleisch von Hausziege, Geis, Ziegenbock SCH I,26.
zitwer	Curcuma zedoaria Roxb. Zitwer TEN/KEI 212; ARE 419; KUS 207.
zimet rinden	Zimtrinde → chenellen
zucker	Saccharum officinarum L. Rohrzucker FIS 282.
zuker	→ zucker
zwifel	Allium cepa L. Zwiebel TEN/KEI 212.
zwivöllenn	→ zwifel
zwyföllenn	→ zwifel

Anhang

Ain gut artznei die hie nach stet...
Erstdruck von Hans Froschauer: Augsburg um 1502

Deutsche Übersetzung der lateinischen Beitexte zum Situsbild einer Schwangeren im *Fasciculus medicinae* des Pseudo-Ketham
Wiedergabe nach dem Exemplar des
Germanischen Nationalmuseums Nürnberg
Signatur: 1 an: 8° Nw 403n

Ain gut[†] artznei die hie nach ster das

frawen vnd mañ an geet. Findest du vil sachen mit wenig worten antzal. Auch wie ain kind in mûter leyb sey gestalt. Auch wie du solt probierẽ an dir Ob die schuld der vnfruchtbarkait sey dein oder ir. Vil gûtter kunst vnd artzney kurtz begriffen. Auch wie du magst an ainer sehen vnd wissen. Ob aine sey ain fraw oder ain junckfraw Auch andre bewerte stücklin. Vnd aventeür vnd kunst/die man sol brauchen zů pferden. Lyst du das bůchlin/es würt dzr lieb werdeu. Auch von den grossen tugenden vñ krefften der kreüter. Was sie würcken an den mannen vnd weybern

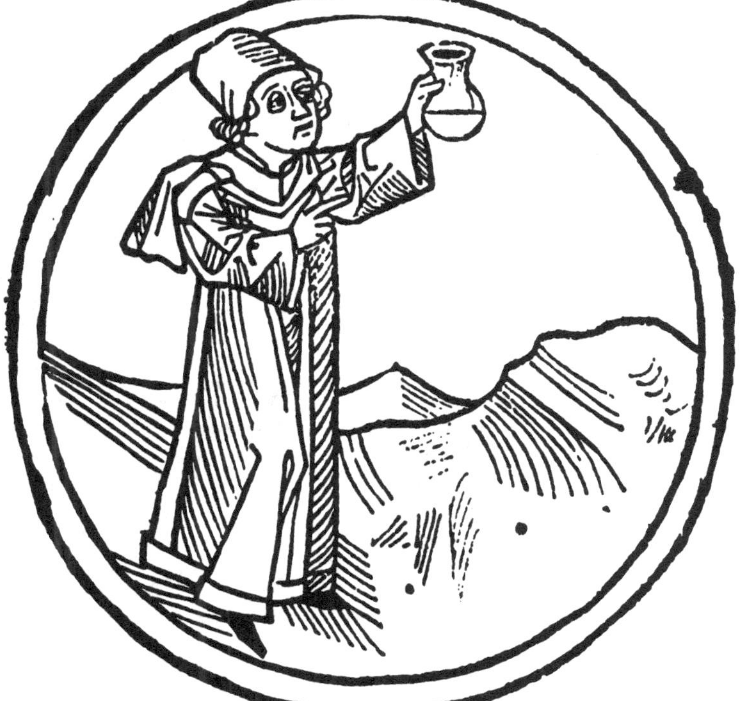

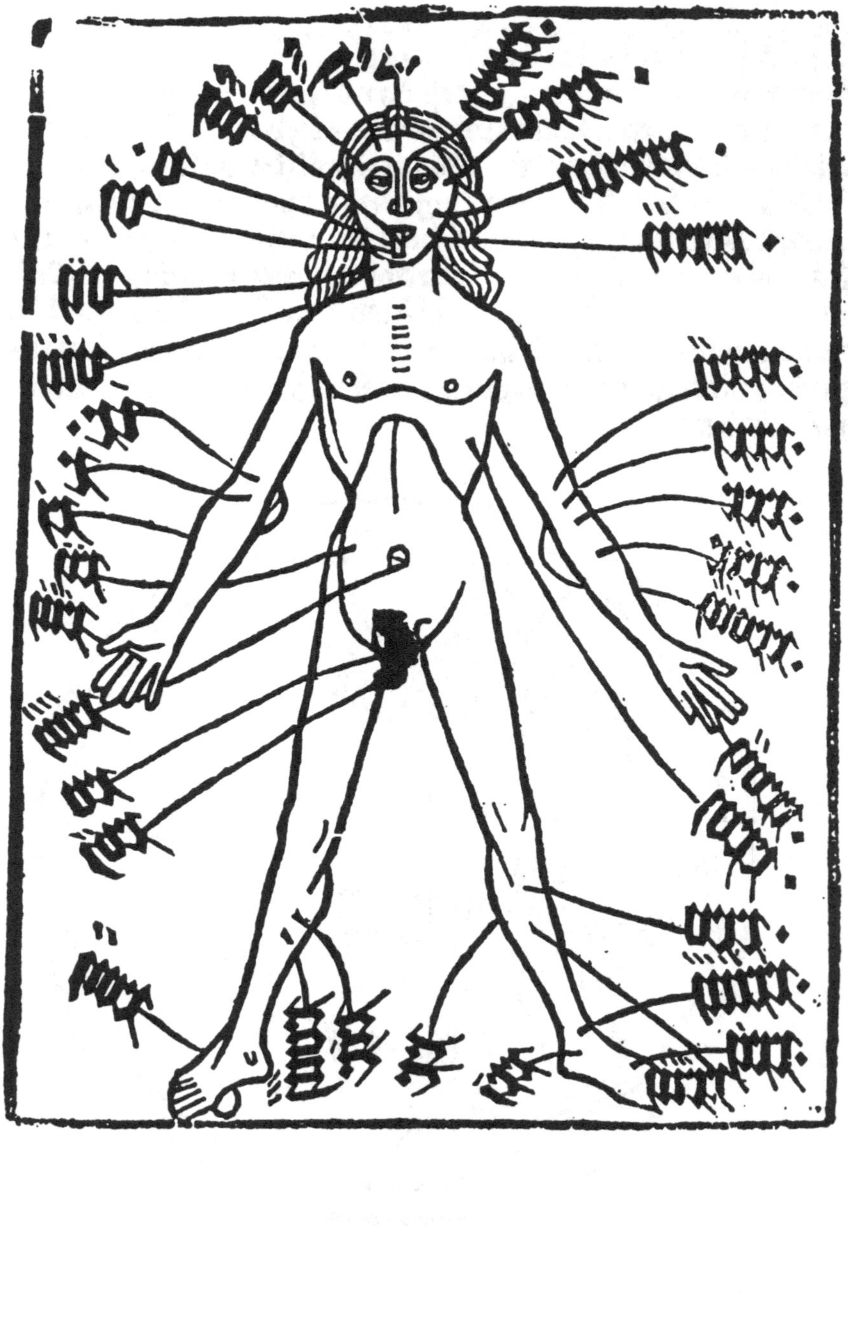

ES seind etlich zaichen der geburt der frawen/
daz erst/wañ ain fraw thůt die werck mit aim
mañ entpfindt sy darnach kelt vnd schmertzen
in den nyeren das ist ain zaichē das sy entpfan-
gen hat Auch so ain fraw sich an ir selbs ver-
wandlet/ oder begert seltzam speiß/ als leymē
kolen oder erdtrich ¶ Item wiltu wissen ob sy ain kneblin oder
ain metlein drag/nym war gewint sy darnach ain grossē buch
auff der rechten seitten / vnd wañ die recht brust mer milch hat
dañ die linck ist ain zaichen das es ain kneblin würt/ vnnd so sie
ain rote farb hat. A.

¶ Wañ ainer frawen die brust wee thůd/ die nem wegereich od̄
weg weiß vnd zerstoß wol vnd binds über die brust / oder nym̄
zwyblen vñ erbsen vnd zerstoß mit altem axungiam das leg vor
in wasser das kain saltz dar bey beleyb vnnd mach dar auß ain
pflaster über die brust. B

¶ So ain fraw nit saigen mag das kindt die sol drinckenmete.
Es wer auch gůt drünck sy gůt new bier / sy sol kain newen wein
drincken/ vnd sol venchel ein drincken in milch am abent ein ne-
men / nym boley kraut misches oder machs in wein/gib irs tzů
drincken so ernert sie das kind all tag vnd hat überflüssig milch.
Macer der maister spricht/ müntz kraut frůe gessen ist gůet den
weibern die kind hilff yn D.

¶ Wañ das belglein secundin /da das kind in gelegen ist nit von
der muter will/so bulffer ain stain der da haißt Agates appella
tur /vnd gib irs zů trincken in ainem dranck. ¶ Item mach ain
dampff von hüner federn/ vnd laß sie darüber sitzen das d̄ dāpff
zů ir gang/auch wañ sie drinckt ab dem kraut plantaginem das
ist wegreich so gat dise materi all von ir vnd würt gesunde

E D

¶ Wie ain kindt zů dem ersten in muter leib ist/ jm ersten monat
ist es ain gesamlet blůt - jm anndren monat ist es ain vrsprung
ains lybs/ jm dritten monat ist es ain lyb/ jm vierden enpfachs

es nagel/ jm fünfftē monat hat es die geschicklichait des vaters oder der můter/ das man mag sehen ob es ain kneblein oder ain metlin ist/ jm sechsten monat hat es adern über allen seinen leib wie ain mensch haben soll/ zům sybenden monat hat es marck in den bainen/ zům achten monat mit bainen gefestigt vnd gesterckt/ jm. ix. monat schaidet sich die natur vnd würt ain wol gethon kind. kumpt auß der finsternuß zů dem tag F D

¶ Zů der vnkeüscheit. so du aine wilt wol beschlaffen/ nym zwen löffel vol safft von ysen kraut. zwölff pfeffer körner/ vnd hirtzen gal/ oder von ainem andern tier/ die drey materien mischs vnder ainander mit honig vnd drinck das mit wein. ¶ Jtē hirß nieren gekocht mit gůtē wein. vñ weñ du die ding tůn wilt so drincks so sihest du wunder. G

¶ Gebürt die fraw ain kind in acht monatē/ so beleibt es gar selten vñ kümerlich lebendig/ vrsach ain frucht hat iren rechtē vrsprung erst im sybendē monat/ jm achtē monat ruwet es. Weñ es jm neünten monat auß gat/ so mag es wol gesund vnd lebendig beleyben. H

¶ Etliche fraw gebürt schwerlich/ die ander leichtlich. Etwen kumpt die frucht vor mit ainer hand oder fůß/ das ist schedlich/ es sey dañ das die fraw starcker natur sey/ so möcht sie todt blyben. Die hebamen söllen aber ettliche salbē hon. vnd söllen sie salben an etlichen enden rc. So geet die frucht von stat. J

¶ Das die fraw ir zeit über kum. Nym viola vñ mirra in ain geschirr mit regen wasser laß es siedē/ vñ vermachs das d' dampff nit davon mög/ las es ston syben stund/ laß die fraw darüber sitzen/ das d' dampff vnden zů ir gang so wol vnd warm/ als sie es erleiden mag ¶ Jtē nym wermůt vñ rautē. koch das in wein thu darzů fünff pfeffer körner vñ gib irs zů drincken K

¶ So ain fraw zů vil ir kranckhait hat/ zerstoß wecholder vnd nym die rindē vō den wecholdern machs in wein od' in essig vñ nymß ein/ vñ weckholder gessen ist auch fast gůt Auch die eschē von loub fröschen am halß getragen in aim seckel ist auch gůt darzů. M

¶ Auß zů treibē das geblůt von ď frawē nach ď geburt. nym die hirnschal vō ainẽ kappan zerstoß zů bulue͛ gib irs zů drincken. Auch drinck sie von dē krut vnd wurtzel/das heißt tusent gulden kraut/oď tusent blat/das treybt auß die kranckhait/ wann aine schon fünfftzig jar alt wer. Oď nym mirrē thů den in ain apffel vñ beschleüß jn wider vñ brat den apffel/ vñ gib ir den zů essen so genyßt sie N

¶ Wañ ain fraw bey ir tragt ysen kraut in ainer kindtbeth/ist gůt für alle bőse anfechtũg. wañ ain kind dz selb an jm hat mag jm kain gespenst oď zauberey nit schaden / so schlafft es wol vñ růwet. ¶ Jtē wañ du wilt ferr oď weit reyten / so henck dē roß das krut vñ wurtzel an den halß so wirt es nit müd O

¶ Das ain fraw leychtlich gebere / bind ir an die lincken hüfft Bilsen krut wurtzeln. binds an dz du den knopff wiď auff zihest so bald sie gebirt. das die wurtzel hin geworffen werd. Noch ain vast groß gůte artzney darzů nym lorber bleter /zertreyb die vnd legs ir auff den nabel/ von stund an gebirt sie das kindt mit der hilff gottes geschicht alle ding. P

¶ Honig wasser zů machē/ nym ain lőffel vol honig/ vñ zwen lőffel vol wasser/ vñ misch die zway stuck vnder ainander/ vnd gibs der frawen zů drincken die in groß kinds nőten leyt. Auch ist vast gůt gestoßner mirran gedruncken in wein so genißt sie. Q

¶ Herwiderũb so ain fraw ains metlins schwanger gat so ist sie gewonlich bleycher varb vnd schwermüetig vnnd ist ir der bauch lang auff der rechten seiten. vnd an ď lincken seiten würblecht auch die brust in der lincken seiten geschwilt vnd so milch auff jrē harñ geschirr wirt schwymt sie enbor. R

¶ Das ain fraw zů geschicklicher zeit entpfahen mőg so sie bey wil schlaffen so sol sie nit zů vil essen oder drincken. Wañ ď frawen ir kranckhait kumpt so ist sie nit geschickt zu empfahen. S

¶ Faißte frawen seind minder geschickt schwanger zů werden
od' zu entpfahen dañ die magern/ vñ hond kain geschicklichait
mit allen dingen schafft ir grosse feüchtigkait/ dar durch würt
es als gehindert ꝛc. T

Auch so ain fraw vnfruchtbar wer von übriger hitz wegen/ so
gib ir zu essen das es diß kelt/ als Latich/ vnnd pappeln kraut/
Ancken/ Portulatas. So aber ir die můtter offen steet/ sol man
brauchen mistel/ vnd auch gal öpffel V

¶ Das ain fraw empfahe nym̃ das in der eychlen fiscum thu
das in wein vnd gib irs zu drincken so sie nit ir zeit hat. Plinius
der maister spricht/ gib ir von ainem hasen haißt zu latin vulua
leporis in ainer speiß. ¶ Itē wasser da Lattich in gesotten ist/
gibs der frawen nüchtern so wirt sie zů empfahen geschickt/ vñ
so bald sie enpfangē hat/ schüt sy das dranck von ir. Auch wañ
ain their als ain saw mit dē eber od' wañ ain ků mit dē sarren zu
lauffen wil/ so gib ir eber hoden zů essen so würt sy tragē x

¶ Wañ ain fraw von faißte wegē nit entpfahen mag/ das sol
man vertreiben mit Theodoricon/ vnnd Jerapigra. Wañ ain
fraw von winden/ nit ir zeit haben mag/ so verdreybs mit Fen-
chel somen/ vnd mit Rauten vnd mit Tille.

y

¶ Aber wañ ain fraw võ beschlußlichait irer můter vnfrucht
bar ist dartzů muß man brauchen Aposimata/ in welchem ge-
köcht ist bilsam vnd fenaw greci. Ancken/ öl vnd honig/ vnd ka
millañ/ auch brucht man Therpretein/ thůt man in etliche ort

z

¶ So ain fraw enpfahē wil so drinck ein der man oder die fraw
den schaum den ain haß zchischen dem maul hat/ wañ er kraut
yßt/ von stunden an entpfacht sie.

¶ Itē der recht Somen võ ainer wysel. wañ d' würd zerknüschet
vñ gemischt mit Ipericon vñ mit Sanapessari ist auch gůt

¶ Item gib ainer frawen zů drinckē pferds milch/ vñ beschlaff
sie dañ/ so würt sie dañ schwanger. Also spricht Albertus Ma-

…mus lib. xxiij. capitulo. equi. in fine.

¶ Item ſo ainer frawen ir geburt ſchwer iſt ſo gib ir Diptami mit waſſer/fenū greci/ vñ auch fenū greci iſt gůt mit honig gemiſcht/ iſt auch gůt zů der geburt/ auch iſt gůt Serapion mit kůcher erbiß waſſer gedrunckē/iſt bewert vñ vaſt gůt

Item milch ainer andren frawen vñ Arthemeſia vndainander gethon vnd über den nabel gebunden ſo gebürt ſie bald

Item wañ ain fraw in kinds nötten lyt/ſo mach ſie ain eſcher waſſer vñ ſetz die hayn darein ſo můß es von ſtatt/ weñ ſie ſunſt nitt geneſen mag/ſo ſoll ſie es thůn. Con

Wañ ain fraw enpfindt bey ir ain todt kindt die nem weckhol der bletter mit waſſer vñ Honnig gekocht/ vñ nem das yn/das vertrybt das todt kindt vñ das da das todt kindt in lyt/ vñ was her uß gehört Hali der maiſter ſpricht.

¶ Item nym milch von ainer andern frawen mit öl gedruncken vertribt die toden frucht von ir.

¶ Item ain edler ſtein mit namen Jaſpis hat auch die tugend vß zetryben die frucht die bey ainer frawen geſtorben iſt.

¶ Item nym myrren zerſtoß jn vnd drinck den in wein iſt auch gůt vß zetryben die toden frucht von der frawen. D

¶ Wenn ainer gern wolt wiſſen ob aine ein iunckfraw wer oder nit ſo nym dē ſomen der da genent würt in latin Portulace vnd ſpreng das auff kolen oder glůt/alſo das der rauch zů ir gang vñ iſt ſach das ſie kain iunckfraw iſt ſo würſtu wunder ſehen vnd nym darzů eppich mit der wurtzlen vñ leg irs auch vff den kopff das ſie nit darumb wiſſe ſo ſyheſt du wunder.

AA

I So aber ein fraw nit empfahen möcht von übriger großenn feüchtigkeit wegen irs leybs nit empfahen mag/ſo mag man es wol ſpyren wañ ſie die ding pfligt zů treyben mit irem mann/ſo hat ſie vil natur/vnd iſt ir kranckheit dün vnd nit dick/die ſelbig ſol ſich druckner ſpeiß gebrauchē als da iſt Apo zimate vñ miſtel mirra roſſen blůet/vñ granadöpffel vñ künnich iſt faſt gůt darzů.

BB

¶ Wann ain fraw nach der geburt nit mag gerainigt werden die sol nemen linsomen vnd zerstoß den wol vnd koch das mit altem ferndigem wein/ vnnd gib irs darnach zů drinckē. ¶ Item wañ ainer die scham gebleyt oder geschwolen ist võ den werckē die sie getryben hat mit dem mañ so sol sie baplen sieden in aim kessel vnnd soll die bain darein setzen so vergat es ir vnnd würt widerumb gůt

¶ Item wañ ain fraw zů vil vnküsch ist so mach ir ain dranck mitt zweyen stucken/das ist beronicam/vnd solsequium/das ist soñen wyrbel/daz zerstoß. vnd thů das in ain essig vnd gib ir zů trincken.

CC

¶ Itē wañ ain fraw zů vil ire kranckhait hat/die sol nemen drey stengel plantaginem mit wurtzlen vnd mit bletter/ vnd das solt du deñ in regen wasser legen vnd gib das der frawen/die ir zeit zů vil hat/vnnd von stunden an so stillet es ir. ¶ Item ain fraw mag auch wol rosen wasser drincken/das ist auch gůt vnd wirt da von bald gestilt.

DD

¶ Merck weñ man die werck vnordēlich treybt mit ainer frawē es sey beseits oder sunst můtwillen/ das schadet der frucht/oder wañ sie dem mañ nit gehorsam wil sein/ vnd also machen/weñ sie schon ain frucht enpfacht/so würt es lam in den siten oder an den füessen:c̄

EE

¶ Itē wañ ain fraw erschrickt od̄ sunst ir ain kindt abledig wirt vnnd abgeet vor der zeit/die sol nemen ain krebs der in dem bach lauffe vñ sol den zerstossen vnd in altē wein drincken/also spricht Plinius/am. xxxij. Capitel.

FF

Wiltu wissen wie kindt in můter lyb ernert würt/ so merck also Ippocras spricht ain bewerter maister der artzney spricht also/ in quedā capitulo die brüst d̄ frawen haben ain versamlung mit dem secklin secundinam/da das kindt in leit in můtter lyb/durch ain äderle das von den brüsten dem kind hinab vntz an den nabel geet/dardurch die milch der frawen von den brüsten dem kinde

zů hilff vnd narung kommen mag/damit das es emert wirt in
mŭter leyb/darumb sol man kain frawen lassen grosse oder vn-
zymliche arbait thůn/auch sollē sie nit schwere fräffeliche ding
auff sich oder auff das haupt heben/ dann gar liederlich würd
dem kind das åderlin entzogen / so ist es dañ auß mit dem kinde
vnnd kumpt darumb. Aber man findt etliche grobe mann/ die
nemen sich an das ain fraw mer arbait sol thůn dañ er/ oď sich
etwañ vnzymlich halten gegen den gůtten frawen das sie leicht
licht vber sy erzürnt werden/vnd sy die gůtten frawen schlahē
dardurch sie erschrickt/vñ vmb die frucht kumpt/so gibt man
dann der gůtten frawen die schuld/ so ist es des manns schuld/
der sich also vnzymlich mit ir gehalten hat. Herwiderūb seind
auch etliche iunckfrawē/wañ sie schon mercken das sie schwan
ger seind worden beschemen sie sich deß/ vnd gürten sich / vnd
hond also ir wesen nach als vor vnnd mainen sie wöllen es len-
ger verdrucken / etliche verdruckt es also das sie darumb kumpt.
etliche thůnd es gern / so sie nit den vatter dargů wissen / vnder
weilen wissen sie den vater wol / sie beschemen sich aber das sie
auß dem weg seind gedretten/vnd vnrecht haben gethon/ vnnd
mainen dañ es wissen das nieman/nicht deßminder so waißt es
doch der allmechtig got der alle ding waißt/vor dem sie sich al-
er mayst fürchten müssen vor dem sie nicht künnen oder mögen
haimlich thůn/ vor dem selben müssen sie sich schemen/ wañ er
wird sie auch straffenn; Es were besser man hett scham vnnd
schand vor der welt dañ das ain mensch sein schand vor ď welt
nit wil thůn. wañ dardurch verleürt man gotes huld vnd kūpt
zů der straff gottes/vnd zů des teüffels spöt zů der hellischē pein
vnd zů den ewigen schanden. GG

¶ Jtem wiltu nun wissen ob ain kindt in můtter lyb kranck sey
oder gesundt. das merck also /wann ain fraw ains kindes schw
anger ist/ vnd ire brüst vil milch geben /ist nit gůt/vnd ist ain
vrkundt vnd zaichen /das das kindt in můtter lyb schwach vnd
kranck ist/ wann daruon das kindt sich erneren solt das geet zů

den brüsten auß/ ist ain zaichen das dem kinde das äderlein entzuckt ist dar von jm die narung werden sole/ von den brüsten d' müter/ oder das das kindt sunst kranck ist. Aber wañ der frawe die brüst hert seind vnd kain milch von ir geet/das ist ain gewiß güt zaichen das das kindt frisch vnd gesundt ist/ vnd jm nichts gebrist in mütter leyb/das solt du glauben.

D hh

¶ Item wilt du nun fürbaß wissen beschaid ob ain fraw vnfruchtbar sey oder der man/das mag man dar bey mercken vñ verstan/ wañ sie brunzt in ain geschir/vnd laßt es ain zeit lang ston/vnd wachßen dañ würmlein dariñ/so ist sie vnfruchtbar/ wachßen aber kain würmlein dariñ/ so ist sie fruchtbar/ also sol es der man auch probieren.

¶ Item nun haben wir ain ander vnderweisung vnd bewerung die da güt ist vnnd zů probieren vnd bewerens weß die schuld sey vnder ynen beyden ob ain man oder ain fraw vnfruchtbar sey/ merck also thů/nym syben gersten kerner vnd syben bonen/vnd nym syben waitzen körner/die stuck solt du in ainen hafen thůn vnd solt darüber brunzen/ vnd kyñen oder wachsen sy in syben tagen so ist sie nit vnfruchtbar /vnd ist nit ir schuld.kynnen sy aber nit so ist sie vnfruchtbar/also sols der man auch probieren weñ er wil.das spricht Albertus magnus li.x.trac.ij.ca.prope.

JJ

¶ Wañ aine will das ir die brüst nt sollen wachsen / so sol sie nemen ain kraut das da haisset vildiniatem das kraut soltu vor hin wol zerstossen vnd binds mit ainem tůch über die brüst/ vñ nym mag samen vnd koch das in regen wasser.vnd dunck alwegen ain leyne tůch darein vnd legs als darüber ain tag oder drey als warm als sy es erleyden mag/das ist auch güt darzů/ wann das tůch kalt wirt so sol sie es widerüb wermen vñ darüber tůn

Alle ding stond in gottes hend/ in seinem namen hat dises bůchlin ain end.

11. Verschiedene Verzeichnisse

11.1 Handschriften- und Initienverzeichnis[1]

1. Staats- und Stadtbibliothek Augsburg, III.1.2° 43 (4.V.15.Jh.):
Arzneibuch; Vorbesitzer: alter Besitzvermerk getilgt.
Bl. 9^{v}: Geburtszauber

2. Staats- und Stadtbibliothek Augsburg, III.1.4° 1 (1400-05):
Sammlung komputistischer Texte, med. Rezepte, Cato, lat./dt.; Vorbesitzer: Bibliothek in Füssen.
Bl. 87vb: Marien-Geburtsamulett
Titel: "Mulieri tempore partus liganda est hec littera"
Initium: "De viro virgo"

3. Staatsbibliothek Preußischer Kulturbesitz zu Berlin, Haus 2, Ms. germ. fol. 1069 (2.H.15.Jh.):
Buch vom Menschen, Tier und Garten (medizinischer Hauskalender); Vorbesitzer:-
1. Bl. 196ra: frauenheilkundliche Rezepte
Titel: -
Initium: "Jtem es kompt etwen dz die wib arbeit lident wen sÿ zelang an man sint So geswilt inen die matrix gern"
2. Bl. 196va-197vb: *Sieben Erklärungen zur weiblichen Sexualität und zur Reproduktion*
Titel: -
Initium: "[M]an sol verstan wenn das ist das ein junkfrow ein magt komt zů sechzehen jaren envollen So hept sich jn jra ein vrsprung dz heissent die meister menstruum"
3. Bl. 198^{r}-207^{r}: Traktat *Von der Natur der Frauen und ihren Krankheiten.*

[1] In das Handschriftenverzeichnis wurden alle von mir erfaßten Kodizes mit gynäkologisch-obstetrischen Texten aufgenommen und mit den Informationen zu Vorbesitzern und Mitüberlieferung versehen, die sich den Angaben der Handschriftenkataloge bzw. dem Text selbst entnehmen ließen.

Titel: "Hie nach so stat von der frowen natur vnd von jr kranckeit als bÿ eim andern"
Initium: "Nach nutzbarkeit der vnverstandnen frowen vnd mannen die keins dings vnderscheid wūssend wie sÿ sich halten sôllend vnd wz sÿ tůn dz sÿ dz tůnd mit vnderscheid vnd mit verstantnise"

4. Staatsbibliothek Preußischer Kulturbesitz zu Berlin, Haus 2, Ms. germ. oct. 121 (1474, 1483):
Medizinisch-astronomisch-astrologische Texte; Vorbesitzer: Hans Bereiczgelt.
Bl. 99^{r}-101^{v}: frauenheilkundliche Rezepte
Titel: "Alhie hebet an wie man den frauwen ir czyt wider bringen solle"
Initium: "Jtem nym Rot toste oder Rott myntz vnd Syde die in win vnd trinck den selben win"

5. Staatsbibliothek Preußischer Kulturbesitz zu Berlin, Haus 2, Hdschr. 319 (2.V.15.Jhs.):
Iatromathematisch-medizinisches Hausbuch, Vorbesitzer: -
Bl. 49-54: Pseudo-Trotula, *De passionibus mulierum*, Auszug: *Traktat über die Menstruation*
Titel: "Von der frauwen krangheit"
Initium: "Jn disem capitel wil ich sagen nach dem als dan schribet der meister in dem büche der heimligkeit von den gemeinen naturlichen sachen / der kranckheit / die die frauwen alle monet haben"

6. Ungarische Akademie der Wissenschaften Budapest, K. 557 (um 1500):
medizinische Rezepte, Spruch Augustins; Vorbesitzer: Pastoren ab 17.Jh.
Bl. 1: Lat. Spruch gegen Unfruchtbarkeit
Titel: -
Initium: "De Viro Vir Virgo de Virgine ... Elizabet sterilis peperit Johannem"

7. Erzdiözesanbibliothek Eger, Hs. B.V.3 (15.Jh.):
Nicolaus von Dinkelsbühl, Guido de Monte Rocherii, Arzneibuch;
Vorbesitzer: Einträge a. d. 18. Jh.
Bl. 312ra-313rb: frauenheilkundliche Rezepte
Titel: "Von Den frawe ist zw merkhen Ir khrankhaÿt"
Initium: "Wan ain fraw ist geswollen an ir haÿmlikhait das sÿ den harmb nicht wol mag lassen dÿ schol nemen wurgelen vnd temperir den mit genssmalcz"

8. Universitätsbibliothek Frankfurt a. M., Ms.germ.qu. 17 (1.V.15.Jh.):
Buch von der Gesundheit; Vorbesitzer: -
Bl. 278ra-294rb: Gynäkologie
Titel: fehlt (Blattverlust am Anfang des Textes)
Initium: "So den frŏwen iere brúste swerent So der frŏwen die brúste erswerent so nim scheffin mist vnd lege den also balde v̇ber die brust"

9. Universitätsbibliothek Frankfurt a. M., Ms.germ.oct. 62 (um 1500):
Deutsch-Lateinisches Arzneibuch; Vorbesitzer: -
Bl. 308^{r}-327^{v}: Gynäkologische und kosmetische Rezepte
Titel: "Hie noch volget die artztnie der frouwen gebristen vast gůt vnd wol bewert"
Initium: "Jtem vt vulua mulierum"

10. Universitätsbibliothek Graz, Hs. 1609 (1451, 1488):
Kochbuch, medizinische Rezepte, Obstbaumveredelung, Pferdeheilkunde (= Buch vom Menschen, Tier und Garten); Vorbesitzer: -
Bl. 211^{v}-216^{v}: frauenheilkundliche Rezepte
Titel: -
Initium: "Jtem von manigerlai geprechen der weiber vnd ob ain fraw arbait zu ainem kind"

11. Staats- und Universitätsbibliothek Hamburg Carl von Ossietzky, Cod. med. 801:
medizinische Texte; Vorbesitzer: Constantinum Roeslin; Johann Weßen, Apotheker in Frankfurt, 1549; Zacharias Conrad von Uffenbach (1683-1734).
S. 9-130: handschriftliche Vorstufe des von Eucharius Rößlin herausgegebenen Drucks *Der schwangeren Frauen und Hebammen Rosengarten*
Titel: "No. i. Von Kranckheiten, Siechtagen und zu val der Swangern und geberenden frowen und ihrer neugebornen Kinderen" (von der Hand des Vorbesitzers)
Initium: "NAch dem vnd got der almechtig mit siner höchen vnentlichen weißheit der menschen vß nüt geschaffen jn zu besitzen ewige froide"

12. Universitätsbibliothek Heidelberg, Cpg 260 (15. und 16.Jh):
Arzneibuch, Vorbesitzer: Jörg Truchsessen.
1. Bl. 34vb-38va: frauenheilkundliche Rezepte, u. a. aus dem *Arzneibuch* Ortolfs von Baierland
Titel: "Jtem das hernach geschriben capitel sagt von der frowen haimlickait vnd jr kranckhait das vermerckent das"

Initium: "Passio matricum ha[i]sst nu sücht der mûter vnd der frowen als sÿ wirt vber xij iar vnd weret zû viertzig iaren"
2. Bl. 98v-102r: u. a. frauenheilkundliche Rezepte
Titel: -
Initium: "Fur der Frowen kranckhait"

13. Universitätsbibliothek Heidelberg, Cpg 480 (1570):
Johannes Hartlieb, dt. Übersetzung der *Secreta mulierum* u. a.
1. Bl. 189v-195v: dt. Übersetzung der ursprünglichen Beitexte des Situsbilds einer Schwangeren aus dem *Fasciculus medicinae* von Pseudo-Ketham
Titel: "Folgett weitter andere nottwendige fragenn vnd der selbenn berich"
Initium: "Das die Brüste nicht wachssen nim allaun kraūt"
2. Bl. 195v-206r: Auszüge aus den *Problemata* des Pseudo-Aristoteles in dt. Übersetzung
Titel: -
Initium: "Warūmb die vnnmessige keūschheit so schedlich seÿ"

14. Universitätsbibliothek Heidelberg, Cpg 488 (1566):
Johannes Hartlieb, dt. Übersetzung der *Secreta mulierum* u. a.
1. Bl. 131v-134v: dt. Übersetzung der ursprünglichen Beitexte des Situsbilds einer Schwangeren aus dem *Fasciculus medicinae* von Pseudo-Ketham
Titel: "Folget weitter Andere notwenndige fragen vnd der selbenn Bericht"
Initium: "Das die Brust nicht wachssenn so nimb alaūn kraūt"
2. Bl. 134v-142r: Auszüge aus den *Problemata* des Pseudo-Aristoteles in dt. Übersetzung
Titel: -
Initium: "Warūmb die vnmessige keūschheit"

15. Universitätsbibliothek Heidelberg, Cpg 545 (1474):
Arzneibuch; Vorbesitzer: Eberhard Maywolt.
Bl. 9v-10v: Register der frauenheilkundlichen Rezepte
Bl. 59r-63r: frauenheilkundliche Rezepte
Titel: "Von der heimlickeit der frawen merck" (Bl. 9v)
Initium: "Ein fraw perhaft werd Item der scham. [!] der dem hasen ann dem mundt leit So er koel genagen hat"

16. Universitätsbibliothek Heidelberg, Cpg 583 (1486):
Kräuter- und Arzneibuch, Vorbesitzer/Schreiber: Nicolaus Frauenlob von Hirschberg, Schreiber: Georg Sparsgut.
Bl. 67v-74r: frauenheilkundliche Rezepte
Titel: "Von der frawen geprechen"

Initium: "Hye sol man sagen von dem sechsten tail von der frawen geprechen vnd wie man den lieben frawen krankhayt püessen vnd ledig machen sol"

17. Wellcome Historical Medical Library London, Hs. 283 (2.H.15.Jh.):
Gabriel von Lebenstein: Von gebrannten Wassern, Arzneibuch; Vorbesitzer: Arzt im sp. 17.Jh.
Bl. 160-173: Pseudo-Trotula: *De passionibus mulierum*, Auszug: *Traktat über die Menstruation*
Titel: "Von der kranckhayt vnd geprechen der frawen"
Initium: "Zu dem ersten von wann er köm zu dem anderen mal. Wie er etwann vergee Woüon das seÿ Zw dem dritten mal wie man den zu hilff söl kömen"

18. Wellcome Historical Medical Library London, Hs. 766 (um 1500):
Arzneibuch, Vorbesitzer: -
Bl. 106v-110: frauenheilkundliche Rezepte
Titel: "Volgt hernach von krangkayten sprochen vnd von haymligkayt der frawen"
Initium: "Item volgt weyter hernach von den krangkayten vnd haymlichen steten vnd gebresten der frawen Jtem das sy swanger werden Jtem der hase der aus seiner mueter wirt geschniten"

19. British Museum London, Ms. Add. 34 304 (spätes 15. Jh.):
Sammlung medizinischer Rezepte
Bl. 72-75: frauenheilkundliche Rezepte
Titel: -
Initium: "Ertzenie weder mancherhande suicht der vrauwen vnd vngemaich"

20. Universitätsbibliothek Marburg, Ms. 93 (Mitte 16. Jh.):
Johannes Hartlieb, dt. Übersetzung der *Secreta mulierum* u. a.
1. Bl. 106r-110v: dt. Übersetzung der ursprünglichen Beitexte des Situsbilds einer Schwangeren aus dem *Fasciculus medicinae* von Pseudo-Ketham
Titel: -
Initium: "Volgen etliche kunst der sachen das dye zietzen oder prust nicht wachssen Nym allaün das kraut papeln zerreyb sie woll leg es vber die prust sie wachssen nicht"
2. Bl. 111r-119r: Auszüge aus den *Problemata* des Pseudo-Aristoteles in dt. Übersetzung
Titel/Initium: keine Angaben

21. Bayerische Staatsbibliothek München, Cgm 249 (1447):
Konrad von Megenberg: Buch der Natur, medizinische Rezepte, Vorbesitzer: Eintrag getilgt.
Bl. 242v-244v: frauenheilkundliche Rezepte
Titel: "De mulieribus"
Initium: "Wem sein prust we tun oder darein gewunt ist der sol nemen die wurczln von ybschen vnd sol die stossen vnd sieden in wasser oder wein vnd pinden daz dar auf"

22. Bayerische Staatsbibliothek München, Cgm 407 (1495,1496):
'Das hl. Almadel', Schriften zu Garten- und Weinbau, Branntweinherstellung; Vorbesitzer: Paul Hector Mair, Augsburger Ratsdiener und Verwalter der Stadtkasse.
Bl. 390v-391r: frauenheilkundliche Rezepte
Titel: -
Initium: "Ein fraw perhafft zu machen"

23. Bayerische Staatsbibliothek München, Cgm 592 (4.V.14.Jh.):
Kräuterbuch, Arzneibuch; Vorbesitzer: Ratdolt ... Haincz; Johannes Oberle (1570).
Bl. 35ra-38ra: frauenheilkundliche Rezepte
Titel: -
Initium: "Jst ain swer auf der prust ainer frawn. Die nem die heff von dem essich vnd misch die mit staubmel"

24. Bayerische Staatsbibliothek München, Cgm 720 (4.V.15.Jh.):
Arzneibuch; Vorbesitzer: in Aldersbach geschrieben, dort im alten Katalog erwähnt.
Bl. 84v-89r: frauenheilkundliche Rezepte
Titel: -
Initium: "Hye ist ze merckhen von der frawen sucht Wildw wissen von der frawen kranckhait wÿe man dy wenden vnd vntterkômen sol"

25. Bayerische Staatsbibliothek München, Cgm 723 (Ende 15. Jh.):
Arzneibuch; Vorbesitzer: kein Herkunftsvermerk, evtl. aus dem Franziskanerkloster München.
Bl. 216r-230v: *Sieben Erklärungen zur weiblichen Sexualität und zur Reproduktion* und frauenheilkundliche Rezepte
Titel: "Disew hernach geschriben stuckh der sein vij die sol nÿmant leseñ noch horeñ er sei dann vernunftig vnd verstentig wan got hat die fraweñ vil haÿmlich Siechtag an gelegt am Ersten"

Initium: "MAn sol merckhen wen ain junckhfraw oder ain magt chumbt tzw den sechtzehen iaren So hebt sich ain vrsprung an jnn den haissen menstruum"

26. Bayerische Staatsbibliothek München, Cgm 725 (4.V.15.Jh.):
Arzneibuch; Vorbesitzer: Cristoff Ziegler u.a. (17.Jh.).
Bl. 39r-40r: frauenheilkundliche Rezepte
Titel: -
Initium: "Jtem wellstu versuechen wellichs weib gerñ man hab So soltu nemen rueben vnd mül die in ainem leihneñ tuech vnd leg die dem weib an plosse hawt"

27. Bayerische Staatsbibliothek München, Cgm 728 (4.V.15.Jh.):
Arzneibuch; Vorbesitzer: Fridrych Panthail, Michael Gscheyd pader zw Rietz; Anshelmus Gfässer, schuelmaister zu Ryetz 1610 (vermutlich Rietz in Westtirol).
1. Bl. 136v-141v: frauenheilkundliche Rezepte
Titel: -
Initium: "Von der spünn der frawenñ Jtem̃ So dem weib der spünn zer rine"
2. Bl. 114r-176r [Bl. 152-171 nicht gezählt]: *Traktat von Empfängnis und Geburt*
Titel: -
Initium: "Hie merk von natůris rerum̃ der menschenñ werdúng auf erdenn da von vindet mann in dem puch der schepffúng vnd der doctorey"
3. Bl. 173r-176r: Gynäkologische Rezepte von griechischen Medizinern in deutscher Übersetzung
Titel: -
Initium: "Jtem hie nach volgennt vil hüpscher pewerter kriechischer künst vnd ler die ausgezogen sintt aus denn altenn pewerten maister püchernn der kriechischen ercznеÿ"
4. Bl. 178v-181r: u. a. weitere frauenheilkundliche Rezepte

28. Bayerische Staatsbibliothek München, Cgm 729 (Ende 15.Jh.):
Arzneibuch; Vorbesitzer: Abensberg, Karmelitenkloster.
Bl. 143r-146r: frauenheilkundliche Rezepte
Titel: -
Initium: "Zu der durren prust Wen den frawen di prust swer"

29. Bayerische Staatsbibliothek München, Cgm 823 (Ende 15.Jh.):
medizinische, mantische und Hausrezepte, Segen; Vorbesitzer: -
Bl. 80r-82r: frauenheilkundliche Rezepte
Titel: -
Initium: "Jtem wil eyn wÿp wissen ob sy kinde sal machen oder nit So sal sÿ neczen vff eyn grune bappeln"

30. Bayerische Staatsbibliothek München, Cgm 976 (1.H.16. Jh.):
aus drei verschiedenen Teilen zusammengebundenes Arzneibuch; Vorbesitzer: -
Bl. 89r-92r: Gynäkologie (lat. und dt.)
Titel: -
Initium: "Contra Stranguria et ad proũocandum menstruum"

31. Bayerische Staatsbibliothek München, Cgm 3969 (1515-1518):
Arzneibuch; Vorbesitzer: Regensburg, St. Emmeram
Bl. 87r-88r: gynäkologische Fragen
Titel: -
Initium: "Wan ain frau ir khranckait hat ist ir nit gesundt"

32. Universitätsbibliothek München, 2° Cod. ms. 595 (nicht vor 1457):
astrologische und medizinische Schriften; Vorbesitzer: -
Bl. 20v: Rezepte gegen zu starke Menstrution
Titel:-
Initium: "Jtem wenn ain fraw Jr Recht ze vill hatt. Jtem trag seualpǒm Jn iren puessen Cczwischen den prusten"

33. Stadtbibliothek Nürnberg, Cent. VI,1 (1500, 1509):
Ps.-Albertus Magnus, Secreta mulierum dt., Ps.-Trotula: *De ornatu, dt.*
Vorbesitzer: Dr. Georg Palma, Nürnberg.
1. Bl. 116v-125v: dt. Übersetzung der ursprünglichen Beitexte des Situsbildes einer Schwangeren aus dem *Fasciculus medicinae* von Pseudo-Ketham
Titel: -
Initium: "Das die prúst nit wachsen Nÿm allein daß kraüt daß do heist wilt pappelen vnd zerreib sie wol vnd leg eß vber die prúst"
2. Bl. 125v-144v: Pseudo-Aristoteles: Auszüge aus den *Problemata*, dt.
Titel: -
Initium: "Jtem war vmb vnkeüschen die thirer Darauf Antwort Aristotiles jn dem anderñ püch der sel vber die geschrifft"

34. Germanisches Nationalmuseum Nürnberg, Hs. 15 586 (2.H.14 Jh.):
Arzneibuch, *Bartholomäus*, Monatsregeln; Vorbesitzer: -
Innerhalb von Bl. 2^{r} und 13^{r}: frauenheilkundliche Rezepte
Titel: -
Initium: "Ob eyn wip kinder muge gewynnen Wiltu versuchen ob eyn wip kynder mvge bekvmen so nym irn harn vnd giz den vf dy wilden pappelen"

35. St. Martinsberg, Zentralbibliothek des Benediktinerordens, Pannonhalma 118.J.42 (um 1500):
Arzneibuch; Vorbesitzer: Osias Schrader, Glasmaler und Glaser zu Regensburg (1535 oder 1595).
Bl. 88^{r}-89^{v}: frauenheilkundliche Rezepte
Titel: "Von frawen vnd irr haÿmlikait"
Initium: "Wen den weiben wee ist in des matricem oder vmb den nabel so gewinnen sy das geczwang vnd gedunck sy wye sye niden zw samen sey punden"

36. Universitätsbibliothek Salzburg, Hs. M I 36 (1425):
Astronomisch-astrologisch-medizinische Sammelhandschrift; Vorbesitzer: Hofbibliothek.
Bl. 105^{r}-106^{v}: Auszüge aus den *Problemata* des Pseudo-Aristoteles
Titel: Secreta mulierum
Initium: "Hie ist zu merken vnderscheit nature manne vnd wibe Von erst ist zu wissen der aller keldeste man ist Nün stünt heiszer dan die heiszeste fraüwe"

37. Zentralbibliothek Solothurn, Codex S 386 (1463-66):
Arzneikundliche Schriften und Texte; Vorbesitzer: -.
Bl. 165^{r}: Formel für gute Geburt
Titel: -
Initium: "[W]iss wer nimpt ain núw vngebruchtt schússel von holcz"

38. Zentralbibliothek Solothurn, Codex S 414 (2.H.15.Jh.):
Arzneikundliche Schriften und Texte; Vorbesitzer: wohl Basler Steinenkloster.
Bl. 174^{r}-177^{r}: frauenheilkundliche Rezepte
Titel: -
Initium: "Die frow die ir zit ze vil hat Wiltte ein frowen helfen die jr zit ze vil hat vnd ouch lang geweret hat So hilf jr also"

39. Württembergische Landesbibliothek Stuttgart, Cod. med. 4°24 (1484): Arzneibuch, Temperamentenlehre, Ernährungslehre etc.; Vorbesitzer: Erhardt Truchseß von Warthausen (1604).
Bl. 88^r-94^v: Pseudo-Trotula, *De passionibus mulierum*, Auszug: *Traktat über die Menstruation*
Titel: "Von den naturlichen frawen sichtagen von von [!] oder wie er yn werd"
Initium: "IN dißem capitell will ich nü sagen nach dem vnd als den schreybt der maister ÿn dem püche von der haymligkait von dem gemeinen naturlichen seuch"

40. Württembergische Landesbibliothek Stuttgart, HB II 58 (1468):
Johannes von Zazenhausen, medizinischer Sammelband, Vorbesitzer: Hanns Schmid; Kloster Wiblingen.
Bl. 82rb-85ra: frauenheilkundliche Rezepte
Titel: -
Initium: "Also den frowen die brist swerent Als dem wibe die brúst swerent So solt du nemen schauf mist vnd lege das also úber das we"

41. Württembergische Landesbibliothek Stuttgart, Cod. med. et phys. 2°5 (1480-82): Medizinische Sammelhandschrift; Vorbesitzer/Schreiber: Hans Seyff von Göppingen, Wundarzt.
Bl. 147^v-149^r: *Sieben Erklärungen zur weiblichen Sexualität und zur Reproduktion*
Titel: "Dis bůch haysset die gehaim der frowen dis bůch sol och niemen lessen noch heren dan er sy vernüfftig dan vil gehaimer not gott an die frowen geschaffet hantt Das es nit gůt wer das es die vnvernyfftigeñ sollent wissen dar vmb ist es zů hietteñ"
Initium: "Man sol merckhen wan das ist das ain Junckfrow komt zů xvi jaren vnd die er vollet so hebz sich ain vrssprung an ir die haysset menstruum"

42. Österreichische Nationalbibliothek Wien, Cod. 2898 (1470):
Arzneibuch, Vorbesitzer: -
Bl. 1^r-4^v: frauenheilkundliche Rezepte
Titel: -
Initium: "BElcher frawn ir siechtumb nicht chomen wil oder ob ir dy matrix siech sey. Man sol nem̄en dy wurcze buli vnd sol die mit altem smer also warme wol czestossen vnd mischen"

43. Österreichische Nationalbibliothek Wien, Cod. 2967 [Med.136] (2.H.15.Jh.): Arzneibuch, Vorbesitzer: -
1. Bl. 129^{v}-132^{r}: Pseudo-Aristoteles: Auszüge aus den *Problemata*, dt.
Titel: -
Initium: "Das aller gr̊best in der kost dz beleibt in dem magen vnd wirt in der natur dürch das gedärm auß getrÿben von dem menschen"
2. Bl. 132^{r}-141^{r}: handschriftliche Vorstufe des *Frauenbüchleins* von Pseudo-Ortolf
Titel: -
Initium: Wie sich ain schwangre fraw halten sol beÿ 14 tagen Ee sy geperen sol Zů dem andern wie sy sich gegen der hebammen halten sol" recht

44. Österreichische Nationalbibliothek Wien, Cod. 3007 (1472): Arzneibuch, theologische Texte, Laurin, Farbrezepte, Osterspiel, Vorbesitzer: Augustiner-Konvent (18.Jh.).
Bl. 4^{v}-^{5r}: Sechs Zeichen der Empfängnis
Titel: "Czeichen von der entphounge"
Initium: "Das erste das weip sol mit ir nemen knobeloch in das bette Jst das sy noch dem sloffe rewcht den knobeloch so ist sy nicht swanger"

45. Österreichische Nationalbibliothek Wien, Cod. 14545 (um 1480): Arzneibuch, Vorbesitzerin: Barbara hollåndersche (15.Jh.).
Bl. 12^{v}: Segen beim Gebären
Titel: "Von der gebort der frawenn"
Initium: "Wenne eyne frawe geberen sal So sal man deze wort sprechen sy gebert diste senffter Elizabet hot gebert Johannem"

46. Österreichische Nationalbibliothek Wien, Cod. 11 168 (1566, 1570): Johannes Hartlieb: Bücher Trotula, Albertus Magnus: Secreta mulierum, Von natürlichen Dingen, Problemata Aristotelis; Vorbesitzer:-
Bl. 150^{r}-164^{r}: dt. Übersetzung der ursprünglichen Beitexte des Situsbilds einer Schwangeren aus dem *Fasciculus medicinae* von Pseudo-Ketham
Titel: "Folget weider andere Nothwendige Fragen vnd derselbigen Bericht"
Initium: "Daß die Brüste nicht wachßen So nimb alaun krauth von Pappeln"

47. Herzog-August-Bibliothek Wolfenbüttel, 189 Blankenburg (Ende 15. Jh.): Arzneibuch; Vorbesitzer: Emeranus Wolff, Sebastian Porttner.
Bl. 178^{r}-179^{r}: Frauenleiden
Titel/Initium: keine Angaben

48. Herzog-August-Bibliothek Wolfenbüttel, 226 Extravagantes (1469): Rezepte, Deutscher Tobias, Deutscher Cato, Femrecht, Güldene Kron unser lieben Frauen; Vorbesitzer: Ulrich Schwarz, Bürgermeister von Augsburg, gest. 1478.
1. Bl. 84^r: frauenheilkundliche Rezepte (Nachtrag des 16. Jahrhunderts)
2. Bl. 84^v: Gebet bei der Entbindung
Initium: "Unser fraw waz schwanger"

49. Herzog-August-Bibliothek Wolfenbüttel, 146.2 Extravagantes (2.H.13.Jh.): Psalterium mit mhd. Glossen; Vorbesitzerinnen: Dominikanerinnen.
Bl. 2^r: Gebärmuttersegen
Initium: "Ich beswer die quele muter"

50. Zentralbibliothek Zürich, B 245 (15.Jh.):
Arzneibuch, Rezepte; Vorbesitzer: Conradi Gesneri emptus tetradrachmo, 1548.
Bl. 49^{r}ff: frauenheilkundliche Rezepte, u. a. aus dem *Arzneibuch* Ortolfs von Baierland
Titel: -
Initium: "Svffocatio matricum heist die hebmüter vnd stest die frauwen heruff an das hertz"
Bl. 67^v-74^v: frauenheilkundliche Rezepte
Titel: "Von den frawen wann sie wollen wissen von allen iren sachen sie seint heymlich oder nit Zu dem ersten wz swanger frawen meyden sol"
Initium: "Schwanger frawen die kinder tragen die sollen sich hutten vor bitter kost und vor lassen vor vbrigem springen"

51. Zentralbibliothek Zürich, C 101 (15.Jh.):
Theologische Texte, Rezepte, Kalender; Vorbesitzer: Gallus Kemli, Priester.
Bl. 167^r: Gebärmuttersegen
Titel: "Vor die bermüter ein güt segen"
Initium: "Jn nomine patris et fily"

11.2 Verzeichnis der Autoritäten und literarischen Quellen

11.2.1 Verzeichnis der im Editonsteil zitierten Autoritäten

Albertus Magnus: 9.1.5, 199vb; 9.4.4, 126^{rv}; 132^{r}, 136^{r}, 137^{r}, 139^{rv}, 140^{r}, 143^{r}
Ärzte: 9.4.4, 129^{r}, 131^{v}, 132^{rv}, 141^{r}
Ärzte, griechische: 9.3.6, 179^{r}
Alexander, Meister: 9.3.5, 175^{r}
Aristoteles: 9.4.3, 117^{r}; 9.4.4, 125^{v}, 126^{rv}, 127^{r}, 128^{r}, 129^{r}, 130^{rv}, 132^{r}, Bl. 133^{r}, 136^{rv}, 137^{r}, 138^{rv}, 139^{r}, 140^{r}, 142^{r}, 143^{r}, 144^{r}
Aristorides: 9.5.3: 92^{r}
Augustinus: 9.4.4, 144^{v}
Averroes: 9.4.4, 125^{v}, 130^{v}, 131^{r}, 134^{r}, 137^{r}, 144^{r}
Avicenna: 9.3.4, 144^{v}; 9.4.4, 126^{rv}, 133^{v}; 9.6.3, 100^{r}, 101^{v}
Bartholomäus: 9.3.5, 175^{r}
Cariastes: 9.5.3, 92^{v}
Constantinus: 9.4.4, 126^{r}, 127^{r}, 136^{v}
Dioskurides: 9.3.5, 174^{v}; 9.5.3, 92^{v}, 94^{r}; 9.6.3, 100^{r}
Exemplator: 9.6.3, 101^{v}
Galen: 9.1.5, 198rb; 9.3.3, 137^{r}; 9.3.5, 173^{r}; 9.4.4, 127^{r}, 137^{r}, 141^{r}, 143^{v}; 9.6.3, 100^{v}
Hippokrates: 9.1.5, 201rb, 9.2.3, 131^{r}; 9.3.5, 173^{v}, 174^{v}, 178^{v}
Isaac: 9.6.3, 100^{r}
Macer: 9.5.3, 92^{r}
Meister: 9.1.5, 203rb; 9.4.4, 129^{r}, 131^{v}, 141^{r}; 9.5.3, 93^{r}
Ovid: 9.3.5, 175^{r}
Philosophus: 9.2.3, 131^{v}
Plinius, d. Ä.: 9.3.4, 144^{v}, 9.3.5, 175^{r}
Righardus: 9.3.4, 144^{v}
Rogerus: 9.6.3, 101^{v}
Theologen: 9.2.3, 132^{r}; 9.4.4, 125^{v}, 142^{r}
Trotula: 9.1.5, 198vb; 9.6.3, 101^{r}

11.2.2 Verzeichnis der im Editionsteil zitierten literarischen Quellen

[Ägidius Romanus], "De regimine principum": 9.4.4, 132^{r}
Albertus Magnus, "Puch phisicorum": 9.4.4, 139^{v}
Aristoteles, "Buch von der Seele": 9.4.4, 125^{v}, 138^{v}, 144^{r}
Aristoteles, "De generatione animalium": 9.4.4, 126^{r}, 127^{r}, 128^{r}, 129^{v}, 130^{r}, 138^{r}

Aristoteles, "De hümano natüra": 9.4.4, 137^{v}
Aristoteles, "De [...] vigilia": 9.4.4, 133^{r}
Aristoteles, "primo celi et quarto methaphisice": 9.4.4, 138^{v}
Aristoteles, "primo decelo mundo": 9.4.4, 144^{r}
Aristoteles, "Seption ethicorüm et in principio de animalibusz": 9.4.4, 129^{r}
Arzneibücher, griechische: 9.3.4, 172^{v}
Bibel: 9.3.4, 144^{r}, 145^{r}, 147^{r}; 9.4.4, 135^{r}
"Buch von der Unkeuschheit": 9.4.4, 126^{r}
"Puch der schepffung vnd der doctorey der naturis rerum": 9.3.4, 144^{r}
"Püche von der haymligkeit": 9.5.3: 88^{r}

11.3 Abkürzungsverzeichnis

Bl.: Blatt
BS: Bayerische Staatsbibliothek München
Cgm: Codex germanicus Monacensis
Cod.: Kodex
GN: Germanisches Nationalmuseum Nürnberg
H.: Hälfte
hl.: heilige, heiliger
Hs.: Handschrift
Jh.: Jahrhundert
Mgf: Ms.germ.fol. (Formatangabe einer Handschrift)
Mgq: Ms.germ.quart.
Mgo: Ms.germ.oct.
Ms: Manuskript
mhd.: mittelhochdeutsch
ÖNB: Österreichische Nationalbibliothek Wien
r: recto (Vorderseite eines Blattes)
SB: Staatsbibliothek
StB: Stadtbibliothek
SBBPK: Staatsbibliothek zu Berlin, Preußischer Kulturbesitz, Haus 1 u. 2
UB: Universitätsbibliothek
v: verso (Rückseite eines Blattes)
V.: Viertel
WL: Württembergische Landesbibliothek Stuttgart
ZB: Zentralbibliothek

11.4 Abbildungsverzeichnis

Abb. 1, S. 25: Situsbild einer Schwangeren. Aus: Ein gut artznei die hie nach ‖ steet (Straßburg: Johann Prüß d. Ä. um 1510), Exemplar der Zentralbibliothek Zürich, Signatur: Ink K 355_2.

Abb. 2, S. 60: Zentralbibliothek Solothurn, Codex S 386, Bl. 165^r: Formel für gute Geburt (mit Zeichnung).

Abb. 3, S. 76: Staatsbibliothek zu Berlin, Preußischer Kulturbesitz, Haus 2, Ms. germ. fol. 1069, Bl. 196^r

Abb. 4, nach S. 132: Stadtbibliothek Dessau, Hs. Georg. 7b, Bl. 57^r: Zeugung und Geburt Moses (Ex 2,1-2).

Abb. 5, nach S. 132: Stadtbibliothek Dessau, Hs. Georg. 7b, Bl. 28^r: Sara gebiert Isaak; dieser wird am achten Tag nach der Geburt beschnitten (Gn 21,1-4).

Abb. 6, nach S. 148: Stadtbibliothek Dessau, Hs. Georg. 7b, Bl. 41^r: Dina wird von Sichem geschändet (Gn 34).

Abb. 7, nach S. 148: Stadtbibliothek Dessau, Hs. Georg. 7b, Bl. 42^v: Ruben schändet Bilha, die Frau seines Vaters (Gn 35,22).

Abb. 8, nach S. 196: Stadtbibliothek Dessau, Hs. Georg. 7b, Bl. 37^r: Rahel gebiert Joseph, Bilha gebiert ihre Söhne Dan und Naftali (Gn 30,22-24; Gn 30,5-8).

Abb. 9, nach S. 208: Stadtbibliothek Dessau, Hs. Georg. 7b, Bl. 36^v: Lea und ihre Magd Silpa mit ihren Söhnen (Gn 29,24-30).

Abb. 10, nach S. 208: Stadtbibliothek Dessau, Hs. Georg. 7b, Bl. 45^v: Tamar hat die Zwillinge Perez und Serach geboren (Gn 38,27-30).

Abb. 11, nach S. 212: Stadtbibliothek Dessau, Hs. Georg. 7b, Bl. 8^r: Geburt Noahs (Gn 5,28-29).

Abb. 12, nach S. 212: Stadtbibliothek Dessau, Hs. Georg. 7b, Bl. 56r: Geburt eines Pharao, der dem Volk Israel große Beschwernissse auferlegte.

Abb. 13, nach S. 218: Stadtbibliothek Dessau, Hs. Georg. 7b, Bl. 188r: Samuels Geburt und Hannas Opfer (1 Rg 1,20-22).

Abb. 14, nach S. 218: Stadtbibliothek Dessau, Hs. Georg. 7b, Bl. 187v: Peninna verspottet Hanna wegen ihrer Kinderlosigkeit (1 Rg 1,1-7).

Abb. 15, S. 302: Titelblatt des *Frauenbüchleins* von Pseudo-Ortolf. Erstdruck o.O.o.J.: Augsburg um 1495. Exemplar der Bayerischen Staatsbibliothek München, Signatur 4° Jnc. s.a. 1377

Abb. 16, S. 385: "Frau Alraune", aus Johann Wonnecke: Gart der Gesundheit. Mainz: Peter Schöffer 1485.

12. Bibliographie

12.1 Primärliteratur

Magnus, Albertus: *Albertus Magnus / Daraus man alle Heimligkeit deß Weiblichen geschlechts erkennen kan / Deßgleichen von jhrer Geburt / ſampt mancherley artzney der Kreuter auch von tugendt der edlen Gestein vnd der Thier / mit ſampt einem bewehrten Regiment fůr das bŏse ding. Jetzund aber auffs new gebeſſert / vnd mit schŏnen Figuren gezieret / dergleichen vor nie auszgangen.* Getruckt Franckfurt am Mayn / M.D.L XXXI. Hrsg. von Peter Amelung, Stuttgart 1966.

Aristoteles: Werke in deutscher Übersetzung. Bd. 19: *Problemata Physica.* Übersetzt von Hellmut Flashar. Hrsg. von Ernst Grumach. Berlin 1962.

Aristoteles latinus XVII 2.V.: *De generatione animalium.* Translation Guillelmi de Moerbeka. Edidit H. J. Drossart Luhofs. Leiden 1966.

Brunfels, Otto: *Contrafayt Kreüterbůch.* 2 Teile. Straßburg 1532 und 1537.

Hugo von Trimberg: *Der Renner.* Hrsg. von Gustav Ehrismann. Mit einem Nachwort und Ergänzungen von Günther Schweikle. Bd. 2. Berlin 1970.

Johannes de Ketham Alemannus: *Der Fasciculus medicinae.* Faksimile des Venetianer Erstdruckes von 1491. Hrsg. von Karl Sudhoff. Mailand 1923 (= Monumenta medica; Bd. 1).

Johannes de Ketham: *The Fasciculus Medicinae of Johannes de Ketham Alemannnus.* Facsimile of the First (Venetian) Edition of 1491. With english translation by Luke Demaitre; commentary by Karl Sudhoff; translated and adapted by Charles Singer. Special Edition Birmingham, Alabama (= The Classics of Medicine Library, 1988).

Johannes de Ketham: *Ein gut artznei die hie nach steet: das frawen unnd mann an geet: Findest du vil sachen mit wenig worte ertzalt.* Leipzig 1927.

Konrad von Megenberg: *Das Buch der Natur.* Hrsg. von Franz Pfeiffer. Stuttgart 1861.

Rößlin, Eucharius: *Der Swangern frawen vnd hebammē roszgartē.* Faksimile des Drucks der Universitätsbibliothek Göttingen.

Seitz, Alexander: *Sämtliche Schriften.* Bd. 1: Medizinische Schriften. Hrsg. von Peter Ukena. Berlin 1970.

Simonis, Nikolaus: *Ein Brautstück allen, die den Ehestand lieben.* [Speyer: Jakob Schmidt, um 1525].

Sprenger, Jakob/Heinrich Institoris: *Der Hexenhammer (Malleus maleficarum).* Aus dem Lateinischen übersetzt von J. W. R. Schmidt. München ^{10}1991.

TABERNÆMONTANI, D. IACOBI THEODORI: New vollkommen Kråuter=Buch/ Darinnen Vber 3000. Kråuter / mit ſchônen vnd kunſtlichen Figuren / auch deren Vnderſcheid vnd Wirckung / ſampt jhrer Namen in mancherley Spraachen / beſchrieben [...] Vormahls Durch D. CASPARVM BAVHINVM [...] gebeſſeret. 2 Bde. Basel 1664.

Wonnecke, Johann: *Gart der Gesundheit*. Mainz: Peter Schöffer 1485.

12.2 Sekundärliteratur

Ackerknecht, Erwin H.: Zur Geschichte der Hebammen. In: *Gesnerus* 30 (1973), S. 181-191.

Albrecht-Engel, Ines/Christine Loytved: *Gebärpositionen in der Geschichte und Völkerkunde aus medizinischer Sicht*. In: Frauenalltag - Frauenforschung. Beiträge zur 2. Tagung der Kommission Frauenforschung in der Deutschen Gesellschaft für Volkskunde, Freiburg, 22.-25. Mai 1986. Hrsg. von der Arbeitsgruppe Volkskundliche Frauenforschung Freiburg. Frankfurt a.M./Bern/New York/Paris 1986, S. 347-353.

Arends, Johannes: *Volkstümliche Namen der Arzneimittel, Drogen, Heilkräuter und Chemikalien*. Berlin [16]1971.

Ariès, Philippe: Liebe in der Ehe. In: *Die Masken des Begehrens und die Metamorphosen der Sinnlichkeit. Zur Geschichte der Sexualität im Abendland.* Hrsg. von Philippe Ariès und André Béjin. Frankfurt a. M. 1992, S. 165-175 (= Sexualités occidentales (1982), dt.).

Arnold, Klaus: Kindheit im europäischen Mittelalter. In: *Zur Sozialgeschichte der Kindheit*. Hrsg. von Jochen Martin und August Nitschke. Freiburg i. Br./München 1986, S. 443-467 (= Veröffentlichungen des Instituts für Historische Anthropologie; Bd. 4).

Arnold, Klaus: Mentalität und Erziehung. Geschlechtsspezifische Arbeitsteilung und Geschlechtersphären als Gegenstand der Sozialisation im Mittelalter. In: *Mentalitäten im Mittelalter. Methodische und inhaltliche Probleme*. Hrsg. von František Graus. Sigmaringen 1987, S. 257-288 (= Vorträge und Forschungen. Hrsg. vom Konstanzer Arbeitskreis für mittelalterliche Geschichte; Bd. 35).

Arnold, Klaus: Humanismus und Hexenglaube bei Johannes Trithemius (1462-1516). In: *Der Hexenhammer. Entstehung und Umfeld des Malleus maleficarum von 1487*. Hrsg. von Peter Segl. Köln/Wien 1988, S. 217-240.

Arnold, Klaus: Frauen in den mittelalterlichen Hansestädten. Eine Annäherung an die Realität. In: *Hansische Geschichtsblätter* 108 (1990), S. 13-29.

Assion, Peter: *Altdeutsche Fachliteratur*. Berlin 1973 (= Grundlagen der Germanistik; Bd. 13).

Atkinson, Clarissa W.: "Precious Balsam in a Fragile Glass". The Ideology of Virginity in the Later Mittle Ages. In: *Journal of Family History* 8 (1983), S. 131-143.

Erltraut Auer/Bernhard Schnell: 'Der Wundenmann'. Ein traumatologisches Schema in der Tradition der 'Wundarznei' des Ortolf von Baierland. Untersuchung und Edition. In: *ein teutsch puech machen*. Untersuchungen zur landessprachlichen Vermittlung medizinischen Wissens. Ortolf-Studien 1. Hrsg. von Gundolf Keil. Redaktion Johannes G. Mayer und Christian Naser. Wiesbaden 1993, S. 349-401 (= Wissensliteratur im Mittelalter; Bd. 11).

Baader, Gerhard: Medizinisches Reformdenken und Arabismus im Deutschland des 16. Jahrhunderts. In: *Sudhoffs Archiv* 63 (1979), S. 261-296.

Baas, Karl: Mittelalterliche Hebammenordnungen. In: *Archiv für Geschichte der Naturwissenschaften und der Technik*. Bd. 6: Festschrift für Karl Sudhoff. Leipzig 1913, S. 1-7.

Bachorski, Hans-Jürgen (Hrsg.): *Ordnung und Lust. Bilder von Liebe, Ehe und Sexualität in Spätmittelalter und Früher Neuzeit*. Trier 1991 (= Literatur - Imagination - Realität; Bd. 1).

Backman, Gaston: Die beschleunigte Entwicklung der Jugend. Verfrühte Menarche, verspätete Menopause, verlängerte Lebensdauer. In: *Acta anatomica* 4 (1948), S. 421-480.

Bader, Richard Ernst: Sator arepo: Magie in der Volksmedizin. In: *Medizinhistorisches Journal* 22 (1987), S. 115-134.

Bächtold-Stäubli: Art. *Kröte*. In: HWDA 5 (1932/33), Sp. 608-635.

Balss, Heinrich: Über die Vererbungstheorie des Galenos. In: *Archiv für Geschichte der Medizin* 27 (1934), S. 229-234.

Bargheer, [Ernst]: Art. *Gebärmutter*. In: HWDA 3 (1930/31), Sp. 338-344.

Bartsch, Karl: *Die altdeutschen Handschriften der Univeristäts-Bibliothek Heidelberg*. Heidelberg 1887.

Baruch, Friedrich: *Das Hebammenwesen im Reichsstädtischen Nürnberg*. Med. Diss. Erlangen 1956.

Beckmann, Dieter/Barbara Beckmann: *Alraun, Beifuß und andere Hexen kräuter. Alltagswissen vergangener Zeiten*. Frankfurt a. M./New York 1990.

Behr, Hans-Joachim: Archivische Quellen zur bäuerlichen und bürgerlichen Alltagskultur vom 15. bis 17. Jahrhundert in Deutschland und ihre Auswertungsprobleme. In: Geschichte in Wissenschaft und Unterricht 6 (1985), S. 415-425.

Beitl, Oswald A. Erich / Richard Beitl: *Wörterbuch der deutschen Volkskunde*. Neu bearbeitet von Richard Beitl unter Mitarbeit von Klaus Beitl. Stuttgart ^{3}1974.

Benedek, Thomas G.: The Changing Relationship between Midwives and Physicians during the Renaissance. In: *Bulletin of the History of Medicine* 51 (1977), S. 550-564.

Benedek, Thomas G.: Beliefs about Human Sexual Function in the Middle Ages and Renaissance. In: *Human Sexuality in the Middle Ages and Renaissance*. Hrsg. von Douglas Radcliff-Umstead. Pittsburgh 1978, S. 97-119 (= University of Pittsburgh Publications on the Middle Ages and the Renaissance; Bd. 4).

Benedek, Thomas G.: Dr. Veit - Charlatan or Martyr to Obstetrics. In: *Bulletin of the History of Medicine* 53 (1979), S. 204-213.

Benton, John F.: Trotula, Women's Problems and the Professionalization of Medicine in the Middle Ages. In: *Bulletin of the History of Medicine* 59 (1985), S. 30-53.

Berg, Alexander: *Der Krankheitskomplex der Kolik- und Gebärmutterleiden in Volksmedizin und Medizingeschichte, unter besonderer Berücksichtigung der Volksmedizin in Ostpreußen*. Berlin 1935 (= Abhandlungen zur Geschichte der Medizin und der Naturwissenschaften; Heft 9).

Bergmann, Heinz: Art. *Engelin, Jakob (Meister Jakob von Ulm)*. In: VL^2, Bd. 2, Berlin/New York 1980, Sp. 561-563.

Bernfeld, Werner: Eine Beschwörung der Gebärmutter aus dem frühen Mittelalter. In: *Kyklos*. Jahrbuch des Instituts für Geschichte der Medizin an der Universität Leipzig. Bd. 2, Leipzig 1929, S. 272-274.

Bernhard, Gertraud/Hans-Joachim Winckelmann: Das Hebammenwesen der Stadt Ulm von 1491 bis Ende der Reichsstadtzeit. Dargestellt anhand eines Vergleiches der Ulmer Hebammenordnungen mit den Ordnungen des Landes Württemberg und der Stadt Straßburg. In: *XXX Internationaler Kongreß für Geschichte der Medizin*, Düsseldorf 31.8.-5.9.1986: Actes Proceedings. Düsseldorf 1988, S. 1200-1211.

Bertini, Ferruccio: Trotula, die Ärztin. In: *Heloise und ihre Schwestern. Acht Frauenporträts aus dem Mittelalter*. Hrsg. von Ferruccio Bertini. München 1991, S. 139-163 (= Medioevo al femminile dt., Rom/Bari 1989).

Besch, Werner: Zweigliedriger Ausdruck in der deutschen Prosa des 15. Jahrhunderts. In: *Neuphilologische Mitteilungen* 65 (1964), S. 200-211.

Biedermann, Hans: Art. *Nestelknüpfen*. In: Handlexikon der magischen Künste von der Spätantike bis zum 19. Jahrhundert. München/Zürich 1976, S. 235.

Biedermann, Hans: *Medicina magica. Metaphysische Heilmethoden in spätantiken und mittelalterlichen Handschriften*. Graz [3]1986.

Biller, P. P. A.: Birth-Control in the West in the Thirteenth and Early Fourteenth Centuries. In: *Past & Present* 94 (1982), S. 3-26.

Biller, Peter: Childbirth in the Middle Ages. In: *History today* 36 (1986), S. 42-49.

Binder, Karl: *Konzilsgedanken bei Kardinal Juan de Torquemada O.P.* Wien 1976 (= Wiener Beiträge zur Theologie; Bd. 49).

Birkelbach, Dagmar/Christiane Eifert/Sabine Lueken: Zur Entwicklung des Hebammenwesens vom 14. bis zum 16. Jahrhundert am Beispiel der Regensburger Hebammenordnungen. In: *Beiträge zur feministischen Theorie und Praxis* 5 (1981), S. 83-98.

Birkner, Siegfried: *Das Leben und Sterben der Kindsmörderin Susanna Margaretha Brandt. Nach den Prozeßakten der Kaiserlichen Freien Reichsstadt Frankfurt am Main, den sogenannten Criminalia 1771*. Frankfurt a. M. 1989.

Bleker, Johanna: Hysterie - Dysmenorrhoe - Chlorose. Diagnosen bei Frauen der Unterschicht im frühen 19. Jahrhundert. In: *Medizinhistorisches Journal* 28 (1993), S. 345-374.

Bloh, Ute von: *Die illustrierten Historienbibeln. Text und Bild in Prolog und Schöpfungsgeschichte der deutschsprachigen Historienbibeln des Spätmittelalters*. Bern/Berlin/Frankfurt a.M. u.a. 1993 (= Vestigia Bibliae Bd. 13/14, 1991/1992).

Blumenfeld-Kosinski, Renate: *Not of Woman Born. Representations of Caesarean Birth in Medieval and Renaissance Culture*. Ithaca/New York 1990.

Boese, Helmut: *Die Handschriften der Württembergischen Landesbibliothek Stuttgart*. Zweite Reihe. Die Handschriften der ehemaligen königlichen Hofbibliothek. 2. Bd., Teil 1. Wiesbaden 1975.

Böhme, Gernot: Wissenschaftliches und lebensweltliches Wissen am Beispiel der Verwissenschaftlichung der Geburtshilfe. In: *Wissenssoziologie*. Kölner Zeitschrift für Soziologie und Sozialpsychologie. Hrsg. von Nico Stehr und Volker Meja. Sonderheft 22 (1981), S. 445-463.

Bömcke, Gustav: *Das badische Hebammenwesen*. Med. Diss. Freiburg 1936.

Boot, Christine: Neufunde zum 'siebenkammerigen Uterus'. In: *Sudhoffs Archiv* 71 (1987), S. 233-235.

Bosselmann-Cyran, Kristian: *"Secreta mulierum" mit Glosse in der deutschen Bearbeitung von Johann Hartlieb. Text und Untersuchungen*. Pattensen/Han. 1985 (= Würzburger medizinhistorische Forschungen; Bd. 36).

Bourdillon, Hilary: *Women as Healers. A history of women and medicine*. New York/Port Chester/Melbourne/Sydney 1988.

Brandis, Tilo: Handschriften- und Buchproduktion im 15. und 16. Jahrhundert. In: *Literatur und Laienbildung im Spätmittelalter und in der Reformation*. Symposion Wolfenbüttel 1981. Hrsg. von Ludger Grenzmann und Karl Stackmann. Stuttgart 1984, S. 176-189.

Brévart, Francis B.: The German *Volkskalender* of the Fifteenth Century. In: *Speculum* 63 (1988), S. 312-342.

Brévart, Francis G.: Art. *Regierung der Kinder*. In: VL², Bd. 7, Berlin/New York 1989, Sp. 1103f.

Briquet, C. M.: *Les Filigranes. Dictionnaire Historique des Marques du Papier*. Leipzig ²1923ff.

Brøndegaard, V. J.: Der Sadebaum als Abortivum. In: *Sudhoffs Archiv* 48 (1964), S. 331-351.

Brøndegaard, Vagn J.: Pflanzliche Kontrazeptiva. In: *Ethnobotanik. Pflanzen im Brauchtum, in der Geschichte und Volksmedizin*. Hrsg. von Vagn J. Brøndegaard. Berlin 1985, S. 176-189 (= Beiträge zur Ethnomedizin, Ethnobotanik und Ethnozoologie; Bd. 6).

Brøndegaard, Vagn Jørgensen: Tripmadam. Untersuchungen zu einer genitalbezogenen Benennungsmotivation aus dem Bereich der Dickblattgewächse. In: *Sudhoffs Archiv* 70 (1986), S. 235-238.

Broszinski, Hartmut: Das Heilmittelglossar des Hans Suff von Göppingen. In: *Centaurus* 12 (1968), S. 114-131.

Browe, Peter: Die Eucharistie als Zaubermittel im Mittelalter. In: *Archiv für Kulturgeschichte* 20 (1930), S. 134-154.

Brundage, James A.: The Problem of Impotence. In: *Sexual Practices & the Medieval Church*. Hrsg. von Vern L. Bullough/James Brundage. New York 1982, S. 135-140.

Bühler, Curt F.: Prayers and Charms in Certain Middle English Scrolls. In: *Speculum* 34 (1964), S. 270-278.

Buhl, Maria Sophia/Lotte Kurras: *Die Handschriften der ehemaligen Hof bibliothek Stuttgart*. Bd. 4,2: Codices physici, medici, mathematici etc. Wiesbaden 1969.

Bullough, Vern L.: Medieval Medical and Scientific Views of Women. In: *Viator* 4 (1973), S. 485-501.

Bullough, Vern/Cameron Campbell: Female Longevity and Diet in the Middle Ages. In: *Speculum* 55 (1980), S. 317-325.

Bullough, Vern: Sexology and the Medievalist. In: *Homo Carnalis. The*

Carnal Aspect of Medieval Human Life. Hrsg. von Helen Rodnite Lemay. State University of New York at Binghampton 1990, S. 23-44 (= Acta; Bd. 14).

Burckhard, Georg: *Die deutschen Hebammenordnungen von ihren ersten Anfängen bis auf die Neuzeit*. 1. Teil, Leipzig 1912 (= Studien zur Geschichte des Hebammenwesens; Bd. I,1).

Burkhardt: Über Kopf und Becher, Gürtel und Tasche der heiligen Elisabeth. In: *Zeitschrift des Vereins für thüringische Geschichte und Alterthumskunde* 4 (1861), S. 228-230.

Busch, Harald: Die Illustrationen der Coethener Historienbibel. In: *Bibel und deutsche Kultur* 11. Festschrift für Hans Vollmer. Potsdam 1941, S. 37-57.

Buschan, Georg: Die monatliche Reinigung im Glauben der Völker. In: *Zeitschrift für ärztliche Fortbildung* 32 (1935), S. 510-515.

Cadden, Joan: It takes all Kinds: Sexuality and Gender Differences in Hildegard of Bingen's 'Book of Compound Medicine'. In: *Traditio* 40 (1984), S. 149-174.

Corsi, Dinora: Les Secrés des Dames: Tradition, Traductions. In: *Médiévales* 14 (1988), S. 47-57.

Creutz, Rud.: Der persische Arztphilosoph Avicenna (980 bis 1037) über Kunsthilfe bei Geburten und Fehlgeburten. In: *Die Medizinische Welt* 44 (1938), S. 1582-1585.

Crossgrove, William: Zur Erforschung des "Älteren deutschen Macer". In: Sudhoffs Archiv 63 (1979), S. 71-86.

Daems, W. F.: *Boec van Medicinen in Dietsche. Een middelnederlandse Compilatie van medisch-farmaceutische Literatuur*. Leiden 1967 (= Janus; Beiheft 7).

Daems, W.F.: Art. *Abortiva*. In: Lexikon des Mittelalters. Bd. 1. München/Zürich 1980, Sp. 50.

Daems, Willem F.: Synonymenvielfalt und Deutungstechnik bei den nomina plantarum medievalia. In: *Perspektiven der Medizingeschichte*. Festschrift für Rudolf Schmitz. Hrsg. von Peter Dilg u. a. Graz 1983, S. 29-37.

Degginger, Marianne: *Zur Geschichte der Hebammen im alten St. Gallen*. Hrsg. vom Historischen Verein des Kantons St. Gallen. 128. Neujahrsblatt (1988).

Deighton, Alan R.: *Zwei unbekannte Handschriften des "Ehebüchleins" Albrechts von Eyb*. In: ZfdA 61 (1987), S. 134-140.

Delva, Anna B. C. M.: *Vrouwengeneeskunde in Vlaanderen tijdens de late middeleeuwen. Met Uitgave van het Brugse Liber Trotula*. Brugge 1983 (= Vlaamse historische Studies; Bd. 2).

Demaitre, Luke/Anthony A. Travill: Human Embryology and Development in the Works of Albertus Magnus. In: *Albertus Magnus and the Sciences*. Hrsg. von James A. Weisheipl. Toronto 1980, S. 405-440.

Deruisseau, L. G.: Die Säuglingspflege im älteren medizinischen Schrift tum. In: *Ciba Zeitschrift*, 6. Jg. Nr. 66 (1939), S. 2270-2275.

Deruisseau, L. G.: Über die erste Pflege des Neugeborenen. In: *Ciba Zeitschrift* 6. Jg. Nr. 66 (1939), S. 2277-2286.

Deruisseau, L. G.: Von der Ernährung des Säuglings. In: *Ciba Zeitschrift*, 6. Jg. Nr. 66 (1939), S. 2288-2295.

Deruisseau, L. G.: Zur Säuglingstherapie in verschiedenen Zeiten. In: *Ciba Zeitschrift*, 6. Jg. Nr. 66 (1939), S. 2296-2307.

Dewhurst, Sir John: The Alleged Miscarriages of Catherine of Aragon and Anne Boleyn. In: *Medical History* 28 (1984), S. 49-56.

VL^2 = *Die deutsche Literatur des Mittelalters. Verfasserlexikon*. 2. Aufl. Hrsg. von Kurt Ruh, Gundolf Keil, Werner Schröder, Burghart Wachinger, Franz Josef Worstbrock. Berlin/New York 1978 ff.

Diederichs, Eugen (Hrsg.): *Deutsches Leben der Vergangenheit in Bildern. Ein Atlas mit 1760 Nachbildungen alter Kupfer- und Holzschnitte aus dem 15.-18. Jahrhundert*. Bd. 1. Jena 1908.

Dienst, Heide: Dominus vir. Von der Herzogin-Markgräfin Agnes und anderen adeligen Frauen des hohen Mittelalters. In: *Das ewige Klischee. Zum Rollenbild und Selbstverständnis bei Männern und Frauen*. Hrsg. von der Autorinnengruppe Uni Wien. Wien/Köln/Graz 1981, S. 20-44.

Dienst, Heide: Lebensbewältigung durch Magie. Alltägliche Zauberei in Innsbruck gegen Ende des 15. Jahrhunderts. In: *Alltag im 16. Jahrhundert*. Hrsg. von Alfred Kohler und Heinrich Lutz. München 1987, S. 80-116 (= Wiener Beiträge zur Geschichte der Neuzeit; Bd. 14).

Diepgen, Paul: Die Betätigung des Mannes als Frauenarzt von den ältesten Zeiten bis zum Ausgang des Mittelalters. In: *Zentralblatt für Gynäkologie* 44 (1920), S. 725-729.

Diepgen, Paul: Die Kulturgeschichte der Frau und die Frauenheilkunde. In: *Archiv für Gynäkologie* 173 (1942), S. 12-36.

Diepgen, Paul: Zur Frage des Blasensteinschnittes beim Weibe in der Antike und im Mittelalter. In: *Zentralblatt für Gynäkologie* 70 (1948), S. 113-123.

Diepgen, Paul: Zur mittelalterlichen Lehre von der Entwicklung des Embryo. In: *Zentralblatt für Gynäkologie*, Heft 5a (1951), S. 382-386.

Diepgen, P.: Wie erklärt man den Volksglauben, daß Siebenmonatskinder lebensfähiger sind als Achtmonatskinder? In: *Deutsche medizinische Wochenschrift* 80 (1955), S. 1059.

Diepgen, Paul: Über den Einfluß der autoritativen Theologie auf die Medizin des Mittelalters. In: *Akademie der Wissenschaften und der Literatur. Abhandlungen der Geistes- und Sozialwissenschaftlichen Klasse.* Nr. 1 (1958), S. 3-20.

Diepgen, Paul: *Frau und Frauenheilkunde in der Kultur des Mittelalters.* Stuttgart 1963.

Dilling, Walter J.: Girdles, their Origin and Development, particulary with Regard to their Use as Charms in Medicine, Marriage and Midwifery. In: *The Caledonian Medical Journal* 9 (1912-14), S. 337-357, 403-425.

Dinzelbacher, Peter: *Mittelalterliche Frauenmystik.* München/Wien/Zürich 1993.

Duden, Barbara/Isabelle Schatten: Die Gebärmutter - das hungrige Tier. Zur Geschichte der Hysterie. In: *Courage* 3 (1978), S. 19-23.

Duden, Barbara: *Geschichte unter der Haut. Ein Eisenacher Arzt und seine Patientinnen um 1730.* Stuttgart 1987.

Duden, Barbara: *Der Frauenleib als öffentlicher Ort. Vom Mißbrauch des Begriffs Leben.* Hamburg/Zürich 1991.

Duerr, Hans Peter: *Intimität. Der Mythos von Zivilisationsprozeß.* Bd. 2. Frankfurt a. M. 1990.

Donnison, Jean: *Midwives and Medical Men. A History of the Struggle for the Control of Childbirth.* London [2]1988.

Eckstein: Art. *Brot.* In: HWDA 1 (1927), Sp. 1590-1659.

Ehinger, Otto/Wolfram Kimmig: *Ursprung und Entwicklungsgeschichte der Bestrafung der Fruchtabtreibung.* München 1910.

Ehrenreich, Barbara/Deirdre English: *Hexen, Hebammen und Kranken schwestern.* München [11]1984.

Eis, Gerhard: Altdeutsche Rezepte von spätmittelalterlichen Verfassern aus Handschriften und Frühdrucken. In: *Medizinische Monatsschrift* 4 (1957), S. 249-254.

Eis, Gerhard: Zu dem frühmittelhochdeutschen Hormonrezept. In: *Sudhoffs Archiv* 50 (1966), S. 207-210.

Eis, Gerhard: Altdeutsche Verfahren zur Behandlung des Brustkrebses. In: *Forschungen zur Fachprosa.* Ausgewählte Beiträge. Bern/München 1971, S. 50-58.

Eis, Gerhard: Salbenrezepte aus einer chirurgischen Handschrift vom Jahre 1578. In: *Medizinische Monatsschrift* 26 (1972), S. 18-21.

Elsässer, Günter: *Ausfall des Coitus als Krankheitsursache in der Medizin des Mittelalters.* Berlin 1934 (= Abhandlungen zur Geschichte der Medizin und der Naturwissenschaften; Heft 3).

Ennen, Edith: Zauberinnen und Fromme Frauen - Ketzerinnen und Hexen. In: *Der Hexenhammer. Entstehung und Umfeld des Malleus maleficarum von 1487*. Hrsg. von Peter Segl. Köln/Wien 1988, S. 7-21.

Fehringer, Barbara/Gundolf Keil: Die "Schwangeren-Blutschau". Eine gynäkologische Bearbeitung des "A-Katalogs" aus der deutschen Rezeption der "Physica" Hildegards von Bingen (Berlin, mgf 817). In: *"ein teutsch puech machen"*. Untersuchungen zur landessprachlichen Vermittlung medizinischen Wissens. Ortolf-Studien I. Hrsg. von Gundolf Keil. Redaktion Johannes G. Mayer und Christian Naser. Wiesbaden 1993, S. 158-165.

Feis, Oswald: Ortolff und Rößlin, ihre Bedeutung für die ärztliche Entbindungskunst. In: *Monatsschrift für Geburtshilfe und Gynäkologie* 57 (1922), S. 171-178.

Feis, O[swald]: Beitrag zum Aberglauben in der Geburtshilfe. In: *Archiv für Geschichte der Medizin* 14 (1923), S. 63f.

Feis, Oswald: Unbekannte Briefe von Eucharius Rößlin (Vater und Sohn) In: *Archiv für Geschichte der Medizin* 22 (1929), S. 102-104.

Feis, Oswald: Bericht aus dem Jahre 1411 über eine Hebamme, die angeblich 7 Kaiserschnitte mit gutem Erfolg für Mutter und Kind ausgeführt hat. In: *Sudhoffs Archiv* 26 (1933), S. 340-343.

Ferckel, Christ[oph]: *Die Gynäkologie des Thomas von Brabant. Ein Beitrag zur Kenntnis der mittelalterlichen Gynäkologie und ihrer Quellen*. München 1912.

Ferckel, Chr[istoph]: Zur Gynäkologie und Generationslehre im Fasciculus medicinae des Johannes de Ketham. In: *Archiv für Geschichte der Medizin* 6 (1913), S. 205-222.

Ferckel, Chr[istoph]: Zur Bibliographie der Secreta mulierum. In: *Archiv für Geschichte der Medizin* 7 (1914), S. 47f.

Ferckel, Christoph: Ein deutscher anatomischer Vindiciantraktat. In: *Archiv für Geschichte der Medizin* 7 (1914), S. 306-318.

Ferckel, Christoph: Diagramme der Sexualorgane in mittelalterlichen Handschriften. In: *Archiv für Geschichte der Medizin* 10 (1917), S. 255-263.

Ferckel, Christoph: Die Secreta mulierum und ihr Verfasser. In: *Sudhoffs Archiv* 38 (1954), S. 267-274.

Feucht, Robert: *Das Versehen der Schwangeren. Eine geschichtlich-kritische Studie.* Med. Diss. Tübingen 1923.

Fietze, Katharina: *Spiegel der Vernunft*. Theorien zum Menschsein der Frau in der Anthropologie des 15. Jahrhunderts. Paderborn/München/Wien/Zürich 1991.

Fischbach, Hans: *Untersuchungen zur therapeutischen Räucherung in primitiver und archaischer Medizin*. Med. Diss. Kiel 1981.

Fischer, Christoph: *Aberglaube und Volksmedizin bei Blasen-, Nieren und*

Geschlechtskrankheiten. Med. Diss. Berlin 1970.
Fischer, Hermann: *Mittelalterliche Pflanzenkunde*. Reprographischer Nachdruck der Ausgabe München 1929, Hildesheim 1967.
Fischer-Homberger, Esther: *Krankheit Frau. Zur Geschichte der Einbildungen*. Darmstadt/Neuwied [2]1988.
Flandrin, Jean-Louis: *Familien. Soziologie - Ökonomie - Sexualität*. Frank furt a. M./Berlin/Wien 1978 (= *Familles - Parenté, Maison, Sexualité dans L'ancienne Société* (1976), dt.).
Flandrin, Jean-Louis: Das Geschlechtsleben der Eheleute in der alten Gesellschaft: Von der kirchlichen Lehre zum realen Verhalten. In: *Die Masken des Begehrens und die Metamorphosen der Sinnlichkeit. Zur Geschichte der Sexualität im Abendland*. Frankfurt a. M. 1992, S. 147-164 (= *Sexualités occidentales* (1982), dt).
Follan, James (Hrsg.): *Das Arzneibuch Ortolfs von Baierland*. Nach der ältesten Handschrift (14. Jhdt.: Stadtarchiv Köln W 4° 24*). Stuttgart 1963 (= Veröffentlichungen der Internationalen Gesellschaft für Geschichte der Pharmazie, NF; Bd. 23).
Follan, James: Manuscripts of Ortolfs von Bayerlant's "Arzneibuch". In: *Fachliteratur des Mittelalters*. Festschrift für Gerhard Eis. Hrsg. von Gundolf Keil, Rainer Rudolf, Wolfram Schmitt und Hans J. Vermeer. Stuttgart 1968, S. 31-52.
Frank, Isnard W.: Femina est mas occasionatus - Deutung und Folgerun gen bei Thomas von Aquin. In: *Der Hexenhammer. Entstehung und Umfeld des Malleus maleficarum von 1487*. Hrsg. von Peter Segl. Köln/ Wien 1988, S. 71-102.
Franz, Adolph: *Die kirchlichen Benediktionen im Mittelalter*. 2 Bde. Unveränderter Nachdruck der Ausgabe Freiburg i. Br. 1909, Graz 1960.
Frederiksen, Jan: Art. *Düdesche Arstedie*. In: VL[2], Bd. 2, Berlin/New York 1980, Sp. 238f.
Fries, Albert/Kurt Illing: Art. *Albertus Magnus*, in: VL[2], Bd. 1, Berlin/New York 1972, Sp. 124-139.
Führkötter, Adelgundis OSB: *Hildegard von Bingen - Briefwechsel*. Salzburg 1956.
Fürbeth, Frank: *Johannes Hartlieb. Untersuchungen zu Leben und Werk*. Tübingen 1992 (= Hermaea, NF; Bd. 64).
Gäbler, Hartwig: *Arzneipflanzen in Medizin und Pharmazie. Herkunft, Wirkung und Anwendung*. München 1982.
Geertz, Clifford: *Dichte Beschreibung. Beiträge zum Verstehen kultureller Systeme*. Frankfurt a. M. 1983.
Geier, Manfred: Die magische Kraft der Poesie. Zur Geschichte, Struktur und Funktion des Zauberspruchs. In: *Deutsche Vierteljahresschrift für*

Literaturwissenschaft und Geistesgeschichte. Bd. 56 (1982), S. 359-385.

Geiger: Art. *Leichenwasser*. In: HWDA 5, Berlin 1932/33, Sp. 1118-1121.

Gélis, Jacques: L'Accouchement et L'Évolution de la Conscience du Corps a L'Époque Moderne (XVIe-XIXe Siècle). In: *Civilisations* 36 (1986), Sonderband: Ethnologies d'Europe et d'ailleurs, S. 35-53.

Gélis, Jacques: *Die Geburt. Volksglaube, Rituale und Praktiken von 1500-1900*. München 1989.

Gémes, Balázs: Die Abtreibung im Mittelalter in Ungarn. In: *Curare, Sonderbd. 1: Die Geburt aus ethnomedizinischer Sicht*. Beiträge und Nachträge zur IV. Internationalen Fachkonferenz der Arbeitsgemeinschaft Ethnomedizin über traditionelle Geburtshilfe und Gynäkologie in Göttingen, 8.-10.12.1978. Hrsg. von Wulf Schiefenhövel und Dorothea Sich. Braunschweig/Wiesbaden ^{2}1983, S. 113-116.

Gennep, Arnold van: *Übergangsriten*. Frankfurt a. M./New York 1986 (= *Les rites de passage*, dt.).

Gerlach, Wolfgang: Das Problem des "weiblichen Samens" in der antiken und mittelalterlichen Medizin. In: *Sudhoffs Archiv* 30 (1938), S. 177-193.

Goetz, Hans-Werner: Geschichte des mittelalterlichen Alltags. Theorie - Methoden - Bilanz der Forschung. In: *Mensch und Objekt im Mittelalter und in der frühen Neuzeit. Leben - Alltag - Kultur*. Internationaler Kongreß Krems an der Donau vom 27. bis 30. September 1988 (= Österreichische Akademie der Wissenschaften, Phil-Hist. Klasse, Sitzungsberichte, Bd. 568, Veröffentlichungen des Instituts für Realienkunde des Mittelalters und der frühen Neuzeit, Nr. 13). Wien 1990, S. 67-101.

Goldschmidt, Günther: Zur Geschichte der Kinderheilkunde. Aus Ms. C 102 b der Zentralbibliothek Zürich. In: *Annales Paediatrici* 62 (1944), S. 169-174.

Grabner, Elfriede: Mondglaube und Mondkraft in der Volksmedizin. In: *Zeitschrift des historischen Vereines für Steiermark* 54 (1963), S. 79-89.

Grabrucker, Marianne: Zur "Vertreibung der weisen Frauen". Geburtshilfe in zwei Jahrhunderten. In: *Vater, Mutter, Kind. Bilder und Zeugnisse aus zwei Jahrhunderten*. Bearbeitet von Ulrike Zischka. Hrsg. vom Münchner Stadtmuseum. München 1987, S. 134-143.

Grabrucker, Marianne: *Vom Abenteuer der Geburt. Die letzten Landhebammen erzählen*. Frankfurt a. M. 1989.

Gray, Ursula: *Das Bild des Kindes im Spiegel der altdeutschen Dichtung und Literatur. Mit textkritischer Ausgabe von Metlingers "Regiment der jungen Kinder"*. Bern/Frankfurt a. M. 1974 (= Europäische Hochschulschriften. Reihe 1; Bd. 91).

Green, Monica Helen: *The Transmission of Ancient Theories of Female*

Physiology and Disease through the Early Middle Ages. Phil. Diss. Princeton 1985 [= unveröffentlichtes Manuskript].

Green, Monica: Women's Medical Practice and Health Care in Medieval Europe. In: *Signs* 14 (1989), S. 434-473.

Grimm, Jacob und Wilhelm: Deutsches Wörterbuch. Nachdruck der Ausgabe Leipzig 1877, München 1984.

Gröber, Manfred/Gundolf Keil: Art. Seyff (Seiff, Siff, Syf, Syfer, irrtümlich: Suff), Hans. In: VL^2, Bd. 8, Berlin /New York 1992, Sp. 1130-1133.

Grotefend, Hermann: *Zeitrechnung des deutschen Mittelalters und der Neuzeit*. Neudruck der Ausgabe Hannover 1891, Aalen 1970.

Gruber, Hans-Günter: *Christliches Eheverständnis im 15. Jahrhundert. Eine moralgeschichtliche Untersuchung zur Ehelehre Dionysius' des Kartäusers*. Regensburg 1989, S. 249-251 (= Studien zur Geschichte der kath. Moraltheologie; Bd. 29).

Grubmüller, Klaus: Art. *Hartlieb, Johannes*. In: VL^2, Bd. 3, Berlin/New York 1981, Sp. 480-496.

Grundmann, Herbert: Die Frauen und die Literatur im Mittelalter. Ein Beitrag zur Frage nach der Entstehung des Schrifttums in der Volkssprache. In: *Archiv für Kulturgeschichte* 26 (1936), S. 129-161.

Gubalke, Wolfgang: *Die Hebamme im Wandel der Zeiten*. Hannover 1964.

Haage, Bernhard D./Hans Jeske: Rezension von Kusche, Frauenaufklärung im Spätmittelalter... In: *Würzburger medizinhistorische Mitteilungen* 9 (1991), S. 449-459.

Haberling, Elseluise: Die Regensburger Hebammenordnung des Jahres 1452 und ihre Bedeutung für die Entwicklung des Hebammenstandes. In: *Sozialhygienische Rundschau* 6, Heft 11 (1932), S. 61-63.

Haberling, Elseluise: Aus der Frühgeschichte des Kaiserschnittes. In: *Die medizinische Welt* 10 (1936), S. 1860-1863.

Haberling, Elseluise: *Beiträge zur Geschichte des Hebammenstandes von seinen Anfängen bis zum Dreißigjährigen Krieg*. Berlin 1940 (= Beiträge zur Geschichte des Hebammenstandes; Bd. 1).

Hälsig, E.: *Der Zauberspruch bei den Germanen bis um die Mitte des 16. Jahrhunderts*. Phil. Diss. Leipzig 1910.

Händler-Lachmann, Barbara: Die Berufstätigkeit der Frau in den deutschen Städten des Spätmittelalters und der beginnenden Neuzeit. In: *Hessisches Jahrbuch für Landesgeschichte* 30 (1980), S. 131-175.

Hagenmeyer, Christa: *Die 'Ordnung der Gesundheit' für Rudolf von Hohenburg. Untersuchungen zur diätetischen Fachprosa des Spätmittelalters mit kritischer Textausgabe*. Bamberg 1972.

Haffter, Carl: Der Wechselbalg. In: "*Istorgia dalla Madaschegna*". Festschrift für Nikolaus Mani. Hrsg. von Friedrun R. Hau, Gundolf Keil und Charlotte Schubert. Pattensen/Han. 1985, S. 243-257.

Hampp, Irmgard: *Beschwörung, Segen, Gebet. Untersuchungen zum Zauberspruch aus dem Bereich der Volksheilkunde*. Stuttgart 1961 (= Veröffentlichungen des staatlichen Amtes für Denkmalpflege Stuttgart, Reihe C, Volkskunde; Bd. 1).

HWDA = Handwörterbuch des Deutschen Aberglaubens. Hrsg. unter besonderer Mitwirkung von E. Hoffmann-Krayer unter Mitarbeit zahlreicher Fachgenossen von Hanns Bächtold-Stäubli. Berlin/Leipzig 1927ff.

Hansmann, Liselotte/Lenz Kriss-Rettenbeck: *Amulett und Talisman. Erscheinungsform und Geschichte*. München 1966.

Harksen, Sibylle: *Die Frau im Mittelalter*. Leipzig 1974.

Hartmann, Fritz: Hausvater und Hausmutter als Hausarzt in der Frühen Neuzeit. Hausgewalt und Gesundheitsfürsorge. In: *Staat und Gesellschaft in Mittelalter und Früher Neuzeit*. Gedenkschrift für Joachim Leuschner. Hrsg. vom Historischen Seminar der Universität Hannover. Göttingen 1983, S. 151-175.

Haupt, Joseph: *Ueber das md. Arzneibuch des Meisters Bartholomaeus*. In: Österreichische Akademie der Wissenschaften, Phil.-hist. Klasse, Sitzungsberichte, Bd. 71, Wien 1872, S. 451-566.

Hausen, Karin/Heide Wunder: *Frauengeschichte - Geschlechtergeschichte*. Frankfurt a. M./New York 1992 (= Geschichte und Geschlechter; Bd. 1).

Heinsohn, Gunnar/Otto Steiger: *Die Vernichtung der weisen Frauen. Beiträge zur Theorie und Geschichte von Bevölkerung und Kindheit*. 3., erweiterte Ausgabe (Neuausgabe). München 1989.

Herdemerten, Sepp: Die "biologische Minderwertigkeit des Weibes". In: *Medizinische Monatsschrift* 22 (1968), S. 75-79.

Hering, Sabine/Gudrun Maierhof: *Die unpäßliche Frau*. Sozialgeschichte der Menstruation und Hygiene 1860-1985. Pfaffenweiler 1991.

Héritier-Augé, Françoise: Semen and Blood: Some Ancient Theories Concerning their Genesis and Relationship. In: *Fragments for a History of the Human Body*. Teil 3. Hrsg. von Michel Feher, Ramona Naddaff, Nadia Tazi. New York 1989.

Herrmann, Bernd: Parasitologische Untersuchung mittelalterlicher Kloaken. In: *Mensch und Umwelt im Mittelalter*. Hrsg. von Bernd Herrmann. Frankfurt a. M. 1989, S. 160-169.

Hintzsche, Erich (Hrsg.): *Ein deutscher anatomischer Text aus dem 15. Jahrhundert*. Bern 1943 (= Berner Beiträge zur Geschichte der Medizin und der Naturwissenschaften; Nr. 2).

Hirsch, August: *Biographisches Lexikon der hervorragenden Aerzte aller*

Zeiten und Völker. Wien/Leipzig 1884-1888.
His, Wilhelm: Die Theorien der geschlechtlichen Zeugung. In: *Archiv für Anthropologie* 4 (1870), S. 197-220.
Hoefler, M.: Die Kalender-Heiligen als Krankheits-Patrone beim bayerischen Volk. In: *Zeitschrift des Vereins für Volkskunde* 1 (1891), S. 292-306.
Hoefler, Max: Deutsches Krankheitsnamen-Buch. Reprographischer Nachdruck der Ausgabe München 1899, Hildesheim/New York 1970.
Hoffmann, Hartmut: *Buchkunst und Königtum im ottonischen und frühsalischen Reich*. 2 Bde. Stuttgart 1986 (= Schriften des Reichsinstituts für ältere deutsche Geschichtskunde <Monumenta Germaniae historica> 30, Bd. 1,2).
Hofschlaeger, Reinhard: Der Ursprung des Kaiserschnittes (I). In: *Sudhoffs Archiv* 36 (1943), S. 284-299.
Hofschlaeger, Reinhard: Der Ursprung des Kaiserschnittes (II). In: *Sudhoffs Archiv* 37 (1953), S. 77-92.
Holl, M.: Über die sogenannten "Hörner" des Uterus. In: *Archiv für Geschichte der Medizin* 12 (1920), S. 107-115.
Honemann, Volker: Art. *Aristoteles*. In: VL^2, Bd. 1, Berlin/New York 1978, Sp. 436-450.
Hovorka, Oskar von/Adolf Kronfeld: *Vergleichende Volksmedizin. Eine Darstellung volksmedizinischer Sitten und Gebräuche, Anschauungen und Heilfaktoren, des Aberglaubens und der Zaubermedizin*. 2 Bde., Stuttgart 1908/09.
Imhof, Arthur E./Øivind Larsen: *Sozialgeschichte und Medizin. Probleme der quantifizierenden Quellenbearbeitung in der Sozial- und Medizingeschichte*. Stuttgart 1976 (= Medizin in Geschichte und Kultur; Bd. 12).
Imhof, Arthur E.: Geschichte der Sexualität - Sexualität in der Geschichte. In: *Lust und Liebe*. Wandlungen der Sexualität. Hrsg. von Christoph Wulf. München/Zürich 1985, S. 181-215.
Index Bio-Bibliographicus Notorum Hominum Pars C. Osnabrück 1976.
Irsigler, Franz/Arnold Lassotta: *Bettler und Gaukler, Dirnen und Henker. Randgruppen und Außenseiter in Köln 1300-1600*. Köln 1984.
Isaac, Rhys: Der entlaufene Sklave. Zur ethnographischen Methode in der Geschichtsschreibung. Ein handlungstheoretischer Ansatz. In: *Das Schwein des Häuptlings. Beiträge zur Historischen Anthropologie*. Hrsg. von Rebekka Habermas und Niels Minkmar. Berlin 1992, S. 147-186.
Jacobsen, Grethe: Pregnancy and Childbirth in the Medieval North: A Topology of Sources and a Preliminary Study. In: *Scandinavian Journal of History* 9 (1984), S. 91-111.

Jacquart, Danielle/Claude Thomasset: Albert Le Grand et les Problèmes de la Sexualité. In: *History and Philosophy of the Life Sciences* 3 (1981), S. 73-93.

Jacquart, Danielle/Claude Thomasset: *Sexualité et Savoir Médical au Moyen Age*. Paris 1985.

Jacquart, D.: Art. *Empfängnisverhütung*. In: Lexikon des Mittelalters, Bd. 3, München/Zürich 1986, Sp. 1891f.

Jacquart, Danielle: Medical Explanations of Sexual Behavior in the Middle Ages. In: *Homo Carnalis. The Carnal Aspect of Medieval Human Life*. Hrsg. von Helen Rodnite Lemay. State University of New York at Binghampton 1990, S. 1-21 (= Acta; Bd. 14).

Jaenecke-Nickel, Johanna: Religiöse und magische Elemente in den deutschen Segen und Beschwörungsformeln. In: *Deutsches Jahrbuch für Volkskunde* 11 (1965), S. 83-91.

Jaeschke, Günther: *Anna von Diesbachs Berner 'Arzneibüchlein' in der Erlacher Fassung Daniel von Werdts (1658)*. Teil 1: Text. Med. Diss. Würzburg 1978. Pattensen/Han. [o.J.] (= Würzburger medizinhistorische Forschungen; Bd. 16).

Jansen-Sieben, Ria: De vrouw in de medische literatuur. In: *Middeleeuwers over Vrouwen*. Hrsg. von R. E. V. Stuip und C. Vellekoop. Bd. 2, Utrecht 1985, S. 160-178, 205f.

Jansen-Sieben, Ria: *Repertorium van de middelnederlandse artes-literatuur*. Utrecht 1989.

Jerouschek, Günter: *Lebensschutz und Lebensbeginn. Kulturgeschichte des Abtreibungsverbotes*. Stuttgart 1988 (= Medizin in Recht und Ethik; Bd. 17).

Jerouschek, Günter: Zur Geschichte des Abtreibungsverbots. In: *Unter anderen Umständen. Zur Geschichte der Abtreibung*. Katalog der Ausstellung im Deutschen Hygiene-Museum Dresden, 1. Juli bis 31. Dezember 1993. Berlin 1993, S. 11-26.

Jetter, Dieter: *Das europäische Hospital. Von der Spätantike bis 1800*. Köln ^{2}1987.

Jöchle, Wolfgang: Menses-Introducing Drugs. Their Role in Antique, Medieval and Renaissance Gynecology and Birth Control. In: *Contraception* 10 (1974), S. 425-439.

Jühling, Johannes: *Die Tiere in der deutschen Volksmedizin alter und neuer Zeit. Mit einem Anhange von Segen ꝛc.* Nach den in der Kgl. öffentl. Bibliothek zu Dresden vorhandenen gedruckten und ungedruckten Quellen. Mittweida [1900].

Jütte, Robert: Die Persistenz des Verhütungswissens in der Volkskultur. Sozial- und medizinhistorische Anmerkungen zur These von der "Vernichtung der weisen Frauen". In: *Medizinhistorisches Journal* 24 (1989), S. 214-231.

Jütte, Robert: *Ärzte, Heiler und Patienten. Medizinischer Alltag in der frühen Neuzeit*. München/Zürich 1991.

Jüttner, Guido: Therapeutische Konzepte und soziales Anliegen in der frühen Heilkräuterliteratur. In: *Der Mensch und sein Körper*. Hrsg. von Arthur E. Imhof. München 1983, S. 118-130.

Jungreithmayr, Anna: Die deutschen Handschriften des Mittelalters in der Universitätsbibliothek Salzburg. Wien 1988 (= Verzeichnisse der deutschen Handschriften Österreichischer Bibliotheken. Reihe III, Bd. 2. Hrsg. von Ingo Reiffenstein).

Jungwirth: Art. *Hebamme*. In: HWDA III, Berlin/Leipzig 1930/31, Sp. 1587-1603.

Kaupen-Haas, Heidrun: Frauenmedizin im deutschen Mittelalter. In: *Ethnomedizin und Medizingeschichte*. Hrsg. von Joachim Sterly. Berlin 1983, S. 169-194 (= Beiträge zur Ethnomedizin, Ethnobotanik und Ethnozoologie; Bd. 8).

Kammeier-Nebel, Andrea: Wenn eine Frau Kräutertränke zu sich genommen hat, um nicht zu empfangen. Geburtenbeschränkung im frühen Mittelalter. In: *Mensch und Umwelt im Mittelalter*. Hrsg. von Bernd Hermann. Frankfurt a. M. 1989, S. 65-73.

Karnein, Alfred: Wie Feuer und Holz. Aspekte der Ausgrenzung von Frauen beim Thema Liebe im 13. Jahrhundert. In: *Zeitschrift für Literaturwissenschaft und Linguistik* 74 (1989), S. 93-115.

Kartschoke, Erika (Hrsg.): Repertorium deutschsprachiger Ehelehren der Frühen Neuzeit. Berlin 1995.

Keil, Gundolf: *Die "Cirurgia" Peters von Ulm. Untersuchungen zu einem Denkmal altdeutscher Fachprosa mit kritischer Ausgabe des Textes*. Ulm 1961 (= Forschungen zur Geschichte der Stadt Ulm; Bd. 2).

Keil, Gundolf: Zwei weitere Überlieferungen der 'Kunst vom Harnstein' Meister Wilhelms von Lack. In: *Sudhoffs Archiv* 50 (1966), S. 309-317.

Keil, Gundolf: Rezension zu Daems, Boec van Medicinen in Dietsche. In: *Niederdeutsche Mitteilungen* 24 (1968), S. 141-148.

Keil, Gundolf: Ortolfs Arzneibuch. Ergänzungen zu James Follans Ausgabe. In: *Sudhoffs Archiv* 53 (1969), S. 119-152.

Keil, Gundolf: Art. *Bartholomäus*. In: VL^2, Bd. 1, Berlin/New York 1978, Sp. 609-615.

Keil, Gundolf: Art. *Blumentrost, Berthold*. In: VL^2, Bd. 1, Berlin/New York 1978, Sp. 904-906.

Keil, Gundolf: Art. *Johann Tallat von Vochenburg*. In: VL^2, Bd. 2, Berlin/New York 1980, Sp. 1089.

Keil, Gundolf: Zur Frage der kurativ-konsiliarischen Tätigkeit des mittelalterlichen deutschen Apothekers. In: *Perspektiven der Medizingeschichte*. Festschrift für Rudolf Schmitz. Hrsg. von Peter Dilg u. a.. Graz 1983, S. 181-196.

Keil, Gundolf: Art. *Kirchheimer, Johannes* (J. Kellner von Kirchheim, J. de Ketham Alemannus). In: VL^2, Bd. 4, Berlin/New York 1983, Sp. 1150-1154.

Keil, Gundolf: Die Frau als Ärztin und Patientin in der medizinischen Fachprosa des deutschen Mittelalters. In: *Frau und spätmittelalterlicher Alltag*. Internationaler Kongreß Krems an der Donau 2. bis 5. Oktober 1984 (= Österreichische Akademie der Wissenschaften, Phil.-Hist. Klasse, Sitzungsberichte, Bd. 473, Veröffentlichungen des Instituts für mittelalterliche Realienkunde Österreichs, Nr. 9). Wien 1986, S. 157-211 [= Keil (1986) I].

Keil, Gundolf: Die Frau in der alten Medizin. Eine kritische Sichtung der neueren Literatur, Teil II. In: *Fortschritte der Medizin* 34 (1986), S. 58f. [= Keil (1986) II].

Keil, Gundolf: Art. *Ortolf von Baierland (von Würzburg)*. In: VL^2, Bd. 7, Berlin/New York 1987, Sp. 67-82.

Keil, Gundolf: Art. *Ps.-Ortolfisches Frauenbüchlein*. In: VL^2, Bd. 7, Berlin/New York 1987, Sp. 82-84.

Keil, Gundolf (Hrsg.): *Das Lorscher Arzneibuch*. Bd. 1: Faksimile der Handschrift Msc. Med. 1 der Stadtbibliothek Bamberg, Bd. 2: Übersetzung von Ulrich Stoll und Gundolf Keil unter Mitwirkung von Albert Ohlmeyer OSB. Stuttgart 1989.

Keil, Gundolf: Art. *Peter von Ulm*. In: VL^2, Bd. 7, Berlin/New York 1989, Sp. 458-464.

Keil, Gundolf: Art. *Roger Frugardi*. In: VL^2, Bd. 8, Berlin/New York 1990, Sp. 140-153.

Keil, Gundolf: Art. *Rößlin, Eucharius, d. Ä.*. In: VL^2, Bd. 8, Berlin/New York 1990, Sp. 244-248.

Keil, Gundolf: Der Hausvater als Arzt. In: *Haushalt und Familie in Mittelalter und früher Neuzeit*. Vorträge eines interdisziplinären Symposions vom 6.- 9. Juni 1990 an der Rheinischen Friedrich-Wilhelms-Universität Bonn. Hrsg. von Trude Ehlert. Sigmaringen 1991, S. 219-243

Keil, Gundolf: Art. *Scherrenmüller, Bartholomäus (B. Scherrenmuller de Aula)*. In: VL^2, Bd. 8, Berlin/New York 1992, Sp. 652-654.

Keil, Gundolf: Ortolfs chirurgischer Traktat und das Aufkommen der medizinischen Demonstrationszeichnung. In: *Text und Bild, Bild und Text*. DFG-Symposium 1988. Hrsg. von Wolfgang Harms. Stuttgart 1990 (= Germanistische Symposien, Berichtsband 11), S. 117, 120f., 134, 137-

149, 216-221, 237f. und Abb. 41-52.

Keil, Gundolf/Friedrich Lenhardt: Art. *Metlinger (Mettlinger, Merlinger, Meltinger, Mellinger), Bartholomäus (Bartel)*. In: VL², Bd. 6, Berlin/New York 1987, Sp. 460-467.

Gundolf Keil: Das Lorscher Arzneibuch und die frühmittelalterliche Medizin. In: *Verhandlungen des medizinhistorischen Symposiums* im September 1989 in Lorsch. Hrsg. von Gundolf Keil und Paul Schnitzer. Lorsch 1991.

Keller, Achim: *Die Abortiva in der römischen Kaiserzeit*. Stuttgart 1988 (= Quellen und Studien zur Geschichte der Pharmazie; Bd. 46).

Keller, Hiltgart L.: *Reclams Lexikon der Heiligen und der biblischen Gestalten*. Legende und Darstellung in der bildenden Kunst. Stuttgart ⁵1984.

Keller, R.: Hermaphroditismus - Das Problem der Geschlechtsdifferenzierung und der Hermaphroditismus. In: *Ciba Zeitschrift*, 6. Jg., Nr. 70 (1939), S. 2422-2428.

Kellersmann, Eduard: *Die geschichtlichen Anschauungen über die Schwangerschaftsgelüste*. Med. Diss. Kiel 1966.

Kerherve, Jean: Un Accouchement Dramatique a la Fin du Moyen-Age. In: *Annales de la Bretagne et des Pays de l'Ouest (Anjou, Maine, Touraine)* 89 (1982), S. 391-396.

Kern, Anton: *Die Handschriften der Universitätsbibliothek Graz*. Bd. 2. Wien 1956.

Ketsch, Peter: *Frauen im Mittelalter*. Bd. 1: Frauenarbeit im Mittelalter. Quellen und Materialien. Hrsg. von Annette Kuhn. Düsseldorf 1983 (= Geschichtsdidaktik; Bd. 14).

Ketsch, Peter: *Frauen im Mittelalter*. Bd. 2: Frauenbild und Frauenrechte in Kirche und Gesellschaft. Quellen und Materialien. Hrsg. von Annette Kuhn. Düsseldorf 1984 (= Geschichtsdidaktik; Bd. 19).

Kibre, Pearl: The Faculty of Medicine at Paris, Charlatanism, and Unlicensed Medical Practices in the Later Middle Ages. In: *Bulletin of the History of Medicine* 27 (1953), S. 1-20.

Kieckhefer, Richard: *Magie im Mittelalter*. München 1992.

Klecha, Gerhard: Art. *Albrecht von Eyb*. In: VL², Bd. 1 (1978), Sp. 180-186.

Klein, Gustav: Bildliche Darstellungen der weiblichen Genitalien vom 9. Jahrhundert bis Vesal. In: *Alte und neue Gynäkologie*. Festschrift für Franz Ritter von Winckel. Hrsg. von Gustav Klein. München 1907, S. 1-19.

Klein, Gustav (Hrsg.): *Das Frauenbüchlein des Ortolff von Bayerland, gedruckt vor 1500*. München 1910 (= Alte Meister der Medizin in Facsimileausgaben und Neudrucken; Bd. 1).

Klein, Gustav (Hrsg.): *Eucharius Rösslin's Rosengarten, gedruckt im Jahre 1513*. München 1910 (= Alte Meister der Medizin und Naturkunde in Faksimileausgaben und Neudrucken; Bd. 2).

Kluge, Dieter: *eyn noch nit lebendig kindt. Rechtshistorische Untersuchungen zum Abbruch der Schwangerschaft in den ersten 3 Monaten der Entwicklung der Frucht auf der Grundlage der Carolina von 1532.* Frankfurt a. M./Bern/New York 1986 (= Europäische Hochschulschriften, Reihe 2, Rechtswissenschaft; Bd. 578).

Kluge, Friedrich: *Etymologisches Wörterbuch der deutschen Sprache*. Neu bearbeitet von Elmar Seebold u. a., Berlin/New York ^{22}1989.

Knefelkamp, Ulrich: *Das Gesundheits- und Fürsorgewesen der Stadt Freiburg im Breisgau im Mittelalter*. Freiburg im Breisgau 1981 (= Veröffentlichungen aus dem Archiv der Stadt Freiburg im Breisgau; Bd. 17).

Knöpfler, J. Frz.: Eidesformeln für Arzt, Apotheker, Hebammen, Wundarzt und Frauenwirt zu Amberg aus dem 15. Jahrh. - Taxordnung für den Stadtarzt daselbst, 1561; Sondersiechenordnung von Amberg vom Jahre 1582. In: *Archiv für Geschichte der Medizin* 11 (1918/19), S. 318-324.

Koch, Robert: Der Glasbecher der heiligen Elisabeth in Coburg. In: *Sankt Elisabeth. Fürstin - Dienerin - Heilige*. Hrsg. von der Philipps-Universität Marburg in Verbindung mit dem Hessischen Landesamt für geschichtliche Landeskunde. Sigmaringen 1981, S. 272-284.

Koelbing, Huldrych M.: "De conceptu et generatione hominis" - die lateinische Fassung von Jakob Rueffs "Trostbüchle", Zürich 1554. In: *Gesnerus* 38 (1981), S. 51-58.

König, Klaus G.: *Der Nürnberger Stadtarzt Dr. Georg Palma (1543-1591)*. Stuttgart 1961 (= Medizin in Geschichte und Kultur; Bd. 1).

Köpp, Peter: *Vademecum eines frühmittelalterlichen Arztes*. Die gefaltete lateinische Handschrift medizinischen Inhalts im Codex 217 und der Fragmentsammlung 1396 der Stiftsbibliothek in St. Gallen. Aarau/Frankfurt a. M./Salzburg 1980.

Kötting, B.: Art. *Julitta und Kyriakos (Kerikos, Cyricus)*. In: Lexikon für Theologie und Kirche 5 (1960), Sp. 1203.

Kohnen, Norbert: Traditionelle Geburt und Geburtshilfe aus geschichtlicher und ethnomedizinischer Sicht. In: *XXX Internationaler Kongreß für Geschichte der Medizin*, Düsseldorf 31.8.-5.9. 1986: Actes Proceedings. Düsseldorf 1988, S. 687-699.

Kotelmann, L.: *Gesundheitspflege im Mittelalter. Kulturgeschichtliche Studien nach Predigten des 13., 14. und 15. Jahrhunderts*. Hamburg/Leipzig 1890.

Kranzmayer, Eberhard: *Historische Lautgeographie des gesamtbairischen Dialektraumes*. Wien 1956 (= Studien zur österreichischen Dialektkunde; Bd. 1).

Kremling, H.: Zur Geschichte geburtsbedingter Blasenverletzungen. In: *Würzburger medizinhistorische Mitteilungen* 4 (1986), S. 5-7.

Kremling, H.: *Geschichte der gynäkologischen Urologie*. München/Wien/Baltimore 1987.

Kriss, Rudolf: *Das Gebärmuttervotiv. Ein Beitrag zur Volkskunde nebst einer Einleitung über Arten und Bedeutung der deutschen Opfergebräuche der Gegenwart*. Augsburg 1929.

Kristeller, Paul Oskar: *Studi sulla Scuola medica salernitana*. Neapel 1986 (= Instituto italiano per gli studi filosofici "Hippocratica civitas". Collana; Bd. 1).

Kroemer, Barbara: Von Kauffrauen, Beamtinnen, Ärztinnen - erwerbstätige Frauen in deutschen mittelalterlichen Städten. In: *Frauen in der Geschichte II. Fachwissenschaftliche und fachdidaktische Beiträge zur Sozialgeschichte der Frauen vom frühen Mittelalter bis zur Gegenwart*. Hrsg. von Annette Kuhn und Jörn Rüsen. Düsseldorf 1982, S. 73-96 (= Geschichtsdidaktik; Bd. 8).

Kroemer, Barbara: Über Rechtsstellung, Handlungsspielräume und Tätigkeitsbereiche von Frauen in spätmittelalterlichen Städten. In: *Staat und Gesellschaft in Mittelalter und Früher Neuzeit*. Gedenkschrift für Joachim Leuschner. Hrsg. vom Historischen Seminar der Universität Hannover. Göttingen 1983, S. 135-150.

Kronfeld, M.: Volksthümliche Abortiva und Aphrodisiaca in Oesterreich. In: *Wiener Medizinische Wochenschrift* 44 (1889), Sp. 1697-1700 und 1731-1735.

Kruse, Britta-Juliane: Neufund einer handschriftlichen Vorstufe von Eucharius Rößlins Hebammenlehrbuch *Der schwangeren Frauen und Hebammen Rosengarten* und des *Frauenbüchleins* Ps.-Ortolfs. In: *Sudhoffs Archiv* 78 (1994), S. 220-236.

Kudlien, Fridolf: The Seven Cells ot the Uterus: The Doctrine and its Roots. In: *Bulletin of the History of Medicine* 39 (1965), S. 415-423.

Kudlien, F.: Art. *Geburt I (medizinisch)*. In: Reallexikon für Antike und Christentum, Bd. 9, Stuttgart 1976, Sp. 36-43.

Kühnel, Harry: Kremser Apotheker und Ärzte des Mittelalters und der Frühen Neuzeit. In: *Mitteilungen des Kremser Stadtarchivs*, Bd. 1 (1961), S. 9-33.

Kühnel, Harry: *Alltag im Spätmittelalter*. Darmstadt ^{2}1986.

Kuhn, Hugo: Versuch über das fünfzehnte Jahrhundert in der deutschen Literatur. In: *Literatur in der Gesellschaft des Spätmittelalters*. Hrsg. von Hans Ulrich Gumbrecht. Heidelberg 1980, S. 19-38 (= Begleitreihe zum GRLMA; Bd. 1).

Kurras, Lotte: *Die Handschriften des Germanischen Nationalmuseums Nürnberg.* Bd. 1: Die deutschen mittelalterlichen Handschriften. 2. Teil: Die naturkundlichen und historischen Handschriften, Rechtshandschriften, Varia. Wiesbaden 1980.

Kurschat-Fellinger, Sabine: *Kranewitt. Untersuchungen zu der altdeutschen Übersetzung des nordischen Wacholderbeertraktats.* Pattensen/Han. 1983 (= Würzburger medizinhistorische Forschungen; Bd. 20).

Kusche, Brigitte: Zur "Secreta mulierum"- Forschung. In: *Janus* 62 (1975), S. 103-123.

Kusche, Brigitte: *Das Frauenbild in Gebrauchsprosatexten aus dem 15. Jahrhundert. Drei mittelniederländische Handschriften gynäkologisch-obstetrischen Inhaltes.* Information über ein Forschungsvorhaben. Überarbeitete Fassung eines Vortrags am 2.9. 1982 im Doktorandenseminar am Germanistischen Institut der Universität Stockholm.

Kusche, Brigitte (Hrsg.): *Frauenaufklärung im Spätmittelalter. Eine philologisch-medizinhistorische Untersuchung und Edition des gynäkologisch-obstetrischen GKS. 1657 Kopenhagen.* Stockholm 1990 (= Acta Universitatis Umensis. Umeå Studies in the Humanities; Bd. 94).

Kwasman, Theodore: Die jüdischen Grabsteine in Rothenburg ob der Tauber. In: *Trumah* 1 (1987), S. 7-137.

Lachs, Johann: *Die Gynaekologie des Galen. Eine geschichtlich-gynaekologische Studie.* Breslau 1903 (= Abhandlungen zur Geschichte der Medizin; Heft 4).

Lanczkowski, G.: Art. *Magie* I. Religionswissenschaftlich. In: Lexikon für Theologie und Kirche. Hrsg. von Josef Höfer und Karl Rahner. Bd. 6, Freiburg 1961, Sp. 1274-1277.

Leibrock, Larissa: Abortiva in der frühen Neuzeit. In: *Pharmazeutische Zeitung* 133, Nr. 31 (1988), S. 25f.

Leibrock-Plehn, Larissa: *Hexenkräuter oder Arznei. Die Abtreibungsmittel im 16. und 17. Jahrhundert.* Stuttgart 1992.

Lehmann, Volker: *Die Geburt in der Kunst.* Braunschweig 1978.

Lemay, Helen: The Stars and Human Sexuality: Some Medieval Scientific Views. In: *Isis* 71 (1980), S. 127-137.

Lemay, Helen: Women and the Literature of Obstetrics and Gynecology. In: *Medieval Women and the Sources of Medieval History.* Hrsg. von J. T. Rosenthal. Athens 1990, S. 189-209.

Lesky, Erna: *Die Zeugungs- und Vererbungslehren der Antike und ihr Nachwirken.* Akademie der Wissenschaften und der Literatur: Abhandlungen der Geistes- und Sozialwissenschaftlichen Klasse Nr. 19. Wiesbaden 1950.

Lewin, Louis: *Die Fruchtabtreibung durch Gifte und andere Mittel. Ein Handbuch für Ärzte und Juristen*. Berlin [3]1922.

Lexer, Matthias: *Mittelhochdeutsches Handwörterbuch*. 3 Bde. Leipzig 1872-1878.

Lind, J. G. de: Une planche anatomique inconnue. In: Bulletin de la Société Française d'Histoire de la Médécine 17 (1923), S. 11-16.

Lindgren, Agi: *Das Utrechter Arzneibuch (Ms. 1355,16°, Bibliothek der Rijksuniversiteit Utrecht)*. Stockholm 1977 (= Acta Universitatis Stockholmiensis; Bd. 21).

Lindgren, Agi: Art. *Kunsberg (Cunsberch) van Valkene ('Cunsberchs Arzneibuch')*. In: VL[2], Bd. 5, Berlin/New York 1985, Sp. 442-444.

Löhmer, Cornelia: *Die Welt der Kinder im fünfzehnten Jahrhundert*. Weinheim 1989.

Löhr, Hanns: *Aberglauben und Medizin*. Leipzig 1942.

Lorenz, Günther: *Antike Krankenbehandlung in historisch-vergleichender Sicht. Studien zum konkret-anschaulichen Denken*. Heidelberg 1990.

Loux, Françoise: *Das Kind und sein Körper. Volksmedizin - Hausmittel - Bräuche*. Frankfurt a. M./Berlin/Wien 1983 (= Le jeune enfant et son corps dans la médecine traditionnelle (1978), dt.).

Lüschen, Hans: *Die Namen der Steine. Das Mineralreich im Spiegel der Sprache*. Thun/München 1968

Mac Kinney, Loren: Medical Illustrations in medieval manuscripts. Teil 1: Early medicine in illuminated manuscripts. Teil 2: Medical miniatures in extant manuscripts. A checklist compiled with the assistence of Thomas Herndon. London 1965 (= Publ. of the Wellcome Hist. Med. Lib.; Bd. 5).

Magnus, Hugo: *Der Aberglauben in der Medicin*. Breslau 1903 (= Abhandlungen zur Geschichte der Medicin; Heft 6).

Mancinelli, Laura: Medicina, cosmesi e magia. In: *Insegnare* 4 (1988), S. 51-55.

Manuzzi, G. (Hrsg.): *Il Libro delle segrete cose delle donne*. Florenz 1863.

Martin, Alfred: Gebärlage der Frau, Bad des Neugeborenen und Wochenbett in Mitteleuropa auf Grund bildlicher und textlicher Darstellung. In: *Archiv für Geschichte der Medizin* 10 (1917), S. 209-250.

Marzell, Heinrich: *Wörterbuch der deutschen Pflanzennamen*. 5 Bde. Leipzig 1943-1979.

Marzell, Heinrich: Ein magisches Rezept der "Mulieres Salernitanae". In: *Forschungen und Fortschritte* 29 (1955), S. 113-115.

Marzell, Heinrich: Die Haselwurz (Asarum europaeum L.) in der alten Medizin. Eine Studie zur Geschichte einer deutschen Heilpflanze. In: *Sudhoffs Archiv* 42 (1958), S. 319-325.

Mason-Hohl, Elizabeth: *The Diseases of Women by Trotula of Salerno*. A Translation of Passionibus Mulierum Curandorum. Hollywood 1940.

Matuschka, Michael E. Graf: *Gynäkologische Sterilisationen zur Zeit des Hexenwahns*. Graz 1981.

Mayer, Johannes G.: Das 'Arzneibuch' Ortolfs von Baierland in medizinischen Kompendien des 15. Jahrhunderts. Beobachtungen und Überlegungen zur Werktypologie medizinischer Kompendien und Kompilationen. In: *ein teutsch puech machen*. Untersuchungen zur landessprachlichen Vermittlung medizinischen Wissens. Ortolf-Studien 1. Hrsg. von Gundolf Keil. Redaktion Johannes G. Mayer und Christian Naser. Wiesbaden 1993, S. 39-61 (= Wissensliteratur im Mittelalter; Bd. 11).

McLaren, Angus: *A History of Contraception. From Antiquity to the Present Day*. Oxford 1991.

Menge, Heinz H.: *Das "Regimen" Heinrich Laufenbergs. Textologische Untersuchung und Edition*. Göppingen 1976 (= Göppinger Arbeiten zur Germanistik; Bd. 184).

Menhardt, Hermann: *Verzeichnis der altdeutschen Handschriften der Österreichischen Nationalbibliothek*. 2 Bde. Berlin 1960, 1961.

Metz-Becker, Marita: Gebären im Dienst der Wissenschaft. Zum Medikalisierungsprozeß unehelich schwangerer Frauen in den Gebärhäusern des frühen 19. Jahrhunderts. In: *Zeitschrift für Volkskunde*, 90. Jahrgang (1994), S. 210-229.

Meyer-Ahrens, C.: Alexander Zitz (auch Seitz, Sytz, Syz, Seiz geschrieben). Innerhalb von: Die Aerzte und das Medicinalwesen der Schweiz im Mittelalter. In: *Archiv für pathologische Anatomie und Physiologie und für klinische Medicin*. Hrsg. von Rudolf Virchow, Bd. 24, Berlin 1862, S. 487-490.

Mischlewski, Adalbert: Alltag im Spital zu Beginn des 16. Jahrhunderts. In: *Alltag im 16. Jahrhundert. Studien zu Lebensformen in mitteleuropäischen Städten*. Hrsg. von Alfred Kohler und Heinrich Lutz. München 1987, S. 152-173 (= Wiener Beiträge zur Geschichte der Neuzeit; Bd. 14).

Mitterauer, Michael: *Ledige Mütter. Zur Geschichte illegitimer Geburten in Europa*. München 1983.

Møller-Christensen, Vilhelm: Umwelt im Spiegel der Skelettreste vom Kloster Aebelholt. In: *Mensch und Umwelt im Mittelalter*. Hrsg. von Bernd Herrmann. Frankfurt a. M. 1989, S. 129-139.

Mohlberg, Leo Cunibert: *Katalog der Handschriften der Zentralbibliothek Zürich*. Bd. 1: Mittelalterliche Handschriften. Zürich 1951.

Moorat, S. A. J.: *Catalogue of Western Manuscripts on Medicine and Science in the Wellcome Historical Medical Library. Bd. 1: Mss. written*

before 1650 a. d. London 1962.
Müller, Carl: *Volksmedizinisch-geburtshilfliche Aufzeichnungen aus dem Lötschental.* Bern 1969.
Müller, Irmgard: *Die pflanzlichen Heilmittel bei Hildegard von Bingen.* Salzburg 1982.
Müller, Maria E. (Hrsg.): *Eheglück und Liebesjoch. Bilder von Liebe, Ehe und Familie in der Literatur des 15. und 16. Jahrhunderts . Weinheim/ Basel 1988* (= Ergebnisse der Frauenforschung. Hrsg. von der Freien Universität Berlin; Bd. 14).
Müllerheim, Robert: *Die Wochenstube in der Kunst. Eine kulturhistorische Studie.* Stuttgart 1904.
Münsterer, Hanns O.: Marienmünzen im Volksbrauch. In: *Bayerisches Jahrbuch für Volkskunde* (1960), S. 70-72.
N. N.: Delikates aus Dudley Castle. In: *GEO* Nr. 6 (1987), S. 159f.
Nathan, B.: Avicenna's recipe for contraception. In: *British Journal of Obstetrics and Gynaecology* 98 (1991), S. 1303.
Niccoli, Ottavia: "Menstruum Quasi Monstruum": Monstrous Births and Menstrual Taboo in the Sixteenth Century. In: *Sex and Gender in Historical Perspective.* Hrsg. von Edward Muir und Guido Ruggiero. Baltimore/London 1990, S. 1-25.
Nickel, Diethard: *Untersuchungen zur Embryologie Galens.* Berlin 1989 (= Schriften zur Geschichte und Kultur der Antike; Bd. 27).
Niestroj, Irmgard: *Natürliche Medizin speziell für Frauen.* Die häufigsten Krankheiten der Frau und die besten Gegenmittel. München 1994.
Nissim, Rina: *Naturheilkunde in der Gynäkologie.* Ein Handbuch für Frauen. Berlin [7]1991.
Noonan, John Thomas: *Empfängnisverhütung. Geschichte ihrer Beurteilung in der katholischen Theologie und im kanonischen Recht.* Mainz [3]1969 (= Contraception. A history of its treatment by the Catholic Theologians and canonists. Cambridge/Mass. 1966, dt.)
Oefele, Felix von: Anticonceptionelle Arzneistoffe. Ein Beitrag zur Frage des Malthusianismus in alter und neuer Zeit. In: *Die Heilkunde* 2 (1887/98), S. 206-216, 273-284, 409-425, 486-495.
Ohrt: Art. *Gebärsegen.* In: HWDA 3 (1927), Sp. 344-346.
O'Neill, Ynez Violé: Michael Scot and Mary of Bologna: A Medieval Gynecological Puzzle. In: *Clio Medica* 8 (1973), S. 87-111.
O'Neill, Ynez Violé: Michael Scot and Mary of Bologna: An Addendum. In: *Clio medica* 9 (1974), S. 125-129.
Ónodi, Marion (unter Mitwirkung von Johannes G. Mayer und Ruth Spranger): Die deutschen medizinischen Texte in der Handschrift B. V. 3 der Erzdiözesanbibliothek Erlau (Eger). Zur Überlieferung von

Ortolfs Pulstraktat. In: *"ein teutsch puech machen"*. Untersuchungen zur landessprachlichen Vermittlung medizinischen Wissens. Hrsg. von Gundolf Keil. Redaktion Johannes G. Mayer und Christian Naser. Wiesbaden 1993, S. 402-442.

Opitz, Claudia: Zwischen Fluch und Heiligkeit - kinderlose Frauen im späteren Mittelalter. In: *Frauen, die sich keine Kinder wünschen*. Hrsg. von Barbara Neuwirth. Wien 1988, S. 78-120 (= Reihe Frauenforschung; Bd. 8).

Opitz, Claudia: *Evatöchter und Bräute Christi. Weiblicher Lebenszusammenhang und Frauenkultur im Mittelalter*. Weinheim 1990.

Ottmüller, Uta: Mutter und Wickelkind in der vormedikalisierten Gesellschaft des deutschsprachigen Raums (ab ca. 1500). In: *Beiträge zur feministischen Theorie und Praxis* 5 (1981), S. 101-108.

Ozment, Steven: *When Fathers Ruled. Family Life in Reformation Europe*. Cambridge (Mass.)/London 1983.

Pachinger, Anton Max: *Die Mutterschaft in der Malerei und Graphik*. München/Leipzig 1906.

Pachinger-Linz: Die Hebamme. In: *Archiv für Geschichte der Medizin* 12 (1920), S. 73-78.

Palmer, Nigel/Klaus Speckenbach: *Träume und Kräuter. Studien zur Petroneller 'Circa instans' - Handschrift und zu den deutschen Traumbüchern des Mittelalters*. Köln/Wien 1990 (= Pictura et poesis; Bd. 4.).

Paschold, Chris E.: *Die Frau und ihr Körper im medizinischen und didakti schen Schrifttum des französischen Mittelalters*. Wortgeschichtliche Untersuchung zu Texten des 14. Jahrhunderts. Mit kritischer Ausgabe der gynäkologischen Kapitel aus den "Amphorismus Ypocras" des Martin von Saint-Gilles. Pattensen/Han. 1989 (= Würzburger medizinhistorische Forschungen; Bd. 47).

Pensel, Franzjosef: *Verzeichnis der altdeutschen Handschriften in der Stadt bibliothek Dessau*. Berlin 1977.

Pernoud, Régine: La Femme et la Médecine au Moyen Age. In: *Colloque International d'Histoire de la Médecine Médiévale*. Bd. 1 (1985), S. 38-43.

Pernoud, Régine: *Leben der Frauen im Hochmittelalter*. Pfaffenweiler 1991 (= Frauen in Geschichte und Gegenwart; Bd. 8).

Pfeilsticker, Walther: Eine württembergische Hebammenordnung von ca. 1480. Ein weiterer Beitrag zu Georg Burckhards "Hebammenordnungen". In: *Archiv für Geschichte der Medizin* 20 (1928), S. 95-98.

Pfister: Art. *Analogiezauber*. In: HWDA 1 (1927), Sp. 385-395.

Pfister, Ulrich: Die Anfänge der Geburtenbeschränkung in Europa: Wege zu einer umfassenderen Analyse. In: *Ehe, Liebe, Tod. Zum Wandel der Familie, der Geschlechts- und Generationsbeziehungen in der Neuzeit*.

Hrsg. von Peter Borscheid und Hans J. Teuteberg. Münster 1983, S. 213-232 (= Studien zur Geschichte des Alltags; Bd. 1).

Philippe, J.: Art. *Hedwigsgläser*. In: Lexikon des Mittelalters, Bd. 4, München/Zürich 1989, Sp. 1986f.

Piccard, Gerhard: Veröffentlichungen der Staatlichen Archivverwaltung Baden-Württemberg. *Die Wasserzeichenkartei Piccard im Hauptstaatsarchiv Stuttgart*. Findbuch 1 ff. Stuttgart 1961 ff.

Pinto, Lucille B.: The Folk Practice of Gynecology and Obstetrics in the Middle Ages. In: *Bulletin of the History of Medicine* 47 (1973), S. 513-522.

Ploss, H.: *Das Weib in der Natur- und Völkerkunde. Anthropologische Studien*. Bd. 2. Leipzig 1885.

Post, J. B.: Ages at Menarche and Menopause: Some Medieval Authorities. In: *Population Studies* 25 (1971), S. 83-87.

Power, Eileen: *Medieval Woman*. Hrsg. von M. M. Postan. Cambridge 1975.

Pritzel, G./C. Jessen: *Die deutschen Volksnamen der Pflanzen*. 2 Bde. Reprographischer Nachdruck der Ausgabe Hannover 1882, Amsterdam 1967.

Pulz, Waltraud: Zur Erforschung geburtshilflichen Überlieferungswissens von Frauen in der frühen Neuzeit. In: *Frauen brauchen Hebammen*. Hrsg. von Oja Ploil, Verein freier Hebammen. Erster Österreichischer Hebammenkongreß Wien 1991, Nürnberg 1991, S. 152-162.

Rapp, Francis: Wallfahrten der ländlichen Bevölkerung im Elsaß. In: *Laienfrömmigkeit im späten Mittelalter*. Hrsg. von Klaus Schreiner. München 1992, S. 127-136 (= Schriften des Historischen Kollegs; Kolloquium 20).

Reinhard, Jürg: *Wegleitung zur homöopathischen Taschenapotheke*. Bern [6]1992.

Reisert, Robert: *Der siebenkammerige Uterus. Studien zur mittelalterlichen Wirkungsgeschichte und Entfaltung eines embryologischen Gebärmuttermodells*. Pattensen/Han. 1986 (= Würzburger medizinhistorische Forschungen; Bd. 39).

Rennau, Therese: *Die Gynäkologie des Arnald von Villanova*. Med. Diss. Freiburg i. Br. 1912.

Richter, Erwin: Einwirkung medico-astrologischen Volksdenkens auf Entstehung und Formung des Bärmutterkrötenopfers der Männer im geistlichen Heilbrauch. In: *Sudhoffs Archiv* 42 (1958), S. 326-349.

Richter, Erwin: Die Opferung eiserner Bärmutterkrötenvotive im schwäbischen Sonderkult des heiligen Rochus als himmlischer Gynäkologe. Ein volksmedizingeschichtlicher Beitrag zur Württembergischen Wallfahrtskunde. In: *Württembergisches Jahrbuch für Volkskunde* (1959/60), S. 72-92.

Riha, Ortrun: *Wissensorganisation in medizinischen Sammelhandschriften: Klassifikationskriterien und Kombinationsprinzipien bei Texten ohne Werkcharakter*. Wiesbaden 1992 (= Wissensliteratur im Mittelalter; Bd. 9).

Riha, Ortrun: Ortolfus pseudoepigraphus. In: *"ein teutsch puech machen"*. Untersuchungen zur landessprachlichen Vermittlung medizinischen Wissens. Ortolf-Studien 1. Hrsg. von Gundolf Keil. Redaktion Johannes G. Mayer und Christian Naser. Wiesbaden 1993, S. 70-111.

Rochester Shaw, James: Scientific Empiricism in the Middle Ages: Albertus Magnus on Sexual Anatomy and Physiology. In: *Clio Medica* 10 (1975), S. 53-64.

Rodnite Lemay, Helen: Some Thirteenth and Fourteenth Century Lectures on Female Sexuality. In: *International Journal of Women's Studies* 1 (1978), S. 391-400.

Rodnite Lemay, Helen: William of Saliceto on Human Sexuality. In: *Viator* 12 (1981), S. 165-181.

Rodnite Lemay, Helen: Human Sexuality in Twelfth - through Fifteenth-Century Scientific Writings. In: *Sexual Practices & the Medieval Church*. Hrsg. von Vern L. Bullough/James Brundage. New York 1982, S. 187-205.

Rodnite Lemay, Helen: Anthonius Guainerius and Medieval Gynecology. In: *Women of the Medieval World*. Essays in Honour of John H. Mundy. Hrsg. von Julius Kirshner. Oxford/New York 1985, S. 317-336.

Rodnite Lemay, Helen: *Women's Secrets. A Translation of Pseudo-Albertus Magnus' De Secretis Mulierum with Commentaries*. Albany 1992.

Hellmut Rosenfeld: *Meister Ingold*. In: VL^2, Bd. 4, Berlin/New York 1983, Sp. 381-386.

Rosenthal, Carl Oskar: Zur geburtshilflich-gynækologischen Betätigung des Mannes bis zum Ausgange des 16. Jahrhunderts. In: *Janus* 27 (1923), S. 117-148, 192-212.

Rowland, Beryl: *Medieval Women's Guide to Health. The First English Gynecological Handbook*. Kent (Ohio)/London 1981.

Ruh, Kurt: *Das Frauchen von 22 (21) Jahren*. In: VL^2, Bd. 2, Berlin/New York 1980, Sp. 858-860.

Salvat, Michel: L'Accouchement dans la Littérature Scientifique Médiévale. In: *Sénéfiance* 9 (1980), S. 89-106.

Sartori: Art. *Andreas, hl.* In: HWDA 1, Berlin/Leipzig 1927, Sp. 398-405.

Sartori: Art. *Margarete, hl.* In: HWDA 5, Berlin/Leipzig 1933, Sp. 1634-1638.

Schadewaldt, Hans: Die Frühgeschichte der Frauenheilkunde. In: *Zur Geschichte der Gynäkologie und Geburtshilfe*. Hrsg. von L. Beck. Berlin/Heidelberg/New York/Tokyo/London/Paris 1986, S. 89-93.

Schanze, Frieder: Art. *Glockendon, Georg (Jörg)*. In: VL^2, Bd. 3, Berlin/New York 1981, Sp. 55-57.

Scheerbarth, Georgina: *Die Fehlgeburt in der älteren Geschichte der Medizin*. Med. Diss. Kiel 1963.

Scheper-Hughes, Nancy: Virgin Territory: The Male Discovery of the Clitoris. In: *Medical Anthropology Quarterly* 5 (1991), S. 25-28.

Schiewer, Hans-Jochen/Volker Mertens: Art. *Peter von Breslau*. In: VL^2, Bd. 7, Berlin/New York 1989, Sp. 429-432.

Schiewer, Hans-Jochen: Art. *Schlatter, Konrad*, in: VL^2, Bd. 8, Berlin/New York 1992, Sp. 706-709.

Schipperges, Heinrich: Art. *Frauenheilkunde*. In: Lexikon des Mittelalters, Bd. 4, München/Zürich 1989, Sp. 875-880.

Schipperges, Heinrich: *Der Garten der Gesundheit. Medizin im Mittelalter*. München 1990.

Schleissner, Margaret Rose: *Pseudo-Albertus Magnus: Secreta mulierum cum commento, deutsch. Critical Text and Commentary*. Phil. Diss. Princeton 1987 [unveröffentlichtes Manuskript].

Schleissner, Margaret: Pseudo-Albertus Magnus, 'Secreta mulierum'. Ein spätmittelalterlicher Prosatraktat über Entwicklungs- und Geburtslehre und die Natur der Frauen. In: *Würzburger medizinhistorische Mitteilungen*, Bd. 9 (1991), S. 115-124.

Schleissner, Margaret: A Fifteenth-Century Physician's Attitude Toward Sexuality: Dr. Johann Hartlieb's 'Secreta-mulierum' Translation. In: *Sex in the Middle Ages*. Hrsg. von J. E. Salisbury. New York 1991, S. 110-125.

Schleissner, Margaret: Art. *Secreta mulierum*. In: VL^2, Bd. 8, Berlin/New York 1992, Sp. 986-993.

Schlereth, Helmut: Ein Giftmordversuch, der keiner war? Urkunde vom Jahr 1493 zur Harnschau einer Ärztin im Stadtarchiv Münnerstadt. In: *Würzburger medizinhistorische Mitteilungen* 2 (1984), S. 9-18.

Schlieben, E.: Mutterschaft und Gesellschaft. Beiträge zur Geschichte des Mutter- und Säuglingsschutzes. Osterwieck a. Harz [1927].

Schmitt, Wolfram: *Bartholomäus Scherrenmüllers Gesundheitsregimen (1493) für Graf Eberhard im Bart*. Med. Diss. Heidelberg 1970.

Schmitz, Rudolf/Renate Smollich: Einiges über Kosmetik und Heilzauber. In: *Orbis Pictus. Kultur- und pharmaziehistorische Studien*. Festschrift für Wolfgang Hagen-Hein. Frankfurt a. M. 1985, S. 235-245.

Schneider, Karin: *Die Handschriften der Stadtbibliothek Nürnberg*. Bd. 1: Die deutschen mittelalterlichen Handschriften. Wiesbaden 1965.
Schneider, Karin: *Die deutschen Handschriften der Bayerischen Staatsbibliothek München*. Bd. 5,2 - 5,6. Wiesbaden 1970-1991.
Schneider, Karin: *Deutsche mittelalterliche Handschriften der Universitäts bibliothek Augsburg*. Die Signaturengruppen Cod. I.3 und Cod. III.1. Wiesbaden 1988.
Schneider, Wolfgang: Sachwörterbuch zur Arzneimittelgeschichte. Bd. 1: Tierische Drogen. Frankfurt a. M. 1968.
Schneider, Wolfgang: Sachwörterbuch zur Arzneimittelgeschichte. Bd. 3: Pharmazeutische Chemikalien und Mineralien. Frankfurt a. M. 1968.
Schneider, Wolfgang: Sachwörterbuch zur Arzneimittelgeschichte. Bd. 4: Geheimmittel und Spezialitäten. Frankfurt a. M. 1969.
Schneider, Wolfgang: Lexikon zur Arzneimittelgeschichte. Bd. 5, Teil 1-3: Pflanzliche Drogen. Frankfurt a. M. 1974.
Schnell, Bernhard: Arzt und Literat. Zum Anteil der Ärzte am spätmittelalterlichen Literaturbetrieb. In: *Sudhoffs Archiv* 75 (1991), S. 44-57.
Schnell, Bernhard: Mittelalterliche Vokabularien als Quelle der Medizin geschichte. Zu den 'Synonima apotecariorum'. In: *Würzburger medizinhistorische Mitteilungen* 10 (1992), S. 81-92.
Schnyder, André/F.J. Worstbrock: Art. *Institoris, Heinrich OP*. In: VL², Bd. 4, Berlin/New York 1983, Sp. 408-415.
Schnyder, André: Art. *Sprenger, Jakob OP*. In: VL², Bd. 9, Berlin/New York 1993, Sp. 149-157.
Schöffler, Heinz Herbert: Zur mittelalterlichen Embryologie. In: *Sudhoffs Archiv* 57 (1973), S. 297-314.
Schönbach, Anton: Segen. In: *Zeitschrift für deutsches Altertum* 24 (1880), S. 65-82.
Schönfeld, Walther: *Frauen in der Geschichte der abendländischen Heilkunde vom klassischen Altertum bis zum Ausgang des 19. Jahrhunderts*. Stuttgart 1947.
Schönherr, Alfons: *Die mittelalterlichen Handschriften der Zentralbibliothek Solothurn*. Solothurn 1964.
Scholz-Williams, Gerhild: Die dritte Kreatur. Das Frauenbild in den Schriften von Paracelsus (1491-1543). In: *der frauwen buoch. Versuche zu einer feministischen Mediävistik*. Hrsg. von Ingrid Bennewitz. Göppingen 1989, S. 353-371 (= Göppinger Arbeiten zur Germanistik; Bd. 517).
Schottenloher, Karl: *Doktor Alexander Seitz und seine Schriften*. Ein Kleinbild aus dem Münchner Ärzteleben des XVI. Jahrhunderts. München 1925.

Schraut, Elisabeth: Dorothea von Montau: Wahrnehmungsweisen von Kindheit und Eheleben einer spätmittelalterlichen Heiligen. In: *Religiöse Frauenbewegung und mystische Frömmigkeit im Mittelalter*. Hrsg. von Peter Dinzelbacher und Dieter R. Bauer. Köln/Wien 1988, S. 373-394 (= Beiheft zum Archiv für Kulturgeschichte; Bd. 28).

Schreiner, Klaus: Volkssprache als Element gesellschaftlicher Integration und Ursache sozialer Konflikte. Formen und Funktionen volkssprachlicher Wissensverbreitung um 1500. In: *Europa 1500. Integrationsprozesse im Widerstreit: Staaten, Regionen, Personenverbände, Christenheit*. Hrsg. von Ferdinand Seibt/Winfried Eberhard. Stuttgart 1987, S. 468-495.

Schreiner, Klaus: Laienfrömmigkeit - Frömmigkeit von Eliten oder Frömmigkeit des Volkes? In: *Laienfrömmigkeit im späten Mittelalter*. Hrsg. von Klaus Schreiner. München 1992, S. 1-78.

Schröter, Michael: Staatsbildung und Triebkontrolle. Zur gesellschaftlichen Regulierung des Sexualverhaltens vom 13. bis 16. Jahrhundert. In: *Macht und Zivilisation. Eine Annäherung an Norbert Elias' Zivilisationstheorie*. Bd. 2. Hrsg. von Peter Gleichmann, Johan Goudsblom und Hermann Korte, Frankfurt a. M. 1984, S. 148-192.

Schulz, Ilse: *Schwestern, Beginen, Meisterinnen. Hygieias christliche Töchter im Gesundheitswesen einer Stadt*. Ein Beitrag zur Geschichte der Pflege und Heilkunde. Ulm 1992.

Schuster, Peter: *Das Frauenhaus. Städtische Bordelle in Deutschland 1350 bis 1600*. Paderborn/München/Wien/Zürich 1992.

Segl, Peter: Heinrich Institoris. Persönlichkeit und literarisches Werk. In: *Der Hexenhammer. Entstehung und Umfeld des Malleus maleficarum von 1487*. Hrsg. von Peter Segl. Köln/Wien 1988, S. 103-126.

Sezgin, Fuat: *Geschichte des arabischen Schrifttums. Bd. 7: Astrologie, Metereologie und Verwandtes bis ca. 430 H*. Leiden 1979.

Shahar, Shulamith: *Kindheit im Mittelalter*. München/Zürich 1991.

Shatzmiller, Joseph/Rodrigue Lavoie: Médecine et Gynécologie au Moyen-Age: Un Exemple Provençal. In: *Razo, Cahiers du Centre d'Études Médiévales de Nice* 4 (1984), S. 133-143.

Shorter, Edward: *Der weibliche Körper als Schicksal. Zur Sozialgeschichte der Frau*. München 1984 (= *A History of Women's Bodies* (1982), dt.).

Sieder, Reinhard: Ehe, Fortpflanzung, Sexualität. In: *Vom Patriarchat zur Partnerschaft. Zum Strukturwandel der Familie*. Hrsg. von Michael Mitterauer und Reinhard Sieder. München 1977, S. 144-168.

Siegmund, Roland: *Das Speyrer Frauenbüchlein*. Med. Diss. Würzburg 1990.

Sigerist, Henry E.: Eine deutsche Übersetzung der Kethamschen Gynäkologie. In: *Archiv für Geschichte der Medizin* 14 (1923), S. 169-178.

Simon, Manuel: *Heilige-Hexe-Mutter. Der Wandel des Frauenbildes durch die Medizin im 16. Jahrhundert*. Berlin 1993 (= Reihe Historische Anthropologie; Bd. 20.).

Siraisi, Nancy G.: The *Expositio Problematum Aristotelis* of Peter of Abano. In: *Isis* 61 (1970), S. 321-339.

Spangenberg, Peter-Michael: *Maria ist immer und überall. Die Alltagswelten des spätmittelalterlichen Mirakels*. Frankfurt a. M. 1987.

Speckenbach, Klaus: Aufruf zum Widerstand. Agitation gegen Herzog Ulrich von Württemberg in dem Traumtraktat von Alexander Seitz. In: *Sprache und Recht*. Beiträge zur Kulturgeschichte des Mittelalters. Festschrift für Ruth Schmidt-Wiegand. Hrsg. von Karl Hauck u. a. Bd. 2. Berlin/New York 1986, S. 896-929.

Speroni, Gian Battista: *La poissance d'amours dello Pseudo-Richard de Fournival*. Florenz 1975.

Spitzner, Hermann Rudolf: *Die salernitanische Gynäkologie und Geburtshilfe unter dem Namen der "Trotula"*. Med. Diss. Leipzig 1923.

Sprandel, Rolf: Die Diskriminierung der unehelichen Kinder im Mittelalter. In: *Zur Sozialgeschichte der Kindheit*. Hrsg. von Jochen Martin und August Nitschke. Freiburg i. Br./München 1986, S. 487-502.

Steer, Georg: Art. *Konrad von Megenberg*. In: VL^2, Bd. 5, Berlin/New York 1985, Sp. 221-236.

Stoecker, Adolf/Gustav Klein: Eine spanische Abhandlung über Zeugung und Schwangerschaft aus dem Jahre 1495. In: *Alte und neue Gynäkologie*. Festschrift für Franz Ritter von Winckel. Hrsg. von Gustav Klein. München 1907, S. 21-31.

Stoll, Arthur: Altes und Neues über Mutterkorn. In: *Mitteilungen der Naturforschenden Gesellschaft Bern* (1942), S. 45-80.

Stoll, Ulrich (Hrsg.): *Das Lorscher Arzneibuch. Ein medizinisches Kompendium des 8. Jahrhunderts (Codex Bambergensis medicinalis 1)*. Stuttgart 1992 (= Sudhoffs Archiv, Beihefte; Bd. 28).

Strauss, Fritz: Kurzgeschichte der Placentarforschung. In: *Gesnerus* 45 (1988), S. 381-409.

Streich, Artur: Zur Geschichte des Condoms. In: *Archiv für Geschichte der Medizin* 22 (1929), S. 208-213.

Stuart, Heather/F. Walla: Die Überlieferung der mittelalterlichen Segen. In: *Zeitschrift für deutsches Altertum und deutsche Literatur* 116 (1987), S. 53-79.

Stucky, Jean Paul: *Der Gebärstuhl. Die Gründe für sein Verschwinden im deutschen Sprachbereich*. Med. Diss. Zürich 1965.

Stur, Johann: Zur Geschichte der Zeugungsprobleme. In: *Sudhoffs Archiv* 24 (1931), S. 312-328.

Sudhoff, Karl: Die Leipziger Kindslagenbilder mit deutschem Texte. In: *Archiv für Geschichte der Medizin 2* (1908/09), S. 422-425.
Sudhoff, Karl: Ein Amulett für Schwangere. In: *Archiv für Geschichte der Medizin* 2 (1908/09), S. 300.
Sudhoff, Karl: Zum Amulett für Schwangere. In: *Archiv für Geschichte der Medizin* 3 (1909/10), S. 352.
Sudhoff, Karl: Ärztliche Hebammenbegutachtung zu Frankfurt a. M. um 1500. In: *Archiv für Geschichte der Medizin* 6 (1913), S. 464.
Sudhoff, Karl: Ein Regulativ zur gerichtsärztlichen Begutachtung männlicher Impotenz bei Ehescheidungsklagen aus der Mitte des 15. Jahr hunderts. In: *Archiv für Geschichte der Medizin* 8 (1914/15), S. 89-97.
Talbot, C. H.: Dame Trot and her Progeny. In: *Essays and Studies* 25 (1972), Festschrift für Beatrice White, S. 1-14.
Telle, Joachim: Arzneikunst und der "gemeine Mann". Zum deutsch-lateinischen Sprachenstreit in der frühneuzeitlichen Medizin. In: *Pharmazie und der gemeine Mann. Hausarznei und Apotheke in der frühen Neuzeit*. Erläutert anhand deutscher Fachschriften der Herzog August Bibliothek Wolfenbüttel und pharmazeutischer Geräte der Deutschen Apotheken-Museums Heidelberg. Hrsg. von Joachim Telle. Weinheim/New York ^{2}1988.
Telle, Joachim: Art. *Rösslin d. Ä., Eucharius*. In: Literaturlexikon. Autoren und Werke in deutscher Sprache. Hrsg. von Walter Killy. Bd. 9, Gütersloh/München 1991, S. 502f.
Tenner, Christian/Gundolf Keil: Das 'Darmstädter Arzneibuch'. Randnotizen zu einer oberrheinischen Sammelhandschrift der Zeitenwende. In: *Bibliothek und Wissenschaft* 18 (1984), S. 85-234.
Teuteberg, Hans Jürgen: Die Ernährung als Gegenstand historischer Analyse. In: *Historia Socialis et Oeconomica*. Festschrift für Wolfgang Zorn. Hrsg. von Hermann Kellenbenz und Hans Pohl. Wiesbaden 1987, S. 180-202. (= Vierteljahresschrift für Sozial- und Wirtschaftsgeschichte; Beihefte Nr. 84).
Theile-Ochel, Franz Günter: *Zur Geschichte des Hebammenwesens in Köln*. Med. Diss. Köln 1972.
Thomasset, Claude: Quelques Principes de L'Embryologie Médiévale (de Salerne à la fin du XIIIè siècle). In: L'enfant au Moyen-Age. *Sénéfiance* 9 (1980), S. 109-121.
Thomasset, Claude: La Représentation de la Sexualité et de la Génération dans la Pensée Scientifique Médiévale. In: *Love and Marriage in the Twelfth Century*. Hrsg. von Willy von Hoecke und Andries Welkenhuysen. Leuven 1981, S. 1-17.

Thomasset, Claude: Von der Natur der Frau. In: *Geschichte der Frauen*. Hrsg. von Georges Duby und Michelle Perrot. Bd. 2: Mittelalter. Hrsg. von Christiane Klapisch-Zuber. Editorische Betreuung der deutschen Gesamtausgabe von Heide Wunder. Frankfurt a. M./New York 1993, S. 55-83.

Thorndike, Lynn: Further Consideration of the *Experimenta*. Speculum astronomiae and *De secretis mulierum* ascribed to Albertus Magnus. In: *Speculum* 30 (1955), S. 413-443.

Toch, Michael: Die jüdische Frau im Erwerbsleben des Spätmittelalters. In: *Zur Geschichte der jüdischen Frau in Deutschland*. Hrsg. von Julius Carlebach. Berlin 1993, S. 37-48.

Tscholakowa, Maria: Zur Geschichte der medizinischen Verwendung des Safran (Crocus sativus). In: *Kyklos* 2 (1929), S. 179-190.

Tuttle, Edward F.: The *Trotula* and old Dame Trot: A Note on the Lady of Salerno. In: *Bulletin of the History of Medicine* 50 (1976), S. 61-72.

Uitz, Erika: *Die Frau in der mittelalterlichen Stadt*. Durchgesehene Ausgabe Freiburg i. Br. 1992.

Ukena, Peter: Solutus cum soluta. Alexander Seitz' Thesen über die Notwendigkeit des Geschlechtsverkehrs zwischen Unverheirateten. In: *Fachprosa-Studien. Beiträge zur mittelalterlichen Wissenschafts- und Geistesgeschichte*. Hrsg. von Gundolf Keil u.a. Berlin 1982, S. 278-290.

Ukena, Peter: Art. *Seitz, Sitz, Sytz, Alexander*. In: Literaturlexikon. Autoren und Werke in deutscher Sprache. Bd. 10. Hrsg. von Walther Killy. Gütersloh/München 1991, S. 507f.

Ulbrich, Claudia: Unartige Weiber. Präsenz und Renitenz von Frauen im frühneuzeitlichen Deutschland. In: *Arbeit, Frömmigkeit und Eigensinn. Studien zur historischen Kulturforschung II*. Hrsg. von Richard van Dülmen. Frankfurt a. M. 1990, S. 13-42.

Ullmann, Manfred: Die Natur und Geheimwissenschaften im Islam. In: *Handbuch des Orients* Bd. 1, Erg. VI, 2. Abh., Leiden 1972.

Veith, Ilza: *Hysteria. The History of a Disease*. Chicago/London 1965.

Vermeer, Hans J.: Eine altdeutsche Sammlung medizinischer Rezepte in Geheimschrift. In: *Sudhoffs Archiv* 45 (1961), S. 235-246.

Verzeichnis der im deutschen Sprachbereich erschienenen Drucke des XVI. Jahrhunderts -VD 16-. Hrsg. von der Bayerischen Staatsbibliothek in München in Verbindung mit der Herzog August-Bibliothek in Wolfenbüttel. Bd. 1ff. Stuttgart 1983ff. [= VD 16].

Verzeichnis der medizinischen und medizin-geschichtlichen Bibliothek des Professor Dr. Gustav Klein. Antiquariat Paul Graupe. Berlin [um 1920].

Virkkunen, Mirja: *Die Bezeichnungen für Hebamme in deutscher Wortgeographie. Nach Benennungsmotiven untersucht.* Gießen 1957.

Vizkelety, András: *Beschreibendes Verzeichnis der altdeutschen Handschriften in ungarischen Bibliotheken*. Bd. 2. Wiesbaden 1973.

Wade Labarge, Margaret: *Women in Medieval Life. A Small Sound of the Trumpet*. London 1986.

Wahl, Gisela: *Zur Geschichte der ätiologischen Vorstellungen über die Entstehung von Mißgeburten*. Med. Diss. Düsseldorf 1974.

Walter, Eva: *Schrieb oft, von Mägde Arbeit müde. Lebenszusammenhänge deutscher Schriftstellerinnen um 1800 - Schritte zur bürgerlichen Weiblichkeit*. Hrsg. von Annette Kuhn. Düsseldorf 1985 (= Geschichtsdidaktik; Bd. 30).

Walther, Hans: Carmina Medii Aevi Posterioris Latina. II/2: Proverbia Sententiaeque Latinitatis Medii Aevi. Lateinische Sprichwörter und Sentenzen des Mittelalters in alphabetischer Anordnung. Teil 2. Göttingen 1964.

Walther, Helmut: Johann Tallat von Vochenburg. In: *Sudhoffs Archiv* 54 (1970), S. 277-293.

Warlo, Hans-Jürgen: *Medizinische Sachverständige im mittelalterlichen Gerichtswesen der Stadt Freiburg im Breisgau*. Med. Diss. Freiburg i. Br. 1970.

Wattenbach, W.: *Das Schriftwesen im Mittelalter*. Graz ^{4}1958.

Weber, Ernst: *Über die geschichtliche Entwicklung der anatomischen Kenntnisse von den weiblichen Geschlechtsorganen*. Med. Diss. Würzburg 1899.

Weed, Susun S.: *Naturheilkunde für schwangere Frauen und Säuglinge*. Ein Handbuch. Berlin ^{3}1994.

Weimann, Birgit: *Die Handschriften der Stadt- und Universitätsbibliothek Frankfurt am Main*. Bd. 5: Die mittelalterlichen Handschriften der Gruppe Manuscripta Germanica. Frankfurt a. M. 1980.

Weiser-Aall, Lily: Die Speise des Neugeborenen. In: *Studien zu Volkskultur, Sprache und Landesgeschichte*. Festschrift für Matthias Zender. Hrsg. von Edith Ennen und Günther Wiegelmann. Bd. 1. Bonn 1972, S. 526-545.

Weisser, Christoph: *Studien zum mittelalterlichen Krankheitslunar. Ein Beitrag zur Geschichte laienastrologischer Fachprosa*. Pattensen/Han. 1981 (= Würzburger medizinhistorische Forschungen; Bd. 21).

Weisser, Ursula: Die hippokratische Lehre von den Siebenmonatskindern bei Galen und Tābit ibn Qurra. In: *Sudhoffs Archiv* 63 (1979), S. 209-238.

Weisser, U.: Art. *Abtreibung*. In: Lexikon des Mittelalters, Bd. 1, München/Zürich 1980, Sp. 65.

Welker, Lorenz: *Das "Iatromathematische Corpus"*. Untersuchungen zu einem alemannischen astrologisch-medizinischen Kompendium des

Spätmittelalters mit Textausgabe und einem Anhang: Michael Puffs von Schrick Traktat "Von den ausgebrannten Wässern" in der handschriftlichen Fasssung des Codex Zürich, Zentralbibliothek, C 102 b. Med. Diss. Zürich 1988 (= Zürcher medizingeschichtliche Abhandlungen; Bd. 196).

Werlin, Josef: Rezepte zur Frauenheilkunde aus dem 16. Jahrhundert. In: *Medizinische Monatsschrift* 20 (1966), S. 263-266.

Wickersheimer, Ernest: *Dictionnaire Biographique des Médecins en France au Moyen Age*. Bd. 2. Paris 1936.

Wickersheimer, Ernest: *Dictionnaire Biographique des Médecins en France au Moyen Age*. Nouvelle Edition sous la Direction de Guy Beaujouan. Avec un Supplément de Danielle Jacquart. Genève 1979 (= Hautes Études Médiévales et Modernes; Bd. 35).

Wierschin, Martin (Hrsg.): *Meister Johann Liechtenauers Kunst des Fechtens*. München 1965.

Wiesner, Merry E.: *Working Women in Renaissance Germany*. New Brunswick/New Jersey 1986.

Wild, Dieter: Heilkraft aus der Pflanze - Mythos und Wirklichkeit. In: *Würzburger medizinhistorische Mitteilungen* 10 (1992), S. 239-249.

Wille, Jakob: *Die deutschen Pfälzer Handschriften der Universitäts-Bibliothek in Heidelberg*. Heidelberg 1903.

Winckelmann, Otto: *Das Fürsorgewesen der Stadt Straßburg vor und nach der Reformation bis zum Ausgang des sechzehnten Jahrhunderts*. Teil 2. Leipzig 1922 (= Quellen und Forschungen zur Reformationsgeschichte; Bd. 5).

Wood, Charles T.: The Doctor's Dilemma: Sin, Salvation and the Men strual Cycle in Medieval Thought. In: *Speculum* 56 (1981), S. 710-727.

Wunder, Heide: Frauen in der Gesellschaft Mitteleuropas im späten Mittelalter und in der Frühen Neuzeit (15. bis 18. Jahrhundert). In: *Hexen und Zauberer. Die große Verfolgung - ein europäisches Phänomen in der Steiermark.* Hrsg. von Helfried Valentinitsch. Graz/Wien 1987, S. 123-153.

Wunder, Heide: *"Er ist die Sonn', sie ist der Mond". Frauen in der Frühen Neuzeit.* München 1992.

Wyman, A. L.: The Surgeoness: The Female Practitioner of Surgery 1400-1800. In: *Medical History* 28 (1984), S. 22-41.

Zahn, J.v./A. Mell: *Katalog der Handschriften der Universitätsbibliothek Graz*. Graz/Leipzig 1898.

Zedler, Johann Heinrich: *Großes vollständiges Universal-Lexikon*. Bd. 1-64. Reprographischer Nachdruck der Ausgabe Halle/Leipzig 1732, Graz 1961-1964.

Zglinicki, Friedrich von: *Geburt. Eine Kulturgeschichte in Bildern*. Braunschweig 1983.
Zimmermann, Birgit: *Das Hausarzneibuch*. Ein Beitrag zur Untersuchung laienmedizinischer Fachliteratur des 16. Jahrhunderts unter besonderer Berücksichtigung ihres humanmedizinischen-pharmazeutischen Inhalts. Med. Diss. Marburg/Lahn 1975.
Zimmermann, Volker: *Rezeption und Rolle der Heilkunde in landessprachigen handschriftlichen Kompendien des Spätmittelalters*. Stuttgart 1986 (= Ars medica: Abt. 4, Landessprachige und mittelalterliche Medizin; Bd. 2).
Zingerle, Oswald: Segen und Heilmittel aus einer Wolfsthurner Handschrift des XV. Jahrhunderts. In: *Zeitschrift des Vereins für Volkskunde* 1 (1891), S. 172-177, 315-324.
Zinner, Ernst: Die astronomische Bestimmung der Empfängniszeit und der Schwangerschaftsdauer. In: *Sudhoffs Archiv* 37 (1953), S. 432-437.
zur Nieden, Sabine: *Weibliche Ejakulation. Variationen zu einem uralten Streit der Geschlechter*. Stuttgart 1994 (= Beiträge zur Sexualforschung; Bd. 70).

12.3 Zitierte Handschriften

Augsburg, Staatsbibliothek, Hs. III. 1. 4°
Augsburg, Staatsbibliothek, Hs. III. 1. 2° 43
Augsburg, Staatsbibliothek, Hs. III 2. 8° 34
Baltimore/Maryland, John Hopkins University, Ms. 3
Basel, Universitätsbibliothek, Ms. D II 17
Berlin, Staatsbibliothek Preußischer Kulturbesitz, Haus 2, Mgf 130
Berlin, Staatsbibliothek Preußischer Kulturbesitz, Haus 2, Mgf 754
Berlin, Staatsbibliothek Preußischer Kulturbesitz, Haus 2, Mgf 928
Berlin, Staatsbibliothek Preußischer Kulturbesitz, Haus 2, Mgf 1069
Berlin, Staatsbibliothek Preußischer Kulturbesitz, Haus 2. Mgq 35
Berlin, Staatsbibliothek Preußischer Kulturbesitz, Haus 2, Mgq 166
Berlin, Staatsbibliothek Preußischer Kulturbesitz, Haus 2, Mgq 208
Berlin, Staatsbibliothek Preußischer Kulturbesitz, Haus 2. Mgo 121
Berlin, Staatsbibliothek Preußischer Kulturbesitz, Haus 2, Hdschr. 319
Bern, Universitätsbibliothek, Hs. 803
Breslau, Dombibliothek, Handschrift Nr. 120
Budapest, Ungarische Akademie der Wissenschaften, Hs. K 557
Dessau, Stadtbibliothek, Hs. Georg. 7b
Eger, Erzdiözesanbibliothek, Hs. B V 3

Frankfurt a. M., Universitätsbibliothek Mgq 17
Frankfurt a. M., Univeristätsbibliothek Mgo 62
Graz, Universitätsbibliothek, Hs. 1609
Hamburg, Staats- und Universitätsbibliothek, Cod. med. 801
Heidelberg, Universitätsbibliothek, Pal. lat. 1216
Heidelberg, Universitätsbibliothek, Pal. lat. 1293
Heidelberg, Universitätsbibliothek, Cpg 260
Heidelberg, Universitätsbibliothek, Cpg 480
Heidelberg, Universitätsbibliothek, Cpg 488
Heidelberg, Universitätsbibliothek, Cpg 545
Heidelberg, Universitätsbibliothek, Cpg 583
Heidelberg, Universitätsbibliothek, Cpg 488
Kopenhagen, Königliche Bibliothek, GKS. 1657
London, Wellcome Historical Medical Library, Nr. 283
London, Wellcome Historical Medical Library, Nr. 766
Madrid, Universitätsbibliothek, Ms. 119
Marburg, Universitätsbibliothek, Ms. 93
München, Bayerische Staatsbibliothek, Clm 54
München, Bayerische Staatsbibliothek, Cgm 249
München, Bayerische Staatsbibliothek, Cgm 407
München, Bayerische Staatsbibliothek, Cgm 592
München, Bayerische Staatsbibliothek, Cgm 720
München, Bayerische Staatsbibliothek, Cgm 723
München, Bayerische Staatsbibliothek, Cgm 725
München, Bayerische Staatsbibliothek, Cgm 728
München, Bayerische Staatsbibliothek, Cgm 823
München, Bayerische Staatsbibliothek, Cgm 729
München, Bayerische Staatsbibliothek, Cgm 822
München, Bayerische Staatsbibliothek, Cgm 824
München, Bayerische Staatsbibliothek, Cgm 823
München, Bayerische Staatsbibliothek, Cgm 4876
München, Universitätsbibliothek, 4° Cod. ms 808
München, Univeristätsbibliothek, 8° Cod. ms 279
Nürnberg, Stadtbibliothek, Cent VI,1
Nürnberg, Germanisches Nationalmuseum, Handschrift 3227[a]
Nürnberg, Germanisches Nationalmuseum, Handschrift 15586
Pannonhalma, Zentralbibliothek des Benediktinerordens, Hs 118J 42
Paris, Bibliothèque Nationale, Nouv. acquis. fr. 4267
Rom, Vatikanische Bibliothek, Cpl 1248
Salzburg, Universitätsbibliothek, Handschrift M III,3
Solothurn, Zentralbibliothek, Handschrift S 386

Solothurn, Zentralbibliothek, Handschrift S 414
St. Gallen, Stiftsbibliothek, Pergamenths. 752
Stuttgart, Württembergische Landesbibliothek, Cod. med. 4°24
Stuttgart, Württembergische Landesbibliothek, Cod. med. 5
Stuttgart, Württembergische Landesbibliothek, Hs. HB II 58
Wien, Österreichische Nationalbibliothek, Handschrift 2898
Wien, Österreichische Nationalbibliothek, Handschrift 2962
Wien, Österreichische Nationalbibliothek, Handschrift 2967
Wien, Österreichische Nationalbibliothek, Handschrift 11168
Wien, Österreichische Nationalbibliothek, Handschrift 14545
Wolfenbüttel, Herzog August-Bibliothek, Cod. 146.2 Extravagantes
Wolfenbüttel, Herzog August-Bibliothek, Cod. Guelf. 69.8 Aug. 2°
Wolfenbüttel, Herzog August-Bibliothek, Cod. Guelf. 69.14 Aug. 2°
Zürich, Zentralbibliothek, Handschrift B 245
Zürich, Zentralbibliothek, Handschrift C 101

Namenregister

Abella 13
Abraham von St. Gilles 115
Adam 46f.
Adelheid von Stuttgart 178
Albertus Magnus 3f., 18-20, 22, 33f., 43, 169, 220f., 223f., 228f., 244, 250, 259
Albrecht von Brandenburg 61
Albubather 224, 237, 242
Aleyt, Frau 132
Alkmaion 228
Alvarus Pelagius 169
Anaxagoras 242
Anna von Brandenburg 59
Anna von Diesbach 70
Anne Boleyn 183
Antonio Benivieni 123, 127
Anthonius von Florenz 68
Anthonius Gaynerius 128, 149
Anthonius Ymberti 123
Aristoteles 220, 226, 229, 232, 246, 251
Armbruster, Carl 180
Arnald von Villanova 62, 149, 162, 165
Avicenna 12, 38, 149, 155, 162, 171, 196, 200, 211, 220, 224, 250

Barbara, Ärztin 117
Barbara Holländersche 72, 258
Bartholomäus Anglicus 233, 246
Bartholomeo Montagnana 124
Bauhin, Caspar 128
Beatrix von Burgund 158
Bereiczgelt, Hans 71
Berengario da Carpi 123, 240
Bernhard von Gordon 191, 201
Berthold von Regensburg 150, 169
Bertran Bino 198
Blumentrost, Berthold 151
Bratersche medica 117
Brunfels, Otto 176, 180
Bruno de Longoburgo 121
Buchnerin, Dorothea 121
Burckhardt von St. Gallen 200

Catherine Partenay 197-199
Clarice aus Foggia 116
Colombo, Realdo C. 255
Constantinus Africanus 246
Constanza Calenda 13
Copho von Salerno 15, 233

David 55
Denned 117
Dionysius der Kartäuser 150
Dioskurides 15, 173
Dorothea von Montau 216

Eberhard im Bart von Württemberg 215
Elisabeth 55
Elisabeth Alespachin 129
Els von Eystett 181
Eva 46f.
Eva Keßlerin 137
Erasistratos 236

Fariturius, Abt von Abingdon 126
Ferrarius, Magister 15
Francesca Romano 13, 116, 119
Friedrich I. Barbarossa 157
Friedrich III. 102
Froschauer, Christoph 254
Froschauer, Hans 30f.

Galen 12, 15, 43, 93, 146, 220, 224, 226 229-231, 232f., 242, 245f., 253f.
Gebhart, Bischof von Konstanz 200
Geiler von Kaysersberg, Johannes 206, 208, 214
Gentile da Foligno 124
Giovanni de Gregoriis 26
Gregorio de Gregoriis 26
Gfässer, Anselmus 71
Glockendon, Georg 208
Gratian 174
Grimbald 126
Guetgin, Mutter 202

Guillemette 198
Guy de Chauliac 124

Haller, Wolfgang 254
Hans der Wolf 117
Hans Pernecker 125
Hebel 117
Heberling, Ennelin 206
Heinrich I. von England 126
Heinrich V. von England 116
Heinrich VIII. von England 183
Heinrich Institoris 65, 163
Heinrich von Laufenberg 215
Heinrich von Sachsen 19
Henricus Geratwol 137
Helperin, Salome 180f.
Herzog Siegmund von Bayern 16, 20
Hildegard von Bingen 84, 92, 157, 176
Hippokrates 12, 15, 44, 52, 146, 224, 245, 255
Heilige:
hl. Albert 156
hl. Agatha 54f.,95, 213
hl. Andreas 206f.
hl. Anna 54, 157
hl. Antonius von Padua 186
hl. Barbara 54f.
hl. Coletta 156
hl. Dorothea 186
hl. Elisabeth 59, 61f.
hl. Erasmus 50
hl. Gregor 156
hl. Hedwig 61
hl. Hildegundis 58
hl. Julitta 58
hl. Kyriakos 58
hl. Leonhard 53f.
hl. Licinus 58
hl. Luitgard 58
hl. Margareta 57-59
hl. Mirli 158
hl. Rochus 58, 186
hl. Ursula 54
hl. Verena 58, 156
Hugo von Trimberg 153
Hundt, Magnus 240

Ibn Sina, s. Avicenna

Innozenz VIII. 163
Isaak ben Soleiman 12, 221
Isabel Pybell 164f.

Jacqueline Félicie 115
Jakob Nufer 129
Jakob Sprenger 65, 163
Jean Gerson 169
Jean Le Roux 198
Jean Sikon 164
Jeanne d'Arc 122
Jeanne Partenay 198
Jesus Christus 46f., 57, 63, 64, 214
Johann Stocker 136
Johann von Wesel 154f.
Johann Widman 140f.
Johannes von Brandenturn 183
Johannes Cube 137
Johannes Hartlieb 16, 20, 75, 102, 111
Johannes Kirchheimer/de Ketha 4, 13, 24, 26, 30
Johannes Schott 18
Johannes Tallat von Vochenburg 31
Johannes Tichtel 139
Johannes Trithemius 165
Johannes von Frankfurt 65
Johannes von Brandenturn 154, 183
John Bromyard 169
John Gaddesden 121f.
John Poynant 164f.
Jordanus de Turre 158
Jost von Pern 202
Justinian 15

Karl V. 175
Karl VII. 122
Karl von Kalabrien, Herzog 119
Katharina von Aragon 183
Katharina von Sachsen 59
Kokschen, die 118
König von Aragon 158
Konrad Schlatter 139, 205
Konrad von Butzbach 30
Konrad von Megenberg 11, 240f.
Kraut, Georg 17
Kunsberg van Valkene 125

Lanfrank 124, 233

Lauretta 116
Lazarus 62
Leopold von Österreich 245
Lugenin, die 134
Luther, Martin 61
Löelius, Johannes Laurentius 72

Manutius, Paulus 18
Margharita aus Bitonto 116
Maria 49, 51, 53-55, 58f. 61-64, 116, 123, 157, 190
Maria de Maillac 115
Maria Gallicia 116
Martin Graf 166
Mair, Paul Hector 71
Mathesius, Johannes 61
Matilda, Königin von England 126
Matthias Corvinus 189
Meister Ingold 197
Mercurias 13
Metlinger, Bartholomäus 125, 215
Michael Gscheyd 71
Michael Psellos 235f.
Michael Scotus 122, 220, 233
Mondino dei Luzzi 124, 240
Moyses Moisir 166
Mundinus 233

Nikolaus von Lyra 169
Nicholaus, Meister 254
Nikolaus Poll 71

Oribasios 15
Ortolf von Baierland 4, 13, 22f., 38-40, 71
Osias Schrader 71
Otto II. 61
Ovid 68

Palma, Georg 27, 71
Pantail, Friedrich 71
Paracelsus 252f.
Paré, Ambroise 145, 241
Parmenides 228
Paulus von Ägina 15
Peter von Breslau 200
Peter von Palude 169
Petrus Aureoli 158
Petrus von Nadillis 121
Philotimos 232
Pierre de Francheville 197
Pietro de Argellata 127
Platon 51
Plinius 57, 68, 190, 201, 211, 220, 222
Praxagoras 232
Prüß, d. Ä., Johann 30-32
Pseudo-Albertus Magnus 13, 102f., 110f., 162, 221, 237, 253
Pseudo-Aristoteles 23f., 26-30, 155, 161, 171f., 180, 195, 199, 223, 241, 243-245, 252
Pseudo-Ortolf 10, 45, 96, 111, 128, 142, 158, 177, 186, 193f., 196, 210, 259
Pseudo-Trotula 4, 13, 17, 27, 42, 101, 144, 162, 190, 219f., 225, 237

Rachel 157
Raymunda aus Taberna 116
Rebecca Guarna 13
Rebekka 157
Reno(i)t, Maria 166
Rem, Niklas 125
Rhazes 145
Richard von Salerno 233
Richard von Fournival 239
Richardus Anglicus 211
Robert Toby 164
Rößlin, Eucharius 10, 33, 111, 127, 140, 193, 199, 215, 259
Roger Frugardi 12
Rufus von Ephesos 149, 233

Salio 237
Sara, jüd. Ärztin 117
Sara 157
Schedel, Hartmann 164
Scherrenmüller, Bartholomäus 215
Dr. Scheub 120
Schilig, Hans 71
Schrader, Catharina G. 137
Seyff, Hans 71
Seitz, Alexander 129-131, 154f.
Serlin 117
Sibyl aus Benevento 116
Siegmund von Bayern, Herzog 16, 20, 110
Sigelgaita 13
Simonis, Nikolaus 66, 161

Soranos von Ephesos 162, 233

Taddeo Alderotti 124
Tauwaldynne, die 118
Theophanu 61
Thomas von Aquin 90, 163, 169, 228, 248
Thomas von Cantimpré 19
Trotula 4, 12-18, 20, 22, 24, 29, 43, 75, 232

Ulrich Schwarz 71
Ulrich von Württemberg 130
Ursel von Costenz 181

Valescus de Taranta 148
Dr. Veit (Vitus Volschen) 131
Vindicianus 248
Dr. Völter 141

Weinsberg, Hermann von 118
Werdt, Daniel von 70
Wilhelm von Conches 181, 233, 236
Wilhelm von Saliceto 144, 149, 215
William von Pagula 169
Wintperger, Wolfgang 131
Witwe des Albert Gallus 122
Witwe des Basilius Besler 121
Witwe des Jörg Zeller 121

Zwingli, Ulrich 130

Ortsregister[1]

Aargau 130, 193
Abingdon 126
Amberg 137
Antiochia 57
Augsburg 71, 125, 207, 215

Bad Kissingen 118
Basel 154, 184, 205f.
Birmingham 172
Bologna 122f.
Breslau 211
Brixen 138
Byzanz 61

Coburg 61
Crailsheim 202

Diósgyör, Burg von 179
Dokkum 138
Dudley Castle 172

Erfurt 106, 124, 131, 187
Eßlingen 187

Florenz 68, 124
Frankfurt a. M. 117f., 134f., 140, 202
Freiburg i. Br. 13, 207
Freiburg/Baden 129f.

Görlitz 118
Goslar 118
Guraszáda 179

Hagenau 17
Hallum 138
Halberstadt 6
Hamburg 131
Hildesheim 118
Bad Homburg 137

Innsbruck 71

Koblenz 132
Köln 54, 66, 94, 118, 134, 166, 181, 201
Köthen 6
Konstanz 133, 135, 163, 190, 200
Krems 131

Lille 133
Lyon 22
Lübeck 117, 207

Mainz 117, 138, 155
Magdeburg 6
Manosque (Haute-Provence) 123
Melk 251
Memmingen 209
München 117, 130, 207
Münnerstadt 118
Montpellier 148

Neapel 116
Nördlingen 181
Nürnberg 27, 119, 121, 134f., 139, 207f., 217

Padua 124, 164, 186, 237
Paris 114f., 119, 133, 157
Pisa 123

Regensburg 28, 71, 120, 125, 135f., 201
Rehberg 131

[1] Es wurden nur Ortsnamen aufgenommen, die im Zusammenhang mit historischen Ereignissen relevant sind und keine Bibliotheksorte, in denen Handschriften aufbewahrt werden.

Reims 64, 133
Rietz 71
Rom 56, 200
Rotenburg ob der Tauber 142
Rouen 133

Salerno 11-14, 18, 62, 114, 119, 233, 235
Sarzeau 197
Schlettstadt 178
Siegershausen 129
Siena 68
St. Gallen 66, 133f., 177, 200f.
Straßburg 18, 30f., 176, 187f., 205-207

Toledo 11
Tours 115
Trier 138
Tübingen 141

Überlingen 120
Ulm 117, 136, 207

Vannes 197
Venedig 18, 22

Wien 251
Wittenberg 61
Würzburg 22, 117

Zürich 254

Sachregister[1]

Abkochung 85
Abtreibung 67, 98, 111, 123, 140, 169, 173-179, 182, 185, 207, 219
Abtreibungsmittel 78, 140, 173-182, 258
Achtmonatskinder 254f.
Aderlaß 33, 83
Aderlaßmännlein 31
Adern 221, 227, 248
Adlerstein 85, 144, 189
Arzt/Ärztin (s. auch Stadtarzt) 1, 8f., 12-16, 54, 71, 113-119, 121f., 125, 128, 131, 133, 140f., 145, 223, 225
'Ain gut arznei die hie nach stet' 31
Amenorrhoe 155
Amme 4, 22, 212f.
Amulett 44, 55, 57, 64, 189, 215
Analogiebeziehungen 79
Analphabetinnen 54
Anatomie 12, 53, 124, 145, 233, 235, 238, 240, 249
Antichrist 201
Antike 51, 54, 67, 165, 191
antike Medizin 11f., 47, 78, 121f., 172-174 182, 196, 214, 220, 224, 226f., 229, 233, 254
'Antropologium de hominis dignitate, natura et proprietatibus' 240
Apfel 148
Aphrodisiakum 210
Apotheke 81, 121, 139, 181
Apotheker/innen 9, 108, 114, 120f., 131, 140
Apothekerordnung 120, 178
Apotropäum 55, 189, 213
Appetitlosigkeit 221
arabische Medizin 11f., 70, 78, 112f., 145, 149, 182, 233, 237
Armenische Erde 202
Arzneibuch 3f., 9, 12, 17, 22f., 28, 38-40, 71f., 125, 151
'Arzneibüchlein' 31, 70
Arzneimittel 7, 38, 78, 80-88, 118-120
Arzneipflanzengarten 80, 118
Astrologie 21, 53, 126, 145, 237, 245, 247f., 254
Astronomie 184
Auftraggeberin 116
Augenärztin 117f.
Ausfluß 90
Ayd- und Gesetzpuech 137

Bachkrebs 85
Bad 82, 161, 167, 186, 188, 196
Bader/innen 8, 71, 116, 120, 258
Bärenfett 88
Bärmutterkröten 53
Bärvater 53
Bartholomäus 12, 38, 95
Barbier 116, 120, 207
Bauchschmerzen 90
Beginen 136, 208
Begräbnis 139, 198, 211
Beichtvater 169
Beifuß 82, 106, 159, 165, 168, 173, 199
Berg-Galbanum 202
Berufseid 132
Beschwörung 49f., 52f., 74, 157, 189, 257
Beseelungstermin 174
Betonie 159
Bibel 7, 46f., 56, 65, 223, 233, 246
Bibergeil 85, 159, 196
Biene 170
Bier 81f., 85, 210, 213
Bilsenkraut 83, 189, 213
Birnbaummistel 87
Blasenentzündungen 38f.
Blasenstein 128
'Boec van medicinen in Dietsche' 17
Brechmittel 173

---

[1] Nicht aufgenommen wurden häufig wiederkehrende allgemeine Stichworte und ein Teil der Pflanzennamen, die in den Fußnoten ausgewiesen sind,

Brot 68, 211, 213
Brust 32, 37-42, 45f., 75, 87, 90, 94-96, 108, 146, 149, 152, 186, 212, 217, 224, 1230, 243, 245f., 257
Brustamputationen 94
Brustkrebs 44, 46, 94f.
Brustverkleinerung 38-41, 95
'Buch von den natürlichen Dingen' 11, 240
'Buch Trotula' 16, 29, 75
Butter 81, 195, 209, 215

'Canon' 171
Charakter 89, 100, 148, 180, 239f.
Chirurg/innen 8, 12, 22, 71, 114, 116, 118f., 123, 127, 134, 137
Chercha 211
'Chirurgia magna' 124
Chirurgietraktat 32f.
Coitus interruptus 169
'Corpus hippocraticum' 184, 219, 226f., 230, 250, 254
'Cum auctor' 13-16

Dachs 167
Dammriß 190, 195f.
Dammschutz 190, 194
Darm 96
'De animalibus' 250
'De conceptu et generatione hominis' 254
'De mulieribus' 42
'De nativitatibus' 237
'De ornatu mulierum' 14-16, 27
'De passionibus mulierum' 4, 13, 18, 225
'De secretis mulierum' 13, 18, 20-22, 24, 34, 149, 221
'De spermate' 237
Debitum 148
Diaphragma 171
'Die Macht der Liebe' 239
Dreckapotheke 80
Drillinge 236
'Düdesche Arstedie' 17

Eber 80, 159
Edica 93, 152
Ehe 2, 64, 68, 144, 147, 148-150, 153, 156f., 164-166, 204f.
Ehebruch 148
'Ehebüchlein' 150
Ehefrau 106, 121, 125, 145, 157, 164, 207
Ehehindernis 164
Eheleute 43, 45, 111, 150, 157
Ehemann 47, 57, 114, 134, 147, 158, 211
Ehepredigt 2
Eheschließung 93, 155
"Ehrbare Frauen" 118, 135f., 190, 200, 209
Ei 79, 85f., 97, 134, 195, 202, 209-211
Eigenbehandlung, s. Selbstmedikation
'Ein Brautstück allen, die den Ehestand lieben' 66, 161
Einblattdruck 32, 209
Einreibung 82
Eisenmangel 98
Eitelkeit 89, 240
Eiter 92
Elektuarium 86, 119
Elemente, vier 46, 88
Elster 190
Eltern 24, 134, 138, 197, 214, 252, 259
Embryo 21
Embryonalentwicklung 13, 19, 234, 250
Emmenagogum 173-179, 219
Empfängnis 21, 37-47, 87, 112, 152, 157, 159, 161, 170f., 219, 244f.,
Empfängnisverhütung 44, 111, 148, 168-173, 175, 177, 258
Entschuldigungsfloskeln 101, 112
Entstehung des Menschen 46
Entwicklungstheorie 248-250
Enzyklopädie 9, 11, 70, 149
Epilepsie 215
Erbrechen 219, 244
Erbsünde 138, 148, 217
Erfahrungswissen 243, 258
Ernährung 7, 38, 46, 98f., 155, 169, 186f., 209-213, 218, 225
"Erschrecken" 251
Eselsmilch 159
Essig 35f., 85f., 93
Exorzismus 165

Familie 2, 4, 6, 68, 155f.
Familienplanung 170, 178

Farbsymbolik 85, 225
'Fasciculus medicinae' 4, 13, 23f., 26f., 29-34, 146, 204f., 234, 253f., 255
Fastnachtspiel 179f., 258
Fehlgeburt 41, 130, 174, 181, 185, 195, 207, 224, 247, 250f.
Feigwarze 39, 127
Feldminze 161f.,
Fenchel 37
Fett 80
Fieber 90, 92, 219
Findelkind 206f.
Fisch 97, 165, 210
Fistelbildung 96
Fleisch 80, 85, 97f., 187, 209f., 248f.
Fortpflanzung 21, 23f., 27f., 40, 47, 73, 105, 112, 155, 234
Frauen (Ärztinnen/Hebammen) von Salerno 15, 62
Frauenbild 2, 6, 228
Frauenbüchlein 10, 30, 45, 96, 111, 127f., 142, 158, 186, 193f., 196, 210, 250, 259
Frauentaler 189
Frauenüberschuß 97
Frauenwirtin 181
Friedhof 98, 139, 211
Frosch 83
Fruchtbarkeitsriten 158
Fruchtwasser 195, 199
Frühgeburt 175, 199f., 251, 254f.
Fuß 90
Fußlage 191

Galle 88, 95
Gamander 170
Gebäck 68
Gebärgürtel 57f., 61
Gebärmutter, s. auch 'Siebenkammeriger Uterus' 18, 22, 35, 38f., 43-45, 47, 50-53, 67, 84, 87, 92f., 96, 106, 123f., 127f., 144, 146, 160, 176, 178, 181, 188, 191, 196, 202, 221, 224, 227, 229-243, 247, 249, 255
Gebärmuttererkrankungen 37, 39-41, 49, 90-92, 98
'Gebärmutter-Praktik' 125
Gebärmutterschmerzen 39, 41, 47, 67, 125
Gebärmuttersegen 40, 46, 48-52, 64
Gebärmuttervorfall 38, 44, 96, 124
Gebärposition 194
Gebärstuhl 80, 97, 132, 188, 193f., 198
Gebet 49, 50, 52, 57f., 62, 64f., 157, 165
Gebrauchsspuren 70, 73
Geburt 16, 35-50, 54, 57-59, 62, 64, 66f., 73, 83f., 86, 88f., 98, 107, 126f., 129f., 135, 138f., 147, 156f., 159, 178, 185-199, 201f., 204, 206, 209-212, 217, 223f., 228, 242, 249f., 252-256, 259
Geburtsbrief 41, 44, 50, 54, 57
Geburtsfolgen 18, 39-41, 44, 46, 90, 96, 128, 202
Geburtshelfer 113, 123, 126-132, 258
Geburtshelferin, s. Hebamme
Geburtshilfe 1, 5, 9f., 14, 16, 18, 47f., 50, 57f., 82, 100, 104, 110, 112f., 122, 124, 126-130, 132-134, 190, 194, 203, 215, 256, 258
Geburtssäckchen 58, 64
Geburtstermin 46, 249, 253
Gefängnisstrafe 116
Gehenkter 251
Genesungsprobe 75
Gerichtsprotokoll 115, 118, 186
Gerstenkörner 161
Geschlechtsbestimmung 37, 39-41, 228f., 234, 246, 248
Geschlechtskrankheiten 139, 165, 172
Geschlechtsreife 159, 220
Geschlechtsteile, s. auch Vagina, Vulva, Penis 87, 89, 122f., 145, 158, 190, 227
Geschlechtsverkehr, s. auch Sexualität
Geschlechtsverkehr mit Toten 46
Geschlechtsverkehr im Kindbett 46, 211
Geschlechtsverkehr, vorehelicher 138, 155
'Gesundheitsregimen' 215
Gewichtszunahme 41
Gift 155, 223
Gleichwertigkeitsprinzip 227
Glocke 57, 59
Grab 36, 52, 62, 185
Grabstein 142, 231
Granatapfel 81

Hanf 202

Harnstein 116, 123, 221
Hase 79, 80, 87, 160, 170, 190, 231
Haselwurz 167, 171, 175f.
Hausbuch 71, 258
Hautfarbe 216, 220, 245f. 252
Hautkrankheiten 18, 119
Hebamme 2, 5. 8, 10f. 15, 21, 44f., 57, 62f., 66f., 71, 82, 86, 100, 110f., 113, 117f., 121, 127-129, 131-142, 145, 166, 178, 187-196, 198-204, 209, 217, 251, 254f., 259
Hebammenausbildung 136, 188
Hebammeneid 137
Hebammeneinkommen 134
Hebammenlehrbuch 10f., 259
Hebammenordnungen 66, 132, 135-137, 141, 188, 201f.
Hebammensalbe 82, 191
Hedwigsgläser 61
Heilige 49f., 54, 57, 61, 64, 158, 160, 186, 205f.
Heiligenreliquien 58, 61
Heilpflanzen 7, 77, 84-86, 89
Heirat, s. Eheschließung
Heiserkeit 223
Henker 116
Hennenfeder 196
Hermaphrodit 24, 29, 228, 233f., 239-242
Herz 93, 160, 170, 197f., 202, 216, 239, 243, 247, 249
Hexe 2, 140-142, 163, 211
'Hexenhammer', s. Malleus maleficarum
Hexenverfolgung, s. Inquisition
Hirn 227, 249f.
Hirsch 79, 87, 159f., 210
Hirtentäschchen 83
Hochzeitsnacht 144
Hoden 80, 160, 167, 227, 231, 235f., 242
Hölle 179
Holunder 159
Holzschnitt 31-33, 208
Honig 81f., 85-87, 166, 199f., 215, 244f.
Hormongaben 160, 167, 210, 231
Hostie 158
Huhn 80
Hühnerschmalz 215
Hühnersuppe 209
Humoralpathologie 77, 89f., 92, 105f., 149, 174, 178, 219, 222, 224f., 258
Hund 85, 199, 165
Husten 85, 90, 215
Hydrocephalus 251
Hygiene 192f., 219
Hymen 145, 154, 236
Hysterie 16, 40, 44, 47, 52, 92, 121, 154

Igel 87, 210
Illustrationen 6f., 24, 31-33, 193, 234
Imagination 247, 252
Immergrün 181
Impotenz 37, 39, 41, 45, 163-168, 259
Ingwer 81
Inhalation 84
Inquisition 2, 75, 141f., 163, 166
Intersexualität 234, 241

Jakobsmuscheln 85
Jaspis 200
Juden/Jüdinnen 12, 115, 117f., 140, 161, 221
jüdische Kultur 145, 161
Jungfernpergament 68
Jungfrau 49, 54, 57, 64, 93, 103, 122, 138, 143-147, 154, 204, 220
Jungfrauenprobe 37-39, 41, 44, 144f., 152
Juristen 156, 164

Kaiserschnitt 119f. 127, 136, 199-203
Kardobenediktenkraut 95
Karotten 181
Katamenienschau 89, 222
Kataplasmen 82
Kind, s. auch Knabe, Mädchen, Säugling 24, 37, 39-46, 64, 89, 98, 106, 133f., 136, 138f. 142, 146f., 156-160, 162, 165f., 168f., 173-175, 179, 183, 185f., 192-195, 200, 203-207, 213-217, 223, 231, 235f., 246-255, 259
Kind, uneheliches 138, 205, 207
Kind, ungetauftes 138-140
Kindbett 39, 46, 86, 96, 107, 150, 159, 208-211
Kindbetterin 44, 46, 136, 139, 187, 208-212
Kindbettfieber 96, 208, 256
Kindbetthöfe 211

Kindbettkellnerin 208f.
Kindbettpsychose 209
Kinderheilkunde 3, 9, 18, 21, 40, 45, 72, 110f., 125, 215f., 257
Kindersterblichkeit 183, 216, 259
Kindsbewegungen 177, 183, 245
Kindsentwicklung 38f., 44, 46f., 185, 191, 246f., 213, 249f., 252f.
Kindslagen 38, 44, 46, 142, 191-193, 199
Kindsmord 169, 178
Kindstod 138, 142, 148, 199f.
Kirche 98, 160, 179, 184, 198, 211, 217, 231
'Kitāb al-Mawālīd'
(Buch von der Nativität) 224
Klee 85
Kleiderordnung 217
Kleie 161f.
Klimakterium 225
Klistier 88
Klitoris 124, 144, 151
Kloster 28, 71, 98, 155, 216
Knabe (Sohn) 29, 43, 58, 157, 160, 174, 212, 228-231, 234, 238, 241, 243, 246,
Koliken 45f., 53
Kolostrum 212
Kompendienliteratur 14, 47
Kondom 171f.
Konsilien 124f., 127
Konzeption, s. Empfängnis
Kopf 138, 202, 208, 217, 247
Kopflage 138, 191, 253
Kopfschmerzen 47, 90, 244
Koralle 81, 85, 213, 247
Koriander 222
Körpergeruch 45, 82
Körpersäfte s. Humoralpathologie
Kosmetik 15f., 27, 40, 95f.
Krankenschwestern, s. Spitalfrauen
Krankheitsdämonen 256
'Kräuterbuch' 176f.
Kräuterfrauen 8, 80, 116, 119
Kräutergarten, s. Arzneipflanzengarten
Krebs 18, 94-96
Kröte 52f., 58
Kuchen 68, 86
Küchlein 81
Labferment 80, 227
Laienbildung 8f.
Latwerg 86, 119
Lebenserwartung 5, 98f.
Leber 51, 79, 98, 106, 220, 227, 229, 233, 249f.
Lehrbuch, s. Hebammenlehrbuch
Lehrgespräch 147
Lehrmagd 114, 188
Leiche 165, 211, 233, 240
Leistungsdualismus 227
Lepra 197, 248, 254
'Les secres as dames' 239
'Liber de sinthomatibus mulierum' 15
Liebe 2, 124, 239
Liebeszauber 140
Ligatur 56
Ligatio 165
Lilie 246
Lilienöl 82, 190
Linsensamen 145
Löwenzahn 177
Lorbeer 181, 189
Lot 79, 87
Lunge 249, 253

Mädchen (Tochter) 29, 38, 43, 62f., 68, 93, 117, 145, 171, 174, 185, 197-199, 217f., 220, 228-231, 234, 238, 241, 243, 246
Männerbild 6
Magen 35, 68, 85, 189, 247
Magie 49f., 61, 63, 69, 222, 253
Magnet 189f.
Makrokosmos 78
Malerei 49, 186, 193
Malleus maleficarum 65, 140, 142, 163, 165, 228
Malve 161
Mark 80, 248f.
Massage 160, 194
Mastitis 95
Masturbation 93
'Matrix Constantino' 43
Matrizen 235, 247
Maultier 24
Mazerat 86
Medizinalordnung 139

medizinische Praktikerinnen 2, 19, 104, 107, 110, 112, 115
Medizinstudium 114
Mehrfachbefruchtung 242f., 246
Mehrlingsschwangerschaften 43, 232, 234, 237
Meineid 204
'Meister Blumentrosts Arzneibuch' 151
Mekonium 212
Mellicratum 184, 245
Menarche 98, 143, 221, 225
Menopause 91, 221, 225
Menstruation 4, 9, 17f., 21, 29, 34-45, 47f., 68f., 74, 78, 82-86, 88-92, 97f., 101, 105f., 155, 161, 172, 174, 176, 178, 184, 220-223, 225f., 245, 248, 251, 258
Mentalitätsgeschichte 6
Messe 157, 161
Met 210, 213, 218
Metamorphose 146, 171, 224, 229
Milch 81, 85, 209, 211, 227, 249f.
Milz 230, 233, 249
Mineralien 77, 81, 189
Minze 171, 213
Mirakelbücher 53
Mißbildungen 21, 44, 150, 185, 223, 238, 251
Misogynie 2
Mohnöl 216
Molenbildung 123f.
Mond 96, 221, 233, 254
moralischer Exkurs 33, 146f., 204
Münze 189
Muskat 85, 244
Mutterkorn 175
Mutterleib 37-40, 44f., 46f., 62-64, 85, 127, 139, 173, 175, 190-192, 196, 199f., 201, 203, 224, 230, 246, 249, 254f.
Muttermilch 35, 37-42, 44f., 67, 88, 146, 172, 199, 212f., 214f., 224, 229, 246
Muttermund 184, 194, 245
Myrrhe 81, 189, 196, 199

Nabelschnur 141, 223, 251
Nachbarschaftshilfe 132
Nasenbluten 90
Natur der Frau 19, 21, 28, 44, 220, 225, 257
'Naturalis historia' 200
Nelke 85, 181, 244
Nessel 36, 97, 151, 159, 167
Nestelknüpfen 165-167
Niere 98, 158, 165, 245, 249
Niespulver (Nieswurz) 84, 188
Nonne 112, 120, 154, 183

Ofenkachel 179
Ohnmacht 39, 46, 86, 90, 93, 210
Öl (auch: Pflanzenauszüge in Öl) 81f., 86, 145, 172, 176, 186, 190, 195, 199, 217
Onanie 155
Operation 94, 127, 129, 201f.
Orgasmus 93, 149
'Os de corde cervi-Droge' 160
Osterluzei 173, 215

Peinliche Gerichtsordnung Kaiser Karls V. (Carolina) 175
Penis 171, 241
Perlen 157
Pessar 88, 172, 174
Petersilie 175, 177
Pfeffer 86, 177, 209
Pferd 80
Pfingstrose 215
Pflaster 35f., 196
'Philosophia mundi' 236
'Physica' 84, 176
Physiognomie 235, 245, 247
Physiologie 12f., 17, 112, 149
Planet 46, 75, 150, 233, 247f., 254
Plazenta 37, 84, 141, 178, 195f., 255
Poleiminze 173-175, 177, 180f., 213
Polypen 127
'Practica' 14f.
'Practica sive lilium medicinae' 201
Predigt 2, 66, 139, 147, 153, 161, 166, 169, 175, 183f., 197, 201, 214, 217
Priester/Pfarrer 139, 198, 242
Probe 37-41, 44, 152, 155, 246, 257
'Problemata' 24, 26-30, 155, 161, 171f., 241-243, 254.
Prostituierte 139, 172, 180f.
Puder 83
Purgiermittel 173

Quecksilber 147, 166f.

Räucherung 80, 87, 97, 106f., 124, 145, 165, 190, 196, 215, 244
Raute 173, 175, 196, 215
"Rechts-Links-Theorie" 83, 229-232, 245
'Regierung der Kinder' 215
'Regimen Sanitatis' 214
'Regiment der jungen Kinder' 212, 215
Reinigungsritus 217
'Renner' 153
Rettich 177, 210
Rezeptionszeugnisse 5, 70, 73
Rezeptnachträge 5, 73
Rose 225, 246
Rose von Jericho 190
'Rosengarten' ('Der schwangeren Frauen und Hebammen Rosengarten') 10f., 33f., 111, 127, 140, 199, 213, 215, 259
Rosenhonig 212
Rosenwasser 188, 216
Rothaarige 223
Rotulus 56, 58
Rückenschmerzen 90

'Sachsenspiegel' 175
Sadebaum 175, 181, 196
Säugling 41, 46, 110, 136, 138f. 172, 188, 196, 197f., 201, 213f., 216f., 257
Säuglingspflege 16, 37, 216
Safran 86, 175, 177, 196, 209f.
Sakramente 61, 186
Salbe 82, 96, 116, 191
Salbei 82, 86, 93, 171, 188, 196, 199
Salböl (Chrisam) 217
Samen, s. auch Sperma 35, 74, 145, 150, 158, 162, 168, 181, 213, 238, 250, 252f.
Samen, weiblicher 93, 106, 151, 227f., 235, 240, 242, 248f., 255
Saphena magna 83
Saukastrator 129
Schadenzauber 69, 163, 165
Schaf 80, 95, 172
Scham 35f., 39, 69, 82, 87, 97, 101, 145, 149f., 191, 204f., 238, 241
Scheidungsgrund 156, 164
Schlaflosigkeit 90
Schlangenknöterich 84, 199
Schmalz 81, 210
Schmied 116, 141
Schnecke 151
Schönheitspflege, s. Kosmetik
Schreibmotivation 5, 112
Schröpfen 83
Schwangerschaft 9, 16, 37f., 41-45, 52, 54, 93, 98, 123, 150, 157f., 170f., 174, 176f., 182-184, 187f., 198f., 217, 219, 224, 229, 230, 234, 242, 244-246, 253f.
Schwangerschaft, uneheliche 180, 187, 204-207
Schwangerschaftsgelüste 147, 184, 245
Schwangerschaftsprobe 39f., 44, 184
Schwarzwurz 202
Schwefel 84, 93
Schwein 97, 129, 200
'Secreta mulierum' 3, 18-22, 24, 27, 29, 34f., 102f., 110f., 149, 237, 253
Seele 46, 57, 64, 136, 174, 184, 199, 217, 230, 247, 249
Segen 5, 48-66, 69, 74, 95, 156, 186, 189, 257
Sektion 124, 232f., 240
Selbstmedikation 44, 104, 110, 112, 257
Senf 214
Sexualität 2, 16, 24, 27, 38, 43-46, 106, 146, 148-155, 159f., 170, 203, 220, 223, 231, 241f., 244
'Sieben Erklärungen zur weiblichen Sexualität und zur Reproduktion' 23, 43, 73
'Siebenkammeriger Uterus' 43, 233-243, 247
Siebenmonatskind 199, 253-255
Signaturenlehre 78
Situsbild 23f., 26-33, 146, 160, 253, 259
Skelett 98
Socke 82, 95
Sodomie 169
Sohn, s. Knabe
Sonne 151, 248
Sperma 87, 154, 227-231, 235f., 240, 242, 247f., 255
'Speyrer Frauenbüchlein' 4, 42, 63, 73
Spiegel 222
Spinne 166

Spital 114, 187, 207
Spitalfrauen 114, 116
Stadtarzt 118, 120, 130f., 137f., 139
Steine 189
Steinraute 84
Sterilitätsprobe 21, 37, 40, 44, 46
Stern 46, 248
Steuern 117, 133
Stilleffekt 172
Stillperiode 38, 45, 172, 189
'Stockholmer Arzneibuch' 125
"Stuhlweiber" 187
'Summa conservationis et curationis' 215
Synode 138, 201, 211

Täschelkraut 84
Talisman 55f.
Tanz 211, 250
Taube 75, 95, 144
Taufe 64, 139, 203f.
Taufspritze 138
Temperamente 43, 88, 91, 221, 249
Teufel 163, 205f., 217
Theologen 89, 148, 156, 169, 199, 228f.
tierische Drogen, s. auch die Namen einzelner Tiere 56, 77, 80f., 87
Tierkreiszeichen 46, 242, 247f.
Tilgungen 5, 65, 74f.
Tochter, s. Mädchen
Tod 52, 66, 94, 97f., 106, 117, 121, 130, 136, 152, 161, 169, 175, 192, 200-202, 216, 219
Todesstrafe 136, 141, 169, 175, 203, 242
Tollwut 222
Totaloperation 123
Totgeburt 37-40, 42, 44, 67, 84, 127, 139, 195, 199, 200, 251
'Traktat über die Menstruation' 42, 101, 124
'Traktat vom Aderlassen' 130
'Traktat von Empfängnis und Geburt' 42, 46f., 73, 111, 142, 158, 191, 211, 216, 246
Trank 81, 85f.
Trochisci 81
Trostbücher 65
'Trostbüchle' 254
'Trotula major' 15, 17
'Trotula minor' 15
'Trotula-Traktate' 24
"Trutenbannen" 211

Übelkeit 93
Übersetzungen 8, 11, 18, 20f., 26-29, 42, 111, 259
Umschlag 82
Unfruchtbarkeit 39, 41, 44, 50, 54, 63, 87, 96, 155f., 158f., 162, 211
Universität 8, 11, 19, 115, 258
Unkeuschheit 29, 38, 41f., 44, 46, 147, 150, 153, 156, 204, 252
Urinschau 31f., 89, 145, 222
'Ut de curis' 13-16

Vademecum 23, 26, 36
Vagina 38, 44, 88, 90, 129, 144, 174, 192f., 226f., 241
Vaginalatresie 141
Vaterschaftsklage 138, 205
Verband 83
Verdauungsprozesse 221
Verhaltensregeln 44, 108, 135, 137, 184, 191, 257
"Versehen" 185, 251
Vogelstimmen 46
'Von der Natur der Frauen und ihren Krankheiten' 42f., 45, 47, 56, 95f., 110f., 142, 147, 152, 158, 170, 177, 184, 188, 192, 215, 224, 235, 246, 248
Vorbesitzer/in 10, 27f., 33, 43, 47, 71f.
"Vortäuferin" 187
Vulva 123, 144, 149

Waisen 206f.
Wallfahrt 49, 53, 157
Wasserbrennerin 119
Wassersucht 90
Wegerich 36, 196, 215
Wehen 148, 174, 188, 190, 193
Weihrauch 65, 81
Weihwasser 138, 165
Wein 35f., 36, 61, 81f., 85f., 97, 147, 167, 187, 200, 202, 210, 213, 218
"Weißet" 211
Weißfluß 39, 40, 44, 85, 90

Weizen 209
Wermut 151, 159
Westerhäubchen, -hut, -hemd 217
Widmungsempfängerin 116
'Wie sich die kindendenn frawenn' 125
Wiege 213f.
Witwe 93, 115, 121, 143, 208
Wochenbett, s. Kindbett
Wundarzt, s. Chirurg/innen

Ysop 36, 85f., 199

Zäpfchen 88
Zauber 40, 66, 69, 158, 163, 169
Zauberinnen 140f., 163, 167, 211
Zauberspruch 5, 48f., 63, 65, 67-69 75, 257
Zedernöl 171
Zeltlein 81
Zeuge/Zeugin 54, 123, 135, 138, 164, 166
Zeugung 9, 43, 46, 64, 123, 146f., 148, 156, 160, 205, 226-229, 230f. 234, 242, 247-249, 252
Ziegenharn 85
Zimt 81, 167, 196
Zitwer 85
Zucker 81, 87, 211, 213
Zuckermacherin 119f.
Zweisamentheorie 43, 226, 228f., 235, 248
Zwillinge 236, 242f., 252
Zwitter, s. Hermaphroditen
Zypressenholz 81

Die deutsche Literatur des Mittelalters

VERFASSERLEXIKON

Begründet von
Wolfgang Stammler, fortgeführt von Karl Langosch

Zweite, völlig neu bearbeitete Auflage

unter Mitwirkung zahlreicher Fachgelehrter
herausgegeben von Burghart Wachinger zusammen mit Gundolf Keil, Kurt Ruh, Werner Schröder und Franz Josef Worstbrock

Ca. 12 Bände. Ganzleinen. Erscheint in Lieferungen

Band 1: A solis ortus cardine – Colmarer Dominikanerchronist
XXIV, 648 Seiten. 1978. ISBN 3 11 007264 5

Band 2: Comitis – Gerstenberg, Wigand
VIII, 638 Seiten. 1980. ISBN 3 11 007699 3

Band 3: Gert van der Schüren – Hildegard von Bingen
VIII, 640 Seiten. 1981. ISBN 3 11 008778 2

Band 4: Hildegard von Hürnheim – Koburger, Heinrich
VI, 640 Seiten. 1983. ISBN 3 11 008838 X

Band 5: Kochberger – ‚Marien-ABC'
VI, 641 Seiten. 1985. ISBN 3 11 009909 8

Band 6: ‚Marienberger Osterspiel' – Oberdeutsche Bibeldrucke
XXIV, 645 Seiten. 1987. ISBN 3 11 010754 6

Band 7: Oberdeutscher Servatius – Reuchart von Salzburg
VI, 616 Seiten. 1990. ISBN 3 11 011582 4

Band 8: ‚Revaler Rechtsbuch' – Sittich, Erhard
VI, 645 Seiten. 1992. ISBN 3 11 012690 7

Walter de Gruyter · Berlin · New York

The City of Scholars

New Approaches to Christine de Pizan

Edited by Margarete Zimmermann and Dina De Rentiis

XI, 314 Seiten. Mit 32 Tafeln. 1994. Gebunden

ISBN 3-11-013879-4

(European Cultures, Band 2)

SIGRID WIDMAIER

Das Recht im ‚Reinhart Fuchs'

X, 293 Seiten. 1993. Ganzleinen

ISBN 3-11-013730-5

(Quellen und Forschungen zur Sprach- und Kulturgeschichte der germanischen Völker, NF Band 102 [226])

HEINZ GALLMANN

Das Stifterbuch des Klosters Allerheiligen zu Schaffhausen

Kritische Neuedition und sprachliche Einordnung

IX, 210, 252* Seiten. Mit 9 Abbildungen und zahlreichen Tabellen. 1994. Ganzleinen.

ISBN 3-11-014185-X

(Quellen und Forschungen zur Sprach- und Kulturgeschichte der germanischen Völker, NF Band 104 [228])

MICHAEL BÄRMANN

Herr Göli

Neidhart-Rezeption in Basel

X, 343 Seiten. Mit einer Karte. 1995. Gebunden.

ISBN 3-11-014670-3

(Quellen und Forschungen zur Literatur- und Kulturgeschichte, Band 4 [238])

Walter de Gruyter · Berlin · New York

Kolibri 360 GmbH
Ferdinand-Jühlke-Straße 7
99095 Erfurt, Deutschland
produktsicherheit@kolibri360.de